D1666123

Fischer, Hesse, Keseberg,
Lichte, Romberg (Hrsg.)

Komplikationen
in der Hausarztpraxis

Erkennen – Handeln – Vermeiden

SpringerWienNewYork

Prof. Dr. med. Gisela Charlotte Fischer
Medizinische Hochschule Hannover, Deutschland

Dr. med. Eberhard Hesse
Arbeitsbereich Allgemeinmedizin, Medizinische Fakultät,
Westfälische Wilhelms-Universität Münster, Deutschland

Prof. Dr. med. Adalbert Keseberg
Lehrbereich Allgemeinmedizin, Medizinische Fakultät der
Rheinischen-Wilhelms-Universität Bonn, Deutschland

Dr. med. Thomas Lichte
Lehrbeauftragter für Allgemeinmedizin,
Medizinische Hochschule Hannover, Deutschland

Dr. med. Heinz-Peter Romberg
Lehrbereich Allgemeinmedizin, Medizinische Fakultät der
Rheinischen-Wilhelms-Universität Bonn, Deutschland

© 2004 Springer-Verlag/Wien
Printed in Austria

Springer-Verlag Wien New York ist ein Unternehmen von
Springer Science + Business Media
springer.at

Titelbild: „gettyimages / Female doctor sitting at desk / Tony Latham"
Satz: Composition & Design Services, Minsk 220027, Belarus
Druck und Bindearbeiten: Druckerei Theiss GmbH, A-9431 St. Stefan
Gedruckt auf säurefreiem, chlorfrei gebleichtem Papier – TCF
Mit 13 Abbildungen

SPIN: 11012542
Bibliografische Information der Deutschen Bibliothek
Die Deutsche Bibliothek verzeichnet diese Publikation in der Deutschen Nationalbibliografie;
detaillierte bibliografische Daten sind im Internet über
http://dnb.ddb.de abrufbar.

ISBN 3-211-83872-4 Springer-Verlag Wien New York

Mutig ist es, die Arbeit der Hausärzte auf Probleme und daraus entstehende Komplikationen zu untersuchen – vor allem wenn Hausärzte selbst dies tun.

Zum Anfang jedes ärztlichen Tuns gehört die Bereitschaft zur unverstellten Sicht auf eigene Fehler und Komplikationen. Auf den zweiten Blick und viel wichtiger kommen Systemfehler als häufige Komplikationsursache zur Sprache. Politische Rahmenbedingungen im deutschen Gesundheitswesen schaffen am grünen Tisch Reglementierungen, die alle Betroffenen einschränken. Schon die Bezeichnung der Ärzte als „Subgruppe der Leistungserbringer" zeigt die Entwicklung unguter Patient-Arzt(-Angehörigen)-Beziehungen. Das gewünschte Dialog-Trialog-Prinzip wird konterkariert durch die „platte" Forderung: vom Patient zum Kunden! Verantwortliche Kommunikation können Ärzte um so weniger übernehmen, als von außen in die intimen, schützenswerten Beziehungen dirigistisch eingegriffen wird. So sind neue Ursachen für Kommunikationsstörungen als eine der häufigsten Komplikationen im hausärztlichen Bereich entstanden. Eine Diagnose aber z.B. muss als Prozess offen gehalten werden! Die Beziehung zwischen Arzt und Patient oder der Trialog besteht aus Hören, Gehorsam, aber nicht hörig sein – auch nicht auf die äußeren Vorgaben.

„Jeder Arzt denkt im stillen, im Selbstgespräch, ständig darüber nach, wie er ein guter Arzt sein könne". Dies ist die Einleitung zu meinem Buch „Der gute Arzt" (Dörner K 2001). Kein Arzt kann über diese Frage nicht nachdenken. Aber darüber spricht man nicht. In diesem „Lehrbuch" der ärztlichen Grundhaltung versuche ich, Ärzten Hilfen zu geben, an Einstellung, Haltung, Motivation, Handlungsdisposition und Tugenden zu arbeiten. Selbstkritik, wie im vorliegenden Buch der Komplikationen mit vielen Fallbeispielen umfangreich aufgereiht, zeigt einen weiteren möglichen Weg zum guten Arzt.

Beim Hausarzt sind solche Analysen allein schon durch die Personenbezogenheit anders als beim Spezialisten mit seiner Organ- oder Krankheitsbezogenheit. Die besonderen hausärztlichen Handlungsweisen sind von den anderen Fachdisziplinen als wichtig zu akzeptieren gerade auch wenn eigene Erfahrung oder Sozialisation andersartig sind.

Solange es Medizin gibt, ist der Hausarzt der Prototyp; man sollte den Hausarzt vielleicht besser noch als Haushaltsarzt sehen, als Ökiater. Der Begriff des Lotsen für den Hausarzt ist abwertend, genauso wie Manager: diese tun selbst nichts.

Auch zur Abwehr von Komplikationen im komplexen Hausarztsein empfiehlt sich der Aushang zweier Plakate im Wartezimmer:

1. In dieser Praxis erfüllt der Arzt keine Wünsche,
   sondern übernimmt Verantwortung!
2. In dieser Praxis ist der Arzt jederzeit bereit,
   sich korrigieren zu lassen!

In diesem Sinne wünsche ich diesem Buch zahlreiche kritikfähige Leser!

Literatur

Dörner K (2001) Der gute Arzt. Schattauer, Stuttgart New York

Vorwort

Gisela Charlotte Fischer

Das vorliegende Buch möchte Mut machen und Interesse wecken an der Tätigkeit des Hausarztes. Zugleich soll es den Blick auf übergreifende Zusammenhänge des Krankheitsgeschehens und der Versorgungswirklichkeit lenken.

Von der derzeitigen allgemeinen Gratifikationskrise der Ärzteschaft sind auch Hausärzte betroffen. Gerade in dem relativ kleinen Setting der Einzel- bzw. Gemeinschaftspraxis überschattet die Sorge um den wirtschaftlichen Fortbestand, die notwendige Anpassung an vielfältige und wechselnde äußere Auflagen, die mangelnde wirtschaftliche Planbarkeit den Alltag.

Die Stellung des Hausarztes im System ist hinsichtlich der Aufgabenverteilung unklar abgegrenzt. Die im Sozialgesetzbuch vorgesehene Gliederung in einen hausärztlichen und einen spezialärztlichen Sektor wird in der ambulanten Medizin nicht ausreichend eingehalten, was eine Entfaltung hausärztlicher Kompetenzen unterwandert und blockiert.

Ungeachtet dessen zeigen Umfragen, dass Hausärzte ihre eigentliche Aufgabe, die Arbeit mit dem Patienten nach wie vor schätzen und die Zufriedenheit der Patienten mit ihrem Hausarzt gut ist.

In diesem Szenario will das vorliegende Buch dazu beitragen, die spezifischen Möglichkeiten und Chancen von Hausärzten zur Verbesserung der Gesundheit ihnen anvertrauter Patienten klarer zu erkennen. Der Blick auf Komplikationen scheint den Herausgebern und Autoren hierbei ein wichtiger Schritt, bildet er doch die Dynamik der Entscheidungs- und Versorgungsprozesse besonders deutlich ab.

Wir sind uns bewusst, dass die Fülle der in dem Buch gegebenen Handlungsanleitungen und Empfehlungen, als zusätzliche Bürde in einem ohnehin kaum mehr adäquat vergüteten Leistungsspektrum erscheinen mag. Gerade auch vor diesem Hintergrund schien es uns um so wichtiger, auf den erforderlichen Umfang der hausärztlichen Aufgaben hinzuweisen und zugleich dazu anzuregen, die Versorgung auf die prioritären Schwerpunkte zu konzentrieren.

Das Buch strebt vor allem eine praxisnahe lebendige Auseinandersetzung mit Alltagsproblemen der hausärztlichen Versorgung und deren Lösungsmöglichkeiten an. Dabei wurde, soweit verfügbar, insbesondere in Kapitel II, 1. Komplikationen kei ausgewählten Symptomen und Diagnosen die aktuelle evidenz-basierte Studienlage berücksichtigt. Andrerseits liegen für viele unter versorgungspraktischen Aspekten besonders relevante Fragestellungen, wie sie sich z.B. bei der Anwendung typischer hausärztlicher

Strategien oder bestimmten Patientengruppen ergeben, keine durch belastbare Studiendaten gestützten Aussagen vor. Die Herausgeber haben sich dennoch dazu entschlossen, auch ausschließlich durch hausärztliche Erfahrung geprägte Empfehlungen zuzulassen.

Das Buch versteht sich als ein Lernbuch. Es ermöglicht gezielte Fortbildung, möchte aber auch zur Diskussion anregen. Es erhebt nicht den Anspruch einer umfassenden und vollständigen Darstellung aller möglichen Komplikationen. Vielmehr wurden häufige, für den Patienten besonders bedeutungsvolle und die hausärztliche Versorgung typische Krankheiten und Beschwerden exemplarisch herausgegriffen. Dies hat zur Folge, dass auf einige vielleicht aus dem Blickwinkel mancher Leser wichtiger Probleme wie z.B. sexuelle Störungen verzichtet wurde.

Da auch typische hausärztliche Arbeitsstrategien und Patientenkonstellationen behandelt werden, wurden gewisse Überschneidungen der Aussagen bewusst in Kauf genommen bzw. im Sinne der Nachdrücklichkeit gezielt hergestellt.

Der Begriff Komplikationen wird im Allgemeinen Teil, Punkt 3 erläutert. Er orientiert sich bei der Ausgestaltung der Kapitel pragmatisch an den empirischen Befunden dessen, was in der Praxis unzureichend ist und ist insofern nicht immer von medizinischen Fehlern im engeren Sinne abzugrenzen.

Das Buch richtet sich vorrangig an niedergelassene Kollegen, an Studierende und in der Weiterbildung befindliche künftige Hausärzte. Es soll auch den Kollegen im Spezialistensektor und in der Klinik Einblicke in allgemeinmedizinische Fragestellungen und die hausärztlichen Lösungswege aufzeigen, besonders auch um die Schnittstellen übergreifende Versorgung zu erleichtern. Nicht zuletzt werden auch für die strukturelle Gestaltung unseres Gesundheitswesens Verantwortliche die weitreichende Bedeutung der hausärztlichen Versorgung für eine effektive und wirtschaftliche gesundheitliche Versorgung der Bevölkerung erkennen.

Das Buch soll dazu führen, sich der möglichen Komplikationen stets bewusst zu sein und Wege aufzeigen, dieselben zu verhindern. Es möchte aber auch dazu motivieren, die anspruchsvolle Aufgabe der hausärztlichen Versorgung angemessen zu erfassen und sie als – wie wir es sehen – eine der reizvollsten und vielfältigsten ärztlichen Aufgaben als besondere Herausforderung zu verstehen. Insofern wollen wir auch dazu beitragen, Hausärzte in ihrer schwierigen Aufgabe zu bestärken, zum Durchhalten zu motivieren und jungen Kollegen die Freude an diesem Beruf zu verdeutlichen.

Die Herausgeber möchten ihre Leserinnen und Leser dazu anregen, die Betrachtung der Komplikationen durch eigene Patientenbeispiele weiterführende Gedanken oder Kritik zu bereichern. Entsprechende Kasuistiken können in einer folgenden Auflage berücksichtigt werden. Unser Dank gilt den Autoren, die das Buch durch in der eigenen Praxis erlebte Beispiele anschaulich und authentisch gemacht haben und die bereit waren, ihre Texte zum Teil mehrfach umzuarbeiten und den Wünschen des Herausgeberteams anzupassen.

Um die Lesbarkeit der Texte zu erleichtern, wurden Standardbezeichnungen wie z.B. „Patient" als Sammelbegriffe aufgefasst, deren im Text gewählte grammatikalisch männliche Form stets die weiblichen Vertreterinnen mit einschließt.

Hannover 2003
Gisela Charlotte Fischer
Eberhard Hesse
Adalbert Keseberg
Thomas Lichte
Heinz-Peter Romberg

In Kürze finden Sie auf der Homepage des Springer-Verlags

www.springer.at
www.springeronline.com

Fragen zum Inhalt des Buches für Ihre persönliche Fortbildung, deren Beantwortung entsprechend den Richtlinien der Bundesärztekammer für Deutschland zertifiziert wird.

Inhalt

Autorenverzeichnis

Folgenden Autoren möchten wir für die tatkräftige Unterstützung danken:

Dr. med. Karl **Aeffner**
Bremer Str. 159
31613 Wietzen
Email: karl.aeffner@t-online.de

Dr. med. Susanne **Altmeyer**
Universitätsklinikum der
RWTH Aachen
Pauwelsstr. 30
52074 Aachen
Tel.: 0241 8088731
Fax: 0241 8082422
Email: Saltmeyer@ukaachen.de

Dr. Johann von **Aswege**
Am Rathaus 15
53347 Alfter
Email: mail@aswege-von.de

Prof. Dr. med. Erika **Baum**
Abt. für Allgemeinmedizin und
rehabilitative Medizin
Philips-Universität Marburg
Robert-Koch-Str. 5
35033 Marburg
Tel.: 06421-2865-120
Fax: 06421-2865-121
Email: 064092007@t-online.de

Prof. Dr. med. Vittoria **Braun**
Fachärztin für Allgemeinmedizin
Institut für Allgemeinmedizin
Charité Universitätsklinikum der
Humboldt-Universität zu Berlin
Schumann Str. 20/21
10117 Berlin
Tel.: 030/450-514092
Fax: 030/450-514932
Email: V.Braun@Berlin.de

Dr. med. Klaus-Heinrich **Bründel**
Arzt für Allgemeinmedizin
Alte Osnabrücker Str. 20
33335 Gütersloh
Tel.: 05241 77133
Fax: 05241 701622

Prof. Dr. med. Diedrich **Dieckhoff**
Lindenstr. 56 a
23358 Lübeck
Tel.: 0451/862921
Fax: 0451/8131268
Email: prof.dr.med.d.dieckhoff@t-online.de

Christa **Dörr**
Fachärztin für Allgemeinmedizin,
Psychotherapie
Von-Eltz-Str. 22
30938 Burgwedel
Tel.: 05139/4466
Fax: 05139/895728
Email: christa.doerr@dgn.de

Prof. Dr. med. Dr. Phil. Klaus **Dörner**
Nissenstr. 3
20251 Hamburg

Prof. Dr. med.
Norbert **Donner-Banzhoff**
Facharzt für Allgemeinmedizin
Abt. für Allgemeinmedizin und
rehabilitative Medizin
Philips-Universität Marburg
Robert-Koch-Str. 5
35033 Marburg
Tel.: 06421-2865-120
Fax: 06421-2865-121
Email: 064092007@t-online.de

Prof. Dr. med. Gisela Charlotte **Fischer**
Abt. Allgemeinmedizin der Medizinischen
Hochschule Hannover
Homburgweg 7
30559 Hannover
Tel.: 0511 9526884
Fax: 0511 9526886
Email: giselacharl.fischer@t-online.de

Prof. Dr. med. Stefan **Gesenhues**
Marktplatz 1
48607 Ochtrup
Tel.: 0255 393970
Fax: 0255 3939 756
Email: StGesenhues@aol.com

Dr. Aemin-Ahmaed **Gharevi**
Samauel-Frank-Str. 42
57076 Siegen-Weidenau
Tel.: 0271 54631
Email: Drmedagharevi@aol.com

Prof. Dr. med. Toni **Graf-Baumann**
Schillerstr. 14
79331 Teningen
Tel.: 07641 92240
Fax: 07641 922410
Email: Graf-Baumann@t-online.de

Dr. med. Johannes **Hauswaldt**
Blücherstr. 6
38102 Braunschweig
Email: Dres.Hauswaldt@telemed.de

Dr. med. Bernhard **Hemming**
Am Steinwerth 14
47269 Duisburg
Email: hemming@uni-duesseldorf.de

Dr. Stefan **Hensler**
Offenheimer Landstr. 72
60596 Frankfurt
Email: S.Hensler@em.uni-frankfurt.de

Dr. Friedhelm **Henze**
Arzt für Allgemeinmedizin
Hauptstr. 3a
31715 Meerbeck
oder: Am Stadtpark 13
31655 Stadthagen
Tel.: 05721 / 97930,
Fax: 05721 979333
Email: f.henze@t-online.de

Dr. med. Askan **Hendrischke**
Klinik für Psychosomatik und
Psychotherapeutische Medizin
Ostalb-Klinikum Aalen
Im Kälblesrain 1
73430 Aalen
Tel.: 07361 551801

Dr. med. Eberhard **Hesse**
Bahnhofstraße 27
28816 Stuhr-Brinkum
Tel.: 0421 8988812
Fax: 0421 808801
Email: Sturm.Hesse@t-online.de

Dipl.-Ing. Ulf **Jajes**
Orleansstr. 52
28211 Bremen
Tel.: 0421 3477015
Email: Jajes@t-online.de

Dr. med. Ulrike **Junius**
Abt. Allgemeinmedizin,
Medizinische Hochschule Hannover
30625 Hannover
Tel.: 0511 5326531
Fax: 0511 532 4276
Email: allgemeinmedizin@mh-hannover.de

Prof. Dr. med. Adalbert **Keseberg**
Am Hahnacker 36
50374 Erftstadt
Tel.: 02235 45210
Fax: 02235-463945
Email: adalbert.keseberg@t-online.de

Dr. med. Reinhold **Klein**
Hauptstr. 14
85235 Egenburg
Email: Dr-klein@t-online.de

Prof. Dr. med. Hans-Dieter **Klimm**
Ringstr. 20 f
76456 Kuppenheim
Tel.: 07222 94590
Fax: 07222 4673
Email: info@prof-klimm.de

Dr. med. Paul Peter **Kokott**
Stormstr. 21
38226 Salzgitter
Tel.: 05341 841294
Fax: 05341 841295

Dr. med. Martin **Konitzer**
Facharzt für Allgemeinmedizin
Oskar Winter Str. 9
30161 Hannover
Tel.: 0511 663028
Fax: 0511 393698

Prof. Dr. med. Friedebert **Kröger**
Klinik für Psychosomatische Medizin
und Psychotherapie
Ev. Diakoniekrankenhaus e.V.
Am Mutterhaus 1
74523 Schäbisch-Hall
Tel.: 0791 7534860

Dr. med. Thorsten **Kröhn**
Facharzt für Allgemeinmedizin
Institut für Allgemeinmedizin
Charité Universitätsklinikum der
Humboldt-Universität zu Berlin
Schumannstr. 20/21
10117 Berlin
Tel.: 030 450 514227
Fax: 030 450 514934
Email: thorsten.kroehn@charite.de

Dr. med. Nicole **Kuth**
Fachärztin für Allgemeinmedizin
Ronheider Berg 230 b
52076 Aachen
oder: Kirchberg 4
52076 Aachen-Walheim
Tel.: 0241 706967
Email: nicole.kuth@t-online.de

Dr. med. Daniela **Langner**
Medizinische Hochschule Hannover
Allgemeinmedizin
Carl-Neuberg-Str. 1
30625 Langenhagen
oder: Kuckuckskamp 47
30855 Langenhagen
Tel.: 0511 3886671
Email: langner.daniela@mh-hannover.de

Dr. med. Thomas **Lichte**
Facharzt für Allgemeinmedizin,
Psychotherapie
Lindenstr. 10
27389 Lauenbrück
Tel.: 04267 1480
Fax: 04267 1414
Email: Th.Lichte@t-online.de

Dr. med. Thorsten **Löw**
Karthäuserhofweg 7
56075 Koblenz
Email: Dr.Thorstenloew@t-online.de

Dr. med. Peter **Maisel**
Josef-Tiesmeyer-Str.18
48488 Emsbüren
oder: Markt 1 (Praxisadresse)
48488 Emsbüren
Tel.: 05903 1898
Fax: 05903 7376
Email: Dr.Maisel@t-online.de

Dr. med. Karl **Mayer**
Facharzt für Allgemeinmedizin
Geselbrachtstr. 3
49832 Freren
Tel.: 05902 1333
Fax: 05902 502951
Email: Dr.Mayer-Freren@t-online.de

Dr. med. Martin **Momburg**
Chefarzt Eggeland-Klinik
Bahnhofstr. 1
33014 Bad Driburg
Tel.: 05253 986 359
Fax: 05253 986 100
Email: martin.momburg@
eggeland-klinik.nrw.de

Dr. med. Wilhelm **Niebling**
Scheuerlenstr. 8-10
79822 Titisee-Neustadt
Email: w.niebling@t-online.de

Dr. med. Ute **Richter**
Herderstr. 1
31675 Bückeburg
Tel.: 05722 5050
Fax: 05722 5094
Email: richter.schultz@tpp24.net

Dr. med. Ralf **Rohde-Kampmann**
Auf der Wurth 12
27299 Langwedel
Tel.: 04235 942320
Email: Ralf.Rohde-Kampmann@
t-online.de

Dr. med. Heinz-Peter **Romberg**
Allgemeinmedizin an der
Universität Bonn
Baumstr. 3
53227 Bonn
Tel.: 0228 440577
Fax: 0228 442669
Email: romberg@t-online.de

Dr. med. Beate **Rossa**
Ottweiler Str. 10 F
30559 Hannover
Tel.: 0511 9525175

Dr. med. Udo **Schirmer**
Konrad-Beste-Str. 3
37574 Einbeck
Tel.: 05565 247
Email: udo_schirmer@hotmail.com

Dr. med. Georg **Schneider**
Mergelweg 1
33161 Hövelhof
Tel.: 05257 932700
Fax: 05257 932701
Email: g.schneider@agn-online.de

Dr. med. Martin **Schneider**
Mergelweg 1
33161 Hövelhof
Tel.: 05257 932700
Fax: 05257 932701
Email: m.schneider@agn-online.de

Dr. med. Andreas **Schulz**
Herderstr. 1
31675 Bückeburg
Tel.: 05722 5050
Fax: 05722 5094
Email: med@gemprax.de

Dr. Eckart **Sturm**
Ziegelhoffstraße 30
26121 Oldenburg
Tel.+Fax: 0441 88124

Priv. Doz. Dr. med. Armin **Wiesemann**
Kirchstr. 44
76684 Östringen
Tel.: 07259 8822
Fax: 07259 8823
Email: armin.wiesemann@t-online.de

I Allgemeiner Teil

1 Einführung

Gisela C. Fischer

Das vorliegende Buch geht einen Weg, der sich grundsätzlich vom klassischen Lehrbuch unterscheidet: Das Lehrbuch stellt, auch in der Allgemeinmedizin, Krankheiten und Arbeitsstrategien in der Regel in idealtypischer Form und klassischer Ausprägung entsprechend dem jeweils gültigen Stand des Wissens dar. Das Lehrbuch liefert damit eine allgemein formulierte Beschreibung der optimalen Versorgung. Deren Anwendbarkeit im Einzelfall, mögliche Hindernisse seitens Patient oder Arzt, besondere Schwierigkeiten und typische Misserfolge ärztlichen Handelns werden im allgemeinen nicht thematisiert. Die Handlungsebene des Arztes selbst, d. h. die Anwendung des dargestellten Wissens unter den konkreten Bedingungen der Alltagsversorgung in der Praxis wird in der Regel nicht in Frage gestellt und die Umsetzbarkeit des Lehrbuchinhaltes als selbstverständlich gegeben vorausgesetzt. Das vorliegende Buch setzt nicht bei einer idealtypischen Versorgung an. Es versucht vielmehr ausgehend von nicht optimalen Krankheitsverläufen, charakterisiert durch Komplikationen, Fehler und Probleme, dieselben zu analysieren und Wege zu ihrer Vermeidung aufzuzeigen.

Während weltweit akute infektiöse Erkrankungen im Vordergrund stehen und nur 19% der Menschen außerhalb der westlichen Industrieländer an Herz-Kreislauf-Erkrankungen sterben, stehen diese chronischen Krankheitsprozesse bei uns im Vordergrund und sind zu mehr als 50% die Todesursache unserer Bevölkerung. In Kenntnis dieser Entwicklung hat dieses Medizinsystem einen Dualismus geschaffen, der im somatischen wie im psychischen Bereich zu immer mehr Spezialisierung geführt hat, ohne allerdings ausreichende Lösungsangebote für den einzelnen Menschen in seinem Krankheitsprozeß zu bieten. Wir erleben täglich in der Praxis, dass dieses biomechanische Medizinmodell allein trotz aller Spezialisierung den Versorgungsnotwendigkeiten nicht mehr gerecht werden kann. Jede Strukturreform im deutschen Gesundheitssystem, die dies nicht beachtet, ist zum Scheitern verurteilt.

Die Allgemeinmedizin steht weltweit auf dem Boden des sog. bio-psycho-sozialen Modells. Sie verfährt in Diagnostik und Therapie bisweilen streng biomedizinisch, muss aber auf einem zweiten Gleis deren Ergebnisse an diesen vor uns sitzenden Patienten adaptieren und diese Befunde mit denen aus dem sozialen und psychischen Bereich zur Gesamtdiagnose verbinden.

Dieses klassische bio-psycho-soziale Modell bedarf aus heutiger Sicht einer Ergänzung, die sich auf ein neues Bild vom Patienten bezieht. Während dieser traditionell auf eine passive und abhängige Rolle festgelegt war, stehen wir heute dem Ideal eines informierten Partner gegenüber, der im Sinne eines „informed consent" letztlich selbst über den Behandlungsverlauf entscheidet. Der Versorgungsprozess hat in einer für den Patienten transparenten Form zu geschehen, sodass er Inhalt, Sinn und Zweck einer geplanten Maßnahme stets nachvollziehen kann. Das entscheidende neue Element besteht also in einer sorgsamen Information, über deren Verständlichkeit der Arzt sich immer wieder rückversichern muss und die weit über die herkömmliche Form einer Erläuterung hinausgeht. Erst wenn auch der Patient davon überzeugt ist, dass z.B. eine Überweisung zum Fachspezialisten gewinnbringend ist, und diese ausdrücklich befürwortet, kann sie vorgenommen werden.

Die Medizin befindet sich auf dem Weg zu einer stärkeren Rationalisierung des Versorgungsgeschehens, wobei Evidenz basierte Leitlinien eine besondere Rolle spielen. Sie tragen zu einer Vereinheitlichung der Versorgung bei, in dem sie Empfehlungen enthalten, die sich vorrangig aus den aktuellen Ergebnissen klinischer Studien ableiten. Leitlinien wird dabei zunehmend Verbindlichkeit zugeschrieben und die Einhaltung derselben gilt als typischer Indikator für die Versorgungsqualität, z.B. einer Allgemeinpraxis[1]. Leitlinien werden somit als ein Schlüssel für die Vermeidung von Versorgungsdefiziten im Sinne von Über-, Unter- und Fehlversorgung angesehen und ihre universelle Anwendbarkeit wird implizit angenommen.

Die Versorgungswirklichkeit reicht jedoch weiter. Der Bestand des gesicherten Wissens, Leitlinien und andere Qualitätssicherungsmaßnahmen können keineswegs alle Eventualitäten möglicher Irrwege der Versorgung und Krankheitskomplikationen ausschließen. Dies trifft in besonderem Maße für die hausärztliche Versorgung zu. Hier liegen zur Zeit noch wenig Leitlinien vor, viele Versorgungsfragestellungen entziehen sich grundsätzlich dem diagnose- und symptombezogenen Leitlinienkonzept. Schließlich begegnen dem Hausarzt Fragestellungen mit hoher Komplexität, wobei vielfache Ursachen bei der Krankheitsentstehung vielfachen Auswirkungen der Krankheit gegenüber stehen. Einflussfaktoren aus Arbeits- und familiärer Umwelt, der Biographie und Persönlichkeit des Kranken sowie psychologische und soziale Faktoren beeinflussen Krankheitsverläufe erheblich, ebenso Versorgungsprioritäten aus der Sicht des Patienten selbst und die sog. Compliance (s. Allgemeiner Teil, 1.1).

---

[1] Neuere Vorstellungen der Gesundheitspolitik (internes Papier der Bundesgesundheitsministerin vom Dez. 2001) gehen davon aus, dass die Honorierung der Leistungserbringer u. a. von dem Qualitätskriterium Einhaltung von Leitlinien abhängig gemacht werden soll.

2 Allgemeinmedizinisches Krankheitsmodell

Gisela C. Fischer, Eberhard Hesse

Um die fachspezifischen Komplikationen, insbesondere solche, die durch Versorgungsdefizite entstehen, herausarbeiten zu können, muss auf die handlungsleitenden Grundvorstellungen der Allgemeinmedizin zurückgegriffen werden.

Eine prozesshafte Betrachtungsweise vom Gesunderhalten und Krankwerden der Menschen (vgl. z.B. Balint, Antonowsky) trägt uns auf, das Individuum mit den verschiedenen Integrationsebenen seines Körpers und den Beziehungen in seinem primären Netzwerk zu verstehen und zu erkennen, wie sich Strukturen jeweils gegenseitig beeinflussen. Da ist zunächst die Persönlichkeit eines Menschen mit ihrem Werdegang bis zum Zeitpunkt des Krankwerdens, deren derzeitiges soziales Milieu und Lebensereignisse, die immer wieder von dieser Persönlichkeit zu bewältigen sind.

Es gibt familiär gehäuft Veranlagungen für das Krankwerden bestimmter Organe, die genetische Disposition. Aus der Entwicklungspsychologie wissen wir, dass das Mutter- und Kindverhältnis die verinnerlichten frühen Beziehungserfahrungen die Phantasie des Kindes prägen und die spätere Fähigkeit, Lust und Unlust, Spannungen sowie Gefühle überhaupt zu beantworten und zu regulieren. In den ersten beiden Lebensjahren wird ein Urvertrauen oder eine Grundstörung erworben, aus der Krankheit entstehen kann. Nach Balint sind Grundstörungen Mangelerfahrungen, die zur Verformung der Persönlichkeit führen und ein Leben lang wirksam bleiben können. Krankheit kann in einem systemischen Ansatz sowohl als Ursache als auch Folge des gestörten Funktionierens einer Familie aufgefasst werden (S. Kap. II. 1.3.4). In der Familie sollen unsere Kinder zu selbständigen, freien Persönlichkeiten heranwachsen, die in der Lage sind, mit den Schwierigkeiten des Lebens fertigzuwerden. Dazu gehören Zutrauen zu sich selbst und das Gefühl der Sicherheit und Selbstwirksamkeit. Für die Krankheitsentstehung und damit für die Beratung in der Allgemeinpraxis ist es somit unverzichtbar, das soziale Milieu, die familiäre Situation, die berufliche Lage, die Wirtschaftslage, aber auch den Sozialstatus des Patienten und seiner Familie zu bedenken.

Lebensereignisse, die von jedem Individuum subjektiv interpretiert werden, können den Anstoß geben für Funktionsänderungen im Organismus. Systemtheoretische Erklärungsmodelle (v. Uexküll) helfen hier zum Verständnis weiter:

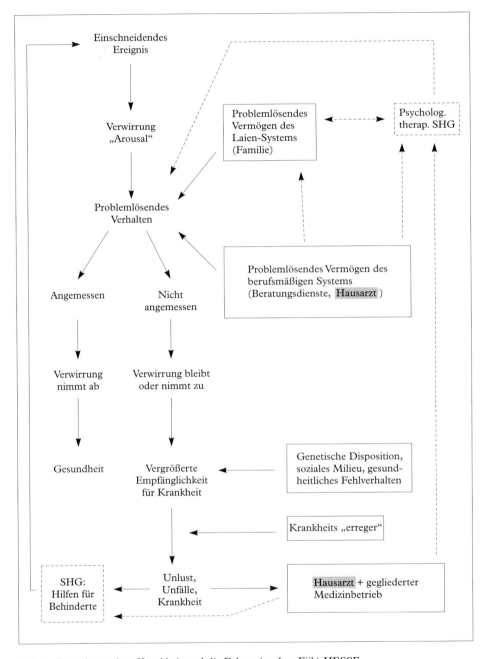

Abb. 1. Entstehung einer Krankheit und die Folgen (nach v. Eijk) HESSE

Einschneidende Ereignisse (Abb. 1) spielen dabei eine formende Rolle.
Gelingt es uns, mit Hilfe eines altersentsprechenden Problemlösungsver-
mögens und altersentsprechender Reife, beispielsweise mit dem Tod eines

Menschen aus unserer näheren Umgebung fertigzuwerden, unsere Trauerarbeit angemessen zu leisten, dann sind wir um eine Erfahrung reicher – reifer – und bleiben gesund. Das ist soziales Lernen. Das einschneidende Ereignis macht in uns also auf allen Integrationsebenen unseres Organismus zunächst einen Zustand der Angespanntheit – „Arousal". In diesem Zustand teilen wir bestimmten Empfindungen und Symptomen in unserem Körper, beispielsweise Schmerzen in der Herzgegend, verschiedene Bedeutungen zu, oft unter dem Eindruck von miterlebten Ereignissen aus unserer Umgebung. Gelingt uns eine angemessene Reaktion auf dieses „Arousal" nicht, so entsteht in dem Organismus eine zunehmende Bereitschaft, wirklich krank zu werden. Dann kommt es mit der Zeit nicht nur zu Funktionsstörungen sondern auch zu Organveränderungen und Organläsionen, und ein Myokardinfarkt zum Beispiel ist dann wiederum ein einschneidendes Ereignis.

In Anlehnung an nationale und internationale Ausarbeitungen des Faches hierzu sowie das in Deutschland allgemein verbreitete hausärztliche Verständnis der allgemeinmedizinischen Versorgungsvoraussetzungen und Aufgaben wird das folgende allgemeinmedizinische Krankheitsmodell (Abb. 2) eingeführt:

Es beschreibt die aus allgemeinmedizinischer Sicht und durch empirische Sozialforschung belegten Komponenten, die die *Entstehung und den Verlauf von Krankheit* beeinflussen. Dabei lassen sich die Bereiche Patient, Krankheitsmerkmale und die Begegnung zwischen Patient und Arzt voneinander abgrenzen.

Einflussfaktoren, die sich aus *Merkmalen* der vorliegenden Gesundheitsstörung bzw. Diagnose zusammen setzen, beziehen sich vorrangig auf die Gefährlichkeit sowie die Beschwerden durch eine Erkrankung. Von Bedeutung ist die Art der Symptomatik (Hauterscheinungen z.B. haben für den Patienten einen anderen Stellenwert als Schmerzen usw.) Neben dem Krankheitsverlauf und der Prognose spielen aus allgemeinmedizinischer Sicht weitere Faktoren eine Rolle: Hierzu gehört das Ausmaß der persönlichen Beeinträchtigung. Dies kann durch die Symptomatik selbst, z.B. wenn sie sich auf mentale und psychische Leistungen beziehen, ebenso aber auch bei Behinderungen oder Veränderungen des Körperbildes bzw. andere zur Stigmatisierung führende Krankheitserscheinungen wie Hauteffloreszenzen, Hustenreiz, Atemnot usw. der Fall sein. Wenn auch in der praktischen Bedeutung vielfach unterschätzt, sind Krankheiten auch dadurch gekennzeichnet, dass sie einen mehr oder weniger umfangreichen Behandlungsaufwand mit mehr oder weniger weit reichenden Belastungen, z.B. auch zeitlicher Art, für den Patienten bedeuten.

Die Bedeutung der Patienten-Arzt-Beziehung ist in der wissenschaftlichen Literatur umfänglich beschrieben worden. Für den Krankheitsverlauf kommt es neben der Vertrauensbildung zwischen Patienten und Arzt auch auf den Arbeitsstil des Arztes, die Qualität der von ihm gegebenen Information, selbstverständlich die Qualität des ärztlich medizinischen Handelns, aber auch das Setting (z.B. Hightech-Ausstattung) an. Natürlich

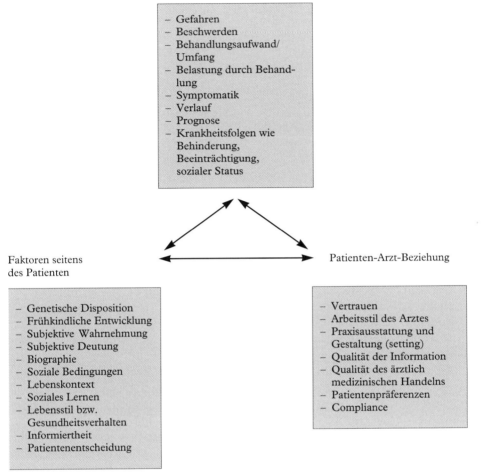

Abb. 2. Allgemeinmedizinisches Krankheitsmodell: Komponenten, die Entstehung und Verlauf von Krankheit beeinflussen

hängt es von dem Vertrautsein zwischen Patient und Arzt ab, ob ein Gespräch über das „Arousal" und seine Hintergründe möglich ist. Durch den Patienten selbst gesetzte Prioritäten und Präferenzen bis hin zu einer eigenständigen Entscheidung des Patienten auf der Basis einer entsprechend ausgewogenen Information gewinnt zunehmend an Bedeutung (s.o.). Nicht zuletzt ist die sog. Compliance auch als konkreter Ausdruck einer mehr oder weniger gelungenen Arzt-Patienten-Beziehung zu berücksichtigen.

3 Versorgungsaufgaben des Hausarztes
Gisela C. Fischer

Aus den primärmedizinischen Versorgungsvoraussetzungen sind mit breitem internationalen Konsens folgende Anforderungen an die hausärztliche Versorgung abgeleitet worden, die sich aus ihren konsentierten Kennzeichen (Starfield 1998) wie folgt ergeben
Kennzeichen der Primärmedizinischen Versorgung:

– sie erfasst demnach den Erstkontakt (first contact)
– erfolgt kontinuierlich (continuity)
– und langzeitig (longitudinality)
– sie ist durch einen familienmedizinischen Zugang gekennzeichnet (family centeredness)
– Gemeinwesen orientiert (community based) nutzt sie vorhandene Hilfsdienste und Institutionen und arbeitet der Erreichung bevölkerungsbezogener Versorgungsziele zu
– verschiedene medizinische Hilfskonzepte wie Prävention, Rehabilitation werden im Sinne eines umfassenden Behandlungs- und Betreuungskonzeptes mit sozialen und psychologischen Problemfeldern zusammengeführt (comprehensiveness)

Aus dieser Charakterisierung sollen im Folgenden Versorgungsfunktionen des Hausarztes mit seinen jeweiligen Verantwortlichkeiten beschrieben werden. Die dazu in Tabelle 1 dargestellten Faktoren sind so zu verstehen, dass der Hausarzt hier jeweils verantwortlich ist. Versorgungsbedingte Komplika-

Tabelle 1. Verantwortlichkeiten des Hausarztes bei seinen Versorgungsaufgaben

Versorgungsfunktion	Verantwortlichkeit des Hausarztes
Erstkontakt, unselektierte Patienten	– Bedrohlichkeit, Beschwerlichkeit und subjektive Bedeutung der Krankheit werden erfasst – Die differentialdiagnostische Zuordnung berücksichtigt das gesamte medizinische Spektrum und die ständige Bereitschaft zur Revision der Diagnose – sachgerechte Behandlung primärmedizinisch beherrschbarer Gesundheitsstörungen – Patient erreicht zeitgerecht weiterführende Hilfe im spezialärztlichen bzw. stationären Versorgungssektor – Patient versteht, um was es geht und erhält Gelegenheit, die Behandlung zu beeinflussen

Tabelle 1 *(Fortsetzung)*

Versorgungsfunktion	Verantwortlichkeit des Hausarztes
Kontinuierliche und langzeitige Versorgung	– Früherkennung schädlicher Gesundheitsentwicklungen – Gestaltung des Gesundheitsverlaufs, insbesondere hinsichtlich Prävention vermeidbarer Risiken – zufriedenstellende Patienten- Arzt-Beziehung, Vertrauen ins medizinische Versorgungssystem – Einbeziehung des Patienten in eigenverantwortliche Gesundheitsgestaltung – Aufbau tragfähiger Kooperation mit anderen Versorgungsebenen – Verhinderung unnötiger Chronifizierung und Krankheitsfixierung – Verfügbarkeit und Nutzung langzeitig erhobener anamnestischer Ereignisse – Übermittlung langzeitiger Fakten und psychosozialer Erkenntnisse an Behandler anderer Versorgungsstufen – Zusammenführung und integrative Bewertung sowie Kommunikation mit dem Patienten aller Befunde aus verschiedenen Behandlungssektoren
Umfassende Versorgung	– Auswirkungen der Krankheit im individuellen Lebenskontext werden Bestandteil des Behandlungsziels – sachgerechte Feststellung von Arbeitsunfähigkeit – präventiv orientierte Beratung, soweit möglich, Verhinderung von gesundheitsbedingter Frührente (z.B. Rückenschmerz) – Nutzung der Möglichkeiten von Prävention und Rehabilitation
Familienmedizinische Versorgung	– Erkennung von Schutz- und ggf. Behandlungsbedarf Angehöriger des Patienten – Analyse der interfamiliären Wechselwirkungen hinsichtlich Schädigungspotential und Einsatz und Vermittlung entsprechender Interventionen
Gemeinwesenorientierte Versorgung	– Teilnahme des Patienten an Standardprogrammen zur Vorsorge – Zielgruppen spezifischer Gesundheitsschutz z.B. bei ausländischen (z.B. Infektionen mit Ausbreitungsgefahr), hochaltrigen Patienten – zentrale Aufgaben wie sog. „Lotsenfunktion" bei der Gestaltung integrierter Versorgungsformen

tionen, die sich als nicht erfolgreiche Erfüllung dieser Verantwortlichkeiten ergeben, finden sich im Kapitel I.5.

Der Auftrag an die Allgemeinpraxis lautet: Die vom Patienten präsentierten Symptome zu dechiffrieren, gemeinsam mit dem Patienten das auch dahinterliegende Problem zu beschreiben und einer angemessenen Lösung auf der richtigen Ebene im Gesundheitssystem zuzuführen.

Literatur

Starfield B: Primary Care. Oxford University Press, Oxford 1998.

4 Interpretation des Begriffes „Komplikationen" im Hinblick auf die Allgemeinmedizin

Gisela C. Fischer

Lexika der Medizin definieren Komplikation als: „Jedes außerordentliche – und meist mit besonderen Symptomen einhergehende – Krankheitsgeschehen, das im Verlaufe einer Grundkrankheit auftritt und deren Verlauf ungünstig gestaltet" (Roche Lexikon Medizin 1987). Sinngemäß in Übereinstimmung hiermit findet sich die Definition: „Ereignis oder Umstand, wodurch eine Krankheit oder ein chirurgischer Eingriff ungünstig beeinflusst wird" (Pschyrembel klinisches Wörterbuch 1990). Aus beiden Definitionen wird deutlich, dass mit Komplikationen nicht erst ein ungünstiges Ergebnis des Krankheitsverlaufs, sondern vor allem eine im Krankheits- und Versorgungsprozess ungünstige Wendung gemeint ist, die dazu führt, dass der Verlauf der Krankheit und die Krankheitsfolgen ungünstiger sind als normalerweise zu erwarten. Die erste Definition macht deutlich, dass es sich dabei sowohl um außerhalb des ärztlichen Einflusses, als auch durch das Versorgungsgeschehen ausgelöste Ereignisse handeln kann. In dem vorliegenden Buch geht es vor allem darum aufzuzeigen, welche Komplikationen unter allgemeinmedizinischen Arbeitsbedingungen auftreten können und wie der Hausarzt dem Entstehen von Komplikationen entgegenwirken kann. Folglich ist ein Komplikationsbegriff zu Grunde gelegt, der sich auf vermeidbare Faktoren einer ungünstigen Krankheitsentwicklung bzw. ungünstiger Krankheitsfolgen unter allgemeinärztlichem Versorgungseinfluss bezieht.

Abbildung 3 zeigt die Position vermeidbarer Komplikationen im Kontext der Entstehung und Verfolgung gesundheitlicher Störungen: An der Wahrnehmung von Krankheitserscheinungen durch den Patienten ist nicht nur der objektive Zustand, sondern auch Vorinformationen und die allgemeine Gesundheitskompetenz des Patienten sowie im besonderen Masse soziale und persönlichkeitsgebundene Faktoren beteiligt. In der Regel ist davon auszugehen, dass der Patient mit der Wahrnehmung seiner Symptome auch Deutungen derselben und Erwartungen an die Versorgung verbindet. Diesen subjektiven Krankheitsvorstellungen wird nach ärztlicher Untersuchung, die wiederum von der fachlichen Qualität im engeren Sinne, aber auch von der Empathiefähigkeit des Arztes beeinflusst ist, ein objektiver Versorgungsbedarf gegenüber gestellt. Dieser begründet die folgenden Interventionen, die sich in der Versorgung vollziehen. Das Ergebnis des Versorgungsprozesses ist dennoch nicht nur vom unmittelbaren wissenschaftlichen Erkenntnisstand der Medizin und deren Anwen-

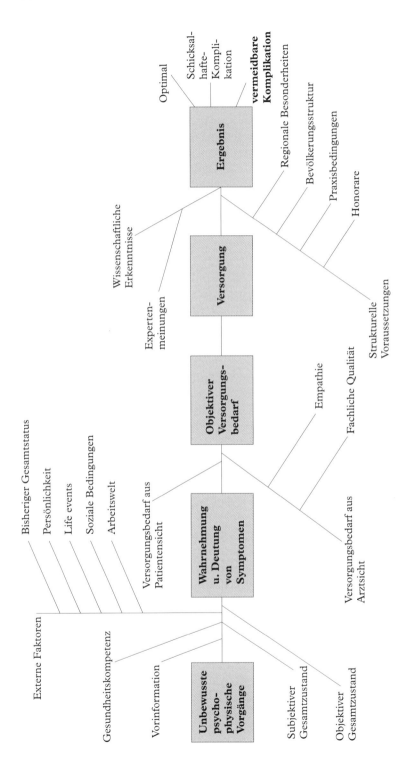

Abb. 3. Komplikationen im Kontext der Versorgung

dung, sondern auch von strukturellen Voraussetzungen, die insbesondere auch in der Allgemeinpraxis auf das Versorgungsgeschehen einwirken wie Praxisbedingungen, Honorarstruktur aber auch regionale Besonderheiten wie z.B. ein hoher Anteile ausländischer oder alter Patienten abhängig. Abgesehen von schicksalhaften Komplikationen sind viele medizinische Interventionen mit charakteristischen interventionsbedingten Komplikationen/ Nebenwirkungen verbunden, wie z.B. die Arzneimitteltherapie. Hierbei handelt es sich in großem Umfang um unvermeidbare Wirkungen, die jedoch im Behandlungskonzept nicht in Komplikationen im engeren Sinne, d. h. in Bedingungen, die zu einer Verschlechterung des Krankheitsverlaufes beitragen, führen dürfen. Von solchen schicksalhaften oder behandlungsimmanenten Nebenwirkungen sind somit vermeidbare Komplikationen abzugrenzen.

Bezogen auf die Allgemeinmedizin ergeben sich Komplikationen zum einen aus den fachspezifischen Aufgaben und Handlungsfeldern des Hausarztes, zum anderen aus fachübergreifenden Krankheits- und Versorgungsfolgen, wie z.B. unerwünschten Wirkungen von Arzneimitteln. In dem vorliegenden Buch werden beide Formen von Komplikationen berücksichtigt.

Die Zuordnung von Komplikationen zu den allgemeinmedizinischen spezifischen Versorgungsaufgaben wird durch die Gliederung des vorliegenden Buches repräsentiert. Demnach können Komplikationen sich auf die Bearbeitung bestimmter Krankheitsbilder und auf die Bearbeitung von Krankheiten und Symptomen beziehen. Sie können ferner typische in der Allgemeinpraxis angewandte therapeutische Interventionen von der Pharmakotherapie bis hin zur psychosomatischen Grundversorgung (s. Spezieller Teil) betreffen. Neben diesen im engeren Sinne allgemeinen medizinischen Fragestellungen spielen für die Entstehung von Komplikationen auch komplexe Versorgungsfunktionen wie z.B. die Langzeitversorgung, die familienmedizinischen Funktion u. a. eine Rolle. Besondere Schwierigkeiten bereiten nicht selten charakteristische Patiententypen dem Hausarzt. Diese sind nicht primär durch eine bestimmte klassische medizinische Diagnose, sondern durch bestimmte Verhaltensformen, soziodemographische Komponenten wie z.B. ausländische oder hochaltrige Patienten, sowie durch soziale Einflüsse (der arbeitslose Patient) oder biographische Faktoren (z.B. Patienten in Lebenskrisen) gekennzeichnet.

5 Allgemeine Ursachen für Komplikationen
Gisela C. Fischer

In den folgenden Ausführungen wird versucht, auch Ergebnisse der Befragung des Sachverständigenrats für die konzertierte Aktion im Gesundheitswesen zur Über-, Unter-, Fehlversorgung sowie Hinweise, die sich aus einer Analyse der Schlichtungsfälle der Norddeutschen Kammern ergeben, zu verwerten. In beiden Fällen lässt die Datenlage eine Quantifizierung in Bezug auf die jeweilige Fragestellung nur unter größten Vorbehalten zu. Deshalb wird eine Darstellung gewählt, die durch die Unterscheidung von fehlend, gelegentlich, mäßig häufig und häufig die Tendenz der Befunde widerspiegeln soll.

Allgemeine Ursachen für Komplikationen finden sich in Tabelle 2:

Krankheitserkennung:

In der *Anamnese* werden wesentliche Sachverhalte nicht erfragt (z.B. unter welchen Bedingungen tritt ein Thoraxschmerz verstärkt auf?) oder nicht wahrgenommen. Bei erheblichem Arbeitsdruck des Allgemeinarztes entsteht die Gefahr, dass wesentliche Hinweise des Patienten bei der Anamneseerhebung überhört werden, dass insgesamt eine zu rasche Einordnung vorgebrachter Beschwerden in ein diagnostisches Bild erfolgt, und weitere u. U. wegweisende Angaben des Patienten ignoriert werden, zumal wenn sie scheinbar nicht ins Bild passen. Wenn Patienten, gerade auch solche, die der Allgemeinarzt lange kennt und deren Krankheitsgeschichte ihm klar vor Augen steht, neue Symptome vorbringen, so erfordert die initiale Anamneseerhebung deshalb stets höchste Konzentration und Ruhe. Vielfach wird verkannt, dass der Patient davon ausgeht, was er in einem medizinischen Setting einmal geäußert hat, sei gleichsam allen Mitarbeitenden „automatisch" bekannt. Komplikationen der Krankheitserkennung ergeben sich ferner dadurch, dass der *Krankheitsverlauf* nicht hinreichend beachtet wird. Die bei der initialen Anamnese getroffene diagnostische Vermutung lässt einen bestimmten Verlauf erwarten. Abweichungen hiervon müssen bei Verlaufskontrollen gesucht und erfragt werden. Insbesondere Anzeichen einer Verschlechterung der Krankheitslage, des Allgemeinzustandes, der körperlichen Belastbarkeit eines lokalen Befundes o. ä. bedürfen sorgfältiger Beachtung und bedürfen vor allem einer Revision der anfänglich gestellten Diagnose.

Tabelle 2. Überblick über allgemeine Ursachen für Komplikationen, deren quantitative Bedeutung und Strategien zur Komplikationsvermeidung

Versorgungs-schritte	Indikatoren für Komplikationen	Anzeichen für Komplikationen gemäß Analyse der allgemeinmedizinischen Schlichtungsfälle	Anzeichen für Über- Unter- und Fehlversorgung gemäß SVR	Strategien zur Vermeidung von Komplikationen
Krankheitserkennung Anamnese Verlauf	– Krankheitserkennung unzureichend/Fehldiagnosen – mangelhafte Aufdeckungen neuer Erkrankungen im Verlauf	+ ++	+ –	– Höchste Konzentration bei der Anamneseerhebung – Beobachtung, Zuhören und Zuwendung gegenüber dem Patienten – programmatische Verlaufskontrolle – Offenhalten differential-diagnostischer Alternativen
Nutzung der Versorgungsschnittstellen	– Zu späte Über-/Einweisung – unzureichende Absicherung, dass Patient die richtige Versorgungsinstanz auf dem richtigen Wege erreicht	+++	+++ ++[2]	– Beachtung der Schnittstellendefinition in Leitlinien – verlässliche Arbeitsbeziehungen zu Fachspezialisten
Prävention	– Krankheiten, die durch Prophylaxe vermeidbar sind – unzureichende Risikoabschirmung	+++ +	+++	– Mitdenken der Langzeitprognose – sachgerechte Benutzung standardisierter Vorsorgeprogramme – Information u. dokumentierte Entscheidung des Patienten zur mittel- und langfristigen Risikoabschirmung (z B. gesundheitsgerechtes Verhalten, präventive Medikation)

– Angaben fehlend, bzw. nicht als Problem benannt
+ gelegentlich
++ mäßig häufig
+++ häufig
[2] Der Vorwurf richtet sich an das Versorgungssystem im Allgemeinen und trifft den Hausarzt somit neben Anderen

Tabelle 2 *(Fortsetzung)*

Versorgungs-schritte	Indikatoren für Komplikationen	Anzeichen für Komplikationen gemäß Analyse der allgemein-medizinischen Schlichtungs-fälle	Anzeichen für Über- Unter- und Fehl-versorgung gemäß SVR	Strategien zur Vermeidung von Komplikationen
Umgang mit dem Patienten	– mangelhafte Vertrauensbasis	+	+	– programmatische Gesprächsführung mit wiederholter Rückversicherung bezüglich Verständnis und eigenem Verständnis und eigener Präferenzen des Patienten
	– mangelhafte Compliance	+³	+	
	– unzureichende Information und eigenständige Entscheidungsfähigkeit des Patienten	–	+	
	– vermeidbare Krankheits-chronifizierung	–	–	
	– Krankheitsfixierung	–	–	
	– unangemessenes Krankheitsbe-wusstsein	–	–	
Dokumenta-tion	– mangelhafte Kontinuität der Ver-sorgungsplanung	–	–	– Entwicklung und Anwendung einer standar-disierten Hausarzt spezifischen Dokumenta-tion
	– mangelhafte Transparenz der Ver-sorgung	–	++	

– Angaben fehlend, bzw. nicht als Problem benannt
+ gelegentlich
++ mäßig häufig
+++ häufig
³ Wird häufig von den in Anspruch genommenen Hausärzten zu ihrer Entlastung angeführt

Die mangelhafte Beachtung einer sich zunehmend *verschlechternden Krankheitssituation* durch den behandelnden Allgemeinarzt stellt eine der häufigsten Klagen von Patienten bei Schlichtungsangelegenheiten dar. Auch hier stehen oftmals dramatische Schilderungen einer eingeschränkten körperlichen Leistungsfähigkeit durch die Krankheit und die Angabe, die Patienten hätten immer wieder versucht, dem Hausarzt zu schildern, wie schlecht es ihnen geht, den oftmals nur spärlichen dokumentierten Symptomwahrnehmungen des Arztes gegenüber. Der beste Schutz vor entsprechenden Komplikationen ist eine programmatische Verlaufskontrolle: Mit der Vergabe eines Kontrolltermins wird bereits in der Karteikarte festgehalten, was diese Kontrolle klären soll. Wenn der Patient spontan wieder erscheint und darüber klagt, dass sich seine Beschwerden trotz einer eingeleiteten Behandlung nicht gebessert haben, ist dies allein schon ein Grund, die primäre Diagnose kritisch zu überprüfen und in Frage zu stellen.

Etliche chronische Krankheiten erschließen sich erst über den Verlauf, d. h. durch eine charakteristische Abfolge von Krankheitserscheinungen über definierte Zeiträume, wie z B. die COPD (chronic obstructive pulmonary disease). Es gehört somit zur Aufgabe des Allgemeinarztes bei seinen differentialdiagnostischen Erwägungen gegenüber der Bewertung einzelner Krankheitsepisoden auch die Möglichkeit im Blick zu behalten, dass solche einzelnen Episoden Ausdruck eines *übergeordneten* weiterreichenden *Krankheitsgeschehens* sein können.

Seltene Krankheitsbilder (z.B. neuromuskuläre Erkrankungen), neurologische Krankheiten (z.B. Multiple Sklerose). werden oft erst nach längeren Verlaufszeiten, nicht selten von Jahren offenkundig. Es liegt auf der Hand, dass Patienten mit einer sehr seltenen Krankheit und einer relativ langen Leidensgeschichte häufig dem Hausarzt, wie die Schlichtungsfälle zeigen, den Vorwurf machen, die Krankheit nicht zeitgerecht erkannt zu haben, wenngleich die Begutachtung dieser Fälle mehrheitlich keinen ärztlichen Fehler nachweist.

Die Befragung des Sachverständigenrats hat ergeben, dass die durch Selbsthilfe-Gruppen vertretenen Betroffenen mit seltenen Krankheiten hier Unterversorgung durch den Hausarzt im Sinne mangelhafter Krankheitserkennung angeben.

Komplikationen an Versorgungsschnittstellen

Es gehört zu den häufigsten Klagen von Patienten, die sich an die Schlichtungsstelle wenden, weil sie einen Fehler ihres Hausarztes vermuten, dass die *Zuweisung zu einem Fachspezialisten oder Krankenhaus zu spät* erfolgte. Dieser Tatbestand bestätigt sich auch aus der Befragung des Sachverständigenrates zu Über-, Unter-, Fehlversorgung. Aus der Kasuistik der Schlichtungsstelle treten hier vor allem die Krankheitsbilder akute Appendizitis (Patient erreichte Krankenhaus erst als bereits Perforation eingetreten war), Lungenembolie und Myokard-Infarkt hervor. Seitens der u. a. vom Sachverständigenrat befragten Medizinisch Wissenschaftlichen Fachgesellschaften wird fast durchgängig bemängelt, der Hausarzt behandele die Patienten zu lange selbst und viele erreichten den Fachspezialisten gar nicht oder zu spät. Allerdings zeigt eine wissenschaftliche Analyse, dass keineswegs durchgängig hinreichende Beweise dafür vorliegen, dass der Patient von einer zusätzlichen bzw. früheren fachspezialistischen Behandlung profitiert.

Von entscheidender Bedeutung für den Patienten kann es sein, dass *Patienten in richtiger Form ins Krankenhaus eingewiesen werden*. Dies gilt für die Wahl des Transportmittels und die Frage der Begleitung ebenso wie die Sicherstellung der Krankenhausaufnahme durch vorherigen Anruf.

Prävention

In großem Umfang finden in der Allgemeinpraxis präventive Maßnahmen statt, die auch eine präventiv orientierte Pharmakotherapie insbesondere im Herz-Kreislauf-Sektor umfassen. Die Befragungsergebnisse des Sachverständigenrates zeigen Hinweise auf Mängel bei der präventiv orientierten Pharmakotherapie im Herz-Kreislauf-Sektor. Hier wird sowohl Unterversorgung, als auch Fehlversorgung, d. h. der Einsatz nicht optimaler Behandlungen festgestellt. Bemerkenswert ist, dass auch zunehmend im Rahmen von Schlichtungsfragen Patienten sich darüber beklagen, dass ihr Hausarzt sie nicht hinreichend durch *präventive Maßnahmen* vor einem eingetretenen fatalen Ereignis, wie einem *Herzinfarkt* oder *Schlaganfall* geschützt hat, wenn auch ärztliche Fehler im Einzelfall hier angesichts der nur eingeschränkten Wahrscheinlichkeit epidemiologischer Zusammenhänge schwer nachweisbar sind.

Der Umgang des Allgemeinarztes mit seinem Patienten

In kaum einem medizinischen Fach geht von der Beziehung zwischen Patient und Arzt eine so weit reichende Wirkung auf Krankheitsverläufe und deren Ergebnis aus wie in der Allgemeinpraxis. Dies erklärt sich aus der langzeitigen Beziehung und der Tatsache, dass der Allgemeinarzt seine Patienten mit allen Gesundheitsstörungen sieht, in der Regel die persönlichen Lebensverhältnisse, oftmals große Ausschnitte der Biographie sowie die Persönlichkeit, die Angehörigen und das Arbeitsumfeld kennt. Die wissenschaftliche Allgemeinmedizin hat sich von Beginn ihres Bestehens als universitäre Disziplin an, d. h. etwa seit Anfang der 70er Jahre intensiv mit Fragen der Gesprächsführung, der Interaktion zwischen Patient und Arzt und der gelungenen Gestaltung, einer vertrauensvollen partnerschaftlichen Arzt-Patienten-Beziehung auseinander gesetzt. Komplikationen sind hier zu sehen in einem *unzureichenden Vertrauensverhältnis*. Der

Patient fühlt sich u. U. unverstanden und in seinen eigentlichen Anliegen nicht angemessen beachtet. Es besteht zwischen Patient und Arzt kein Einvernehmen darüber, wie z.B. ein Behandlungsziel aussehen soll, die „Wirklichkeiten" von Patient und Arzt klaffen auseinander. Als Folge kann eine *schlechte* sog. *Compliance* des Patienten resultieren, die wiederum zu unzureichenden Behandlungsergebnissen führt. Als weitere Komplikationen sind eine *nicht gerechtfertigte Chronifizierung* des Krankheitsgeschehens, die *Krankheitsfixierung* des Patienten und schließlich ein *unangemessenes Krankheitsbewusstsein* zu nennen, wie es sich in dem Phänomen des sog. „Labeling", d. h. einer nicht angemessenen Etikettierung und u. U. Stigmatisierung des Patienten ausdrückt. Negative *Auswirkungen der Krankheit auf Angehörige*, z.B. Pflegende, Partner, Kinder usw. sind aus allgemeinmedizinischer Perspektive als Komplikationen – auch der Behandlung- aufzufassen. Es sei erwähnt, dass die Befragung des Sachverständigenrates der Betroffenen bzw. der Patientenvertreter zeigt, dass Patienten sich nicht immer wirklich verstanden und angenommen fühlen und dass die sozialen Auswirkungen von Krankheit und Behinderung vom Hausarzt dabei nicht angemessen bewertet und in die Behandlungsplanung einbezogen werden.

Dokumentation

Zur Vermeidung von Komplikationen trägt nicht unwesentlich die Dokumentation des Allgemeinarztes bei. Hier zeigen insbesondere die Schlichtungsfälle teilweise erhebliche Mängel. Eine unzureichende Dokumentation wirkt sich vor allem nachteilig auf die Krankheitserkennung aus. Ebenso lassen sich Absprachen mit dem Patienten und für den Krankheitsverlauf wichtige Eindrücke sowie insbesondere auch differentialdiagnostische Erwägungen nur rekonstruieren und verfügbar machen auf der Basis einer optimierten Hausarzt spezifischen Dokumentation. Hier ist seitens des Faches noch wissenschaftliche Entwicklungsarbeit zu leisten. Bisher wird die Bedeutung einer sachgerechten Dokumentation nach Beobachtungen der Autoren allerdings notorisch unterschätzt.

Literatur

Pschyrembel klinisches Wörterbuch (1990) Walter DeGruyter, Berlin New York
Roche Lexikon Medizin (1987) Urban & Schwarzenberg, 2 Aufl, München, Wien Baltimore
Jahresgutachten 2000/01 (2002) des Sachverständigenrates f.d.k.A. im Gesundheitswesen Bd.III, Nomos

II Spezieller Teil

Zwei Tage, bevor Kafka seine Verlobung nach langem Ringen und Leiden endgültig löste, hatte er einen Blutsturz. Nach diesem schweren Krankheitsereignis fühlte er sich plötzlich seelisch erleichtert und konnte kurz darauf die Verlobung endgültig lösen. In einem Brief schreibt Kafka dazu. "Manchmal scheint es mir, Gehirn und Lunge hätten sich ohne mein Wissen verständigt. So geht es nicht weiter, hat das Gehirn gesagt, und nach fünf Jahren hat sich die Lunge bereit erklärt zu helfen."

(zitiert nach Weizsäcker, v. Victor, Psychosomatische Medizin. Psyche 3,331 (1949))

1 Komplikationen bei ausgewählten Symptomen und Diagnosen

1.1 Symptome

Vorwort zu Komplikationen hinsichtlich ausgewählter Symptome und Diagnosen
Adalbert Keseberg

In den folgenden Kapiteln werden alltägliche Symptome und Diagnosen in der hausärztlichen Praxis an Hand von typischen Komplikationen beschrieben und analysiert. Die dargestellten Krankheitsprozesse und Symptome sind typisch für das unausgelesene Krankengut der allgemeinmedizinischen Praxis, ohne Anspruch auf Vollständigkeit. Abwendbar gefährliche Verläufe und deren frühzeitige Erkennung finden ebenso Beachtung wie das für die Allgemeinmedizin typische abwartende Offenhalten. Hierbei wird vor allem deutlich, dass jede Krankheit ein prozesshaftes Geschehen beinhaltet. Jede Krankheit erfordert unabhängig von ihrer Verursachung, eine psychische Bewältigung und ist von daher eine psycho-somatische.

Die vornehmliche Aufgabe des Hausarztes ist es deshalb, bei jeder Gesundheitsstörung den ganzheitlichen Ansatz, die Individualität eines jeden Menschen zu erkennen und zu berücksichtigen. Das Verhalten des Patienten und seine Krankheitseinstellung, sowie seine seelischen familiären und sozialen Aspekte sind entscheidend bei der Vermeidung von Komplikationen.

Dem Hausarzt kommt gleichzeitig die anspruchsvolle Aufgabe zu, in oftmals uncharakteristischen und vieldeutigen Beschwerden den medizinischen Klärungs- und Behandlungsbedarf zu erkennen und vor allem eine unter breitem differentialdiagnostischen Spektrum angelegte flexible zur frühzeitigen Revision bereite Diagnostik sowie eine regelhafte Therapie durchzuführen bzw. zu veranlassen. Stets sind die Grenzen der eigenen Möglichkeiten kritisch einzubeziehen und eine gezielte Zusammenarbeit mit dem Fachspezialisten anzustreben, was die Steuerfunktion des Hausarztes festigt und das Vertrauen aller Betroffenen stärkt.

Neben den oft notwendigen technischen – und Laboruntersuchungen, darf die ganzheitliche, den Menschen in seinem persönlichen Schicksal einbeziehende Heilkunde nicht außer acht gelassen werden. Da der Hausarzt oft der erste ist, den der Patient mit seinen Symptomen aufsucht, hängt von seinem Verhalten weitgehend ab, wie die Weichen für den weiteren Krankheitsverlauf gestellt werden. Der Hausarzt trägt einen Teil der Verantwortung mit, ob eine Krankheit als Krise begriffen und akzeptiert wird, oder ob sie, in ihrem Sinnzusammenhang nicht verstanden wird, sich verselbstständigt und in einer Chronifizierung mündet. Der Hausarzt kann dem Patienten beistehen, dass Krankheit nicht verleugnet wird, sondern als Teil seiner Existenz begriffen wird, dass Patienten Krankheit als ihr persönliches Leiden akzeptieren.

1.1.1 Fieber
Johann von Aswege

Zusammenfassung

Fieber ist ein häufiges und bedeutsames Symptom in der Allgemeinpraxis.
Im Alltag gilt es rasch zwischen banalen fieberhaften viralen Infekten und bedeutsamen Erkrankungen zu differenzieren.
Neben Fachkompetenz und persönlicher Erfahrung ist der Versuch, verschiedene schematisierte Entscheidungshilfen für den Diagnostikablauf zu erstellen, hilfreich, um Fehler zu verhindern und Komplikationen zu vermeiden oder rascher zu erkennen.

1 Definition/Pathophysiologie

Fieber entsteht durch eine Erhöhung des Sollwertes der Körpertemperatur. Substanzen, die das Fieber auslösen, nennt man Pyrogene. Diese Pyrogene stimulieren zentrale Rezeptoren mit der Folge einer vermehrten Bildung von Prostaglandinen. Als Ergebnis einer Änderung im thermoregulatorischen Zentrum des vorderen Hypothalamus ist Fieber eine Erhöhung der Körpertemperatur über die normale zirkadiane Schwankungsbreite hinaus. Die „Verstellung" des zentralen Sollwertes für die Körpertemperatur bis zu einem neuen „Fixpunkt" äußert sich dann in einer Aktivierung des autonomen Nervensystems. Dadurch kommt es zu einer peripheren Vasokonstriktion, um den Wärmeverlust zu vermindern, sowie zu Frösteln bzw. Zittern (rhythmische Muskelkontraktionen mit vermehrter Wärmeproduktion). Gleichzeitig wird die Schweißproduktion herabgesetzt. Wenn der hypothalamische Fixpunkt durch Verschwinden stimulierender Pyrogene oder die Blockierung der Prostatglandinsynthese durch Pharmaka wie Aspirin oder Ibuprofen wieder nach unten verschoben wird, wird Wärme über Vasodilatation und Schwitzen von der Haut abgegeben.

2 Epidemiologie

Fieber ist ein häufiges in der Allgemeinpraxis vorkommendes Symptom. Unter den verschiedenen Ursachen stellt der fieberhafte virale Infekt die größte Gruppe dar.

Differentialdiagnostisch in Erwägung zu ziehen sind:
Infektionen viraler, bakterieller, parasitärer oder mykologischer Genese, maligne Erkrankungen, hämatologische Erkrankungen, Kollagenosen, Er-

krankungen des Zentralnervensystems, kardiovaskuläre Erkrankungen, Erkrankungen des endokrinen Systems, physikalische oder chemische Einflüsse, Medikamente (drug fever), Traumen oder operative Eingriffe.

3 Bedeutung für den Allgemeinarzt

Die Notwendigkeit zur raschen Einordnung der fieberhaften Erkrankung
(Abwarten? Weitere Diagnostik?) verlangt ein hohes Maß an fachlicher
Kompetenz und Erfahrung.

Aufgabe des Arztes ist es, Patienten und Angehörige mit gezielten Ratschlägen in die häusliche Behandlung einzubeziehen. Das „abwartende
Offenlassen" verlangt ein Einbeziehen des Kranken und evtl. pflegender
Personen, um Risiken zu vermeiden und andererseits das ärztliche Handeln verständlich zu machen.

Fiebertyp und Fieberhöhe können aufschlussreiche diagnostische Hinweise geben. Zudem ist der Verlauf der Fieberschübe ein wichtiges Indiz
für die Effektivität einer Behandlung.

4 Bedeutung für den Patienten

Bei leichtem Fieber hängt die Bereitschaft, einen Arzt zu konsultieren, zunächst von den Begleitsymptomen und auch von der individuellen Krankheitseinstellung ab und wird gegebenenfalls durchaus einige Tage hinausgezögert, es sei denn, der Patient benötigt ein Attest für den Arbeitgeber
etc.

Bei hohem Fieber oder Schüttelfrost bewirken damit verbundene Ängste andererseits eine rasche oder auch notfallmäßige ärztliche Inanspruchnahme des Arztes.

Die Technik der häuslichen Fiebermessung ist vielfach mangelhaft und
bedarf einer ärztlichen Korrektur durch gezielte Ratschläge (rektale, evtl.
auch sublinguale Messungen zeigen die größte Zuverlässigkeit).

Oft greifen die Betroffenen zu Antipyretika. Zu den wichtigsten Vertretern zählen ASS (Aspirin®), Paracetamol und Ibuprofen. Bei Kinder sollte
jedoch vom Einsatz von ASS wegen möglicher Nebenwirkungen (Reye-
Syndrom) abgesehen werden.

Die Fähigkeit, fiebersenkende Maßnahmen mit kalten Wickeln durchzuführen (sinnvoll und möglich in der Phase der Vasodilatation, auch in
Kombination mit Antipyretica, physikalisch wirksam wegen des deutlich
besseren Wärmeleitkoeffizienten), erscheint gering und erfordert ebenso
konkrete ärztliche Hinweise wie die Notwendigkeit der Flüssigkeitszufuhr.

Wichtig: Routineanwendungen von fiebersenkenden, vor allem medikamentösen Maßnahmen sind in aller Regel nicht indiziert. Es gibt jedoch
Situationen in denen temperatursenkende Maßnahmen von bes. Wichtigkeit sind, so beim zu Fieberkrämpfen neigenden Kind, in der Schwangerschaft, bei Herzinsuffizienz, apoplekt. Insult etc.

In der eigenen Praxis wird als phys. Maßnahme- bei warmer Peripherie- der Wadenwickel empfohlen mit zimmertemperiertem Wasser und kurzfristiger Erneuerung der Umschläge alle 5 min bis die Körpertemperatur auf ca. 38–38,5°C gesunken ist. Der Hinweis auf die Notwendigkeit des nicht weiteren Zudeckens der Beine ist wegen der häufigen Fehler in der Handhabung nützlich (Wadenwickel= kalter wärmeentziehender Wickel!).

5 Mögliche Komplikationen

Typische Komplikationen im hausärztlichen Bereich ergeben sich aus den Begleiterkrankungen, dem Alter und dem Allgemeinzustand:

- Fieberkrämpfe beim Kleinkind
- Herz-Kreislaufprobleme und auch cerebrale Probleme beim geriatrischen Patienten.

Andrerseits birgt die typische Behandlungssituation (der Patient ist eben nicht in ständiger ärztlicher Aufsicht, Angehörige müssen in der Krankheitsbewältigung mitarbeiten) besondere Risiken, denen durch umfassende Information entgegengewirkt werden muss:

- unangemessene Selbstmedikation, übertriebene Einnahme von Antipyretica mit der Folge einer Verschleierung des Fieberverlaufes
- unzureichende Kontrollen des Patienten, Verzicht auf Fiebermessung, falsche Messtechnik oder auch Krankheitsnegierung.

6 Fallbeispiele mit Falldiskussion

Fall 1
Ein 31-jähriger Patient stellt sich nach seiner Rückkehr aus einem 2-wöchigen Winterurlaub mit Reizhusten und einer seit 2 Tagen bestehenden Temperatur von 38–38,5°C vor. Die Untersuchung ist ohne Befund und der Patient erhält u.a. ein Antipyretikum. Eine Wiedervorstellung wird nach 3–4 Tagen vereinbart für den Fall einer unzureichenden Besserung.

Nach 3 Tagen stellt sich der Patient erneut vor. Nach einer passageren Entfieberung kam es am Tag zuvor wieder zu einem Fieberanstieg bis 39°C und zunehmendem Reizhusten. Seine Untersuchung ist weiterhin ohne Befund, insbesondere kein pathologischer Auskultationsbefund. Bei der veranlaßten Röntgendiagnostik wird eine Mittellappenpneumonie diagnostiziert.

Falldiskussion: Bedingt durch die anatomische Lage ist eine Mittellappenpneumonie nicht auszukultieren. Differentialdiagnostisch bei auskultatorisch unauffälligem Befund muss neben einer atypischen Pneumonie durch Mykoplasmen und Viren, die meist auch mit wenig oder keinem Auswurf einhergehen, auch an das sogenannte „Mittellappensyndrom" gedacht werden. Darunter werden Atelektasen und somit im Röntgenbild sichtbare Verschattungen im Bereich des rechten Mittellappens zusammengefaßt. Ätiologisch kommen hierbei ein Bronchialkarzinom im Mittellappen in Betracht, das natürlich unabhängig vom Winterurlaub zu sehen wäre. Weitere Ursachen können Lymphknotenschwellungen, z.B. im Rahmen eines M. Hodgkins oder eine Tuberkulose sein, die zu Atelektasen führen können. Pathophysiologisch begünstigende Faktoren sind ein stumpfer Abgangswinkel, enger Durchmesser, Länge und verstärkte Kollapsneigung des rechten Hauptbronchus sowie die zahlreichen Lymphknoten, die am Abgang des Mittellappenbronchus lokalisiert sind. Außerdem ist die kollaterale Ventilation im Bereich des Mittellappens nicht effektiv, da durchgehende Fissuren den Mittellappen vom angrenzenden Ober- und Unterlappen trennen.

Auch bei Fehlen bakteriologischer Befunde und Erregernachweis muss bei Pneumonieverdacht aufgrund der Klinik, des Auskultationsbefund und gegebenenfalls Röntgenbefundes wirkungsvoll und sofort gehandelt werden.

Häufige Erreger ambulant erworbener Pneumonie sind:

Pneumokokken, Streptokokken, Staphylokokken, Haemophilus influenzae, Mykoplasmen und Chlamydien.

Als Mittel der Wahl in diesen Fällen gelten: Cephalosporine der Gruppe 2/3, Aminopenicilline mit Betalactamase-Inhibitoren, Levofloxacin oder Moxifloxacin.

Eine antibiotische Behandlung 3–5 Tage über Entfieberung hinaus sowie eine Therapiedauer von 8 Tagen gelten als ausreichend. Als allgemeine Maßnahmen kann man Bettruhe bei gut gelüftetem Zimmer und reichlich Flüssigkeitszufuhr empfehlen. Hilfreich dabei sind auch Expektorantien, Antipyretika sowie Antitussiva.

Für die Therapiekontrolle ist neben Fieber- und klinischem Verlauf die Kontrolle des CRP geeignet.

Fall 2
Eine 60-jährige Patientin erscheint am Donnerstag am Ende der Sprechstunde in der Praxis mit – seit dem Nachmittag – auftretenden Fieber von 38 – 39°C. Die komplette körperliche Untersuchung ist ohne besonderen Befund, bei fraglich klopfschmerzhaftem Nierenlager rechts. Urinstatus: erhebliche Leukozyturie. Es wird mit einer Antibiose (Ciprofloxacin) begonnen bei V.a. Pyelitis. Sie wird für den nächsten Morgen wiederbestellt.

Zum vereinbarten Labortermin erscheint die Patientin zunächst nicht. Gegen Mittag ruft der Ehemann an. Das Fieber sei zunächst abgeklungen, dann jedoch erneut auf Werte über 39°C angestiegen.

> Beim Hausbesuch ergibt die körperliche Untersuchung einen lokalisierten tiefen Druckschmerz im rechten Unterbauch, der in Richtung Inguinalbereich zieht. Die Diagnose wird revidiert und es erfolgt eine Einweisung bei unklarem Abdomen.
>
> Es wurde ein Streptokokkenabszess in der rechten Leiste diagnostiziert, der durch Punktion gesichert wurde. Nach parenteraler Penicillingabe tritt eine rasche Besserung auf.

Falldiskussion: Die Leukozyturie ist das Hauptsymptom der akuten oder chronischen Pyelonephritis. Daneben kommen aber auch alle entzündlichen Erkrankungen der ableitenden Harnwege in Betracht wie Urethritis, Prostatitis, Zystitis, Pyelitis und die Tuberkulose. Auch die Glomerulonephritis kann mit Leukozyturie einhergehen, in der Regel überwiegt dabei jedoch die Hämaturie.

Bei der Frau ist ferner daran zu denken, dass die Leukozyten im Spontanurin vaginalen Ursprungs sein können.

Nachweismethoden sind in der hausärztlichen Praxis neben einem möglichen Schnelltest die mikroskopische Sedimentbeurteilung, evtl. als standardisiertes Sediment mit Zählkammer.

Bei der akuten unkomplizierten Pyelonephritis sind als Mittel der Wahl folgende Antibiotika einzusetzen: Ciprofloxacin, Levofloxacin und Trimethoprim/Sulfonamid.

In dem hier geschilderten Falle war am Folgetag eine komplette Revision der Erstdiagnose notwendig! Der plötzlich aufgetretene Abdominalschmerz im tiefen rechten Unterbauch war mit der Erstdiagnose nicht vereinbar und verlangte eine sofortige, weitere stationäre Diagnostik.

Die am Vortag erkennbare Leukozyturie ist erklärbar durch eine entzündliche Umgebungsreaktion der ableitenden Harnwege. Die stationäre Diagnostik mit Ultraschall, Computertomogramm und Punktion erbrachte den Nachweis eines Streptokokkenabszesses. Weitere Untersuchungen, Focussuche etc. waren ohne Ergebnis.

Nach Entlassung wurde die Penicillin-Behandlung sicherheitshalber 6 Monate mit einem Depotpenicillin fortgesetzt, dann nach Abfall des Antistreptolysintiters beendet.

7 Vermeidung von Komplikationen

Ziel der Therapie ist es, Komplikationen des Fiebers zu vermeiden.

Der häufigste Fieberfall in der allgemeinärztlichen Praxis ist der sogenannte „fieberhafte Infekt" viraler Genese. Im hausärztlichen Alltag ist es von besonderer Bedeutung, banale Fälle ausreichend rasch und korrekt von komplizierten Verläufen zu unterscheiden. Dazu hilft eine standardisierte Vorgehensweise, die im Folgenden erläutert wird.

Anamnese

Bei aller Begeisterung für laborchemische und apparative Diagnostik kommt gerade bei unklaren Fieberzuständen der ausführlichen Anamnese eine ganz entscheidende Bedeutung zu. Dabei sollten folgende Punkte berücksichtigt werden (s. Tabelle 1 u. 2)

Tabelle 1. Fieberanamnese

Allgemeiner Fragen-Teil	Ursachen/Fehlerquellen/Bemerkungen
Fieber wie hoch?	Im Zweifel nachmessen. Pulsbeschleunigung?
Beginn, Dauer und Typ des Fiebers? Erstmals? Verlauf?	Kontakte (Kindergarten, Schule, Arbeitsplatz, Hobbys, Haustiere etc.)? Ansteckungsmöglichkeiten?
Ursachenvermutung (Patient oder Angehöriger)?	Oft richtungsweisend! Ängste der Eltern? Immer mitbedenken!
Bekleidung, Bettdecke	Zu warm? (häufig)
Trinkverhalten, Appetit, Ernährung	Allgemeinzustand? Exsikkose?
Impfung?	Impfreaktionen?
Zeckenbiss? Insektenstiche?	Borreliose? FSME (Endemiegebiet)? Superinfektion?
Fernreise?	Tropenerkrankung (Malaria)? Amöbeninfektion?
Vorerkrankungen? Vitium? Diabètes mellitus? Splenektomie?	Endokarditis? Abwehrschwäche?
Einsatz von Fremdmaterialien? Gelenkprothesen? Herzschrittmacher? Blasenkatheter?	Entzündungsherde?
Medikamentenanamnese? Antibiotika? Immunsuppressiva? Zytostatika? Steroide?	Nebenwirkungen? Abwehrschwäche?
Sexualanamnese?	Zur Abklärung sexuell übertragbarer Krankheiten, wie z.B. AIDS

Tabelle 2. Richtungsweisende Symptome

Spezieller Teil mit richtungsweisenden Symptomen	Mögliche Ursachen
Schnupfen, Halsschmerzen, Husten, Auswurf (klar/gelb)?	Infekt der oberen Luftwege, Pharyngitis, Tonsillitis? (häufig)
Stridor? Giemen? Inspiratorisch ? Exspiratorisch?	Krupp-Syndrom? Obstruktive Atemwegserkrankung?
Ohrenschmerzen?	Otitis media? Mastoiditis?
Kopfschmerzen?	Sinusitis? Meningitis? Enzephalitis?
Spezifisches Exanthem?	Infektiöse „Kinderkrankheit"?
Bauchschmerzen, Brechreiz, Erbrechen?	Gastroenteritis? Harnwegsinfekt? Appendizitis? Hepatitis? Otitis media? Meningitis?
Durchfall? Blutig?	Enteritis? Bakteriell?
Schmerzhafte Miktion, Urin, trüb, blutig?	Harnwegsinfekt (Reflux), Pyelonephritis (Urosepsis)?
Lymphknotenschwellung?	Pfeiffersches Drüsenfieber, Röteln, Leukämie
Gelenkbeschwerden?	Infektarthritis, Hepatitis, Borreliose, Rheumatisches Fieber, Osteomyelitis?

Untersuchung

Die Untersuchung erfolgt zuerst symptomorientiert. Bei unklarem Fieber ist auch bei zunächst offenbar banalem Verlauf eine Untersuchung zumindest folgender Organsysteme erforderlich: Hals-Nasen-Ohren-Status mit Lymphknotenstatus, Thorax, Haut, Abdomen, neurologische Untersuchung zum Ausschluss einer Meningitis („Knie-Kuss-Phänomen", „Brudzinski"- und „Kernig"-Zeichen). Erst im Bedarfsfall erfolgt eine „großflächigere" Untersuchung. Bei der Einschätzung werden Patienten einer sog. „low risk"- oder einer „high risk"-Gruppe zugeordnet.

Beachtung der Risikokonstellation mit weiterer Diagnostik

Zur Entscheidung über die weitere Vorgehensweise, z.B. abwartendes Verhalten oder Veranlassung weiterer Diagnostik, ist die bereits bei der Anamnese und weiter bei der Untersuchung erfolgte Unterteilung der Fieberfälle in einen „low risk"- oder einen „high risk"Fall hilfreich (s. Tabelle 3).

In der weiteren Diagnostik, die von allen „high risk"- und länger als 3–5 Tage fiebernden „low risk"-Patienten durchlaufen werden, ist aus Gründen der Wirtschaftlichkeit eine Unterteilung des Diagnostikprogramms in zumindest 2 Stufen sinnvoll (Tabelle 4).

Tabelle 3. Risikogruppeneinteilung

Kriterien für „low risk"-Gruppe	Kriterien für „high risk"-Gruppe
– Kurzfristiges Fieber, Patient sieht nicht krank aus	– Fieber seit >3 Tagen – Kurzfristiges Fieber, aber der Patient sieht krank aus – Kind <2 Jahre, Patient >60 Jahre Patient mit kardiopulmonaler Grunderkrankung bzw. wesentlichen Begleiterkrankungen, z.B. Z.n. Splenektomie, Klappenersatz, etc.
– Unauffällige vegetative Anamnese – Wenig beeinträchtigtes Allgemeinbefinden – kein Infektionsfokus auszumachen	– Reduzierter Allgemeinzustand – Herzkreislauf-Symptomatik (Tachykardie, Blässe etc.) – Atmung auffallend (Dys-, Tachypnoe) – Besondere Symptome des Magen-Darm-Traktes (Erbrechen, Obstipation)

Tabelle 4. Stufendiagnostik

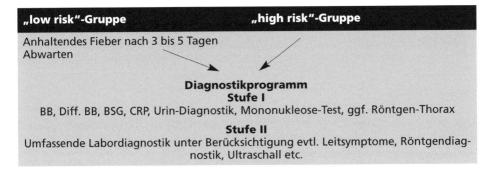

„low risk"-Gruppe	„high risk"-Gruppe
Anhaltendes Fieber nach 3 bis 5 Tagen Abwarten	

Diagnostikprogramm
Stufe I
BB, Diff. BB, BSG, CRP, Urin-Diagnostik, Mononukleose-Test, ggf. Röntgen-Thorax

Stufe II
Umfassende Labordiagnostik unter Berücksichtigung evtl. Leitsymptome, Röntgendiagnostik, Ultraschall etc.

Die Wertigkeit der Laborgrunddiagnostik (BB, BSG, CRP) zur Unterscheidung bakterieller und viraler Infektionen ist Tabelle 5 erläutert:

Tabelle 5. Labordiagnostik

Methode	Bakterielle Infektion	Virale Infektion
Blutkörperchensenkung	(nach Tagen) stark beschleunigt	Kaum/gering beschleunigt
C-reaktives Protein	(nach wenigen Stunden) deutlich erhöht	(nur in den ersten Stunden) mäßig/nicht erhöht
Leukozytenzahl	Meist deutlich erhöht (Ausnahme Typhus)	Kaum erhöht, meist vermindert
Differentialblutbild	Meist starke Linksverschiebung, toxische Granula in Granulozyten	Kaum Linksverschiebung

Labor

- *Komplettes Blutbild mit Differentialblutbild und Blutausstrich*
  Hierbei ist eine erhöhte Leukozytenzahl evtl. mit Linksverschiebung typisch für einen bakteriellen Infekt, eine erniedrigte für eine virale Infektion. Bei schweren bakteriellen Infektionen zeigen sich im Diff.Blutbild toxische Granula der Granulozyten.
- *BSG und C-reaktives Protein*
  Diese Parameter spiegeln unspezifisch die Entzündungsaktivität wider. Die Blutsenkungsgeschwindigkeit ist wegen ihrer zeitlich verzögerten Reaktion bei akuten fiebrigen Erkrankungen nur wenig hilfreich. Eine starke Erhöhung ist jedoch Hinweis auf die Schwere der Erkrankung.
  Das CRP ist geeignet zur Verlaufskontrolle und kann einen Hinweis zur Abgrenzung eines bakteriellen Infekts von einem viralen Infekt geben. Die Bestimmung des CRP ist insgesamt indiziert zum Screening entzündlicher Zustände, postoperativ, in der Intensivmedizin, der Neonatalogie, zur Unterscheidung zwischen viralem oder bakteriellem „Status Febrilis", z.B. bei Meningitis, Pneumonie, zur Kontrolle der Responsivität gegenüber einer Antibiotikatherapie und zur Behandlungskontrolle, z.B. bei Arthritiden, Vaskulitiden. Dabei sind Werte zwischen 10 und 50 mg/l charakteristisch für leichte bis mittelgradige entzündliche Prozesse bakterieller Art, schwere virale Infektionen und Erkrankungen des rheumatischen Formenkreises. Werte über 50 mg/l sind charakteristisch für hohe und/oder ausgedehnte Entzündungsaktivität bei bakteriellen Infekten wie Pneumonien oder Pyelonephritis. Ebenso charakteristisch sind sie für größere Traumen, Tumoren, Polymyalgie, Thrombosen, aktive rheumatische Arthritis u.a..

Der Versuch eines „Schubladendenkens", die Vereinbarung rechtzeitiger Kontrollen und die besondere Bereitschaft, die ärztliche Einschätzung des Krankheitsbildes beim vorherigen Patientenkontakt, also die vorherige „Arbeitsdiagnose", ohne Umschweife zu revidieren, sind wesentliche Voraussetzungen für die Vermeidung von Komplikationen in der Versorgung von fiebrigen Patienten.

8 Allgemeine Schlussfolgerungen

Am Beispiel des „fieberhaften Infektes" lassen sich wesentliche allgemeinmedizinische Besonderheiten erkennen bzw. erläutern:

Bei vielen Patienten ist es bei der Erstvorstellung meist *nicht* möglich, direkt eine klare Diagnose zu stellen. Es gilt dann, zunächst eine Arbeitsdiagnose bzw. -hypothese aufzustellen und diese zu verfolgen.

Der besondere Umgang mit einer solchen „Arbeitsdiagnose", eine besondere Verlaufskontrolle und die Bereitschaft zur klaren Revision der vorherigen Einschätzung sind danach von besonderer Bedeutung.

Treten Diagnostikschwierigkeiten auf, so ist es von Vorteil Diagnostik- bzw. Therapieschemata zu entwickeln, nach denen man sich richten kann. Vorsichtiges „Schubladendenken" erleichtert den Umgang mit einer solchen Schwierigkeit und kann zur weiteren Qualitätsverbesserung führen.

Im Praxisalltag bewährt sich eine klar strukturierte Anamnese mit dem Abfragen von richtungsweisenden Symptomen, anschließend ein Mindest-Untersuchungsablauf (HNO, Thorax, Abdomen, neurologischer Status, Haut) und ein weiteres Diagnostikprogramm in Abhängigkeit von der Risikoeinstufung.

Literatur

Harrisons Innere Medizin (1998) 13. Aufl, Blackwell
MMW-Fortschritte der Medizin Nr.8/2000 (142. Jg.) Zertifizierte Fortbildung, Folge 5, Urban & Vogel
MMW-Fortschritte der Medizin Nr.17/2000 (142.Jg.) Fieberndes Kind? Rektal messen!, Urban & Vogel
Klinikleitfaden Pädiatrie, Gustav-Fischer-Verlag
Simon-Stille Antibiotikatherapie (1993), 8. Aufl, Schattauer-Verlag, Stuttgart New York
Chemotherapie Journal (2002) 11
Heintz R, Althof S, Das Harnsediment
Classen, Diehl, Koch, Kochsiek, Pongratz, Scribo (1998) Differentialdiagnose Innere Medizin; Urban & Schwarzenberg, München Wien Baltimore
Greten, Schettler, Innere Medizin, Thieme
Pschyrembel (1998) 258. Auflage, de Gruyter-Verlag, Berlin New York

1.1.2 Husten
Adalbert Keseberg

Zusammenfassung

Husten ist neben Fieber das am häufigsten vorkommende Symptom in der Allgemeinpraxis. Neben Virus – und bakteriellen Infekten können sich hinter diesem Symptom auch Erkrankungen ernsthafterer Natur verbergen. Neben der genauen Anamnese und der sorgfältigen körperlichen Untersuchung ist die Information und systematische Verlaufs-Beobachtung des Patienten notwendig. Bei Therapieresistenz sind weiterführende Labor – und Röntgendiagnostik angezeigt, um frühzeitig Komplikationen und abwendbare gefährliche Verläufe zu erkennen.

1 Definition/Pathophysiologie

Husten ist ein plötzlicher Atemstoß, um verstärkte Schleimabsonderung oder evtl Fremdkörper aus Bronchien, Trachea und Larynx zu beseitigen. Hierbei können bis zu 12 Liter Luft pro Sekunde ausgestoßen werden. Sowohl entzündliche chemische und physikalische Reize können diesen Vorgang auslösen. Entsprechende Rezeptoren befinden sich in den Schleim-

Tabelle 1. Verdeutlichung, dass der Hustenstoß durch die Verknüpfung von Signalen zwischen Rezeptoren der afferenten Bahnung zum Hustenzentrum und der efferenten Bahnung zur beteiligen Muskulatur entsteht.

Rezeptoren	Afferente Bahnung	Husten-zentrum	Efferente Bahnung	Wirkung
Larynx Trachea Bronchien Gehörgang Aleura			N. Vagus	Muskulatur von Larynx
	Teile des Nervus Vagus			Trachea und Bronchien
Magen		Nicht genau deffinierbar in der Medulla oblong. In der Nähe des Atemzent-rums, kontrol-liert durch höher gelegene Gehirnzentren	N. phrenicus Intercostalner-ven	Zwerchfell Intercostal-Bauch-Lumbalmuskula-tur
Nase Paranasale Sinus	Trigeminusnerv		N. Trigeminus N. Fazialis	Muskulatur der oberen
Pharynx	N. Glossopha-ryngeus		N. Hypoglossus N. Accessorius	Luftwege und accessorische Atemnuskulatur
Pericard-Zwerchfell	N. Phrenicus			

häuten von Nasennebenhöhlen, der Speiseröhre sowie im Mittelohr. Als
Symptom kann Husten auf Erkrankungen verschiedenen Ursprungs hinweisen, betreffend den HNO-Bereich, Herzerkrankungen, broncho-pul-
monalc Erkrankungen und Veränderungen im Gastro-Intestinaltrakt.

2 Epidemiologie

Husten ist das häufigste in der Allgemeinpraxis vorkommende Symptom
mit den verschiedensten Ursachen. Virusinfekte aber auch andere ernst zu
nehmende Erkrankungen können sich hinter diesem Symptom verbergen.
Bei den chronisch-rezidivierenden Formen steht als Ursache das Zigaret-
tenrauchen an erster Stelle. Im Kindesalter ist Husten das häufigste aller
Organsymptome zusammen mit Fieber, verursacht durch, meist virale, Infekte.

3 Bedeutung für den Allgemeinarzt

In der großen Zahl banaler Erkrankungen mit hoher Selbstheilungsten-
denz liegt für den Allgemeinarzt die Gefahr der Verkennung schwerwiegender Erkrankungen einerseits, andererseits birgt auch die symptomatische Therapie ohne genaue Diagnose Fehlermöglichkeiten. Hinzu kommt
der hohe Erwartungsdruck der Patienten, die auch ohne genaue Diagnose
vom Arzt ein Medikament zur Beseitigung des lästigen Symptoms verlangen. Husten induziert somit meist eine sofortige therapeutische Intervention. Eine häufige Konfliktsituation entsteht dadurch, das der Patient ein
„schleimlösendes" Medikament wünscht, obwohl die hierzu verfügbaren
Arzneimittel in ihrer Wirksamkeit umstritten sind.

4 Bedeutung für den Patienten

Husten stellt eine erhebliche Beeinträchtigung dar. Es stört z.B. am Arbeitsplatz die Kommunikation oder der Patient wird wegen vermuteter
Ansteckungsgefahr von Kollegen gemieden. Husten bei Kindern löst bei
Eltern Ängste vor einer gravierenden Erkrankung aus und wird auch akus-
tisch als Belastung erlebt z.b. wenn die eigene oder die Nachtruhe von Familienmitgliedern gestört wird.

5 Mögliche Komplikationen

Wie Tabelle 2 zeigt sind mit dem Symptom Husten eine große Zahl möglicher Komplikationen assoziiert, die sich teilweise durch systematische Vorgehensweise des Allgemeinarztes vermeiden lassen.

Tabelle 2. Krankheitstypische und versorgungsbedingte Komplikationen

Krankheitstypische Komplikationen	Versorgungsbedingte Komplikationen
Bakterielle Superinfektion eines Virusin-fektes: Sinusitis Otitis media Bronchitis Bronchopneumonie	Fehleinsatz von Antibiotika bei ausschließlichem Virusinfekt Wahl des ungeeigneten Antibiotikums Doxycyclin bei indizierter antibiotischer Behandlung
Als unmittelbare Folgen des Hustenstoßes: – Erbrechen – Kopfschmerzen bedingt durch Hirn-drucksteigerung – Gefäßrupturen in der Binde-und Netz-haut – Herzrythmustörungen infolge Drucker-höhung im kleinen Kreislauf – Synkopen im Rahmen von transitori-schen Hypoxämien – Spontanpneumothorax – Ruptur kleiner Venen – Rippenfrakturen – Muskelzerrungen – Urininkontinenz – Bauchwandhernien	Vernachlässigung einer weiterführenden Klärung und ggf. Behandlung der Husten-Komplikationen. (z.B. Rippenfrakturen, Harninkontinenz)
Husten als Symptom einer schwerwiegen-deren Erkrankung, s. Tab 3 Differentialdia-gnosen	Die Möglichkeit einer behandlungsbedürf-tigen u.U. gefährlichen Krankheit wird nicht von Anfang an mitgedacht. Es erfolgt keine systematische Verlaufs-kontrolle. Da viele Patienten durch die Laienpresse verunsichert sind, wollen sie möglichen Komplikationen zuvorkommen und kon-sultieren von sich aus Fachärzte der einen oder anderen Fachrichtung. Dadurch wer-den sehr frühzeitig unnötige Kosten verur-sacht und Patienten ohne zwingenden Grund geängstigt. Der Allgemeinarzt kann zu dieser Kompli-kation, insofern beitragen als Patienten häufig nicht sachgerecht und vor allem nicht ausreichend und verständlich infor-miert werden.

6 Fallbeispiele

Folgende Fallbeispiele sollen verdeutlichen, welche Komplikationen und Fehlinterpretationen bei einem an sich banalen und häufigen Symptom gegeben sind.

Fall 1
36-Jahre alter Patient leidet seit ca. vier Wochen unter einem trockenen Husten mit spärlichem Auswurf, der manchmal gelblich tingiert ist. Erste Erkrankungssymptome traten bei einer Dienstreise im westlichen Ausland auf. Dort wurde er von einem Arzt mit Doxycyclin behandelt. Jetzt in der Nacht unangenehmer Reizhusten, keine Temperaturerhöhung und keine wesentliche Beeinträchtigung des Allgemeinbefindens.
Klinischer Befund: Rötung des Rachenringes, Rötung beider Trommelfelle und deutliche Retraktion, Giemen im linken Unterfeld.
Verdachtsdiagnose: Sinubronchiales Syndrom
Zur weiteren Abklärung erfolgt eine Überweisung zur Röntgendiagnostik der Thoraxorgane und der Nasennebenhöhlen.
Technische Befunde: Röntgenbefund: Überblähung der unteren Lungenpartien, keine Infiltrationen, ausgeprägte Verschattung der linken Kieferhöhle im Sinne der bereits chronischen Sinusitis maxillaris.

Falldiskussion: Bei der vor vier Wochen aufgetretenen Erkrankung mit den Symptomen einer Infektion der oberen Luftwege, handelte es sich wahrscheinlich um eine Virusinfektion mit jetzt bestehender bakterieller Superinfektion. Die meisten akuten Erkrankungen der oberen Luftwege sind primär virusbedingt. Bakterielle Erkrankungen treten dagegen in den Hintergrund. Leider werden in dieser Situation häufig Antibiotica verordnet, statistische Daten belegen dies. Antibiotica wirken sich dabei eher negativ auf die immunologische Lage aus. Die normale Mund – und Rachenflora wird zerstört, krankhafte Keime können aktiv werden. Das bakteriostatisch wirkende Antibioticum Doxycyclin birgt zudem noch die Gefahr der Entwicklung antibioticaresistenter Erreger.

Bestehen Zweifel bei der Unterscheidung viraler oder bakterieller Infekte, hilft die Bestimmung der Gesamtleukozytenzahl bzw. ein Differentialblutbild. Abwartendes Offenhalten ist im Zweifelsfalle vor einer spezifischen Therapie immer sinnvoll unter entsprechender Aufklärung des Patienten.

Eine Sanierung des chronisch entzündlichen Prozesses in der Nasennebenhöhle ist erforderlich, da dieser der Wegbereiter einer chron Bronchitis sein kann. Eine erneute Antibiose ist wenig sinnvoll, es sei denn nach HNO-ärztlicher Behandlung liegt ein Antibiogramm vor.

Fall 2
5-jähriger, etwas untergewichtiger Junge, blasse Hautfarbe wird von seiner Mutter in der Sprechstunde vorgestellt. Er habe seit Wochen Husten und immer wieder Temperaturerhöhungen zwischen 37,5 C° und 38 C° rectal. Seit Wochen treten Hustenphasen, unterbrochen von relativen Gesundheitsphasen von 3 bis 4 Wochen Dauer auf. Der Appetit sei zunehmend schlechter geworden, hinzukommend eine allgemeine Müdigkeit,

keine Lust zu spielen. In der Nacht seien die Hustenanfälle besonders stark. Es habe schon mehrfach durch einen anderen Arzt eine Behandlung mit Antibiotica stattgefunden ohne durchgreifende Besserung

Klinischer Befund: Während der Anamneseerhebung permanente Mundatmung des Kindes unterbrochen durch kurze Hustenstösse. Gaumenmandeln deutlich vergrößert, ausgeprägte Schleim-Eiterstrasse an der Rachenwand; beide Trommelfelle stark gerötet und retrahiert mit Verdacht auf Tympanonerguss. Nasenatmung stark behindert. Über beiden Lungen diffuses Giemen und Brummen. Im rechten Unterfeld fein bis mittelblasige Rasselgeräusche, zum teil klingend. Insgesamt reduzierter Allgemeinzustand. Hörvermögen deutlich eingeschränkt.

Verdachtsdiagnose: Bronchopneumonie im rechten Unterfeld bei bestehendem sinubronchialem Syndrom als Folge ausgeprägter adenoider Vegetation.

Zur weiteren Abklärung erfolgt eine Überweisung zur Röntgendiagnostik der Thoraxorgane und der Nasennebenhöhlen. Zusätzliche Labordiagnostik BKS, Blutbild und Bestimmung des Antistreptolysintiters, sowie ein Rachenabstrich mit einem Streptokokkenschnelltest.

Technische Befunde: bronchopneumonisches Infiltrat im rechten Lungenunterfeld, allgemeine Überblähung aller Lungenabschnitte, Totalverschattung beider Nasennebenhöhlen.

Labor: BKS: 42/76 mmW Hgb: 11g% Leukozyten 14300 mit deutlicher Linksverschiebung im Differentilblutbild, Erhöhung des Antistreptolysintiters auf 530 E, Streptokokkenschnelltest deutlich positiv.

Falldiskussion: Auf Grund der bestehenden Bronchopneumonie erfolgt eine sofortige Antibiose mit Amoxizillin oder Cephalosporin. Nach Abklingen der Bronchopneumonie, Überweisung zur HNO-ärztlichen Behandlung.

Grundlage dieser diffusen bakteriellen Erkrankung ist die bei vielen Kindern anzutreffende Vergrößerung der Rachenmandel. Diese führt zur Behinderung des Sekretabflusses aus dem hinteren Nasen – Rachenraum, sowie entzündliche Verklebung der Tuba Eustachii mit konsekutiver Otitis media. Die häufig folgende Infektion mit Streptokokken oder Hämophilus influenzakeimen führt zur Entwicklung eines Teufelskreises – Behinderung des Sekretabflusses – zunehmende entzündliche Vergrößerung der Rachenmandel – Beteiligung des Mittelohres über die Tuba Eustachii – Entwicklung einer chronischen Bronchitis bis hin zur Bronchopneumonie.

Nicht bei allen Kindern ist ein solch dramatischer Verlauf, wie beschrieben, zu beobachten. Viele entwickeln nur rezidivierende Otitiden. Durch die ständig fehlende Belüftung des Mittelohres über die Tuba Eustachii verliert das Trommelfell neben den entzündlichen Veränderungen seine Schwingungsfähigkeit, dies wiederum hat eine verminderte Hörfähigkeit zur Folge. Im frühen Kindesalter kann sich die Sprachentwicklung verzögern, sind die Kinder bereits schulfähig, werden sie nicht selten als

Legastheniker angesehen. Schlechtes Hören bedeutet automatisch schlechtes und falsches Schreiben. Gleichzeitig ist die körperliche Entwicklung fast immer gestört.

Das therapeutische Fazit beinhaltet also die Frühdiagnose der adenoiden Vegetation und die Wiederherstellung normaler anatomischer Verhältnisse im Vorschulalter. Auf diese Art können auch bakterielle Komplikationen vermieden werden.

Fall 3
57-jähriger Patient, vor vier Wochen während einer Grippeepidemie mit allgemeinen Erkältungserscheinungen erkrankt, dabei Husten, Schnupfen und subfebrile Temperaturen. Vier Wochen später immer noch Husten mit wenig Auswurf. Während dieser Zeit vorübergehende Besserung, später Entwicklung eines allgemeinen Schwächegefühls, schnelle Ermüdbarkeit und erneut subfebrile Temperaturen. Außerdem Brennen auf der Haut und allgemeine Berührungsempfindlichkeit der Haut, sowie nächtliche Schweissausbrüche.

Klinischer Befund: Rachenring leicht gerötet, Lunge auskultatorisch frei. Ohren ohne krankhaften Befund.
Verdachtsdiagnose: Abklärungsbedürftige Grundkrankheit
Technische Befunde: Labor: BKS: 42/90mmW. Im Differentialblutbild relative Lymphozytose bei normaler Gesamtleukozytenzahl.
Röntgenuntersuchung: Cavernöser Prozess im Linken Oberfeld mit umgebender entzündlicher Reaktion
Sputumuntersuchung: Nachweis säurefester Stäbchen
Diagnose: dringender Verdacht auf eine Lungentuberkulose

Falldiskussion: Auf Grund des eindeutigen Befundes erfolgte Überweisung in fachpulmologische Behandlung.

Eine tuberkulöse Infektion der Lunge beginnt meist mit den Symptomen einer banalen Infektion der oberen Luftwege. Subfebrile Temperaturen, Husten mit und ohne Auswurf sind typisch. Im weiteren Verlauf der Erkrankung kommt es zum Nachlassen der Leistungsfähigkeit, Gewichtsabnahme und Schweissausbrüchen als Zeichen des aktiven Infektes.

Vor allem in Epidemiezeiten muss diese Diagnose, besonders bei prolongierten Infektionszeichen in Erwägung gezogen werden. Durch die Zuwanderung aus Ländern wie Afrika, Asien und Osteuropa, wo zum Teil die hygienischen Verhältnisse zur Entwicklung tuberkulöser Erkrankungen beitragen, muss in der täglichen Praxis nach vorübergehendem Verschwinden dieser Erkrankungen, jetzt wieder an die Möglichkeit an das Vorhandensein einer Tuberkulose gedacht werden. Bei frühzeitiger Entdeckung und Mitarbeit des Patienten kann eine Tuberkulose durchaus auch bei ambulanter Behandlung in wenigen Wochen beherrscht werden.

Tabelle 3. Differentialdiagnose des Hustens und häufigste Ursachen von Husten

Erkrankung	Symptome und Befund	Diagnostisch wegweisende Befunde
Virale Infekte	Trockener Husten Nach 4–5 Tagen Auswurf	Rachenring gerötet
akute Bronchitis	Schmerzhafter Husten, gelblich-grüner Auswurf	Grobblasige RGs
chronische Bronchitis	Husten, 3 Monate/Jahr in 2 aufeinanderfolgenden Jahren Raucher!!!!!	Mittelblasige RGs Lufu, Rö
Asthma bronchiale	exspiratorische Atemnot, nächtlicher glasiger Auswurf	Giemen; Verlängertes Exsp., Infekte
Pneumonie	Fieber, Husten, gelb-rötlicher Auswurf	Auskultation, Perkussion; RGs
Linksherzinsuffizienz	nächtliche Atemnot, Hüsteln, kaum Auswurf	Anamnese, Auskultation, Echo
Lungenödem	starke Atemnot, bronchiale Spastik, schaumiger Auswurf	Diffuse RGs
Lungen-Tbc	Trockener Husten (persistierend), subfebrile Temperaturen	Sputum, Rö
Rezidivierende Lungenembolien	Rezidivierende Hustenattacken mit Dyspnoe??	Rezidivierend thrombosierende Venenerkrankung, Junge Frauen mit Ovulationshemmer-Einnahme
Bronchialcarcinom	Raucher!!! Trockener Husten, wenig Auswurf länger als drei Wochen Gewichtsabnahme	Rö-Thorax, Ct-Thorax Bronchoskopie- Zytologie

7 Allgemeine Schlussfolgerungen

Bei jedem Patienten mit dem Symptom Husten ist neben der sorgfältigen Anamnese als *Mindestprogramm* eine Inspektion des Rachens und der Ohren sowie eine Auskultation der Lungen vorzunehmen. Gleichzeitig erhält jeder Patient die zu dokumentierende Information, sich bei fehlender Besserung nach 2 Wochen erneut vorzustellen.

Für jeden Husten, in welcher Jahreszeit auch immer, muß eine Deutung der Ursache in Form einer dokumentierten revidierbaren Arbeitshypothese gefunden werden. Vor allem in Epidemiezeiten, in denen scheinbar das Banale überwiegt, ist die Gefahr, eine gravierende Erkrankung zu übersehen besonders groß. Husten, der bei älteren Menschen länger als zwei Wochen dauert, ums immer röntgenologisch abgeklärt werden. Obwohl Malignome und Tuberkulose im Praxisalltag selten sind, können sie durch das erwähnte Standardprogramm frühzeitig diagnostiziert werden.

Zur Hustendiagnostik gehört auch eine Raucheranamnese. Bei Konsum von ca. 10 Zigaretten pro Tag leiden schon 25% der Raucher unter Husten. Zudem sind starke Raucher, wie bekannt, hinsichtlich der Entwicklung eines Bronchialcarcinom oder chron Bronchitis, sowie frühzeitiger Entwicklung einer coronaren Herzerkrankung besonders gefährdet. Auch Medikamente, wie z.B. ACE-Hemmer können Husten auslösen.

Bei Kindern sind vor allem adenoide Vegetationen, im Volksmund auch Polypen genannt, für persistierende Hustensymptomatik verantwortlich. Auch chronische Nasennebenhöhlenprozesse können sowohl bei Kindern wie bei Erwachsenen für länger anhaltenden Husten sorgen.Oft ist Husten das einzige Symptom dieser Erkrankung.

Nicht zuletzt ist besonders bei älteren Menschen oder Menschen mit bekannten cardialen Vorerkrankungen, an eine latente oder manifeste Linksherzinsuffizienz zu denken.

Nach der Anamneseerhebung und vor der körperlichen Untersuchung sollten folgende Fragen beantwortet werden können:

- erscheint der Patient schwer krank?
- ist der Husten trocken oder produktiv?
- Bestehen erhöhte Körpertemperaturen?
- bestehen Brustschmerzen?
- bestehen Hinweise auf eine Herzbeteiligung?
- besteht Atemnot
- ist eine Allergie bekannt?
- hat der Patient Sodbrennen?
- welche Medikamente werden regelmäßig eingenommen?
- liegt ein Nikotinabusus vor?
- sind familiäre Belastungen bekannt?

Weiterführende Diagnostik:

In Abhängigkeit von Anamnese und körperlicher Untersuchung sind manchmal zur endgültigen Abklärung Laborbefunde oder Röntgenuntersuchungen notwendig. Diese haben sich aber nach den erhobenen Verdachtsmomenten zu orientieren.

BSG und vollständiges Blutbild sind angebracht bei protrahiertem, rezidivierendem und chronischem Husten mit Verdacht auf eine Infektion oder Neoplasie. Eine Sputumdiagnostik hat nur Sinn, wenn reichlich Sekret produziert wird und dieses morgens, unmittelbar nach der Nachtruhe gewonnen wird. Im übrigen ist das Keimspektrum in aller Regel bekannt und durch die üblichen in der Allgemeinpraxis gebräuchlichen Antibiotica abdeckbar. Beim Verdacht auf eine tuberkulöse Erkrankung ist die Sputumuntersuchung unverzichtbar und Diagnose entscheidend.

Jeder Husten, der länger als drei Wochen dauert, ist einer weiterführenden Diagnostik in Form einer Röntgenuntersuchung und Labordiagnostik zuzuführen.

Hierzu gehört in der Allgemeinpraxis auch die orientierende Lungenfunktiondiagnostik mittels Spirometrie.

Im übrigen gilt wie bei allen allgemeinärztlichen Handlungen der Grundsatz der frühzeitigen Erkennung abwendbar gefährlicher Verläufe.

Literatur

Keseberg A (1992) In: Kochen M (Hrsg) Allgemeinmedizin, Hippokrates, 1. Aufl, Stuttgart, 445–448

Lindemann H (1992) Gibt es ein sinubronchiales Syndrom? Pneumologie 46: 173–178

1.1.3 Schwindel
Diedrich Dieckhoff

Zusammenfassung

Schwindel ist ein multifaktorielles Ereignis, dessen Genese in den meisten Fällen nicht exakt geklärt werden kann; bei mehr als 75% der Patienten mit Schwindelsymptomen ist eine Organzuordnung nicht genau möglich. An gelegentlich lebensbedrohliche Ursachen (Hirntumoren, Gefäßerkrankungen, …), schwere Komplikationsgefahren (insbesondere Stürze, Ängste, Isolation), häufige unerwünschte Arzneimittelwirkungen (Neuroleptika, Diuretika, etc.) oder an „Präsentier-Symptome" (Pychosomatose, Suchtkrankheit) muss der Hausarzt denken.

1 Definition/Pathophysiologie

Schwindel ist definiert als Störung der Fähigkeit einer Person, ihr optisches Gleichgewicht im dreidimensionalen Raum aufrecht zu erhalten. Die genetische Herkunft des organisch bedingten Schwindels kann im Allgemeinen auf die Reaktionen in den peripheren und zentralen Arealen des Gesamtsystems der Gleichgewichtsregulation zurückgeführt werden.

2 Epidemiologie

In Allgemeinpraxen ist das Symptom Schwindel ein häufiger Konsultationsanlass, es rangiert an 10. bis 12. Stelle der Beratungen (Baloh 1998). Nur bei 25% der Patienten lässt sich eine Zuordnung zu einem organischen Krankheitsbild erreichen.(Meyer et al 1993) Selten tritt der Schwindel vor dem 35. Lebensjahr auf, ohne dass ein Schädeltrauma vorausgegangen war (Meyer 2003). Etwa jeder dritte Patient über 70 Jahre hat mindestens einmal eine Schwindelattacke durchgemacht (Renteln-Kruse 2000).

Schwindelphänomene haben als Ursache zu 60% einen zentral-vestibulären Prozess, zu 30% eine Schädigung im otogenen Bereich und zu ca. 20% Durchblutungsstörungen (Biedert 1993). Eine somatische Ursache lässt sich bei 30–50 % der Erkrankten nicht nachweisen, psychische bzw. psychosomatische Störungen sind denkbar (Eckhardt-Henn 2000).

3 Bedeutung für den Allgemeinarzt

Eine detaillierte Anamnese kann in etwa 75 % der Fälle den Schwindel klären. Bei oft längerer Kenntnis des Kranken (erlebte Anamnese) und seiner fächerübergreifenden Sichtweise können Allgemeinärzte den Weg zu einer zielgerichteten Diagnostik ebnen.

Bei unklarer Symptomatik muss intensiv und wiederholt nach Begleitsymptomen direkt gefragt werden. Hausbesuche – oft dringend angefordert – sind notwendig, wenn der Schwindel mit Gleichgewichtsstörungen, Erbrechen, heftigen Kopfschmerzen, otogener oder ophthalmogener Symptomatik einhergeht. Schwindel hat bei chronischen Verläufen keine Bedeutung als Prädikator lebensbedrohlicher Krankheiten.(Sloane et al 2001)

Deutung des Symptoms Schwindel als Signal eines psychischen/psychosomatischen Leidens sollte immer unter Berücksichtigung einer alternativ nicht auszuschließenden organischen Genese erfolgen.

Unter dem Aspekt „abwendbarer gefährlicher Verläufe" (AGV) ist beizeiten ein Spezialist einzuschalten, besonders bei kontinuierlichem/fluktuierendem bzw. häufigerem Schwindel von mehr als einwöchiger Dauer, bei stärkeren vegetativen Symptomen im Verlauf sowie Orientierungs- und Bewusstseinsstörungen.

In der hausärztlichen Praxis trifft man hauptsächlich auf den gutartigen peripheren (paroxysmalen) Lagerungsschwindel bei Jüngeren und den länger anhaltenden zentralen Lagerungsschwindel im mittleren und höheren Lebensalter.

Symptombeseitigung sollte möglichst schnell und mit geringem Risiko basisnah versucht werden. Bei leichtem peripherem Schwindel ist Gleichgewichtstraining zu versuchen, nur bei starkem Leidensdruck sollte mit Antivertiginosa, z.B. Antihistaminica (Dimenhydrinat), Neuroleptica (Sulpirid) bzw. Betahistin, behandelt werden. Gut informiert können Patienten ihre therapeutischen Erfolge stabilisieren bzw. besser mit den Belästigungen des Schwindels leben. Eine zeitlich unlimitierte Verordnung prolongiert Schwindel evt., verleitet Patienten; unkontrolliert lange Medikamente zu nutzen mit der möglichen Folge die zentrale Kompensation zu hemmen. Therapeutische Lokalanästhesie kann z.B. bei HWS-Syndromen begleitenden Schwindel abschwächen.

Bei funktionellen Schwindelzuständen führt oft ein situationsaufhellendes ärztliches Gespräch zur Besserung der Symptomatik. Fixierte psychogene Schwindelreaktionen bedürfen einer psychiatrischen Fachbehandlung. Körperliche Bewegung und Lageänderungen sollten intensiv trainiert werden.

Bei älteren Personen gehört die gleichzeitige Information der (pflegenden) Angehörigen über Gefährdungen durch Schwindel und über Abhilfemaßnahmen zur Aufklärung durch den Hausarzt.

4 Bedeutung für den Patienten

Schwindel ist für die Erkrankten oft in starkem Maße belästigend, er löst meist heftige Ängste (teilweise Vernichtungsängste) aus und nimmt die Sicherheit im Alltagsleben. Die dringendste Aufgabe des Hausarztes ist daher eine individuelle, dem Verständnis des Kranken angemessene, Information mit Erklärung der in Betracht kommenden Ursachen, Verweis auf die Wiederholungsneigung, Erläuterung der Gesamtprognose und Vermittlung von Verhaltensstrategien, sowie oft eine symptomatische medikamentöse Therapie.

5 Mögliche Komplikationen

5.1 Krankheitsbedingte Komplikationen

Schwindel, häufig mit Gleichgewichtsstörungen, ist besonders bei älteren Menschen die häufigste Ursache für *Stürze*. Schwindel, als Symptom von psychophysischen Belastungen und Stress-Situationen, kann zur *Verminderung der Reaktionsfähigkeit* (Höhe, Straßenverkehr, schnelllaufende Maschinen, …!) führen. Schwindel kann z.B. auch durch die allgemeine Verunsicherung *Ängste, sozialen Rückzug und Isolation* auslösen.

5.2 Versorgungsbedingte Komplikationen

Diagnostik

Fehlende Fahndung nach (diskreter) Halbseitensymptomatik, flüchtiger sensomotorischer oder sensorischer Schwäche, oder Dämmerattacken bei Personen über 60 Jahre mit akut auftretenden Schwindelanfällen birgt das Risiko einen *zerebralen Gefäßprozesses* (Obliteration, Initialsymptom einer TIA, Aneurysma) zu verkennen. Gefäßbedingte Schwindelanfälle dauern typischerweise nur einige Minuten, während peripherer Innenohrschwindel mehrere Stunden anhält (Baloh 1998). In Notfallstationen wurde bei 25% der älteren Personen, die wegen eines akuten Schwindels aufgenommen waren, Gefässläsionen im Kleinhirn gefunden (www.neurochirurgie-bern.ch 1996).

Wenn nach Verkehrsunfällen bei Schwindel eine detaillierte neurologische Überprüfung (Gehör-, Seh- Gleichgewichtsfunktion, Nerven im zervicofazialen Bereich) versäumt wird, bleiben Frühzeichen von *Schädel- und Halswirbelsäulentraumen* leicht unerkannt; Dauerfolgen können *chronische Kopfschmerzen bzw. Zervikalsyndrome* sein.

Besonders bei jüngeren Personen besteht die Gefahr, die Frühdiagnose eines *raumfordernden Hirnprozesses* zu übersehen. Kleinhirn-, Kleinhirnbrückenwinkel- oder Hirnstammprozesse sind frühzeitig von Gehör- und Gleichgewichtsstörungen begleitet. (www.neurochirurgie-bern.ch 1996).

Bei *Bluthochdruckkranken* wird Schwindel bei nächtlichem Toilettengang häufig als alterstypische Orthostase-Reaktion interpretiert, eine *neu-*

rozirkulatorische Reaktion auf zu hohe Blutdruckwerte (insuffiziente [nächt-liche]Hochdrucktherapie) ist eher die Ursache. Hier kann Schwindel der *Vorbote eines Schlaganfalles* sein; diese treten häufig in den frühen Morgen-stunden auf (bei ca. der Hälfte aller Schlaganfälle spielt der arterielle Hochdruck eine entscheidende Rolle).(Hamann et al 2002)

Schwindel darf auch als *Hypoglykämiesymptom* (Diabetes mellitus, Pan-kreastumoren) bzw. als Zeichen einer vorübergehenden *Hypovolämie* bei Herzrhythmusstörungen und zu geringer Trinkmenge nicht verkannt werden.

Schwindel bei Kindern und jungen Menschen ist immer ein außerge-wöhnlicher Befund. Die übliche Bagatellisierung von Schwindelanfällen im Pubertätsalter als konstitutionelle Orthostasereaktion kann zum Verkennen *epileptiformer Äquivalente* führen (Befragung nach häufig gleichzeitig beste-henden unwillkürlichen Muskelzuckungen und flüchtigen Bewusstseins-störungen).

In allen Altersstufen sollte *Alkohol, Psychopharmaka* und bei jüngeren Personen auch die modernen *Lifestyle-Drogen* als Auslöser von Schwindel, im Blickfeld sein.

Bei chronischem benignem Lageschwindel ist das zusätzliche Auftreten einer Meniere`schen Krankheit nicht ungewöhnlich. Sie ist gekennzeich-net durch zusätzliche fluktuierende Hörstörung und Tinnitus. (Baloh 1998)

Die anfänglich verborgene, somatische Ursache eines Schwindels mani-festiert sich oft erst nach einer längeren Beobachtungszeit, z.B. *Hirntumo-ren, extrakranielle Ursachen (Herzrhythmusstörungen)*.

Die akute Verstärkung eines länger bestehenden Schwindels bei Rotati-onsbewegungen des Kopfes sollte ein Hinweis auf *Obliterationen im zerebra-len Gefäßbaum* (HWS!) sein, häufig gleichzeitig dumpfer Kopfschmerz und Tagesmüdigkeit.

Fehlende Information der Patienten über die gelegentlichen (anfängli-chen) *schwindelauslösenden Eigenschaften bestimmter Medikamente* (Antihy-pertensiva, Psychpharmaka, Salizylate,..), führt zu ihrer Verängstigung mit den Folgen einer eigenmächtigen Dosisreduktion mit deren möglichen Komplikationen.

Unzulängliche Informationen der Patienten über Ätiologie und Prog-nose der benignen Schwindelformen sind für sie der *Anlass für die Konsul-tation diverser Spezialisten*, da sie mit ihrer Furcht vor einem Schlaganfall bzw. einem Hirntumor alleine gelassen wurden.

Phobische Überreaktionen entstehen durch die gelegentlich erheblich unterschiedlichen, teilweise gegensätzlichen Informationen und Maßnah-men der gleichzeitig (oft ohne Unterrichtung des Hausarztes) konsultier-ten Spezialisten.

Bei vielen Patienten manifestieren sich *akute Angststörungen, wie Panik-zustände, Agoraphobie (Platzangst), soziale Phobie* ausschließlich mit der zentralnervösen Symptomatik des Schwindels. Schwindel beherrscht auch häufig als einziges subjektiv wahrnehmbares Merkmal das Bild eines *dep-ressiven Erschöpfungssyndroms*. Der Zusammenhang des Schwindels mit zurückliegenden Belastungen ist oft schwer zu vermitteln, da der psychisch bedingte Schwindel gewöhnlich erst in der Entlastungsphase auftritt. Trotz aller Vorsicht sollte man eine Überdiagnostik vermeiden.

Alte Menschen unterlassen häufig eine Erwähnung ihres Schwindels, da er für sie als *typisches Altersleiden* gilt. Altersheiminsassen verschweigen ihn aus Furcht vor einer Verlegung auf die Pflegeabteilung. Inappetenz und Immobilität sind oft die Folgen von unbeachtetem chronischem Schwindel.

Therapie

Häufige Komplikationen bei der Therapie des Schwindels sind:

– Schäden durch Missachtung der generellen Kontraindikationen (Anitivertiginosa). Interaktionen z.B. bei Antihypertensiva, Antiasthmatika, Antiarrhythmika, zentral dämpfenden und stimulierenden Präparaten
– Arzneimittelinduzierte Tagesmüdigkeit begünstigt das Verlangen, im Bett zu bleiben; Hemmung der vegetativen Funktionen und Durchblutungsstörungen sind die Folge.
– Schwindelverstärkung z.B. bei HWS-Schleudertrauma oder infolge von Physiotherapie in der akuten Schmerzphase durch lokale und zentralnervöse Gegenregulation
– Vasovagale Kreislaufreaktionen nach Triggerpunktinfiltrationen mit Lokalanästhetika

5.3 Vermeidung von Komplikationen

Komplikationen von Schwindel können vermieden werden durch:

– Ausreichende Flüssigkeitszufuhr (1,5 l Trinkmenge pro Tag).
– Wechsel der Dosis oder Substanz schwindelauslösender Medikamente
– Suffiziente circadiane Hochdrucktherapie (nächtliche Schwankungen!)
– Meidung von Alkoholika, Psychopharmaka etc.
– Regelmäßige Lockerungs- und Mobilisierungsübungen der Hals- und Schultermuskulatur, evtl. Lagerungstraining und Muskelaufbau.

Spezifische Schwindelfolgen und ihre Vermeidung:

– Stürze: Bei alten Menschen Einrichtung von Haltemöglichkeiten (Handläufe) in ihrem Bewegungsumfeld.
– Sturzfolgen: Externe Protektoren (Kopf- und Schulterpolster, Hüftprotektoren). Hüftprotektoren verringern Hüftfrakturen um zwei Drittel (Blaeser 2003).

Eine möglichst exakte Beurteilung der Leistungseinschränkungen bei Schwindel hilft dessen Komplikationen zu vermeiden:

Kraftfahrtauglichkeit, Arbeiten in Absturz gefährdeten Bereichen etc. kann u. U. nach akuten Schwindelattacken bzw. Persistenz, erst nach Konsil durch HNO- Ärzte oder Neurologen erfolgen.

6 Fallbeispiel

Schwindel bei Hirndurchblutungsstörungen mit Sturzfolge

Fall 1
Der Hausarzt wird zu einem Besuch bei einem 86-jährigen Altersheimbewohner gebeten, weil dieser seit zwei Tagen jede Nahrung zurückweise und seitdem zunehmend verwirrter erscheine. Der Mann litt seit langem unter Schwankschwindel und Taumeligkeit und hielt sich deshalb auch tagsüber vorwiegend in seinem Bett auf. Das Pflegepersonal erinnerte sich, dass der Mann vor etwa einer halben Woche auf dem Weg zur Toilette gestürzt sei. Da er ohne weitere Hilfe in sein Bett zurück fand und auch nicht weiter klagte, wurde dem Ereignis keine Bedeutung zugemessen. Bei der Frage nach Schmerzen wies der Mann auf seinen linken Oberschenkel, dort löste der Druck auf den proximalen Femurabschnitt eine heftige Schmerzreaktion aus. Vermutliche Ursache der plötzlichen Verwirrung waren heftige anhaltende Schmerzen (bzw. hämatombedingter Hypovolämie) wegen proximaler Oberschenkelfraktur. Nach der Osteosynthese verstarb der Patient eine Woche später durch foudroyante Pneumonie.

Fallbesprechung: In Anbetracht der fehlenden Kooperationsfähigkeit des Kranken wurde eine häufige Schwindelfolge, ein Sturz mit Fraktur übersehen. Möglicherweise hätte durch einen Hüftprotektor diese Komplikation vermieden werden können.

Schwindel als Symptom eines Hirntumors

Fall 2
46-jähriger vegetativ labiler Bauarbeiter klagt seit Jahren über diffusen Schwindel bei plötzlichem Bücken. Da bei neurologischen Untersuchungen keine ernsthaften Befunde erhoben wurden, wurde dem Patient der dringende Hinweis gegeben, bei Verstärkung der Beschwerden oder neuen Anzeichen die Praxis aufzusuchen. Einige Zeit später berichtete der Patient von häufiger auftretendem Schwindel und zusätzlichen Ohrgeräuschen. Nach Überweisung zum Neurologen und Radiologen konnte jetzt ein Akustikusneurinom gesichert werden.

Fallbesprechung: Auch bei somatisierenden bzw. psychisch auffälligen Patienten sollte immer bei den dabei häufig auftretenden Symptomen wie

Schwindel an ein organisches Leiden gedacht werden. Durch vermehrte Symptomatik und Hörminderung waren Patient und Arzt aufmerksam geworden. So konnte schnell ein gutartiger Tumor entdeckt und operiert werden.

7 Schlussfolgerungen

Schwindel ist keine eigenständige Krankheit, er hat immer die Bedeutung eines Merkmals für ein spezifisches Krankheitsgeschehen. In den meisten Fällen hebt sich dieses eindrucksvoll, in der subjektiven Wahrnehmung des Kranken aus anderen unauffälligeren, oftmals für das spezifische Krankheitsbild viel charakteristischeren Symptomen, besonders eindringlich heraus. Um sich vor unheilvollen Überraschungen zu schützen, sollte immer an die Möglichkeit einer unerwarteten Komplikation gedacht und Kontrolluntersuchungen eingeplant werden.

Literatur

Baloh W (1998) Vertigo. Lancet 352: 1841–1846

Biedert St H (1993) Neurologie des Alterns. Psycho 19: 512–516

Blaeser G (2003) Hüftschutz reduziert Oberschenkelhalsfrakturen. Deutsches Ärzteblatt 3: C 80

Eckhardt-Henn A (2000) Leitsymptom Schwindel aus der Sicht der Psychosomatik. Bundesärztekammer 24. Interdisziplinäres Forum Köln

Hamann G, Siebler M, von Scheidt R (2002) Schlaganfall. Klinik. Diagnostik. Therapie. ecomed, Landsberg, S 54

Meyer B, Dreykluft H-R, Abholz H-H (1993) Schwindel in der hausärztlichen Praxis. Zeitschr f Allg Med 69: 622–626

Renteln-Kruse W (2000) Leitsymptom Schwindel aus der Sicht der Geriatrie. Bundesärztekammer 24. Interdisziplinäres Forum Köln

Sloane Ph, Coeytaux R, Beck R, Dallara J (2001) Dizziness. State of Science. Ann Int Medicine 9: 823–832

Stoll W, Matz D, Most D (1998) Schwindel und Gleichgewichtsstörungen. 3 Aufl, Thieme, Stuttgart

www.neurochirurgie-bern.chirurgie-bern.ch (1996–1999) Neurochirurg. Abt., Inselspital Bern: Tumor surgery Internetbeiträge

1.1.4 Müdigkeit

Peter Maisel, Erika Baum, Christa Dörr, Norbert Donner-Banzhoff

Zusammenfassung

Patienten mit dem häufigen Symptom Müdigkeit stellen durch die vielfältigen, teilweise verknüpften biologischen, psychologischen, sozialen sowie umwelt- und berufsbedingten Krankheitsursachen den Arzt vor besondere Herausforderungen. Ein gleichzeitiges, nicht chronologisches Erfassen aller wichtigen Krankheitsursachen beugt der Komplikation der somatischen Fixierung vor. Eine Überbewertung leichter Normabweichungen birgt die Gefahr von Pseudodiagnosen und Übersehen komplikationsträchtiger gefährlicher Krankheitsverläufe. In der Therapie ist neben der kausalen Behandlung insbesondere eine angepasste Aktivierung erforderlich, um der Dekonditionierungsspirale vorzubeugen. Die besondere Patientengruppe mit schweren organischen Erkrankungen bedarf bei persistierender Müdigkeit ebenfalls dieses bio-psycho-sozialen Betreuungsansatzes, um nicht etwa eindimensional alle Beschwerden auf die Grundkrankheit zurückzuführen und so dem Patienten wichtige therapeutische Möglichkeiten vorzuenthalten.

1 Definition

Fatigue: „Erschöpfung/Mattigkeit nach einer Periode der geistigen oder körperlichen Anstrengung, gekennzeichnet durch eine verringerte Fähigkeit zu arbeiten und verringerte Leistungsfähigkeit, auf Impulse zu reagieren."

(Schlagwortregister der Datenbank Medline)

Jeder von uns kennt das Gefühl von Müdigkeit, das bei offenkundiger Ursache (Schlafmangel, Überanstrengung) nicht als krankhaft empfunden wird und auch nicht Anlass zu ärztlicher Beratung gibt. Besteht aber keine plausible Erklärungsmöglichkeit oder sind die eigenen Bewältigungsstrategien überfordert, sucht der Patient Hilfe. Bei der Beschwerdeschilderung wird der Patient neben der Wahl des Begriffes Müdigkeit auch Schilderungen von Erschöpfung, Schlappheit, Energiemangel, rascher Ermüdbarkeit, Einschlafneigung am Tage präsentieren. Je nach persönlicher vorwiegender Beeinträchtigung bzw. Verursachung werden auch synonym allgemeine Unlust, Leistungsknick oder allgemeine körperliche Erschöpfung geschildert und hier unter dem Oberbegriff „Müdigkeit" subsumiert. Als chronisch bezeichnen wir eine Müdigkeit, die über 6 Monate anhält. Das davon zu trennende chronische Müdigkeitssyndrom (CFS, chronic fatigue syndrom) wird definiert als mehr als 6 Monate anhaltende Müdigkeit, die trotz Abklärung in ihrer Ursache unklar bleibt, zu einer wesentlichen Einschränkung der beruflichen oder privaten Aktivitäten führt und eine Reihe (mindestens 4) Begleitsymptome aus einer Liste typischer Begleitsymptome mit sich führt. Das CFS ist selten, umstritten, seine Ätiologie unklar, seine Definition versteht sich lediglich als Arbeitsdiagnose für Vergleichszwecke. Spezielle Komplikationen und Möglichkeiten ihrer Verhütung werden daher im folgenden nicht weiter aufgeführt.

2 Epidemiologie

Bei einer Bevölkerungsbefragung wie auch bei Befragung von Patienten in Allgemeinpraxen gaben etwa 30% der Befragten an, manchmal bis häufig unter Ermüdungserscheinungen zu leiden. Als Symptom schildern jedoch nur etwa 7–10 (bis 13) Prozent der Patienten Müdigkeit oder die oben genannten Synonyme der Müdigkeit, etwa je zur Hälfte als vorrangige bzw. als nachgeordnete Beschwerde.

3 Bedeutung für den Allgemeinarzt

Die Vielzahl möglicher Ursachen im körperlichen, seelischen und sozialen Bereich macht es oft schwer, die genaue Ursache zu finden. Häufig sind biologische, psychologische und soziale Faktoren miteinander verknüpft und bedürfen deshalb – wie so oft im hausärztlichen Alltag – eines entsprechenden umfassenden Diagnostik- und Therapieansatzes. Es gilt – wie bei anderen Störungen auch – zunächst die abwendbar gefährlichen Verläufe herauszufinden und zu therapieren, dann die wahrscheinlichsten und häufigsten Ursachen zu erfassen und primär ätiologisch unklare Fälle entweder durch abwartendes Offenlassen mit begleitender symptomatischer Therapie zu führen oder den Patienten bei entsprechenden Verdachtsmomenten an den ambulanten oder stationären spezialistischen Bereich zu überweisen. Dabei muß insbesondere der Gefahr einer somatischen Fixierung vorgebeugt und der Gefahr von vordergründigen „Scheindiagnosen" widerstanden werden. Andererseits bleibt eine diagnostische Ungewißheit, da letztlich immer ein noch nicht erkennbarer Tumor oder eine andere schwere Erkrankung bei einem Patienten in der Frühphase vorliegen kann. Das umstrittene chronische Müdigkeitssyndrom (CFS) hat vor allem im anglo-amerikanischen Raum zu intensiven Aktivitäten von Patienten-Selbsthilfegruppen und zur Gründung von Internetforen geführt, so dass sich der Arzt einer teilweise vehementen Diskussion über hypothetische Ursachen und Therapiemöglichkeiten stellen muss. Diese Ausgangslage birgt eine Reihe von möglichen Fehlern oder Komplikationen im Verlauf der Betreuung von Patienten mit dem Symptom Müdigkeit.

4 Bedeutung für den Patienten

Obwohl zwischen Müdigkeit und subjektiv empfundenem „Stress" Assoziationen bestehen, sind diese Zusammenhänge dem Patienten oft nicht bewusst. Er fürchtet eine ernste organische Ursache seiner Symptomatik und erwartet unter Umständen sehr weitreichende technische Diagnostik zum Ausschluss einer solchen organischen Ursache. Die zunächst sinnvolle und bei einfacher Müdigkeit bewährte Maßnahme von mehr Ruhe und Schonung führt bei länger anhaltender Müdigkeit nicht zum Erfolg, was die Ängste vor einer schweren Erkrankung verstärkt. Die Komplikation der somatischen Fixierung ist vorgebahnt. Unkritische Arzneimittelwerbung z.B. für Eisengabe bei Müdigkeit, niedrigem Blutdruck als therapierbarer Ursache, Vitaminmangelzuständen und deren Prophylaxe und Therapie erhöhen bei Patient – und Arzt – den Druck, eine organische Etikettierung des Symptoms Müdigkeit zu finden. Als Begleitsymptom bei organischen Erkrankungen, insbesondere bei Tumorerkrankungen, dominiert Müdigkeit oft das gesamte Krankheitsbild und beeinträchtigt am schwersten die Lebensqualität. Nach der Auswertung zahlreicher Verkehrsunfälle ist gerade bei schweren Unfällen Müdigkeit eine wichtige Unfallursache.

5 Fallbeispiele

Fall 1
Die jetzt 45-jährige Patientin, M.A., verheiratet, Mutter einer 12-jährigen Tochter, ist seit mehr als 20 Jahren in hausärztlicher Betreuung. Neben üblichen kleineren Infekten und Verletzungen und einer euthyreoten Struma nodosa dominieren seit rund 10 Jahren zwei Probleme: rezidivierende Eisenmangelzustände bei Hypermenorrhoe, vereinzelt auch dadurch bedingte leichte Anämien (Hämoglobinwert minimal 11,1 g%) sowie vielfache Klagen über Müdigkeit, fehlenden Antrieb, rasche Erschöpfbarkeit. Wiederholte körperliche Untersuchungen der schlanken Patientin ergaben stets unauffällige klinische Befunde bis auf die leichte Struma, Blutdruck meist im Normbereich, lediglich passager anlässlich eines Magen-Darm-Infektes – mit anschließender Verstärkung der lange währenden Müdigkeit – einmalig einen Wert von 95/60 mm Hg. Bei der detaillierteren Exploration des Symptoms Müdigkeit schildert Frau A. wiederholt und mit starker emotionaler Reaktion erhebliche psychologische Belastungen durch die Doppelrolle Hausfrau/Mutter und Beruf. Die deshalb nur halbtägig mögliche Berufsarbeit führt wiederum zu fehlenden beruflichen Perspektiven. Da sich die Patientin nach Eisengaben in der Anfangszeit der Müdigkeit zunächst besser fühlte, ist sie bei späteren Vorstellungen wegen erneuter oder weiter anhaltender Müdigkeit trotz unverkennbarer depressiver Symptomatik sehr auf die Eisengabe bzw.

ergänzende Vitamingabe fixiert. Konfliktzentrierte Gespräche erhellen zwar die belastende berufliche Situation, eine grundlegende Besserung ist aber weder durch Gesprächstherapie noch durch Gabe eines Antidepressivums zu erreichen. Einer Überweisung zur Psychotherapie stimmt sie zwar zu, bricht sie nach einiger Zeit jedoch wieder ab. Erst Jahre später beginnt sie eine zweite kombinierte Therapie aus Antidepressivum und Gesprächstherapie unter der Leitung eines Psychiaters. Zwischenzeitliche Vorstellungen beim Hausarzt, der die nur geringfügigen Eisenmangelzustände nicht für die wesentliche Ursache ihrer Müdigkeit hält, ermöglichen zwar regelmäßige Gespräche über die unzufrieden machende berufliche Situation, können die Fixierung auf eine organische, insbesondere eisenmangelbedingte Verursachung des Beschwerdebildes jedoch nicht durchbrechen. Erst der Entlassungsbericht einer Kurmaßnahme im Jahre 2001, rund 10 Jahre nach der ersten Vorstellung wegen Müdigkeit in der Praxis, eröffnet einen neuen wichtigen Ansatzpunkt: In Gesprächen mit der Klinikpsychologin offenbart die Patientin, dass ihr größtes und sehr belastendes Problem ihre Tochter sei, die unter einem Aufmerksamkeitsdefizitsyndrom leidet und mit ihren Verhaltensauffälligkeiten zu einer fortlaufenden Heraus- und Überforderung für die Mutter wurde. Das Kind wird nicht vom Hausarzt, sondern von einem Pädiater betreut, die Mutter hat über diese Problematik nie berichtet. Als der Hausarzt sie beim ersten Gespräch nach der Kur auf diesen für ihn ganz neuen und sehr wichtig erscheinenden Konfliktpunkt hinweist, berichtet die Patientin in einem langen, tränenreichen Gespräch von ihren großen Sorgen mit und um ihre Tochter. Mit dem Gefühl, der Patientin nunmehr wesentlich besser helfen zu können, beendet der Hausarzt das ausführliche Gespräch. Beim nächsten Arztkontakt klagt Frau A. wieder über quälende Müdigkeit am letzten Wochenende und fragt intensiv nach den letzten Eisenwerten – die normal waren.

Falldiskussion: Ob im geschilderten Fallbeispiel der Hausarzt die anfänglich bestehende leichte Anämie vorschnell als Ursache der Müdigkeit deklariert und therapiert hat oder die Patientin andere Erklärungsursachen, insbesondere eine Depression als Grundkrankheit von vornherein verdrängt hat, läßt sich rückblickend nicht mehr klären. Das zufällige Zusammentreffen von Müdigkeit und leichter Anämie hat aber die Einsicht der Patientin in den Krankheitsprozess jahrelang behindert. Um dieser Komplikation vorzubeugen, ist es wichtig, von Anfang an biologische, psychologische und soziale Ursachen der Müdigkeit anzusprechen und in einer Stufendiagnostik gleichzeitig abzuklären. Wird zunächst eine umfangreiche Organdiagnostik gemacht und erst nach Ausschluss einer organischen Genese der psychische und soziale Bereich abgeklärt, werden wertvolle medizinische Ressourcen verschwendet und die somatische Fixierung wird gebahnt.

Fall 2

Die 80-jährige Patientin, L.I., seit langem verwitwet, lebt im Hause ihres Sohnes. Sie ist ein beredtes Beispiel für die These, dass sich pro Lebensdekade eine Dauerkrankheit hinzugesellt: Zustand nach transureth-
raler Resektion eines Harnblasencarcinoms, chronische Lumbalgien,
Herzinsuffizienz, koronare Herzerkrankung, Zustand nach Apoplex mit
linksseitiger motorischer Schwäche, Cox- und Gonarthrose, Osteoporose, Zehendeformierung, Morbus Parkinson sind die Dauerdiagnosen,
die das Krankenblatt anführen. Frau L. hat all diese Beschwernisse des
Älterwerdens geduldig ertragen, die Enkelkinder im Haushalt des Sohnes miterzogen und in der Seniorengruppe der Kirchengemeinde tat-
kräftig mitgearbeitet. Heute kommt sie aber nicht allein in die Sprechstunde. Ihr Sohn begleitet sie, sie wirkt verlangsamt beim Betreten des
Sprechzimmers, ihr Gang ist schleppender, die Mimik starrer. „Ja", beginnt sie, „jetzt werde ich wohl alt. Meine Kräfte haben doch sehr nachgelassen, ich bin in der·letzten Zeit furchtbar müde geworden. Und das
Laufen wird auch immer schwächer. Ich muss mir wohl meinen Alters-
ruhesitz im Lehnstuhl suchen!", beendet Frau L resignierend ihre Schilderung der Beschwerden. Der Sohn verstärkt die Beschwerdeschilderung noch: Zu nichts könne seine Mutter sich mehr aufraffen, sie rede
immer wieder vom Sterben, nur mit Mühe habe sie heute zu einem Termin bei ihrem bisher so geschätzten Hausarzt überzeugt, ja eigentlich
überredet werden können. Die Müdigkeit lähme seine Mutter völlig.

Bei der körperlichen Untersuchung fallen die starre Gesichtsmimik, das
„Salbengesicht", stereotype Fingerbewegungen des „Pillendrehen"-Mus-
ters auf. Der Gang, durch die Folgen des früheren leichten Apoplexes sowieso schon etwas schleppend, ist weiter verlangsamt, unsicher, klein-
schrittig. Die vertiefenden Fragen nach Symptomen einer Depression
zeigen eine deutliche Niedergeschlagenheit, Antriebsminderung, Angst
vor Stürzen und Versagen bei der Erledigung von Alltagsverrichtungen,
Gedanken an das Sterben drängen sich zunehmend auf. Die Laboruntersuchungen zum Ausschluss einer Hypothyreose, Anämie oder einer
Leber- oder Nierenerkrankung sind unauffällig. Obwohl deutliche Hinweise für eine depressive Verstimmung vorliegen, die als Ursache der
beklagten „furchtbaren Müdigkeit" in Frage kommt, konzentriert sich
der Hausarzt zunächst auf die ihm ursächlich erscheinende Verschlechterung des Morbus Parkinson und hält die Depression für eine Folge
der dadurch bedingten Bewegungseinschränkung. Er erhöht die Dosis
der Parkinsonmedikation, verordnet intensive Krankengymnastik und
ermahnt Patientin und Sohn, die häuslichen Aktivitäten schrittweise
wieder aufzunehmen, täglich die Alltagsverrichtungen zu üben und
macht der Patientin regelmäßige Spaziergänge im Garten zur täglichen
Pflichtübung. Bei den weiteren Kontrollen in etwa zweiwöchigen Abständen blüht die Patientin wieder auf, wird beweglicher, kommt
schließlich wieder allein in die Praxis, freut sich, dass sie wieder ihrer

Schwiegertochter in der Küche helfen kann und ist glücklich, am Sonntag wieder in die Kirche gehen zu können. Die „furchtbare Müdigkeit" ist ohne die bei Patienten (und Ärzten?) beliebten „Aufbauspritzen", Sauerstofftherapie oder eines der vielgepriesenen Altersmedikamente zur Durchblutungsförderung beseitigt.

Falldiskussion: Müdigkeit ist ein häufiges Begleitsymptom ernster organischer Erkrankungen, v.a. bei Tumorerkrankungen, aber auch bei Multipler Sklerose, Herzinsuffizienz, COPD u.a. Krankheiten. Die Müdigkeit kann für den Patienten mehr Beeinträchtigung der Lebensqualität bedeuten als die Symptome der Grundkrankheit. Bei krankhafter, anhaltender, auch durch ausreichende Ruhe nicht zu behebender Müdigkeit führt eine weitere Steigerung der Ruhezeiten sowie eine zunehmende Reduzierung der Alltagsaktivitäten in einen Circulus vitiosus von Dekonditionierung: Müdigkeit – mehr Schonung – Trainingsmangel – raschere Ermüdbarkeit – weitere Schonung – usw. So setzte auch im geschilderten Fall die Müdigkeit als extrem belastendes Symptom den Circulus vitiosus von Leistungsminderung, Müdigkeit, weiterer Leistungsminderung in Gang, der nur durch die energische Intervention der Familie durchbrochen wurde. Dadurch konnten weitere Komplikationen vermieden werden.

Hier gilt es als Arzt, unabhängig von der primären Ursache der Müdigkeit, zusammen mit dem Patienten einen realistischen Aktivierungsplan mit zunehmend steigender Belastung zu entwerfen. Langsam sich steigernde gymnastische Übungen, Spaziergänge, leistungsangepasster Ausgleichssport, ein geregelter Tagesplan mit Steigerung der Tätigkeitsphasen sowie, wenn keine Kontraindikationen bestehen, ein stufenweiser Wiedereinstieg in die Berufstätigkeit helfen, die typische Komplikation der Dekonditionierungsspirale zu durchbrechen und die Kondition im körperlichen, seelischen und sozialen Bereich wieder aufzubauen. Es ist notwendig, neben der Behandlung der Grunderkrankung (mit z.B. schwerer (!) Anämie), gezielt nach Müdigkeitsursachen zu suchen, die nicht allein durch die Grunderkrankung bedingt sind:

– Ist der Schlaf gestört?
– Besteht eine depressive Verstimmung durch die Grunderkrankung oder damit zusammenhängende psychosoziale Folgen?
– Lähmen chronische Schmerzen die körperliche Aktivität oder stören den Schlaf?
– Können Medikamentennebenwirkungen Ursache der Müdigkeit sein?

Die im geschilderten Fall durch den Morbus Parkinson entstandene Bewegungsverminderung hatte zu reaktiv depressiver Verstimmung geführt und eine Dekonditionierungspirale eingeleitet. Um sich ausreichend schonen zu können, hat die bisher optimistische und aktive Patientin – letztlich schädliche – Ruhephasen ausgedehnt. Ein aktivierendes Alltags-Rehabilitationsprogramm, verbunden mit einer intensivierten medikamentösen Parkinsontherapie brachte eine bessere Beweglichkeit, Rückkehr der Alltagstauglichkeit, Stimmungsnormalisierung und Beseitigung der quälenden Müdigkeit – und dem Hausarzt neben einem herzlichen Dank und beruflicher Befriedigung regelmäßig eine Sektflasche zum Jahreswechsel.

Allgemeine Handlungsempfehlung

Ursache für das Symptom Müdigkeit in der allgemeinmedizinischen Praxis sind bei Erwachsenen vor allem psychosoziale Belastungssituationen und seelische Erkrankungen, insbesondere Depressionen und Angststörungen. Jedoch müssen auch organische Erkrankungen und umwelt- und berufsbedingte Störungen ausgeschlossen werden. Wenn die *Anamnese, der Ganzkörperstatus und das Basislabor* (Blutsenkung, Blutbild, Blutzucker, γ-GT und TSH) unauffällig sind und keine weiteren Begleitsymptome vorliegen, ist es sehr unwahrscheinlich, dass ernste organische Erkrankungen als Ursache der Müdigkeit in Frage kommen. Es ist dann gerechtfertigt und sinnvoll, die somatische Diagnostik zunächst abzuschließen und sie nur bei neuen Hinweisen auf eine organische Genese im weiteren Betreuungsverlauf wieder aufzunehmen und gegebenenfalls auch zu vertiefen mit der Suche nach seltenen somatischen Ursachen.

Bei der *Anamnese* ist nach der konkreten Ausprägung der Müdigkeit, Zusammenhängen zwischen dem Symptom und psychosozialen und beruflichen Belastungen zu fragen. Verlauf des Körpergewichtes, kardiale, pulmonale, abdominelle, zerebrale und urogenitale Symptome sowie Medikamenteneinnahmen sind zu klären. Die Beeinträchtigung im Alltag, Vorstellungen des Patienten zur Ursache seiner Beschwerden, Schlafstörungen, Schnarchen, Symptome von Angst und Depression sollten erfragt werden. Mögliche berufliche und umweltbedingte Einflüsse sind gezielt zu eruieren, ähnliche Symptome in der Wohngemeinschaft oder am Arbeitsplatz sollten den Verdacht auf eine umwelt- oder berufsbedingte Ursache verstärken.

Bei *Auffälligkeiten* in der dargestellten Anamnese, der körperlichen Untersuchung oder dem Basislabor sind gezielte weitere Untersuchungsschritte erforderlich. Eine ungezielte „Schrotschussdiagostik" würde gerade im Bereich der Allgemeinmedizin mit niedriger Prävalenz ernster organischer Erkrankungen eine hohe Rate falsch positiver Befunde nach sich ziehen – eine der typischen Komplikationen bei der Betreuung müder Patienten. Dazu gehört auch der Trugschluss, dass kleine Abweichungen von der Norm, insbesondere beim Blutdruck oder beim Hämoglobingehalt oder Eisenspiegel – dessen Messung nicht in die Basisdiagnostik gehört! – bereits das Symptom Müdigkeit erklären. Bei Patienten mit leichter Anämie ist das Symptom Müdigkeit nicht häufiger als in der Normalbevölkerung, es wird wegen des Symptoms nur häufiger ein Blutbild gemacht und eine Abweichung von der Norm festgestellt.

Screeningfragen zur Erkennung von Depressionen (Niedergeschlagenheit/Schwermütigkeit/Hoffnungslosigkeit in den letzten Wochen sowie die Frage nach Interesselosigkeit/Freudlosigkeit) helfen mit hoher Sensitivität bei der Diagnose. Ebenso sind Angststörungen durch gezieltes Erfragen nach nervlichen Anspannungen/Ängstlichkeit oder dem Gefühl, aus dem seelischen Gleichgewicht zu sein, zu erfassen. Angstattacken oder vielfältige Sorgen sollten angesprochen werden. Die Frage nach der Arbeitsplatzsituation und Arbeitszufriedenheit sowie die möglichen Zusammenhänge zum Symptom runden die Anamnese ab. Gegebenenfalls hilft ein Symptomtagebuch Arzt und Patient bei der Aufdeckung der Ursachen.

6 Mögliche Komplikationen und ihre Verhütung

Die Hauptkomplikationsursache des Symptoms Müdigkeit ist das Symptom selbst:

– seine Unspezifität
– seine selbstverstärkende Dekonditionierungsspirale

Tabelle 1. Komplikationsmöglichkeiten bei der Betreuung von Patienten mit dem Symptom Müdigkeit

Krankheitsbedingte Komplikationen	*Komplikationen in der hausärztlichen Versorgung*

– Depressionen mit suizidaler Gefährdung und Suizidalität
– schwere organische Erkrankungen mit Organversagen oder Tumorprogression
– Intoxikationen (u.a. Kohlenmonoxid), bei der das Frühsymptom Müdigkeit übersehen wurde und tödliche Vergiftungen zu beklagen waren
– Schlafapnoe mit dem erhöhten Risiko für Hypertonie, Herzrhythmusstörungen, Schlaganfall, Einschlafneigung am Tag, Unfallfolgen durch Müdigkeit am Steuer
 	
Komplikationen in der Krankheitserkennung
 	
– Vorschnelle Zuordnung scheinbarer Ursachen, wie z.B. Eisenmangel oder Hypotonie versperrt den Blick auf die wahren Ursachen.
– Somatische Fixierung entsteht wegen immer neuer ungezielter Suche nach seltenen organischen Erkrankungen, teils arzt-, teils patienteninduziert.
	– Fehlende Verlaufskontrolle beim „abwartenden Offenlassen" verzögert den Diagnosezeitpunkt abwendbar gefährlicher Verläufe.
	– Fehlende tragfähige Arzt-Patienten-Beziehung bei Langzeitverlauf führt zu häufigem Arztwechsel, fördert die somatische Fixierung.
	– Fehlende Schnittstellen zur Überweisung, Krankenhauseinweisung verursachen Unter-, aber auch Überversorgung, besonders bei
	  – suizidaler Gefährdung
	  – Malignomen
	  – Therapieresistenz
	– Doppel- und Fehluntersuchungen bei mangelnder Kommunikation der Versorgungsebenen mit fehlender Mitteilung wichtiger bio-psycho-sozialer Befunde
	– Verzettelung der Verantwortung

Tabelle 1 *(Fortsetzung)*

- Bei Multimorbidität oder dominanter Grundkrankheit (Malignome) beeinträchtigt Müdigkeit die Lebensqualität häufig am nachhaltigsten. Die dabei bestehende multifaktorielle Genese macht Diagnose (und Therapie) besonders schwierig.
- Übersehen iatrogener Müdigkeitsursachen, z.B. durch Medikamente bedingen neben dem Schaden für den Patienten u.U. fatale juristische Folgen.

- Symptombasierte statt regelmäßiger Kontrolltermine bei Langzeitbetreuung bedingen Überbetonung der Symptomatik als Eintrittsberechtigung zu neuem Arzt-Patienten-Kontakt wie auch Übersehen einer Befundverschlechterung bei indolenten oder resignierenden Patienten.
- Übersehen berufsbedingter Zusammenhänge und damit verknüpfter sozialrechtlicher Folgen führt zu materiellen und sozialen Schäden des Patienten.
- Fehleinschätzung der Leistungsfähigkeit im Alltag, Beruf, Straßenverkehr provoziert Folgeschäden wie berufliches Versagen, Unfälle.
- Fehlende prophylaktische Beratung und Hilfestellung in Krisenzeiten (Stress, Tumorerkrankung) verursacht die Entstehung krankhafter Müdigkeit mit.

Komplikationen in der Therapie

- Langzeitverläufe ohne therapeutische Erfolge frustrieren Arzt und Patient, bedingen Arztwechsel und unbewiesene (paramedizinische) Diagnostik und Therapie:
  - Amalgamsanierung
  - Entgiftung
  - antimykotische Therapien
  - Polypragmasie
  - irrationale aufbau- oder durchblutungsfördernde Medikamente
  - unbewiesene Diäten u.a.
- Fehlende/falsche Beratung in der Lebensführung, beim Stressabbau lässt wichtige Symptomursachen unberücksichtigt und verhindert therapeutische Erfolge.
- Unangepasste Belastung:
  - Unterforderung und Schonungsempfehlung verstärken die Dekonditionierungsspirale
  - zu schnelle Belastungssteigerung bei der Aktivierung chronisch müder Patienten führt zu Versagenssituationen.
- Unterschätzen nichtmedikamentöser Maßnahmen fördert die „medikamentöse Fixierung".
- Krankheits- statt patientenorientierte Therapie führt u.U. zu sinnloser „kausaler" nebenwirkungsreicher Chemotherapie statt Lebensqualitätsverbesserung bei tumorassoziierter Müdigkeit.

Komplikationen bei ausgewählten Patientengruppen

- Tumorpatienten: Müdigkeit ist das häufigste Begleitsymptom bei Tumorpatienten. Es beeinflusst maßgeblich die Lebensqualität, lähmt die Rückkehr in den Alltag, verstärkt den Rückzug und die Isolation des Patienten. Das Symptom Müdigkeit sollte bei chronischen Erkrankungen regelmäßig erfragt und multifaktoriell diagnostiziert und therapiert werden. Keine vorschnelle Festlegung als Tumorfolge. Depression, körperliche Dekonditionierung, Medikamentennebenwirkung, schmerzbedingte Schlafstörung, fortgeschrittene Anämie sind einige der möglichen Ursachen.

7 Schlussfolgerungen

Aus der Vielzahl möglicher Komplikationen bei der Betreuung von Patienten mit dem Symptom Müdigkeit sind insbesondere 3 Betreuungsstrategien zur Vermeidung solcher Verläufe zu nennen:

- Ein evidenzbasiertes, leitliniengestütztes diagnostisches Vorgehen mit gleichzeitiger bio-psycho-sozialer Diagnostik läßt abwendbar gefährliche Verläufe in der Regel rechtzeitig erkennen und beugt einer somatischen Fixierung vor.
- Unabhängig von der eventuellen kausalen Therapie der Müdigkeit ist durch angepasste Aktivierung der bei Müdigkeit häufigen Dekonditionierung vorzubeugen bzw. gegenzusteuern.
- Bei Müdigkeit als Begleitsymptom ernster organischer Erkrankungen, die trotz Therapie der Grundkrankheit persistiert, ist der bio-psycho-soziale Diagnose- und Therapieansatz mit der Abklärung möglicher grundkrankheitsunabhängiger Müdigkeitsursachen komplikationsverhütend und oft für die Lebensqualität des Patienten wesentlich.

Literatur

Baer D, Raetzo MA, Restellini A, Stalder H (1998) Ich bin müde. In: Raetzo MA, Restellini A (Hrsg) Alltagsbeschwerden. Diagnostische und therapeutische Strategien in der allgemeinmedizinischen Praxis. Verlag Hans Huber, Bern

Donner-Banzhoff N, Maisel P, Baum E, Dörr C: Müdigkeit, DEGAM-Leitlinie Nr. 2. Düsseldorf 2002. Kurzfassung im Internet unter: http://www.uni-duesseldorf.de/WWW/AWMF/ll/degam02k.pdf, gekürzte Langfassung unter: http://www.uni-duesseldorf.de/WWW/AWMF/ll/degam002.htm

Reid St, Chalder T, Cleare A, Hotopf M, Wessely S (2000) Chronic fatigue syndrome. Extracts from "Clinical Evidence". BMJ 320:292–296

Wessely S (2001) Chronic Fatigue: Symptom and Syndrome. Ann Intern Med 134:838–843

1.1.5 Kopfschmerzen
Adalbert Keseberg

Zusammenfassung

Kopfschmerzen sind eines der häufigsten Symptome mit denen sich Patienten in der Allgemeinpraxis vorstellen. 70% aller chronisch Schmerzkranken sind Kopfschmerzpatienten. Man unterscheidet zwischen primären und sekundären Kopfschmerzformen. Der Verdacht auf sekundäre Kopfschmerzen besteht dann, wenn Kopfschmerzen akut und erstmalig auftreten, bekannte Symptome sich in Intensität und Klinik verändern und eine Therapieresistenz auftritt.

10% aller Kopfschmerzpatienten entwickeln unter häufiger und regelmäßiger Einnahme von Analgetika einen sogenannten medikamenteninduzierten Kopfschmerz. In der Diagnostik ist die sorgfältige Anamnese das wichtigste Element, da in aller Regel neurologische Symptome fehlen. Komplikationen können nur durch Beachtung und rechtzeitige Erkennung bestimmter Symptome in der Allgemeinpraxis vermieden werden, wie plötzliche Symptomänderunge, Persönlichkeitsveränderungen und neurologische Symptome.

1 Definition/Pathophysiologie:

Nach der International Headache Society bzw. internationalen Klassifikation der WHO (ICD 10) unterscheidet man zwischen primärem Kopfschmerz und sekundärem Kopfschmerz (s. Tabelle 1).

Tabelle 1. Ursachen für primären und sekundären Kopfschmerz

Primärer Kopfschmerz:	Sekundärer Kopfschmerz:
– Migräne	– Schädel-Hirntrauma
– Spannungskopfschmerz	– HWS-bedingt
– Cluster-Kopfschmerz	– Gefäßerkrankungen (z.B Arteriitis temporalis)
– Kälte und Anstrengungs-Kopf-schmerz	– Hypertonie/Hypotonie
	– Infektionen (z.B. Meninigits)
	– NNH, Zähne
	– Neuralgien
	– Tumoren
	– Medikamentenbedingt (z.B. Nitrate)
	– Glaukom
	– Stoffwechselerkrankungen

Die Entstehung eines Kopfschmerzes ist an das Vorhandensein von
Schmerzrezeptoren gebunden, ein wichtiger Umstand für die Diagnostik.
Hier unterscheidet man zwischen (s. Tabelle 2)

Tabelle 2. Schmerzauslösende Rezeptoren am Kopf

A. intracranielle Organstrukturen	B. Extracranielle Organstrukturen
Basale Meningen	Schleimhäute (NNH)
Tentorium cerbri	Kiefergelenke
Falx cerebri	kleine Wirbelgelenke
Venöse Sinus	Muskulatur
Schädelarterien	
das Gehirn selber hat keine Schmerzrezeptoren	

Die Kenntnis dieser Strukturen ist die Grundlage für die Erkennung der
Ursachen von Kopfschmerzen bzw. bei der Einordnung als harmlose oder
gefährliche Gesundheitsstörung.

Die häufigsten primären Kopfschmerzformen sind Spannungskopf-
schmerzen, Migräne und medikamentös induzierte Kopfschmerzen. Dem
Spannungskopfschmerz liegt wahrscheinlich eine Funktionsstörung der
zentralen Schmerzverarbeitung im Hirnstamm zugrunde. Als Ursache
sind häufig psychogene Faktoren zu eruieren.

Der Migräne liegen überwiegend genetisch determinierte Funktionsstörungen des Gehirns zugrunde, die während des Anfalls ein komplexes,
reversibles Geschehen in den Gehirn – und Gefäßstrukturen hervorrufen.
Der medikamentös induzierte Kopfschmerz entsteht z.B. durch regelmäßige Einnahme von Analgetika bzw. Analgetikakombinationen oder sogenannten Migränemitteln. Als Substanzen sind hier vor allem die Ergotami-
ne, Triptane und Coffein zu nennen. Pathophysiologisch kommt es hier
wahrscheinlich zu einer Schwellen-Erniedrigung in den Schmerzleitungs-
systemen des Hirnstammes oder zu einer Hochregulierung von Schmerzrezeptoren im Hirnstamm.

In der Entwicklung von Komplikationen spielen die sekundären Kopfschmerzformen eine größere Rolle. Hier imponieren vor allem Hypertonie
und Depressionen. Kopfschmerzen im Kindesalter sind relativ häufig und
vielschichtig. So kann hinter einem migräneartigen Kopfschmerz beim
Kind sich auch einmal ein Anfallsäquivalent verbergen.

2 Epidemiologie

Ungefähr jeder zehnte Erwachsene in der Bundesrepublik Deutschland
leidet unter Kopfschmerzen und ungefähr 5% der Patienten in der Allgemeinpraxis sind von Kopfschmerzen geplagt.70% aller chronischen
Schmerzkranken sind Kopfschmerzpatienten (Wieck). Am häufigsten ist

der Spannungskopfschmerz mit einer Prävalenz des episodischen Schmerzes von 35% und des chronischen Schmerzes von 2–3%. Bei der Migräne besteht eine Prävalenz von 12–15% bei Frauen und 7–8% bei Männern (AkdÄ). Der Gipfel der Erkrankung liegt zwischen dem 35. und 45. Lebensjahr. Frauen sind dabei dreimal häufiger betroffen als Männer. Nach dem 45. Lebensjahr lassen die Anfälle in der Regel nach. In der Schwangerschaft lassen die Attacken in 60–80% ab Ende des dritten Monats nach..

Sehr viel seltener ist der Cluster-Kopfschmerz (1:1000), der atypische Gesichtsschmerz und die Trigeminus-Neuralgie.Dagegen ist der zervikogen ausgelöste Kopfschmerz ein alltägliches Ereignis in der Allgemeinpraxis.

Nach jüngeren Schätzungen leiden in Deutschland mehr als 100 000 Menschen unter schmerzmittelbedingten Dauerkopfschmerzen (AkdÄ). Hier ist die Komplikationshäufigkeit besonders groß, man denke nur an die dadurch hervorgerufenen Nierenschäden und Magenulzera.

3 Bedeutung für den Allgemeinarzt

Das Symptom Kopfschmerz hat wegen seiner Häufigkeit eine besondere Bedeutung für den Allgemeinarzt. Durch seine Entscheidung befindet er sich nach Wieck im Vorfeld der Neurologie und Psychiatrie. Hier werden die Weichen für das spätere Schicksal des Patienten gestellt. Hier besteht vor allem die Möglichkeit, drohende Komplikationen frühzeitig zu erkennen und evtl. in der. Kooperation mit anderen Fachdisziplinen, den Patienten vor schlimmeren Folgen seiner Krankheit zu bewahren und längere Arbeitsunfähigkeitszeiten zu verhindern. Der Allgemeinarzt hat insofern eine besondere Verantwortung auch der Allgemeinheit gegenüber.

4 Bedeutung für den Patienten

Jeder Schmerz, vor allem aber Kopfschmerz bedeutet für einen Menschen, eine Einschränkung seiner Lebensqualität, seines Wohlbefindens und seiner Leistungsfähigkeit. In den meisten Fällen bedeutet dies auch für Menschen im Arbeitsprozess Arbeitunfähigkeit. Oft ist auch die Versuchung groß, den Schmerz durch Selbstmedikation zu beseitigen. Hier wird nicht selten die Grundlage zur Chronifizierung gelegt. Langdauernde Kopfschmerzen verursachen daneben auch Ängste, welche schmerzverstärkend wirken können. Ein Mensch mit chronischen Kopfschmerzen neigt zur Isolation, als Folge davon treten Störungen im familiären und sozialen Bereich auf. Dies wiederum kann depressive Verstimmungen hervorrufen, die den Teufelskreis schließen.

5 Mögliche Komplikationen

Die größten Komplikationsgefahren liegen wie bei anderen pseudobanalen Erkrankungen in einer unzulänglichen Anamnese und klinischen Diagnostik. Manche Patienten kommen in die Sprechstunde und präsentieren eine fertige Diagnose in dem sie von "ihrer Migräne" sprechen. Hier ist besondere Sorgfalt seitens des Arztes gefragt. Hierzu gehört auch die zu schnelle und nicht zielgerichtete symptomatische Therapie ohne genaue Schmerzanalyse.Diese kann unterstützt werden,wenn der Patient gebeten wird, ein Kopfschmerztagebuch zu führen mit Angaben über Zeit, Lokalisation und Dauer des Schmerzes bzw. über Beeinflussbarkeit. Durch übermäßige und überlange Einnahme von Kopfschmerzmedikamenten kann sich aus einer Migräne oder einem Spannungskopfschmerz ein sekundär-medikamentös induzierter Dauerkopfschmerz entwickeln. Hier sei nochmals auf die Möglichkeit der Entwicklung eines Dauerkopfschmerzes durch die Dauereinnahme von Ergotaminen, Triptane oder Analgetika-Kombinationen hingewiesen.

Medikamentös induzierte Kopfschmerzen können aber auch durch die Einnahme von Nitratpräparaten hervorgerufen werden, welche durch Vasodilatation Kopfschmerzen verursachen. Nach Absetzen des Präparates kommt es sehr schnell zum Abklingen der Beschwerden.

Posttraumatisch z.B. Schleuderverletzungen der HWS können Kopfschmerzen vom Spannungstyp hervorrufen, verbunden mit vegetativen Störungen und uncharakteristischen Missempfindungen wie Schwindel und Konzentrationsstörungen. Oft besteht kein Zusammenhang zwischen Verletzungsschwere und Dauer der Beschwerden. So kann z.B. durch die Verordnung einer Schanz'schen Krawatte bei röntgenologisch festgestellten Haltunganomalien der HWS nach Schleudertrauma die Beschwerden verstärkt werden, eine relative Muskelhypotrophie verursachen und so beim Patienten die Krankheitsdauer verlängern oder sogar Rentenbegehren oder übertriebene Schmerzensgeldforderungen induzieren.

Grundsätzlich beinhaltet jedes Kopfschmerzsyndrom die Möglichkeit einer Komplikation, sei es infektiöser Natur, vaskulärer Ursache oder psychogener Auslösung.

6 Fallbeispiele

Fall 1
35-jährige Patientin erkrankt Freitags akut an einem fieberhaften Infekt mit Körpertemperaturen um 38,5°C, verbunden mit Kopfschmerzen, die aber auf Antipyretica gut ansprechen. Einen Tag später weiterhin Fieber und zunehmende Kopfschmerzen bis in die rechte Gesichtshälfte ausstrahlend. Bei erneuter Untersuchung besteht der Verdacht auf einen

Meningismus. Im Bereich des rechten Gehörganges besteht eine Effloreszenz, die an einen beginnenden Herpes zoster oticus denken lässt. Da Wochenende ist, erfolgt Einweisung in eine Universitätsklinik. Dort wird sie zunächst HNO-ärztlich untersucht und mit dem Vermerk sich am Wochenanfang auf der neurologischen Abteilung vorzustellen, entlassen. Am nächsten Tag bestehen die Kopfschmerzen weiter und es besteht weiterhin der Verdacht auf einen meningealen Reizzustand. Es entwickelt sich eine periphere Fazialisparese rechts. Wiederum sofortige Einweisung auf die Neurologie. Nach erfolgter Lumbalpunktion Nachlassen der Kopfschmerzen; die Fazialisparese persistiert. Die Entlassungsdiagnose nach zwei Wochen lautet: Zoster oticus mit meningealem Reizzustand und peripherer Fazialisparese.

Falldiskussion: Bei allen Infektionen, seien sie viraler oder bakterieller Natur, können als Begleitsymptome Kopfschmerzen auftreten. Im beschriebenen Falle führte die Virusinfektion zu einer Begleitmeningitis und konsekutiv zu einer peripheren Fazialisparese. Neben den körperlichen Beschwerden für die junge Frau auch eine erhebliche psychische Belastung durch die verunstaltende Veränderung ihrer Physiognomie. Durch das Wochenende mit unvollständiger Besetzung der Klinik wurde zum mindesten eine verzögerte Behandlung in Gang gesetzt. Ob die Komplikation der Fazialisparese hätte verhindert werden können, ist fraglich.

Als Ursache dieser Parese werden Entzündung und sekundäre Kompression diskutiert. Periphere Fazialisparesen treten ansonsten bei verschiedenen Infektionen (Borreliose, Zoster oticus und anderen Viruserkrankungen) auf. Diskutiert werden muss hier eine Verschleppung des Prozesses.

Fazit dieses Verlaufs ist, dass jeder Kopfschmerz im Verlaufe einer Infektion ernst genommen werden muss, besonders,wenn er sich zum Hauptsymptom entwickelt.

Fall 2
51-jährige Patientin klagt über diffusen Kopfdruck, manchmal stärker, manchmal schwächer seit mehreren Wochen. Sie könne deshalb nachts kaum noch schlafen.

Untersuchung: RR 120/80 mmHg Puls 72/Min.. Diffuse Verspannung der Schulter – Nackenmuskulatur. Deutliche Schmerzreaktion bei passiver und aktiver HWS – Bewegung. Eine Röntgenuntersuchung der HWS zeigte außer einer Steilstellung keine Besonderheiten.. Wegen des Verdachts einer Blockierung in den Segmenten C1/2 und C6/Th1 vorsichtige chirotherapeutische Mobilisierung.. Die Patientin wird nach drei Tagen zur Kontrolle wiederbestellt. Sie berichtet dann, dass sich nichts gebessert habe! Sie habe das Gefühl:"Es zerdrücke ihr den Kopf." Auf

die Frage was denn zerdrücke bricht die Patientin in Tränen aus. Als sie
sich nach einiger Zeit etwas gefangen hat, berichtet sie, dass sie auch zu
Hause öfters weinen müsse, sie fühle sich stumpf und freudlos. Auf weitere Fragen berichtet sie, dass sie sehr religiös sei und ihr Sohn, 24 Jahre
alt aus der Kirche ausgetreten sei. Dies belaste sie sehr, sie fühle sich
schuldig und wisse nicht, wie sie sich verhalten soll. Ihr Ehemann leide
auch sehr darunter. Nach mehreren eingehnden Gesprächen und Ein-
schaltung des zuständigen, sehr verständnisvollen katholischen Pfarrers,
verliert sich die Symptomatik nach und nach. Medikamentös wird vorübergehend ein Doxepinpräparat verordnet.

Falldiskussion: Der Kopfschmerz der Patientin war in diesem Falle geradezu eine somatische Maske. Er war das Präsentiersymptom, um Einlass
beim Arzt zu finden. Wiek sprach 1965 auch davon, dass der Patient einen
"arztgerechten Beschwerdekomplex" anbietet, welcher sich auf das Be-
zugssystem der modernen technischen und somatisch orientierten Medizin einstellt.

Jede affektive Störung manifestiert sich sowohl auf psychischer als auch
auf körperlicher Ebene. So ist zu beobachten,dass in den letzten Jahrzen-
ten depressive Krankheitsbilder in zunehmendn Maße durch körperliche
Beschwerden gekenntzeichnet sind.

Zunehmende innere Spannung hat bei der Patientin den Muskeltonus
derart erhöht, dass die Schmerzschwelle in der Muskulatur überschritten
wurde. Fehlstellung der HWS und Blockierung waren hier nur der Ausdruck einer "inneren Fehlstellung". Dies frühzeitig zu erkennen ist Aufgabe des Hausarztes, der aus der Kenntnis des Patientenumfeldes Komplikationen verhindern kann.

Schlussfolgerung und Verhinderung von Komplikationen:

Die meisten Patienten in der Allgemeinpraxis mit dem Leitsymptom
Kopfschmerz leiden an sogenannten primären Kopfschmerzerkrankungen
wie Migräne (Prävalenz von 14%) oder dem episodischen Spannungskopfschmerz (Prävalenz 50%). Länger dauernde Migränekopfschmerzen
entstehen nicht selten durch unzulängliche Intervallbehandlung z.B. mit
Betablockern.Deshalb ist gerade bei der Migräne die Ausschöpfung aller
therapeutischen Möglichkeiten wichtig. Manchmal ist der Spannungs-
kopschmerz auch die Folge ergonomischer Fehlhaltung der HWS, hervorgerufen z.B. durch Computerarbeit. Spannungskopfschmerz kann aber
auch der Ausdruck einer lavierten Depression sein, als Ausdruck der inneren Spannung. Er wird dann zum klassischen Präsentiersymptom. Trotz
der Seltenheit dürfen Kopfschmerzen, denen eine intracranielle oder systemische Erkrankung zugrunde liegt, nicht übersehen werden. Ein Kopf-
schmerzpatient muss grundsätzlich eingehend zur Krankheitsvorgeschichte
befragt werden und klinisch untersucht werden, um primäre und sekundäre

Formen voneinander zu unterscheiden., vor allem zur Abklärung unklarer Kopfschmerzsymptome. Zu dieser Untersuchung gehört:

1. Schädel
2. Sinnesorgane (Augenhintergrund)
3. Hirnnerven
4. HWS und umgebende Muskulatur
5. Kreislauf
6. Urinuntersuchung
7. Blutbild und BKS

Die Diagnose primärer Kopfschmerzerkrankungen stützt sich ausschließlich auf die ausführliche Anamnese. In aller Regel ist dabei der neurologische Befund unauffällig. Pathologische Befunde in bildgebenden Verfahren bei unauffälligem klinischen und neurologischen Status sind nicht häufig. In einer Studie im Zeitraum von 1977 bis 1996 mit dreitausend Schichtaufnahmen bei Patienten mit „Notfallkopfschmerzen" wurde nur in 0,8% der Fälle ein Gehirntumor gefunden. Bei einer typischen Migränesymptomatik liegt die Zahl pathologischer Befunde noch niedriger. Bei Demonstration von nicht relevanten Zufallsbefunden kann es zu iatrogenen Schäden kommen. So konnten in 12–46% der Fälle unspezifische Marklagerveränderungen in der Kernspintomographie nachgewiesen werden ohne klinisch pathologische Relevanz. Bei Fehlinterpretation als pathologische Befunde können Patienten massiv verunsichert werden (Przywara, May).

Folgende Hinweise aus der Anamnese sollten allerdings zu weiterführenden Untersuchungen Anlass geben:

1. *Änderung der bisherigen Kopfschmerzsymptomatik*
2. *Auftreten fokal neurologischer Symptome*
3. *Persönlichkeitsveränderungen*
4. *Synkopen und cerebrale Krampfanfälle*
5. *Fieber und Nackensteifigkeit*
6. *Heftiger neu aufgetretener Kopfschmerz*
7. *langsam zunehmender Schmerz*

Hirntumoren verursachen in relativ seltenen Fällen Kopfschmerzen, erst wenn durch den Tumor der Binnentruck im Schädel gesteigert wird, treten Kopfschmerzsymptome auf. Neurologische Ausfallssymptome stehen hier bei weitem im Vordergrund. Außnahme sind retrobulbäre Prozesse, die relativ frühzeitig Symptome machen und dann mit einem Migränekopfschmerz verwechselt werden können.

Literatur

Diener HC, Brune K, Gerber WD, Paffenrath V, Straube A (2000) Therapie der Migräneattacke und Migräneprophylaxe. Empfehlung der Deutschen Migräne – und Kopfschmerzgesellschaft (DMKG). Arzneimitteltherapie 18: 314–323

Haag G, Baar H, Grotemeyer V, Paffenrath MJ, Ribbat H, Diener C (2003) Prophylaxe und Therapie des medikamenteninduzierten Dauerkopfschmerzes, Therapieempfehlungen der Deutschen Migräne – und Kopfschmerzgesellschaft, Nervenheilkunde 1–5, (im Druck)

Keseberg A (2002) Migränemittel. In: Schwabe U, Paffrath D (Hrsg) Arzneimittelreport, 557–565

Keseberg A (1979) Der Kopfschmerz. Eine Studie aus der Allgemeinpraxis. ZFA 55: 739–744

Pzywara S, May A (2003) Alarmsymptom Kopfschmerz, Forschungsergebnisse der Deutschen Migräne – und Kopfschmerzgesellschaft 1–7, aus www.dm.kg.org/grundla/alarm.htm

Wiek HH (1975) Kopfschmerz, lavierte Depression. Schattauer, Stuttgart

Therapieleitlinie, Arzneimittelkommission der Deutschen Ärzteschaft (1999) Kopf – Gesichtschmerz, 2. Aufl, AVP Sonderheft, 1–20

1.1.6 Nackenschmerz
Wilhem Niebling

Zusammenfassung

Eine effektive Versorgung von Nackenschmerzpatienten in der hausärztlichen Praxis setzt eine pragmatische und handlungsanleitende diagnostische Unterteilung in unkomplizierte Nackenschmerzen sowie komplizierte Nackenschmerzen voraus. Ein weiteres prioritäres Ziel ist der rasche Ausschluss abwendbar gefährlicher Verläufe und die Identifizierung somatischer und psychosozialer Risikofaktoren für eine Schmerz-Chronifizierung.

Die genaue Ätiopathogenese der überwiegenden Zahl von unkomplizierten Nackenschmerzen ist unklar und korreliert nicht mit röntgenologischen Veränderungen der Halswirbelsäule.

Verordnung vorwiegend passiver therapeutischer Maßnahmen können als iatrogene Faktoren zu einer Chronifizierung der Schmerzen beitragen. Patienten sind nur ungenügend über den meist gutartigen Verlauf der Erkrankung und realistische Behandlungsziele aufgeklärt.

Multimodale Betreuungs- und Behandlungskonzepte sind erfolgversprechend, jedoch bislang nur punktuell etabliert.

1 Definition

Nach ihrer Symptomatik lassen sich Nackenschmerzen praktikabel in unkomplizierte (*nicht-radikuläre*) und komplizierte (*radikuläre*) Schmerzen im Bereich der Halswirbelsäule einteilen (Binder 2002). Radikuläre Schmerzen sind meist unilateral, auf ein umschriebenes Dermatom beschränkt, örtlich konstant und strahlen, je nach Höhe der betroffenen Nervenwurzel in den Oberarm, oder bis zu den Fingern aus. Davon abzugrenzen sind die sogenannten *pseudo-radikulären* HWS- Schmerzen, die Dermatom-übergreifend uni- oder bilateral lokalisiert sind und ein buntes Symptommuster mit Kopfschmerzen, Schwindel, Schluckstörungen und Kribbel-Parästhesien zeigen können.

Treten Nackenschmerzen (häufig nach einem beschwerdefreien Intervall) nach Beschleunigungstraumen auf, ist die in der neueren Literatur durchaus kontrovers diskutierte Ursache in einer Halswirbelsäulen-Distorsion mit Dehnung von Bändern und Kapseln sowie nervaler Strukturen zu vermuten.

Nur ein verschwindend kleiner Anteil (< 2%) von Nackenschmerzen wird durch ernsthafte Grunderkrankungen (Malignome, raumfordernder

Diskusprolaps, Entzündungen etc.) verursacht, deren Fehlbeurteilung jedoch schwerwiegende Folgen haben kann (Nachemson& Vingard 2000).

2 Epidemiologie

Nackenschmerzen zeigen in allen Industrienationen hinsichtlich der Beanspruchung des Gesundheitssytems einen anhaltenden Trend nach oben. Muskulo-skelettale Schmerzsyndrome und nicht etwa Herz/Kreislauferkrankungen oder onkologische Krankheitsbilder sind zur *kostenintensivsten* Gesundheitsstörung geworden. Die Lebenszeit-Prävalenz liegt bei etwa 60%, sie ist am höchsten im mittleren Lebensalter (Cote 1998). Nacken- (und Kreuzschmerzen) gehören zu den häufigsten Beratungsanlässen in der hausärztlichen Praxis.

Der überwiegende Teil der Nackenschmerzen hat einen günstigen Spontanverlauf. Viele Betroffene suchen bei wiederholten Beschwerden keinen Arzt auf. Durch symptomatische Maßnahmen wie vorübergehende körperliche Entlastung (nicht Bettruhe!), Einnahme von Analgetika oder Wärmeapplikation kommt es meist innerhalb weniger Tage bis Wochen zum Abklingen der Beschwerden. Bei etwa 10% der Betroffenen kommt es jedoch zu einer Chronifizierung der Beschwerden mit langdauernder Beeinträchtigung der Lebensqualität, langer Arbeitsunfähigkeit mit fatalen sozialen Folgen (Mäkelä 1991). Dieser Patientenanteil verursacht den Grosseil der anfallenden direkten und indirekten Krankheitskosten.

Wie beim chronischen Kreuzschmerz scheinen anhaltende und rezidivierende Nackenbeschwerden, besonders nach Distorsionstraumen, assoziiert zu sein mit längerdauernder Arbeitsunfähigkeit, mit stärkerem Krankheitsgefühl, mit Arbeitsplatz-Unzufriedenheit und Rentenwunsch sowie mit pessimistischer Haltung und depressiven Störungen (Linton 2000).

3 Bedeutung für den Hausarzt

Nacken-/Schulterschmerzen gehören zu den häufigsten Beratungsanlässen in der hausärztlichen Praxis. Der natürliche Krankheitsverlauf ist günstig, nur in 2–5% finden sich ernsthafte oder vital bedrohende Ursachen (hohe Morbidität, niedrige Mortalität). Bei Ärzten, die eine Fortbildung und Qualifizierung in Manualtherapie haben, kann diese Erfahrung helfen, einen gezielteren Blick für diese Erkrankungen zu entwickeln sowie unmittelbare therapeutische Hilfe anzubieten (siehe auch Kapitel 2.8). Die *Erwartungshaltung der Betroffenen* ist meist hoch und steht für den behandelnden Arzt im deutlichen *Kontrast zur objektiven Schwere* der Erkrankung. Diagnostik und Therapie sind kostenintensiv ebenso die indirekte Krankheitslast (Reha-Maßnahmen, Arbeitsunfähigkeit, vorzeitige Berentung).

4 Bedeutung für die Patienten

Betroffene erleben ihre Beschwerden als bedrohlich und in ihrer variablen Ausprägung mit z.B. Schwindel oder Parästhesien als Vorboten eines möglichen Schlaganfalles oder einer anderen drohenden Katastrophe. Sie erhalten auf den verschiedenen Versorgungsebenen unseres Gesundheitssystems sehr differente Erklärungen für ihre Schmerzen mit deutlich unterschiedlicher Schnittmenge ihres laienhaften Krankheits-Modells: *Schmerz = Gefahr.*

Die Folgen sind Unzufriedenheit, Enttäuschung und Resignation mit der Gefahr der Chronifizierung.

4.1 Krankheitstypische Komplikationen

Die Vielzahl der verwendeten Begriffe für Nackenschmerzen ist für die Patienten stigmatisierend. Morphologische Veränderungen im Rahmen bildgebender Diagnostik stehen nur selten in Übereinstimmung mit den geklagten Beschwerden und sind oft mehr mit „Strahlenbelastung als Erkenntniszuwachs" verknüpft (Waddell 1998). Nur *selten* gelingt bei unkomplizierten Nackenschmerzen eine eindeutige *ätiopathogenetische Zuordnung.* Das diagnostische Vorgehen in der Hausarztpraxis ist von erheblicher Variabilität und wird, da validierte Leitlinien nicht etabliert sind, häufig von den Tätigkeitsschwerpunkten des Arztes und der apparativen Ausstattung bestimmt. Der oft komplexe psychosoziale Hintergrund, die Schwierigkeit der Schmerzobjektivierung und die oben bereits erwähnte hohe Erwartungshaltung der Nackenschmerzpatienten machen diese nicht selten zu „schwierigen Patienten", wobei die „Schwierigkeit nicht so sehr, jedenfalls nicht ausschließlich in ihrer Problematik, sondern in uns (den Ärzten) beruht; nämlich in unserer mangelnden Fähigkeit zu verstehen, was sie mit ihrem von uns nur schwer zu akzeptierendem Verhalten ausdrücken" (Helmich 1991).

4.2 Versorgungstypische Komplikationen

4.2.1 Zutreffende Einordnung nach Prognose

Gelingt es in der hausärztlichen Praxis nicht, zwischen Patienten mit unkomplizierten Nackenschmerzen einerseits und radikulären Problemen andererseits zu unterscheiden oder abwendbar gefährliche Verläufe (red flags) oder Risikofaktoren für Chronifizierung (yellow flags) zu identifizieren, so ist die Fehlversorgung der Betroffenen die logische Konsequenz. Folgt man den internationalen Leitlinien, so ist die *frühzeitige Hinzuziehung* der fachärztlichen Versorgungsebene eher *kontraproduktiv* für den weiteren Verlauf. Sie ist inadäquat für Patienten mit unkomplizierten Nacken- und Schulterschmerzen. Überweisungen sollten mit klarer Indikation und Zielsetzung in Abstimmung mit den spezialisierten Kollegen sowie den betreffenden Patienten erfolgen.

4.2.2 Therapie

Da unterschiedliche therapeutische Konzepte den natürlichen (meist gutartigen) Verlauf von Nackenschmerzen nicht wesentlich beeinflussen und
„gute Erfahrungen" das weitere Vorgehen prägend beeinflussen, gibt es
eine breite Palette von therapeutischen Optionen. Auch hier fehlen validierte Verfahren auf dem Boden einer systematischen Suche nach Evidenz. Es
überwiegen passive, den Patienten in seiner Krankenrolle verstärkende therapeutische Verfahren. Der berechtigte Wunsch nach Schmerzlinderung
birgt die Gefahr der unkritischen Medikamentenverordnung oder riskanter Applikationsverfahren von Schmerzmitteln oder Lokalanästhetika.

4.2.3 Falsches Anreizsystem

In den modernen Gesundheitssystemen haben „Medizin und soziale Un-
terstützungssysteme sich größtenteils vorteilhaft entwickelt. Aber wir
müssen uns fragen, ob sie zu einer Verbesserung des Problems rücken-
und nackenschmerzbedingter Arbeitsunfähigkeit geführt oder, ob sie es
im Gegenteil verstärkt und ausgeweitet haben" (Waddell 1998). Es wäre
verkehrt und fatal, diese Aussage als Argument für einen Abbau von sozi-
alpolitischen Errungenschaften zu instrumentalisieren. Es ist jedoch angebracht, mit dem notwendigen Einfühlungsvermögen zu reagieren und kor-
rigierend einzugreifen, wenn die Inanspruchnahme von sozialen
Leistungen die Rückkehr in ein „normales Leben" eher behindern denn
fördern.

4.2.4 Koordinations-, Kommunikations- und Kooperationsprobleme

Patienten mit Nackenschmerzen werden in der Hausarztpraxis nicht selten
als *Besucher* erlebt. Besucher deswegen, weil sukzessiv Orthopäden, Neurologen, HNO-Ärzte evtl. mit Zusatzbezeichnungen Homöopathie, Naturheilverfahren, Chirotherapie oder Schmerztherapie aufgesucht werden, die
ihrerseits wieder Überweisungen veranlassen,- von denen der Hausarzt
nur dann erfährt, wenn er gezielt danach fragt und den Patienten dabei
keine Schuldgefühle vermittelt

4.2.5 Fehlende Vernetzung der verschiedenen Behandlungsebenen

Obwohl in evidenzbasierten Leitlinien multimodale Behandlungskonzepte
als effektiv bei rekurrierenden Nackenschmerzen empfohlen werden, existieren entsprechende Einrichtungen nur punktuell. Die Vernetzung aller
an der Behandlung von Nackenschmerz-Patienten beteiligten Arztgruppen
im niedergelassenen und stationären Bereich mit klinischen Psychologen,

arbeitsmedizinischen Einrichtungen, ambulanten und stationären Rehabilitationseinrichtungen, Krankengymnasten, Ergotherapeuten, Selbsthilfegruppen, Sportvereinen, Betriebssportgruppen, Arbeitgebern und Kostenträgern ist derzeit nicht realisiert und in Zukunft kaum finanzierbar.

5 Patientenbeispiele

Fall 1
Am Montagmorgen stellt sich die 42-jährige E.K. in meiner Sprechstunde vor. Sie trägt eine Nackenstütze. Auf meine Frage, was ich für sie tun könne, erwidert sie in deutlich vorwurfsvollen Tonfall: „sehr viel, denn so kann es nicht weiter gehen". Auf meine Bitte um Präzisierung ihrer Beschwerden schildert Frau K., seit dem Wochenende wieder ihr „Chronisches HWS-Syndrom" zu haben. Schuld sei die Arbeit in der Firma. Obwohl jeder in der Abteilung von ihrer "kaputten" Halswirbelsäule wisse und sie auch ein entsprechendes Attest ihres Orthopäden vorgelegt habe, werde darauf keine Rücksicht genommen. Sie wolle jetzt eine „Überweisung zum Röntgen, am besten in die Röhre". Im weiteren Gespräch äußert die Patientin den Wunsch nach einem stark wirkenden Schmerzmittel und Massagen, die ihr schon früher immer gut geholfen hätten. Die Nackenstütze habe ihr eine Freundin geborgt, nicht ohne ihr den Rat zu geben, endlich einmal „in Kur" zu gehen.

Ich kenne Frau K. seit gut einem Jahr und weiß, dass sie nach einer gescheiterten Ehe aus der benachbarten Großstadt wieder zu ihrer Mutter gezogen ist, früher als Serviererin gearbeitet hat und jetzt als ungelernte Arbeitskraft in einer feinmechanischen Firma tätig ist. Es existieren zahlreiche fachärztliche Berichte (an unterschiedliche Hausarztpraxen), insgesamt ohne wegweisenden Befund. Die von der Patientin erwähnten röntgenologisch nachgewiesenen Schäden werden als mäßiggradige degenerative Veränderungen der unteren HWS beschrieben.

Bei der körperlichen Untersuchung findet sich eine druckdolente nuchale Muskulatur. Bei passiver Kopfrotation in Inklination äußert Frau K. beidseits bei 45° starke Schmerzen. Der Tonus der Schultermuskulatur ist erhöht, die Schultergelenke sind frei beweglich. Die orientierende Prüfung der Hirnnerven sowie der Motorik und Sensibilität der Arme ist unauffällig. Meine Frage nach sportlichen Aktivitäten wird mit einem knappen „Nein" beantwortet.

Falldiskussion: Deutlich ist die Diskordanz des subjektiven Krankheitsempfindens der Patientin und der objektiven hausärztlichen Problemeinschätzung. Die *körperliche Komponente* des Schmerzes zeigt sich in einer erhöhten Muskelspannung im Sinne einer physiologischen Überaktivierung. Die *subjektive Schmerzinterpretation* ist geprägt von einer massiven Überbewertung der körperlichen Missempfindungen und einem wenig belastbaren körperlichen Selbstkonzept. Das *Verhalten* der Patientin wird beeinflusst von einer Vermeidungshaltung gegenüber auslösenden Situationen, einem spürbaren sozialen Rückzug und einer unangemessenen Inanspruchnahme medizinischer Leistungen. *Emotional* sind Verzweiflung, das Gefühl missverstanden zu werden sowie Resignation zu spüren, ein eindeutiges Risikoprofil für eine Schmerz-Chronifizierung.

Vordringliche Aufgabe ist die Motivierung der Patientin zur *Verhaltensänderung* (frühzeitige Aktivierung, Förderung der körperlichen Ausdauer, Erlernen eines häuslichen Übungsprogrammes), eine Veränderung der Einstellung hinsichtlich beruflicher Aktivität, die Verbesserung der depressiven Beeinträchtigung sowie eine begleitende Psychotherapie mit dem Ziel der Schmerzkontrolle.

6 Allgemeine Schlussfolgerungen

– Die meisten Patientinnen und Patienten mit unkomplizierten Nackenschmerzen können angemessen und adäquat durch Hausärzte betreut werden.
– Bedrohliche Komplikationen und ernsthafte Erkrankungsursachen sind selten, dürfen jedoch nicht übersehen werden.
– Ärztliches Gespräch und die Arzt- Patientenbeziehung sind von großer Bedeutung, da sie dem Behandler und ihren Patienten die Möglichkeit eröffnen, ihre (meist unterschiedliche) Auffassung der Schmerzauslösung und –ursache zu erörtern.
– Die Aufklärung der Betroffenen über den meist gutartigen Verlauf sowie die Aufforderung aktiv zu bleiben und ein möglichst „normales" Leben zu führen ist von größter Wichtigkeit.
– Längerdauernde Bettruhe ist schädlich und sollte nicht empfohlen werden.
– Risikofaktoren für eine Schmerz-Chronifizierung sollen bereits in einem frühen Stadium der Erkrankung identifiziert werden.
– Verordnung, Anwendung und Empfehlung vorwiegend passiver therapeutischer Maßnahmen können als iatrogene Faktoren zu einer Schmerz-Chronifizierung beitragen.

Literatur

Andersson GBJ (1997) The epidemiology of spinal disorders. In: Frymoyer JW (ed) The adult Spine, 2nd ed. Lippincott-Raven, New York, 341–380
Binder A (2002) Neck pain. Clin Evid 7:1049–1062
Cote P, Cassidy D, Caroll L (1998) The Saskatchewan health and back pain survey: the prevalence of neck pain and related disability in Saskatchewan adults. Spine 23:1689–1698
Helmich P, Hesse E, Köhle K et al. (1991) Psychosoziale Kompetenz in der ärztlichen Primärversorgung. Springer-Verlag, Heidelberg Berlin New York
Jäckel WH, Gerdes N (1998) Medizinische Rehabilitation bei Rückenschmerzen- die Situation in Deutschland. In: Pfingsten M, Hildebrandt J (Hrsg) Chronischer Rückenschmerz- Wege aus dem Dilemma. Verlag Hans Huber, Bern Göttingen Toronto Seattle, 1–19

Linton SJ (2000) Psychological risk factors for neck and back pain. In: Nachemson AL, Jonsson E Neck and Back Pain. Lippincott Williams & Wilkins, Philadelphia Baltimore New York, 57–78

Mäkelä M, Heliövaara M, Sievers K, Impivaara O, Knekt P, Aromaa A (1991) Prevalence, determinants, and consequences of chronic neck pain in Finland. Am J Epidemiol, 134:1356–1367

Nachemson AL, Vingard E (2000) Assessment of patients with neck and back pain: A best-evidence synthesis. In: Nachemson AL, Jonsson E. Neck and back pain. Lippincott Willams & Wilkins, Philadelphia Baltimore New York, 189–236

Statistisches Bundesamt (Hrsg) (2000) Gesundheitsbericht für Deutschland 1998. Metzler-Poeschel, Stuttgart

Waddell G (1998) Rückenschmerz- eine medizinische Herausforderung des 20.Jahrhunderts. In: Pfingsten M, Hildebrandt J (Hrsg) Chronischer Rückenschmerz- Wege aus dem Dilemma. Verlag Hans Huber, Bern Göttingen Toronto Seattle, 83–97

1.1.7 Brustschmerz
Friedhelm Henze

Zusammenfassung

Thoraxschmerzen bei Patienten in der Allgemeinpraxis sind mehrheitlich auf chronische Erkrankungen zurückzuführen. Hier sind vorwiegend degenerative Schäden der HWS/BWS und Funktionsstörungen des muskuloskelettalen Systems zu nennen. Ein bedeutender Anteil wird von gastroösophagealen Störungen eingenommen. Nur rund 10% aller Thoraxschmerzereignisse sind durch potenziell lebensbedrohliche Zustände, zum Beispiel durch Herzinfarkt oder Lungenembolie bedingt.
Beim Symptom Brustschmerz ist die allgemeinmedizinische Forderung, primär den abwendbar gefährlichen Verlauf auszuschließen, besonders bedeutsam. Bei der differenzialdiagnostischen Abklärung gilt es deshalb neben dem Hauptsymptom auch die Begleitsymptome genau zu erfassen, wobei gerade der Schmerzcharakter, seine Intensität und Lokalisation von entscheidender Bedeutung ist. Somit bildet gerade angesichts der Gefahr eines potenziellen Notfalls eine genaue Anamnese, die auch Angaben von Angehörigen zu berücksichtigen hat, ein wichtiges Instrument, Komplikationen zu reduzieren. Diese ergeben sich somit aus der Verkennung des (potenziellen) Notfalls, einer zu eng gefassten Differenzialdiagnose und unsachgemäßer Beratung.

1 Definition

Thoraxschmerzen bzw. Schmerzen in der Brust sind Symptome für verschiedene Krankheiten und Störungen. Wichtige diagnostische Wegweiser sind Schmerztyp, Schmerzqualität, Schmerzdauer und ihre Ausstrahlung.

2 Epidemiologie

Thoraxschmerzen sind mit 10–25% Prävalenz in der Bevölkerung ein häufiges Symptom in der allgemeinmedizinischen Praxis. Nach Angaben des statistischen Bundesamtes lagen die als kardial eingeschätzten Behandlungsursachen in Krankenhäusern im Jahr 1999 bei Männern an erster Stelle der Behandlungsdiagnosen inclusive der ambulanten Krankenhausbehandlungen, die Frauen lagen mit dieser Diagnose nach Mammacarcinom und Entbindungen an dritter Stelle. In der Allgemeinpraxis sehen wir die kardialen Erkrankungen letztlich als abschließende Diagnose nur bei einem Fünftel der Schmerzursachen des Brustraumes.

3 Bedeutung für den Allgemeinarzt

Thoraxschmerzen gehören in der allgemeinärztlichen Sprechstunde zu den häufigen und gleichzeitig schwierigen Symptomen. Der Schmerz wird häufig präkordial projiziert und suggeriert die mögliche kardiale Ursache und damit die Hauptsorge des Betroffenen. Mit vorgefassten Meinungen, selbst gestellten Diagnosen und Befürchtungen der Patienten konfrontiert, ist der Arzt zu besonders verantwortungsvollem Umgang mit dem Patienten und seinen Angehörigen aufgefordert.

Dies betrifft auch die Praxisorganisation, die sensibel auf diese Patienten reagieren sollte. Es muss gesichert sein, dass jeder akut auftretende Thoraxschmerz zeitnah untersucht wird, um die Bedrohlichkeit einzuschätzen. Hierbei ist ein Mindestprogramm zur Ausschlussuntersuchung einer möglicherweise lebensbedrohenden Erkrankung abzuwickeln. Gründliche Anamnese und körperliche Untersuchung, EKG, Labor (Troponin-Test), BZ, eventuell auch Ergometrie geben Patient und Arzt die nötige Sicherheit, sich mit der Beforschung der tatsächlich relevanten Ursachen für dieses Symptom zu beschäftigen oder die kardiale Ursache zu belegen.

Jeder Hausarzt muss in der Lage sein, die Symptome einzuordnen, bei bedrohlichen Erkrankungen schnell und suffizient zu handeln, andererseits aber auch beruhigend auf den verängstigten Patienten einzuwirken. Dem Allgemeinarzt obliegt zudem noch eine weitere hohe Verantwortung. Bei Untersuchung und/oder Behandlung durch verschiedene Gebietsärzte muss er den Überblick behalten und sich nicht scheuen, ggf. sein eigenes Urteil der Beurteilung des Konsiliarius kritisch entgegenzusetzen. Der Patient erwartet von uns in der Regel eine zusammenfassende und abschließende Stellungnahme zu den erhobenen Daten. Wir sollten nie vergessen, dass Spezialisten ihre Aufmerksamkeit auf ihr Spezialgebiet fokussieren und wir uns nicht darauf verlassen könne, dass Nachbardisziplinen in die Differenzialdiagnose des Spezialisten einbezogen wurden.

4 Bedeutung für den Patienten

Für den Patienten bedeuten Thoraxschmerzen, besonders die akut einsetzenden, eine extreme psychische Belastung bis hin zur Todesangst. Stark belastet auch Atemnot, die sich bereits durch Einschränkungen der Atemexkursionen einstellt, unabhängig von deren Ursache. Notfalltransporte und Krankenhauseinweisungen bedeuten einen massiven Eingriff in die Lebensplanung, auch nicht lebensbedrohliche Krankheiten, besonders chronische, schränken die Lebensqualität erheblich ein. Angst, reaktive Depressionen (siehe dort), Arbeitsunfähigkeiten, wiederkehrende Behandlungen, Rehabilitationsmaßnahmen nehmen große Zeitanteile des Lebens ein und belasten die Partnerschaft, die familiären Beziehungen und den Arbeitsplatz.

Auch der Umgang mit den Risikofaktoren der zu Grunde liegenden Erkrankung, insbesondere der kardialen, aber auch der muskuloskelettalen bringt für die meisten Patienten große Probleme mit sich. Gewichtsreduktion, Nikotinkarenz, Ernährungsumstellung, Stressabbau, regelmäßige Bewegung, schlicht eine sukzessive Umstellung des Lebensstils sind für die Patienten oft unüberwindbare Hindernisse. Schulungen und Motivationsübungen sind trotz aller Mühsal, trotz aller Rückfälle und Misserfolge notwendig und sinnvoll. Regelmäßige Motivation und Verstärkung kleiner Erfolge ist mindestens so wichtig wie die medikamentöse Therapie.

5 Differenzialdiagnose

Tabelle 1 gibt einen Überblick über die wesentlichen Differenzialdiagnosen und deren klinische Kennzeichen (Herold 2001, Glänzer 1988).

Tabelle 1. Differentialdiagnosen des Brustschmerz und klinische Kennzeichen

Kardiale Ursachen	Lokalisation/ Ausstrahlung	Intensität/ Qualität	Begleit- symptome	Auslöser
Angina pectoris	Retrosternal, Ausstrahlung in Nacken, Unterkiefer, Arm, Schulter (links), Rücken, Epigastrium	Druckgefühl, Brennen, beengend	Ansprechen auf Nitroglycerin, RR-Anstieg, Herzfrequenz?, Dyspnoe, Verdauungs-störungen	Belastung (körperlich, emotional), kaltes Wetter, opulente Mahlzeiten
Myokardinfarkt	Wie AP	Wie AP, aber ausgeprägter (Vernichtungs-schmerz), plötzlicher Beginn	Kein Ansprechen auf Ruhe oder Nitro, Angst, Kaltschweißig-keit, Übelkeit	Oft Belastungs-unabhängig, in Ruhe
Perikarditis	Beginn meist retrosternal, präkordial, Ausstrahlung in Nacken, li Schulter, eng umschrieben	Scharf, schneidend, stechend, hält über Stunden und Tage an	Perikardreiben, Fieber	verstärkt durch tiefe Inspiration, Änderung der Körperlage, besser durch Aufsetzen, Vorlehnen
Aortendissektion	Retrosternal, vorderer Thorax, Austrahlung in Rücken, Wandern bei fortschreitender Dissektion	Plötzlicher Beginn, sehr stark, stechend, reißend, anhaltende Schmerzen	Systolikum	Bluthochdruck, Blutdruckanstieg, Prädisposition (z.B. Marfan-Syndrom)

Pulmonale Ursachen	Lokalisation/ Ausstrahlung	Intensität/ Qualität	Begleit- symptome	Auslöser
Lungenem- bolie	Substernal, tho- rakal	Plötzlicher Beginn, atem- abhängig, anhaltend, stark, stechend, AP-ähnlich	Dyspnoe, Tachy- pnoe, Tachykar- die, akute Rechtsherz- insuffizienz	Pulmonale Hypertonie nach Verlegung der Lungenstrom- bahnen
Pneumonie mit Pleuritis	Thorakal über dem betroffe- nen Lungenab- schnitt	Stechend, hält oft tagelang an, atemabhängig	Fieber, Husten, Dyspnoe, Klopf- schall gedämpft, Rasselgeräu- sche, Pleurarei- ben	Verstärkt bei tie- fer Inspiration
Spontan- Pneumo- thorax	Einseitig, betrof- fene Thorax- hälfte	Stark, scharf, klar umschrie- ben	Hypersonorer Klopfschall, abgeschwächtes Atemgeräusch, Dyspnoe	Kräftiges Hus- ten, körperliche Überbelastung
Bronchial- Ca.	Je nach Tumor- Lokalisation, oft sehr spät	Atemabhängig, pleuritisch	Husten, Hämop- tysen, rez. Pneu- monien,	Rauchen, Reiz- gase, Asbest etc.

Gastro- intestinale Ursachen	Lokalisation/ Ausstrahlung	Intensität/ Qualität	Begleit- symptome	Auslöser
Reflux-Öso- phagitis	Retrosternal, Substernal, epi- gastrisch	Brennen, visze- raler Schmerz	Sodbrennen, Verdauungsstö- rungen, Erleich- terung, durch Antazida	Große Mahlzei- ten, flaches Lie- gen, Alkohol, Kaffee etc.
Pankreatitis	Oberbauch	Akut, heftig, gürtelförmig ausstrahlend	Fieber, Übelkeit und Erbrechen, gespannte Bauchdecken, Meteorismus	Alkoholexzess, fettreiches Essen
Gallenkolik	Rechter Ober- bach, epigas- trisch	Stärkste Schmer- zen, Unwohl- sein, wellenförmig	Druckschmerz rechter Ober- bauch	Ggf. nach fet- ten Mahlzeiten
Peptisches Ulkus	Substernal, epi- gastrisch	Brennen, lang- anhaltend	Unwohlsein, besser nach Nahrungsauf- nahme und Ant- azida	Streß, Helico- bakter Pylori, NSAR

Sonstige Ursachen	Lokalisation/ Ausstrahlung	Intensität/ Qualität	Begleit- symptome	Auslöser
Bewegungs-apparat	Unterschiedlich	Dumpf, zie-hend, Bewe-gungs-abhängig, ste-chend	Bewegungs- und Druckschmerz, Schonhaltung	Ungeschickte Bewegungen, Zerrungen, Ver-letzungen, Ver-schleiß, Blockierung ver-schiedener Wir-belkörper-gelenke
Zosterneur-algie	Betroffenes Der-matom	Brennend, ste-chend, quälend, langanhaltend	Bläschenerup-tion	Infektion mit Herpes-Zoster, Viren, Immun-schwäche
Funktio-nelle Herz-beschwer-den (z.B. Angst)	Präkordial, wechselnd	Beklemmend, unterschiedlich	Seufzende Atmung, Brust-wand berüh-rungs-empfindlich, Hyperventila-tion	Angst, psychi-sche Probleme

6 Komplikationen und Fallbeispiele

6.1 Zweiterkrankung bleibt unerkannt

Fall 1
Eine 48 jährige Frau, voll berufstätig, Doppelbelastung durch behinder-te Zwillinge (22 Jahre) und alte Schwiegereltern, starke Raucherin, kommt mit Schmerzen im linken Schulterblatt in die Sprechstunde. Die Muskulatur des Trapezius, des Rhomboideus und des Infraspinatus der linken Seite war druckdolent verhärtet, die Beweglichkeit in der BWS eingeschränkt. Auskultatorisch bestand Vesiculäratmen, Husten wurde nicht angegeben, auch keine Beeinträchtigung des Allgemeinbefindens.

Die Patientin wird zum Orthopäden mit Qualifikation zur Chirothe-rapie geschickt, der Arztbrief beschreibt neben den allfälligen Osteo-chondrosen und Spondylosen eine Blockierung und die vorgenommene Therapie. Die Patientin suchte dann wiederholt, wie an den Arztbriefen erkennbar, den Orthopäden zur weiteren Chirotherapie und Elektrothe-rapie auf. 6 Monate später betritt sie die Praxis um sich ein Schmerz-mittel zu holen. Die Helferin bemerkt das blasse Aussehen der Frau und behält sie zur Vorstellung beim Arzt in der Praxis, mit sanftem Druck.

Der Arzt erschrickt, denn die Patientin ist blass, abgemagert, leidet deutlich an Dyspnoe. Bei der Untersuchung fällt sofort auf, dass die ge-samte linke Thoraxhälfte nicht an den Atemexkursionen teilnimmt, der

Klopfschall links ist gedämpft, die Atemgeräusche komplett aufgehoben. Dem behandelnden Orthopäden waren die Veränderungen der
Frau nicht aufgefallen. Es handelte sich hier um ein Bronchialcarcinom,
die Patientin wurde mit Radio-Chemotherapie behandelt, der Befund
war bereits inoperabel. Sie starb kurz vor ihrem 50. Geburtstag im Kreise der Familie.

Falldiskussion: Hier ist ein typisches Verhaltensmuster zu beobachten:
Die Patientin fühlt sich beim Facharzt am richtigen Ort, ist vertrauensvoll
und leider beträchtlich indolent, ebenso die Familie, die den körperlichen
Verfall nicht registriert. Der Orthopäde bemerkt diesen ebenso wenig. Wir
sehen an diesem Schicksal, dass wir die Arbeitsdiagnose laufend überprüfen müssen, und wiederholt einen gründlichen körperlichen Befund erheben müssen. Da bekannt ist, dass degenerative röntgenologische Skelettver-
änderungen der Wirbelsäule in keinem engen Zusammenhang mit einem
empfundenen Schmerz stehen, gilt dies hier in besonderem Maße. Eine effektive Therapie hätte, sofern die diagnostische Annahme zutreffend gewesen wäre, in relativ kurzer Zeit zu einer Besserung führen müssen. Gerade
wenn ein erwarteter Therapieerfolg ausbleibt, ist die Arbeitsdiagnose zu
überprüfen.

Fall 2
Ein 63 jähriger Mann kommt als Vertretungsfall, wird seit 7 Tagen wegen einer fieberhaften Bronchitis antibiotisch behandelt. Er klagt noch
über Husten, fühlt sich schlapp, ist auch noch nicht fieberfrei. Da just
zu dieser Zeit massiert Atemwegsinfekte grassieren, wird der Patient,
der noch mittelblasige RG`s über der rechten Lunge aufweist, mit einem
potenteren Antibioticum versorgt und zur Kontrolle einbestellt. Drei
Tage später ruft die Ehefrau des Patienten an, ihrem Manne ginge es
schlechter, er könne gar nicht auf sein. Der Arzt fährt sofort los, findet
den Mann im Bett blass und schwach mit einem Blutdruck von 80/60
bei flachem und schnellem Puls vor. Es folgt die notfallmäßige arztbe-
gleitete Einweisung bei laufendem Dopaminperfusor, Infusion und O2-
Gabe. Bemerkenswert war dabei, dass der Mann nicht über Dyspnoe
klagte. Im Krankenhaus wurde festgestellt, dass die Ursache für die anfänglich vom Hausarzt gestellte Bronchitis bereits eine Lungenembolie
gewesen war.

Falldiskusussion: In diesem Fall konnte eine tiefe Venenthrombose nicht
gefunden werden, eventuell hatte sich eine solche über die Zeit der Erkrankung rekanalisiert. Auffällig war in der Anamnese im Nachhinein,
dass der Patient von Beginn seiner „Bronchitis" an sich sehr schwach gefühlt hatte. Für den Vertretungsarzt bedeutet das, dass es kein Misstrauen
gegenüber dem Kollegen ist, wenn dessen Diagnosen genauso auf den

Prüfstand gestellt werden wie seine eigenen. Jeder unerwartet problematische Verlauf zwingt zur Überprüfung der Diagnose.

6.2 Krankheitsfixierung bei Thoraxschmerz

Die Verbindung zwischen Thoraxschmerz und Assoziation einer Herzerkrankung ist auch im Bewusstsein vieler Patienten sehr eng. Insbesondere nach schwerwiegenden von Patienten miterlebten Krankheitsverläufen in unmittelbarer Umgebung z.B. dem Myocardinfarkt beim Arbeitskollegen, kann sich eine ängstliche Fixierung auf das Herz ergeben, die zu einer Kette von wiederholter Ausschlussdiagnostik mit entsprechenden kardiologischen Prozeduren führen kann. Mitunter werden solche Patienten psychotherapeutisch behandlungsbedürftig. Wenn auch bisher nicht durch Studien belegt, so ist nicht sicher auszuschließen, dass auch Rehamassnahmen z.B. bei Zustand nach Herzinfarkt zu einer ängstlichen Aufmerksamkeit hinsichtlich Schmerzsensationen im Thoraxbereich beitragen kann, die letztlich eine Einschränkung der Lebensqualität bedeutet.

Die Vermeidungsstrategie solcher Komplikationen besteht darin, bei Patienten mit Thoraxschmerz, bei denen sich kein Hinweis auf eine Herzerkrankung findet, dies unmissverständlich klar zumachen und mögliche Ängste des Patienten im Gespräch zu klären.

6.3 Schädliches Gesundheitsverhalten trotz Aufklärung

Hierbei handelt es sich häufig um Patienten, die eine gewisse fatalistische Haltung entwickeln, nachdem eine Herz-Kreislaufschädung festgestellt worden war und sie vorher gewisse Gesundheitspraktiken wie z.B. Sport durchgeführt hatten. Die Enttäuschung über die Krankheit wird zu Frustrationserlebnissen. Andere Patienten wiederum sind trotz vielleicht eingetretener Schäden nicht in der Lage, ihren Lebensstil zu ändern z.B. das Rauchen aufzugeben. Häufig erreicht auch der Hausarzt trotz noch so vieler Informationsgespräche und entsprechender Trainingsangebote z.B. in Gruppen nichts. Hier hilft es, dem Patienten die Verantwortung für sein Verhalten unmissverständlich anzulasten und seine auf der Basis einer wirklich sachgerechten, verständlichen (!) Information getroffene eigene Entscheidung zu respektieren und (wichtig!) in der Karteikarte zu dokumentieren.

6.4 Mangelhafte sog. Medikamenten-Compliance

Ähnlich verhält es sich mit dem mangelndem Durchhalten einer langfristig präventiv angelegten Therapie bei Thoraxschmerz als Ausdruck einer koronaren Herzkrankheit. Auch hier besteht die hausärztliche Kunst darin, in einem aufarbeitenden Gespräch die Lebens- und Gesundheitserwartungen des Patienten kritisch aufzudecken und seine Selbstwert- und Selbstwirkamkeitsvorstellungen zu eruieren und dem Patienten die Entscheidung über sein Gesundheitsverhalten zuzuweisen.

6.5 Der nicht erkannte Notfall

Thoraxschmerz stellt eine relativ häufige Klage bei hausärztlichen Einsätzen im Kassenärztlichen Notdienst dar. Wie die Fälle der Schlichtungsstelle zeigen, kommt es nicht ganz selten vor, dass gefährliche Situationen eines Herzinfarktes nicht erkannt und statt dessen ein BWS-Syndrom oder eine Interkostalneuralgie diagnostiziert werden. Besonders irreführend ist hierbei die anamnestische Angabe des Patienten, der Schmerz sei nach körperlicher Anstrengung, z.B. Umgrabearbeiten im Garten, einer anstrengenden Hebeaktion o.ä. aufgetreten, was fälschlicherweise den Verdacht auf eine akute Myalgie lenkt. Die Kasuistik zeigt ferner, dass Patienten oftmals den Verdacht auf einen Herzinfarkt äußern, gerade dies aber den Arzt eher in eine gegenteilige Diagnosestellung drängt.

Zur Vermeidung solcher Komplikationen ist zu beachten, dass ein in der Frühphase abgeleitetes EKG unauffällig sein kann, dass entsprechende Ängste des Patienten ernst zunehmen sind und im Zweifelsfalle der Ausschluss eines Herzinfarktes einschließlich sachgerechtem Transport erfolgen soll.

Fall 3
Der 56 jährige körperlich schwer arbeitende Mann, ein Muskelprotz mit kräftigem Bauchansatz erleidet einen Herzinfarkt. In der Reha gut geschult verändert er seinen Lebensstil, das Idealgewicht wird erreicht und gehalten, die Laborwerte (Chol. LDL, HDL, BZ, Harnsäure) Blutdruck und Pulsfrequenz, alles im idealen Bereich. Nach einer Routineuntersuchung sagt er: „Herr Doktor, ich schäme mich schon, dass ich meinen Karnickeln die Möhren wegfuttere".

5 Jahre nach dem Erstereignis erleidet dieser Musterschüler der Sekundärprophylaxe einen Reinfarkt, was ihn psychisch an den Rand der Dekompensation bringt. Seine schöne Sekundärprophylaxe war gescheitert, Nach dem Reinfarkt ernährte er sich nach Lust und Laune, war mäßig übergewichtig, seine Laborparameter waren deutlich im Risikobereich, aber er fühlte sich gesund und leistungsfähig. Weitere 5 Jahre später starb der Mann an den Folgen eines Bronchialcarcinoms, deren Frühwarnungen er konsequent ignoriert hatte, indem er sich, den Auskünften der Ehefrau nach, von Ärzten ferngehalten hatte.

Falldiskussion: Das Beispiel ist nicht nur eindrücklich wegen seiner ganz eigenen Tragik. Es zeigt auch die Relativität unserer prophylaktischen Bemühungen. So sehr wir als Ärzte von der Sinnhaftigkeit einer Einflussnahme auf die Risikofaktoren überzeugt sind, gilt es doch sich immer wieder zu vergegenwärtigen, dass wir unsere Patienten nicht mit Sicherheit, sondern nur mit einer gewissen Wahrscheinlichkeit vor fatalen Risikofolgen schützen können. Aus heutiger Sicht gehört es zu den Geboten der Kommunikation mit dem Patienten, ihm die entsprechenden Zusammenhänge realistisch zu offenbaren, d.h. ihn hinsichtlich der Chancen zu motivieren, ihm aber sehr wohl auch die Grenzen einer (Verhaltens)prävention zu verdeutlichen.

7 Schlussfolgerungen

Durch die Fülle an Differenzialdiagnosen des Symptoms „Thoraxschmerz" ist die Diagnose für den Allgemeinarzt nicht einfach. Entscheidend ist die klare Anamnese und konsequente körperliche Untersuchung. Das Beispiel Brustschmerz verdeutlicht auch, dass Notfälle zu einer allgegenwärtigen Realität des Praxisalltags gehören. Es muss stets zuerst geklärt werden, ob eine potentiell lebensbedrohende Erkrankung vorliegt. In einem solchen Falle muss sofort ein Rettungswagen oder Notarztwagen angefordert werden. Die entsprechenden Notrufnummern sind für den schnellen Zugriff vermerkt oder im Gedächtnis. Im Übrigen wird auf das Kapitel 2.5 Komplikationen bei Notfällen verwiesen.

Literatur

Braun R N (1996) Diagnostische Programme in der Allgemeinmedizin. Springer-Verlag, Berlin, 7, 26–27
Harrison M (1984) Prinzipien der Inneren Medizin. Schwabe, Basel
Müller S (1999) Notfallmedizin. Hippokrates, Stuttgart
Krayenbühl P, Kübler W (1981) Kardiologie in Klinik und Praxis. Thieme, Stuttgart
Siegenthaler, Differentialdiagnose innerer Erkrankungen, Kap. 13.2–13.27, Thieme, Stuttgart
Bastian A, Siegel EG, Bruhn HD (2000) Die tiefe Beinvenenthrombose. Tägliche Praxis, Band 41, Marseilh Verlag, München, 247–264
Lang E (2001) Differentialdiagnose und –therapie des akuten Retrosternalschmerzes. Geriatrie Journal 4: 24–30
Trenkwalder P (1991) Thoraxschmerzen. Der Internist 32: W105–W115
Herold G (2001) Innere Medizin- Eine vorlesungsorientierte Darstellung. Gerd Herold, Köln
Dorsch A (1994) Kardiale Notfallsituationen. MMW Medizin Verlag München, 217–256
Glänzer K (1988) Herzschmerzen. Der Internist 29: W57–W65
Pschyrembel (2001) Therapeutisches Wörterbuch. de Gruyter, Berlin New York

1.1.8 Bauchschmerzen
Stefan Gesenhues

Zusammenfassung

Bauchschmerzen imponieren häufig in Kombination mit vielfältigen Begleitsymptomen. Die Spannbreite der Bauchschmerzen ist groß von harmlosen, nicht zuzuordnenden Befindensstörungen über funktionelle Störungen, psychosomatische Erkrankungen sowie schwere organische Leiden bis hin zum akuten Abdomen. Aus Schmerzcharakter, Schmerzlokalisation und Begleitsymptomen kann in der Regel differentialdiagnostisch auf typische Ursachen und häufige Erkrankungen geschlossen werden. Nicht selten herrscht trotzdem eine große Unklarheit, aus der die meisten Probleme entspringen. Beispielhaft hierfür steht insbesondere das Nichterkennen häufig untypisch verlaufender Blinddarmentzündungen, Gefäßprozesse im Abdomen, insbesondere bei älteren Patienten sowie die bisweilen verschleierte Symptomatik bei der diabetischen autonomen Polyneuropathie. Insbesondere zum Ausschluss des lebensbedrohlichen akuten Abdomens ist die engmaschige *Verlaufsbeobachtung* beim akuten Bauchschmerz von grosser Bedeutung, um einen *abwendbar gefährlichen Verlauf* auszuschließen. Bei einem nicht einschätzbaren Krankheitsgeschehen sollte die Indikation zur Krankenhauseinweisung im Zweifelsfalle großzügig im Sinne des Patienten gestellt werden. Funktionelle Bauchschmerzen sind in der Allgemeinpraxis eine besondere Herausforderung für die Arzt- Patienten- Beziehung. Patienten fühlen sich trotz hohen Leidensdruckes oft nicht ausreichend ernst genommen. Unter Verzicht auf kostspielige, schmerzhafte und unsinnige diagnostische sowie therapeutische Irrwege sollte jedoch bei diesen Patienten in jedem Falle eine organische Erkrankung differentialdiagnostisch ausgeschlossen werden.

1 Definition/Pathophysiologie

Bauchschmerzen sind akute oder chronisch rezidivierende Schmerzempfindungen, die sich auf das Abdomen projizieren. Die Schmerzlokalisation z.B. im Ober- oder Unterbauch gibt häufig Hinweise auf das betroffene Organ und erlaubt eine erste differentialdiagnostische Zuordnung zur Schmerzursache, z.B. epigastrischer Schmerz als Ausdruck einer Gastritis oder Pankreatitis. *Akute Bauchschmerzen* beginnen plötzlich ohne Vorgeschichte, *chronische Bauchschmerzen* sind gekennzeichnet durch drei oder mehrere Schmerzepisoden innerhalb von 3 Monaten. Ursache von Bauchschmerzen können sowohl intra- als auch extraabdominelle Erkrankungen sein (siehe Tabelle 1). Die Schmerzqualität des *viszeralen Schmerzes* (Eingeweideschmerz) ist dumpf, bohrend, diskontinuierlich und diffus sowie schwer lokalisierbar. Dieser Schmerztyp entsteht durch Reizung (Dehnung, Zug,

Spasmen) von Nervenplexus in der Muskulatur von Hohlorganen oder in der Kapsel parenchymatöser Organe und wird über die vegetativen Fasern der nn. splanchnici geleitet. Die *parietale (somatische) Schmerzqualität* ist „scharf" und „hell", stechend und gut lokalisierbar. Ursache ist eine Nervenreizung, z.B. bei akuter Entzündung des parietalen Peritoneums im Rahmen einer fortgeschrittenen Appendicitis. Der Schmerzcharakter differenziert die Kolik (krampfartig, intermittierend) durch Verschluß eines Hohlorgans (Gallenkolik) vom anhaltenden Vernichtungsschmerz (messerstichartig, perakut) bei Perforation z.B. eines Aneurysma dissecans. Der *Krescendoschmerz* (kontinuierlich zunehmend) ist typisch für eine Entzündung, z.B. Appendicitis, Divertikulitis, Pankreatitis.

Tabelle 1. Bauchschmerzen, ein Symptom intra- und extraabdomineller Erkrankungen

Intraabdominelle Erkrankungen	Extraabdominelle Erkrankungen
Gastrointestinal	Atemwegserkrankungen (Pleuropneumonie)
Urogenital	Herzerkrankung (Infarkt)
Gynäkologisch	Neurologisch (Meningitis, Migräne)
Traumatologisch	Endokrinologisch (Diabetische Peritonitis)
Onkologisch	Hämatologsich (Leukämie, Hämochromatose, Porphyrie)
	Ophthalmologisch (Glaukom)
Durchblutungsstörung	Intoxikation (Morphin, Nikotin)
Verschluß eines Hohlorgans	Psychosomatisch (funktionell, gastrointesinal)
Entzündung, Perforation, Ruptur,	Allgemeinerkrankungen (Infektionen
Intoxikation (z.B. Blei)	insbesondere bei Kindern)

2 Epidemiologie

Bauchschmerzen sind nach Schmerzen des Bewegungsapparates und Kopfschmerzen das dritthäufigste Schmerzsyndrom der Patienten einer Hausarztpraxis.

Bei Kindern werden Bauchschmerzen sehr oft genannt. Die 2- bis 6-Jährigen leiden dabei oft an einer organischen Ursache (Gastroenteritis, Appendizitis, Harnwegsinfekte, Obstipation), bei Schulkindern sind Bauchschmerzen bis zu 90% funktionell bedingt. Am häufigsten sind in der Allgemeinpraxis auf den Oberbauch bezogene Schmerzsymptome oder Symptomkombinationen (Dyspepsie).

3 Bedeutung für den Allgemeinarzt

Im unausgelesenen Patientengut der hausärztlichen Sprechstunde sind funktionelle Bauchschmerzen ein sehr häufiger Anlaß für ärztliche Konsultationen. Trotz eingehender Anamnese und Untersuchung bleibt nach dem Erstkontakt oft Unklarheit über die exakte Ursache der Schmerzen. Erkennung abwendbarer gefährlicher Krankheitsverläufe bestimmen das primäre hausärztliche Vorgehen. Auch undramatisch erscheinende Bauchschmerzen können lebensbedrohlich sein, z.B. die symptomarm verlaufende Appendicitis bei alten Menschen oder Diabetikern. Die häufigsten schwerwiegenden Fehldiagnosen betreffen das Nichterkennen einer Appendicitis und von Gefäßprozessen im Abdomen. Zeitweiliger Verzicht auf eine weitergehende Diagnostik im Sinne eines abwartenden Offenlassens der Diagnose führen nicht selten zum Arzt-Patienten-Konflikt. Insbesondere Patienten mit funktionellen Beschwerden hinterlassen bei Ärzten häufig ein Gefühl eigener Hilflosigkeit und Ohnmacht. Hoher Erwartungsdruck der Patienten führt oft zu unnötiger Diagnostik und Polypragmasie. Der Hausarzt befindet sich bei unklaren Bauchschmerzen nicht selten im Konflikt zwischen wirtschaftlichem Denken und Handeln im Sinne rationeller Diagnostik und Therapie einerseits und dem Anspruch auf Patientenzufriedenheit andererseits. Als eine Lösung aus diesem Konflikt bietet sich die Verlaufsbeobachtung an – aufgrund der kurzen Wege zur Praxis oder zum Patienten sind leicht kurzfristige Kontrollen des Befundes zu verabreden; wissen wir doch, dass der Faktor Zeit bei unklaren Störungen eine wesentliche Rolle spielt.

4 Bedeutung für den Patienten

Akute und chronisch rez. Bauchschmerzen bedeuten eine erhebliche Beeinträchtigung der Lebensqualität des Patienten. Psychische Faktoren führen häufig zu abdominellen Beschwerden und beeinflussen sehr oft das Krankheitscoping (z.B. Inanspruchnahme ärztlicher Leistungen). Bauchschmerzen lösen bei vielen Patienten erhebliche Ängste vor schwerwiegenden Erkrankungen aus. Bei akuten starken Schmerzen denken betroffene und Eltern von Kindern häufig an die Komplikation einer fortgeschrittenen Appendicitis. Chronische und chron. rez. Schmerzen sind häufig assoziiert mit einer Angst vor Krebs. Solche chronischen Ängste vor unheilbaren Erkrankungen werden häufig entweder gar nicht oder sehr spät vom Patienten geäußert und wirken als zusätzlicher Einflussfaktor auf das Krankheitsgeschehen.

5 Mögliche Komplikationen

Akute und chronische Bauchschmerzen können der Anfang einer lebensbedrohlichen Krankheitsentwicklung sein.

Bei akuten Schmerzen ist vordringlich zu entscheiden, ob das Krankheitsbild „akutes Abdomen vorliegt". Hierbei handelt es sich um die Kardinalsymptome Bauchschmerz, Abwehrspannung und schlechter AZ, die eine lebensbedrohliche Entwicklung nehmen können und daher eine sofortige, meist chirurgische Intervention erfordern.

Bei chronischen Bauchschmerzen ist das weitere diagnostische und therapeutische Konzept abhängig von der Differenzierung zwischen organischen und funktionellen Schmerzen.

Tabelle 2 verdeutlicht, dass durch systematische Vorgehensweisen mögliche Komplikationen beim Symptom Bauchschmerz vermieden werden können.

Tabelle 2. Beispiele für krankheitstypische und versorgungsbedingte Komplikationen.

Krankheitstypische Komplikationen	Versorgungsbedingte Komplikationen
Akute Oberbauchschmerzen DD: Gastritis – Ulcus Pankreatitis Hinterwandinfarkt	Vernachlässigung einer kardialen Diagnostik: EKG, Fermente etc. Veranlassung einer Gastroskopie beim Hinterwandinfarkt mit anschließender kardialer Dekompensation
Anhaltendes Schreien beim Kleinkind (15 Mo) mit Erbrechen, kolikartige Bauchschmerzen DD. Invagination Ko: Ileus, Perforation	Verzicht auf sofortigen Hausbesuch. Im beschwerdefreien Intervall Verzicht auf rektale Untersuchung (Blut am Fingerling). Verzögerte Einweisung ohne korrekte Verdachtsdiagnose.
Seit 3 Tagen zunehmende diffuse Bauchschmerzen mit Erbrechen und Durchfall bei V.a. Gastroenteritis. Nach Erstkonsultation innerhalb von 12 Std. Entwicklung eines akuten Abdomen bei perforierter Appendicitis.	Nicht denken an atypische Appendicitis. Verzicht auf rektale Untersuchung (Douglasabszeß). Unkritische Schmerztherapie mit Analgetika. Verzicht auf kurzfristige Befundkontrolle (6 Std.) bei unklarem Abdomen.
Gastrointestinalinfekt mit Erbrechen und Diarrhoe einer 80 jährig. Patientin. Nach 3 Tagen schwere kardiale Dekompensation bei Exsikkose mit Multiorganversagen.	Verzicht auf ausführliche Belehrung der Patientin und der Angehörigen hinsichtlich einer Flüssigkeitsbilanzierung. Verzicht auf kurzfristige Befundkontrolle bei fehlendem Problembewußtsein und vielleicht defensiver Hausbesuchstätigkeit wegen fehlender Honorierung (Budget).

6 Fallbeispiele

Folgende Fallbeispiele sollen verdeutlichen, welche Komplikationen durch Fehlinterpretationen bei an sich banalen und häufigen Symptomen gegeben sind.

Fall 1

82- jähriger vitaler Patient, bekannte essentielle arterielle Grenzwerthypertonie, ansonsten keine wesentliche Vorerkrankungen und Risikofaktoren, nur selten Arztbesuch, keine Dauermedikation. Klagt über Bauchschmerzen seit ca. 5 Stunden, zunächst in der Nabelgegend, zunehmend jetzt aber in den re. Unterbauch ausstrahlend, Verschlimmerung beim Husten und Gehen. Ihm sei übel, Appetit habe er nicht.

Klinischer Befund: reduzierter AZ, Abdomen weich, Darmgeräusche spärlich, leichte Abwehrspannung im re. Unterbauch mit PM über McBurney, rektaler Druckschmerz re.

Technische Befunde: Labor: BSG 5/10, Leukozyten 6,4 Tsd/ml. EKG: LT, Sinustachykardie, HF 108/min reg., RR 110/70 mmHg. Sonographie:

erhebicher Meteorismus, ansonsten sämtliche Oberbauchorgane unauf-
fällig. *Urinstatus*: vereinzelt Erythrozyten und Leukozyten.
   Verdachtsdiagnose: akute Appendizitis
   Therapie: Krankenhauseinweisung

Falldiskussion: Die akute Appendizitis des älteren Patienten tritt nicht
selten ohne Schmerz und Tastempfindlichkeit auf; eine Perforationsrate
von 30% bei über 70- jährigen mit erheblichem Letalitätsanstieg ist auf die
bisweilen verzögerte Diagnosestellung zurückzuführen.

   Hausärztliche Kenntnis des Patienten und frühzeitiges Erkennen eines
abwendbar gefährlichen Verlaufes erhält Vorrang gegenüber weiterer ab-
wartender Klärung umfangreicher differentialdiagnostischer Überlegungen (Störungen der mesenterialen Durchblutung, Urogenitalinfektion, Zö-
kalcarcinom u.a.). Ärztliche Intuition und ausreichende klinische Erfahrung
tragen hier wesentlich zur Entscheidungsfindung bei.

Fall 2
42-jähriger, übergewichtiger Patient, Nikotinabusus, mäßiger Alkoholkonsum, wiederholte Vorstellungen in der allgemeinmedizinischen Sprechstun-
de wegen epigastrischer Schmerzen, Übelkeit und Meteorismus, selten
Sodbrennen.
   Klinischer Befund: diffuse leichte Oberbauchdruckdolenz, hypersono-
rer Klopfschall, Darmgeräusche regelrecht, rektal- digital unauffällig.
   Verdachtsdiagnose: funktionelle Dyspepsie
   Technische Befunde: Laborwerte: GGT 35 U/l, Cholesterin 310 mg/dl,
Triglyceride 350 mg/dl, Harnsäure 7,2 mg/dl, ansonsten incl. Pankreas-
fermente o.b.. EKG: Linkstyp, Sinusrhythmus, ansonsten unauffälliger
Stromkurvenverlauf. Sonographie: Steatosis hepatis II°, ansonsten o.b.
   Therapie: Ernährungsberatung, Iberogast® Tct., wegen Beschwerde-
persistenz Therapieumstellung auf Metoclopramid- Tr..
   Verlauf: Krankheitsprogredienz
   Erweiterte technische Befunde: Ösophagogastroduodenoskopie: Reflux-
ösophagitis II– III°
   Therapie: Protonenpumpenblocker hochdosiert, Step- down- Thera-
pie.
   Diagnose: schwere Refluxösophagitis

Falldiskussion: Die hohe Prävalenz funktioneller Bauchschmerzen in der
Allgemeinpraxis rechtfertigt zunächst den Einsatz einer symptomatischen
medikamentöse Therapie. Nicht immer ist der sofortige Einsatz kostenintensiver Diagnostik und Therapie (Protonenpumpenblocker) bei Patienten
ohne eindeutige Risikosymptome medizinisch sinnvoll. Andererseits erfordert jedoch die Abwendung gefährlicher Krankheitsverläufe ein differentialdiagnostisch rechtzeitiges Eingreifen bei Befundpersistenz oder multip-

len Risikofaktoren (cave Oberbauchschmerzen als Ausdruck pectanginöser Beschwerden bei Übergewicht, Hyperlipidämie und Nikotinabusus). Dieses Fallbeispiel demonstriert, dass auch das bunte Beschwerdebild funktioneller Bauchschmerzen Ausdruck einer strukturellen Organläsion oder biochemischer Veränderungen sein kann. Die hohe Inzidenz der Refluxkrankheit incl. Barret- Ulcera und Adenocarcinome der unteren Speiseröhre in den letzten Jahren nehmen Einfluß auf diagnostische und therapeutische Entscheidungsprozesse. Bei der Refluxkrankheit finden wir sehr häufig keine Korrelation zwischen Symptomausprägung (Refluxbeschwerden, Bauchschmerzen) und Schwere der Erkrankung, sehr wohl aber zwischen Alkoholkonsum, Ernährungsform, Übergewicht und Inzidenz von Refluxsymptomen.

Folgendes Fallbeispiel unterstreicht die Bedeutung und Verantwortung des Allgemeinarztes für den folgerichtigen diagnostischen und therapeutischen Algorithmus in der Versorgung des Patienten mit akutem Abdomen.

Fall 3
79-jährige Patientin mit bekannter absoluter Arrhythmie und Vorhofflimmern bei Mitralinsuffizienz. Wegen plötzlich massiv einsetzender Bauchschmerzen akute Hausbesuchsanforderung durch den Ehemann um 3.00 Uhr morgens. Bei Eintreffen des Allgemeinarztes bereits wieder weitestgehende Beschwerdefreiheit.

Klinischer Befund: Abdomen weich, keine isolierte oder diffuse Druckdolenz, hypoperistaltische Darmgeräusche, Strömungsgeräusche der Abdominalgefäße, Teerstuhl am Fingerling bei rectaler Untersuchung, bekannte absolute Arrhythmie, RR 100/70, HF 108/min irreg.

Verdachtsdiagnose: akuter Mesenterialinfarkt
Sofortige Einweisung mit ärztlicher Begleitung in das nächstgelegene geeignete Krankenhaus mit gefäßdiagnostischer und –chirurgischer Interventionsmöglichkeit.

Falldiskussion: Hohe differentialdiagnostische Aufmerksamkeit des Hausarztes beim Symptom akuter Bauchschmerz bestimmt das richtige ärztliche Handeln und damit die Prognose der Erkrankung. Wichtig bei der Diagnose des akuten Abdomens ist die zielgerichtete Krankenhauseinweisung und eine funktionierende interdisziplinäre Kommunikation für Entscheidungsprozesse im Krankenhaus. Hausärztliche Kenntnis des Patienten und mögliche Befundänderungen (beschwerdefreies Intervall bei Mesenterialinfarkt in der postischämischen paralytischen Phase oder bei Perforationen, z.B. Appendizitis) sollten auch im Krankenhaus noch wegweisend sein.

7 Allgemeine Schlussfolgerungen

Bei der Klärung von Bauchschmerzen incl. Verhinderung von Komplikationen sind systematische Leitfragen im Rahmen der Schmerzanamnese sowie Leitbefunde bei der Untersuchung von besonderer Bedeutung (s. Tabelle 3).

Tabelle 3. Primäre Leitfragen und Leitbefunde als Voraussetzung für erweiterte Diagnostik und adäquates therapeutisches Handeln

Leitfragen	Leitbefunde
Schmerzlokalisation: Ober-, Unter-, Mittelbauch? Ausstrahlung in ein Dermatom?	*Begleitsymptome*: Fieber? Erbrechen? Durchfall? Anurie? Blut im Stuhl? Blut im Urin etc?
Schmerzcharakter: dumpf? kolikartig? stechend? visceral/somatisch? punktuell/diffus?	*Palpation*: Loslassschmerz? Abwehrspannung? tastbare Resistenz? Hernie? aufgetriebener Bauch? Hepatomegalie? Splenomegalie etc.?
Schmerzbeginn, – verlauf: akut? Chronisch? – rezid?	*Auskultation*: Hyperperistaltik? fehlende Peristaltik (Totenstille)? Gefäßgeräusche etc.? Herzauskultation (Herzrhythmusstörungen?) Lungenauskultation (Pleuropneumonie?)
Vorerkrankungen: Ulcus?. Z.n. OP (z.B. Bridenileus)? Trauma?	
Medikamente: Cortison, Antikoagulantien etc?	*Perkussion*: z.B. tympanitischer Klopfschall?
Begleitanamnese: Stuhlgang? Miktion? Menses?	*Rektal- digitale Untersuchung*: Blut am Fingerling? Tumorresistenz? Douglasabszeß? Skyballa?
Intoxikation: Lebensmittel, Schwermetalle etc?	*Begleitbefunde:* Ikterus? Temperaturdifferenz? Entzündungszeichen?

Die Einschätzung des aktuellen Schweregrades der Erkrankung ist beim Bauchschmerz von besonderer Bedeutung. Hier gilt es, abwendbar gefährliche Krankheitsverläufe zu erkennen. Eine besondere Herausforderung ist die Ausschlussdiagnostik des akuten Abdomen, insbesondere wenn die akuten Schmerzen plötzlich nachlassen (Mesenterialinfarkt) oder durch atypische Symptomkonstellationen verzerrt und überlagert werden. Eine gründliche Anamneseerhebung ist unentbehrlich, da ältere oder voroperierte Patienten, Kleinkinder und Diabetiker häufig nicht die typischen klinischen Zeichen des akuten Abdomens präsentieren. Um die Zahl der Fehldiagnosen beim „unklaren Bauch" zu vermindern, sollten Patienten engmaschig innerhalb von 6–12 Stunden nochmals kontrolliert werden. Auch sollte die rektal- digitale Untersuchung bei jeder Form von Bauchschmerz in der Praxis des Allgemeinarztes eine Selbstverständlichkeit sein. Bei nicht bedrohlichen akuten und chronischen Bauchschmerzen ist eine differenzierte symptomatische Behandlung gerechtfertigt. Abwartendes

Offenlassen der Diagnose sowie eine adäquate Stufendiagnostik und Verlaufsbeobachtung unter Berücksichtigung der Häufigkeitsverteilung entspricht dem Vorgehen in einer allgemeinärztlichen Praxis. Zur Basisdiagnostik gehören neben der gründlichen körperlichen Untersuchung einschl. rektal- digitaler Untersuchung spezifische Laborparameter, die Sonographie, die Rektoskopie, die Wirbelsäulenuntersuchung und das EKG. Weitergehende bildgebende Verfahren und invasive Untersuchungen sind bei der Primärdiagnostik von Bauchschmerzen in der Regel nicht erforderlich. Im Falle akuter abdomineller Notfälle sollte jedoch im Zweifel großzügig eine fachärztliche Weiterbehandlung erfolgen. Die ärztliche Handlungsorientierung an einer leitliniengestützten Systematisierung des Symptomkomplexes Bauchschmerz macht ärztliche Intuition und ausreichende klinische Erfahrung nicht entbehrlich.

Literatur

Gesenhues S, Ziesché R (2003) Praxisleitfaden Allgemeinmedizin, 4. Aufl, Urban & Fischer
Chevallier S, Hermann M (1998) Praxisleitfaden Ärztlicher Bereitschaftsdienst, 1. Aufl, Urban & Fischer
Fauci AS, Braunwald E et al (1999) Harrisons Innere Medizin, 14. Aufl, Mc Graw Hill
Malfertheimer P, Holtmann G (2001) Leitlinien der Deutschen Gesellschaft für Verdauungs- und Stoffwechselkrankheiten zur Behandlung der Dyspepsie, Z. Gastroenterol 39: 937–956
Kochen M (1998) Allgemein- und Familienmedizin, 2. Aufl, Hippokrates

1.1.9 Rückenschmerzen
Adalbert Keseberg

Zusammenfassung

80% der Gesamtbevölkerung leiden in den Industrieländern im Laufe ihres Lebens an Rückenschmerzen. Die Ursachen hierfür sind vielfältig, teils somatischer Natur von der Wirbelsäule und den umgebenden Muskeln und Bändern ausgehend, teils aber auch bedingt durch psycho-soziale Auslösemachanismen.
Wesentliche Komplikationen bestehen in sozialen Folgen in Form von Arbeitsunfähigkeit und Frührente; ferner in einer unangemessenen Inanspruchnahme des Gesundheitswesens durch Krankheitschronifizierung. Rückenschmerzen zeigen somit in besonderem Maße die sozialmedizinische und psychosoziale Verantwortung und den entsprechenden Einfluss des Hausarztes.
In der Diagnostik spielen Anamnese und eingehende körperliche Untersuchung eine wichtigere Rolle als technische Untersuchungen. Aufklärung und Information nebst aktiver Einbindung des Patienten in ein Therapiekonzept sind wichtige Momente für eine erfolgreiche Behandlung auch zur Vermeidung von Komplikationen und Chronifizierungen.

1 Definition/Pathophysiologie

Mit dem Begriff Rückenschmerz wird ein ursächlich unterschiedliches und komplexes Syndrom zusammengefasst, das zu den häufigsten Beschwerdebildern gehört und vor allem durch die Gefahr der Chronifizierung und sozialer Auswirkung gekennzeichnet ist.

Rückenschmerzen werden in der ICD-9-Klassifikation unterteilt in entzündliche (Ziffer 720) und degenerative (721) Wirbelsäulenschäden, Bandscheibenschäden (722), in Affektionen des Nackens(723) und in sonstige bzw nicht näher bezeichnete Affektionen des Rückens (724). In diese Gruppe fällt die epidemiologisch bedeutsamste Gruppe der unkomplizierten Rückenschmerzen. Die Gruppe der psychisch bedingten oder überlagerten Rückenbeschwerden findet im ICD keine Berücksichtigung.

Eine Vielzahl somatischer, hier besonders vertebraler Ursachen sowohl vom Sklettsystem, als auch von den umgebenden Bändern und Muskeln können Rückenschmerzen verursachen.Häufig sind sogenannte funktionelle Beschwerden,die meist hervorgerufen werden durch Blockierungen der kleinen Wirbelgelenke bzw der Ileosacralfugen. Diese können nur durch Funktionsuntersuchungen festgestellt werden und entziehen sich der Röntgendiagnostik. Aber auch extravertebrale Faktoren kommen ursächlich in Frage. Weniger als 1% der Beschwerden werden durch rheumatische, infektiöse

Erkrankungen oder Tumoren verursacht. Bei den rheumatischen Erkrankungen ist vor allem die Polymyalgia rheumatica zu nennen, eine Erkrankung des alternden Menschen. Oft sind psychische und soziale Gründe für die Entwicklung chronischer Rückenschmerzen verantwortlich.

Wegen des Fehlens somatischer Befunde im WS-Bereich, werden solche Rückenbeschwerden als unspezifisch definiert. Spezifische Erkrankungen spielen sich fast alle im Bereich der LWS ab, angefangen beim lokalen Lumbalsyndrom über das Wurzelreizsyndrom bzw. Ischialgie bis hin zum Kaudasyndrom als besonders schwere Form der Polyradikulitis.

Bei degenerativen Wirbelsäulenerkrankungen spielt die axiale Druckbelastung durch den aufrechten Gang die Hauptrolle. Für die Entwicklung degenerativer Veränderungen ist der verlangsamte Stoffaustausch im Zwischenwirbelraum verantwortlich,oft durch mangelnde Bewegung bedingt. (Tribut an den aufrechten Gang).

2 Epidemiologie

In den Industrieländern leiden bis zu 80% der Gesamtbevölkerung unter Rückenschmerzen.nach eigenen Untersuchungen spielen sich mehr als 74% der Rückenbeschwerden im LWS-Bereich ab.(2,3) Auf der einen Seite zeichnet sich das Beschwerdebild durch eine hohe Spontanremissionsrate aus, andererseits sind Rezidive aber häufig oft in Abhängigkeit bestimmter Berufsgruppen. Das Symptom Rückenschmerz hat sich mittlerweile zu einer Volkskrankheit entwickelt. Bei den 30–60- jährigen Frauen beträgt die Häufigkeit von Rückenschmerzen ca 60–80% und 65–70% bei Männern. Bei rund 60% derPatienten besteht ein Zusammenhang mit ihrem Beruf. Nur 50% derPatienten, die länger als sechs Monate an Rückenschmerzen leiden, können wieder in den Arbeitsprozess integriert werden.Der Anteil chronischer Rückenbeschwerden von 8% bis 10% in der Bevölkerung liegt in Deutschland überdurchschnittlich hoch (Raspe 1993) Über 60% der Kuranträge und Invaliditätsanträge werden wegen Rückenbeschwerden gestellt. In Grossbritannien z.B. werden für Beschwerden im Bereich des Rückens 130 Millionen Euro und in den USA 1,2 Milliarden Euro ausgegeben. Eine Statistik der GKV zeigt eine Zunahme der Arbeitsunfähigkeitsfälle bei Erkrankungen der Wirbelsäule von 1975–1982 um 43%. Die hohe Erkrankungsrate und die damit verbundene Arbeitsunfähigkeitsrate führt zu hohen direkten und noch höheren indirekten Kosten für die Gesellschaft z.B. durch Produktionsausfall. In der AOK-West wurden 1997 32,3 Millionen Arbeitsunfähigkeitstage wegen Rückenbeschwerden verursacht, das waren 18% aller Arbeitsunfähigkeitstage und 60% der durch Erkrankungen des Bewegungsapparates bedingten Arbeitsunfähigkeitstage (AOK-Bundesverband 1999). Die direkten und indirekten Krankheitskos-

ten werden aktuell in Deutschland auf ca 25 Milliarden Euro pro Jahr geschätzt (BMBF und VDR 2001)

Im Gutachten des Sachverständigen Rates über Rückenleiden wird bemängelt, dass zu häufig und zu früh in der Diagnostik bildgebende Verfah-
rung wie Röntgen, Computertomografie und Magnetresonanztomografien
angewandt werden und dies entgegen evidenzbasierten Leitlinien.

Es wird auch bemängelt,dass in Deutschland zu häufig Injektionsbe-
handlungen (Nichtsteroidale Antirheumatica, Lokalanaesthetica, und Glu-
kocorticoiden) durchgeführte werden.

3 Bedeutung für den Allgemeinarzt

Der Allgemeinarzt, der Hausarzt ist in der Regel die erste Anlaufstelle für
den Patienten mit Rückenbeschwerden. Rund 70% der Arbeitsunfähigkeitsbescheinigungen werden hierfür von Hausärzten ausgestellt. Ohne ärztliches
Attest gilt auch der kränkste Arbeitnehmer als arbeitsfähig. In der Allgemeinmedizin erfolgt die Feststellung der Arbeitsunfähigkeit unter folgenden Gesichtspunkten:

1. Die Beschwerden des Arbeitnehmers
2. Der mutmaßliche Krankheitswert der Beschwerden
3. Der Befund der ärztlichen Untersuchung
4. Die Anforderungen am Arbeitsplatz

Unsicherheiten in der Beurteilung der Arbeitsunfähigkeit sind dabei nicht
zu vermeiden. Diese Unsicherheit in der Entscheidungsfindung verringert
sich in dem Maße, wie der Hausarzt den Patienten und seine Arbeitsituati-
on aus vorausgegangenen Behandlungen kennt.

Die wesentliche Herausforderung des Hausarztes besteht darin, Wie-
derholungsepisoden zu verhindern, sowie den Gefahren gehäufter Arbeitsunfähigkeit und schließlich einer Frühberentung zu begegnen.

4 Bedeutung für den Patienten

Für jeden Menschen bedeuten Rückenschmerzen, ob sie akut auftrten
oder chronisch sind, eine erhebliche Beeinträchtigung der Lebensqualität,
erstens wegen der damit verbundenen Schmerzen und zweitens wegen der
Beeinträchtigung der Beweglichkeit. Die häufig mit dem Symptom Kreuzschmerz verbundene Arbeitsunfähigkeit kann neben den geschilderten
Symptomen zu psychischen Belastungen führen mit Ängsten vor dem Verlust des Arbeitsplatzes. Schmerzen und und psychische Belastungen können zur Entwicklung eines schwer therapierbaren Circulus vitiosus führen.
Viele Menschen, die eine sitzende Tätigkeit ausüben, sind z.B. durch
schlecht konstruierte Sitzmöbel anfällig für Rückenschmerzen. Bewegungsarmut und das hierdurch bedingte schwache Muskelkorsett führen dann

zusätzlich zur erhöhten Erkrankungsrate.. Der pathogene Faktor Compu-
terarbeitsplatz muss hier besonders erwähnt werden.

5 Mögliche Komplikationen

Bei der Komplexizität des Problems Rückenschmerz sind Komplikationen
nicht auszuschließen. Die Komplikation des Bandscheibenvorfalls mit Irritation der Nervenwurzel und den daraus resultierenden Symptomen ist
hierbei noch relativ einfach zu diagnostizieren. Ansonsten wird die Diagnose durch die Vielzahl vertebraler und extravertebraler Faktoren schwieriger. Es können sich auf der Grundlage somatischer Ursachen aber auch
ohne primär somatischer Befunde durch psychische und psychosoziale
Mechnismen Chronifizierungen entwickeln.

Folgende Tabelle zeigt die Risikofaktoren für die Entwicklung von Komplikationen:

Somatisch:
Hohes Alter (Osteoporose)
Degenerative Prozesse
Mikrotraumen
Carcinommetastasen

Psychisch:
Psychosoziale Überforderung (Mobbing)
Depression, Angst
Passive Grundhaltung
Inadäqute Krankheitsmodellvorstellung
Krankheitsgewinnfaktoren

Beruflich:
Schweres Heben
Falsche Sitzbelastung am Arbeitsplatz
Vibrationsexposition (Kraftfahrer)
Berufliche Unzufriedenheit
Geringe berufliche Qualifikation

Lebensstil:
Übergewicht
Geringe körperliche Kondition
Genussmittel

Iatrogen:
Mangelhafte Respektierung der multikausalen Genese_

Mögliche Komplikationen

Im somatischen Bereich:
- Bandscheibenvorfall mit Irritation der Nervenwurzel
- Chronifizierung von Schmerzzuständen

Im psychischen Bereich:
Krankheitsfixierung mit sekundärem Krankheitsgewinn/s. Kap. II.2.3)

Im soziale Bereich:
- gehäufte Arbeitsunfähigkeit
- gehäufte Rehamaßnahmen
- Frührente

6 Fallbeispiele

Folgende Fallbeispiele zeigen die Möglichkeiten von Komplikationsentwicklungen bei Rückenschmerzpatienten:

Fall 1
50-jähriger Stahlarbeiter, der mehrmals im Jahr wegen rezidivierender Rückenschmerzen im LWS-Bereich in die Praxis kam. Sowohl durch Untersuchungen im hausärztlichen wie im fachorthopädischen Bereich wurden degenerative Veränderungen mit Bandscheibenprotusionen bzw. einem Vorfall bei L5/S1 und osteochondrotische Veränderungen im HWS-Bereich festgestellt. Der Patient wies immer Arbeitsunfähigkeitszeiten zwischen 20 und 50 Tagen auf, insgesamt in einem Beobachtungszeitraum von 10 Jahren 1350 Tage.
 Eine genaue Analyse der Sozial und Familienanamnese zeigt die längsten Arbeitsunfähigkeitszeiten und Therapieresistenzen bei besonderen familiären Belastungen wie der Suizid des 16-jährigen alkoholabhängigen Sohnes, sowie bei der Ehescheidung des anderen Sohnes.

Falldiskussion: Die enge Verknüpfung von somatischen Befunden und psychischer Belastung hat zur Chronifizierung der Schmerzzustände geführt. Die erhöhte seelische Spannung hat hier die Spannung der Muskeln und Bänder bis zur Schmerzgrenze erhöht. So wirken seelische Konflikte verschlimmernd bei vorhandenen anatomischen Befunden.
 Viele Menschen sind von sich aus wenig bereit, über psychische und soziale Belastungen in Familie und Arbeitsplatz zu sprechen. Bei länger dauernden Beschwerden ist deshalb immer nach solchen Belastungen zu suchen. Bei anhaltender Symptomatik kann das Neuaufrollen der Anamnese und die erlebte Anamnese viel eher weiterbringen, als die Anordnung technischer Untersuchungen. Trauerreaktionen im beschriebenen Fall nach dem Suizid des Sohnes haben eine wesentliche Rolle gespielt. Der Schmerz besitzt in die-

sem Falle auch einen Appellationscharakter, der unter anderem auf das familäre und berufliche Umfeld gerichtet ist. In der modernen Gesellschaft bildet die Krankenrolle oft die einzige Legitimation, sich dem Leistungsdruck ohne Konflikte und ohne Beeinträchtigung des sozialen und ökonomischen Status vorübergehend zu entziehen. Man bedenke aber auch, seelische Konflikte schützen den Patienten nicht vor organischen Erkrankungen.

Aufgabe des Hausarztes ist es bei langdauerndem Schmerz seelische Konflikte und Belastungen rechtzeitig zu erkennen und diese Erkenntnis in das diagnostische und therapeutische Konzept miteinzubauen.

Fall 2
Bei einem 50-järigen Gymnasiallehrer entwickelt sich über Wochen ein Rückenschmerz im lumbalen Bereich. Dadurch Beeinträchtigung des Schlafes und damit verbunden auch eine Beeinträchtigung im beruflichen Bereich. Es entstehen längere Arbeitsunfähigkeitszeiten.

Die körperliche Untersuchung zeigt eine deutliche Kyphoskoliose, die Muskulatur ist paravertebral verspannt und diffus druckschmerzhaft, das Zeichen nach Lasegue negativ, Schoberindex ebenfalls negativ. Neurologisch keine Ausfallserscheinungen.

Schon nach wenigen Tagen bittet der Patient um eine Überweisung zum Fachspezialisten für Orthopädie..Dort erfolgt als erstes eine Röntgenuntersuchung der Wirbelsäule, die im Bereich einer Skoliose ausgeprägte Randzackenbildungen zeigt. Daraufhin erfolgt eine HLAB27 – Bestimmung wegen des Verdachts auf einen Morbus Bechterew. Der Faktor erweist sich als positiv. Die Mitteilung dieser Diagnose führte beim Patienten zu schwersten Schmerzzuständen, die sich unter relativ alltäglichen psychischen Belastungen verstärkten. Die Schmerzen waren weder medikamentös noch durch eingehende physikalische Maßnahmen zu beeiflussen (Kurmaßnahmen) Gleichzeitig suchte der Patient auch andere Fachärzte und Heilpraktiker auf. Nach Monaten konnte dann endlich eine psychotherapeutische Behandlung in die Wege geleitet werden. nach etwa zwei Jahren klangen dann die Schmerzzustände ab.

Falldiskussion: Mitteilungen pathologischer Röntgenbefunde evtl mit Demonstration von pathologischen Laborbefunden, zumal sie nur fakultativ pathologisch sein können, sollten mit aller Vorsicht durchgeführt werden.Eine Röntgendiagnose, die unter Umständen keine Relation zum klinischen Befund hat, kann einen Menschen sein Leben lang abstempeln. Die Röntgendiagnostik sollte immer eine Ergänzung des klinisch erhobenen Befundes sein. So kann ein Röntgenbild auch niemals alleine die Diagnose bestimmen.Bekanntermaßen werden oft per Zufall pathologische Veränderungen an der WS festgestellt ohne relevante Beschwerden des Patienten.

Die dem Patienten mitgeteilte Diagnose Morbus Bechterew auf Grund des positiven HLAB 27 – Testes und der Randzackenbildung an den Wirbelkörpern, die in Wirklichkeit Abstützreaktionen bei länger bestehenden Kyphoskoliose waren, stellte eine seelische Verletzung dar. Der Psychoanalytiker Szass erklärt dies aus der erlebten Gefahr um die Integrität des Körpers. Fachgerechte körperliche Untersuchung alleine stößt nicht selten beim Patienten auf fehlende Akzeptanz. Im Gefolge werden Röntgenbilder angefertigt, dies wiederum kann zu Überbewertung radiologischer Befunde führen. Die iatrogensomatische Fixierung ist dann die Folge.

7 Schlussfolgerung

Die Hauptaufgabe bei der Behandlung von Rückenschmerzpatienten besteht in der Verhinderung einer Chronifizierung. Chronifizierung bedeutet, dass die Schmerzen über mehr als drei Monate persistieren. Der Schmerz verliert dabei seine Alarmfunktion, die Schmerzwahrnehmung verändert sich ebenso wie die Schmerzverarbeitung. Zunehmend treten psychische Begleiterscheinungen in den Vordergrund. Daneben können iatrogene Faktoren zur Chronifizierung beitragen wie folgt:

— *mangelhafte Aufklärung und Information des Patienten über den gutartigen Verlauf der Erkrankung*
— *Überbewertung und Demonstration radiologischer Befunde*
— *Krankschreibung über zu langen Zeitraum*
— *Verordnung passiver therapeutische Maßnahmen*
— *mangelhafte Diagnostik der Schmerzzustände*
— *Vernachlässigung von Präventivmaßnahmen (Rückenschule, Sport)*
— *unreflektierte Verordnung von Medikamenten über längeren Zeitraum (Injektionen)*
— *mangelnde Verlaufsbeobachtung*
— *Nichtbeachtung psychosozialer Faktoren*

Die Anamnes eines Menschen und die eingehende symptombezogene körperliche Untersuchung stehen beim Rückenschmerzpatienten an erster Stelle. Der Blick sollte nicht nur auf die Lokalisation des Schmerzgeschehens gerichtet sein. sondern auf die Gesamtperson des Kranken. *Der Mensch hat keine Krankheit, sondern er ist krank.*

Im Arbeitsbereich gilt für den Hausarzt, fehlende Interaktion von Mensch und Maschiene als krankmachenden Faktor zu erkennen, gleichzeitig einen Krankheitsgewinn bzw. Krankheitskarriere zu verhindern Auch die häufig vorkommende Belastung von Frauen durch Beruf und hausfrauliche Arbeit darf nicht unterschätzt werden. Besonders der Hausarzt, mit der Kenntnis des familiären Umfeldes des Patienten, kann entscheidend dazu beitragen, somatische Fixierungen zu verhindern. Dieser Vorgang tritt bei Menschen ein, die infolge unzureichender Problemlösungsfähigkeiten im Umgang mit Missempfindungen, Beschwerden, Krankheiten oder psychosozialen Konflikten mehr als unbedingt nötig von ärztlicher Hilfe abhängig werden. Hier wird die LWS bzw. der Rücken zum Spiegel der Seele.Leider trägt unser derzeitiges Gesundheitssystem mit der Möglichkeit zum häufigen Arztwechsel durch beliebigen Einsatz der Versichertenkarte mit zu dieser Entwicklung bei.

Manchmal ist die große Zahl von technischen und Laboruntersuchungen nur der Ausdruck ärztlicher Hilflosigkeit. Von entscheidender Bedeutung für den weiteren Verlauf ist eine sachgerechte Beratung (z.B. Trennung der irreversiblen Verschleißtheorie des Patienten von den myogen bedingten Schmerzursachen, Entkopplung zwischen degenerativen Wirbelsäulenveränderungen und Schmerzen im Bewußtsein des Patienten, Erläuterung der meist günstigen Prognose, unmißverständliche Erläuterung des Episodencharakters der Störung) und beim Erstkontakt die Durchführung einer wirklich effektiven d.h. zu weitgehender Beschwerdefreiheit führenden Therapie. Sofern der Verdacht und entsprechende Risikofaktoren für den Wunsch nach Frühberentung vorliege, sollte der Hausarzt dies offensiv ansprechen und mit dem Patienten die wahren Gründe des Rückzugs aus der Arbeitswelt diskutieren. Auf diese Weise können wirklich problembezogene Lösungsmöglichkeiten gesucht und vor allem unnütze Reha – Maßnahmen vermieden werden. Durch Berücksichtigung des beschriebenen Vorgehens, sollten Hausärzte in der Lage sein, iatrogene somatische Fixierungen eines Leidens, frühzeitig zu unterbinden und die Gesundheit dort wiederherzustellen, wo es noch möglich ist. Den bereits chronisch Kranken kann der Hausarzt in Kenntnis seines Umfeldes helfen, mit seiner Behinderung, auch mit seinem Schmerz zu leben. Die Einbeziehung der Gesamtperson des Kranken und die Weckung von Eigenverantwortung sind gerade in diesem Bereich wichtig.

Literatur

Arzneimittelkommission der Deutschen Ärzteschaft (Hrsg) (2000) Evidenzbasierte Therapie – Leitlinien, 2. Aufl, 192–203
Basler H D (1990) Prävention chronischer Rückenschmerzen. Der Schmerz 4: 1–6
Bundesministerium für Bildung und Forschung (BMBF) und Verband Deutscher Rentenversicherungsträger (2001)
Keseberg A (1992) Arbeitsunfähigkeit bei Wirbelsäulenerkrankunge ZFA 68: 114–119
Keseberg A (1995) Der Rückenschmerzpatient, Eine Studie aus der Allgemeinpraxis, MMW 127(35): 817–820
Kunze H, Faust V (1981) Psychische Aspekte des chronischen Schmerzes ZFA. 57, 26: 86–92
Leino P, Hasan J (1987) Trunk Muscle Funktion and Low Back Disorder: A ten year Follow up Study. Chron Dis 40 (4) 289–296
Pfingsten M (1999) Was können psychologische Erkenntnisse zur Behandlung von Rückenschmerzen beitragen? Orthop. Praxis 35: 288–296
Raspe H H (1993) Back Pain. In: Silman A, Hochberg M, Epidemiology of the rheumatic disease, 912–218
Statistisches Bundesamt (1998) Gesundheitsbericht Deutschland, Wiesbaden

1.1.10 Beinschmerz
Hans-Dieter Klimm

Zusammenfassung

Strukturen wie Knochen, Sehnen, Knorpel und Gefäße können im Bereich der Beine schmerzauslösend wirken.Als komplikationsträchtige Krankheitsbilder kommen die Veränderungen an den Gefäßen in Frage. So bedarf der akute periphere Gefäßverschluss der sofortigen ärztlichen Intervention. Hier droht der Verlust der Extremität. Weniger dramatisch stellt sich die ischämische Gewebsnekrose dar, die als Folge der AVK im Stadium IV nach Fontain auftritt. Dennoch kann auch hier das Endergebnis die Amputation sein.

Die Thrombangitis obliterans ist eine multilokale schubweise verlaufende Gefäßentzündung, die zuerst kleine bis mittelgroße Arterien befällt und sekundär zur Thrombosierung führt. Differentialdiagnostisch müssen Lumboischialgie und das sog Kompartmentsyndrom, was aber selten ist, berücksichtigt werden.

Die aus diesen Krankheitsbildern resultierende Komplikationen sind stets maximale Notfälle. Hier ist der Hausarzt sowohl in der Primärversorgung wie in der Langzeitbetreuung besonders gefordert.

1 Definition/Pathophysiologie

Die Ursachen für Schmerzen in den Beinen sind mannigfaltig. Diese ergeben sich aus den verschiedenen Strukturen der unteren Extremität.Im mittleren und fortgeschrittenen Lebensalter sind häufige Auslösemechanismen aktivierte Arthrosen der Knie – und Hüftgelenke. Schmerzen im Bein können auch durch Irritationen der Nerverwurzeln im unteren LWS – Bereich ausgelöst werden, meistens als Folge eines Bandscheibenprolapses.Aber auch Infektionskrankheiten, wie z.B. die Borrelliose weisen oft als erstes Symptom Schmerzen in den Beinen auf. Gegenüber diesen Erkrankungen treten andere Faktoren wie akute arterielle Gefäßverschlüsse, ischämische Gewebsnekrosen, tiefe Beinvenenthrombosen und die Thrombangitis obliterans in den Hintergrund. Dennoch gilt es diesen Erkrankungen besondere Beachtung zu schenken, weil sie mit einer hohen Komplikationsrate belastet sind.

Beim *akuten peripheren Gerfäßverschluss* kommt es postoklusiv zu einem kritischen Druckabfall mit einer nicht mehr adäquaten sekundären Gewebsversorgung. Pathophysiologisch kommt hinzu, dass bei Druckabfall das Blut durch Sludge-Phänomene seine Fließfähigkeit verliert und die Blutströmung zusätzlich stagniert. Während bei Embolien z.B. im cerebralen Gefäßabschnitt es bereits nach wenigen Minuten zu schweren irreversiblen Schäden kommt, kann das Haut und Muskelgewebe längere Phasen der Ischämie ohne Gewebsuntergänge überleben, oft bis zu einigen Stunden.

Das Ischämiesyndrom wird durch die „6-P Symtomatik" charakterisiert:

Paine = Plötzlicher Schmerz

Paleness = Hautblässe

Pulselessness = Pulsverlust

Paraaesthesia = Sensibilitätsstörungen

Paralysis = Lähmung

Prostation = Kreislaufschock

Als Ursache kommen in 80% arterielle Embolien in Frage ausgehend vom Herzen und den großen Arterien. Die restlichen 20% rekrutieren sich aus lokalen stenosierenden arteriosklerotischen Läsionen, auf denen sich Thromben aufpflanzen.

Ischämische Gewebsnekrosen treten im Stadium IV nach Fontaine mit oberflächlichen Defekten, Ulzerationen, Nekrosen bzw.. Gangrän auf. Das Stadium IV stellt das Endstadium der arteriellen Verschlusskrankheit dar.

Als Ursache für ischämische Gewebsnekrosen kommen folgende Faktoren in Frage:

— Thermische Schäden (Heizkissen, Bettflaschen)
— Mechanische Verletzungen (Maniküre, Pediküre, inadäquates Schuhwerk)
— Hornhautraghaden
— Interdigital – und Nagelmykosen

Die *Thrombangitis obliterans* ist eine multilokale, schubweise verlaufende, segmentäre chronische Gefäßentzündung, die zu Beginn kleine und mittelgroße Arterien befällt und sekundär zur Thrombosierung des Lumens führt. Die Ätiologie ist unbekannt. Fast ausnahmslos sind Patienten mit einer Thrombangitis obliterans starke Raucher! Eine Thrombangitis kann angenommen werden:

— Alter bei Erkrankungsbeginn vor der 5. Lebensdekade
— Infrapopliteal lokalisierte segmentale Arterienverslüsse
— Thrombophlebitis saltans oder migrans

Sind mindestens zwei dieser Symptome vorhanden gilt die Diagnose als wahrscheinlich. Als Nebenkriterien sind zu beachten:

- Nikotinabusus
- Schubweiser Verlauf
- Ausschluss gravierender atherogener Risikofaktoren (außer Rauchen)
- Ausschluss Erkrankungen des rheumatischen Formenkreises

Arthrosen und *Wirbelsäulenveränderungen* als Auslöser von Beinschmerzen werden in gesonderten Kapiteln behandelt.

2 Epidemiologie

Konkrete Angaben von *peripheren arteriellen Gefäßverschlüssen* liegen nicht vor. Dies gilt auch für die Häufigkeit von *ischämischen Läsionen* bei AVK IV.

Bekannt jedoch ist die Tatsache, dass mehr als 35 000 Amputationen pro Jahr vorgenommen werden müssen.

Ca 2% des Gesamtkrankengutes der peripheren arteriellen Verschlusskrankheit entfällt auf die *Thrombangitis obliterans*. Männer erkranken häufiger als Frauen.

Die Erkrankungshäufigkeit liegt im Verhältnis 9 : 1 und tritt meist vor dem 40. Lebensjahr auf.

3 Bedeutung für den Allgemeinarzt

Jeder akute *periphere Gefäßverschluss* ist ein absoluter Notfall, der eine sofortige Intervention notwendig macht mit stationärer Einweisung. Ansonsten droht der Verlust der Extremität, weil sich sonst die Möglichkeiten der Revaskularisierung vermindern. Die ischämische Toleranzzeit der Muskulatur beträgt 4–6 Stunden, die der Nerven ca 12 Stunden. Treten Spannungsblasen, Sensibilitätsverlust sowie ischämische Muskelrigidität auf, kündigt sich im Bereich der betroffenen Gliedmaße bereits der irreversible Gewebstod an!

Bei allen Patienten mit pAVK, insbesondere im Stadium II bis IV, ist die Gefahr der *ischämischen Gewebsnekrose* gegeben. Deshalb ist auf eine konsequente Fußpflege und Fußhygiene vom Hausarzt zu achten. Ganz im Vordergrund steht die konsequente Inspektion der Füße während der Sprechstunde, insbesondere wenn beim Patienten zusätzlich ein Diabetes mellitus bekannt ist.

Wegen der schnellen Progredienz einer *Thrombangitis obliterans* und der daraus resultierenden Problematik mit drohender Amputation ist ein sofortiges Handeln erforderlich, dazu gehört auch das „Dran denken". Das Auftreten der Symptome vor dem 50. Lebensjahr verlangt auch eine Ausschlussdiagnostik beim angiologisch tätigen Gebietsarzt

4 Bedeutung für den Patienten

Beim *peripheren Gefäßverschluss* wird das akute Ereignis vom Patienten sofort empfunden. Oft kommt es aber durch den Patienten selbst induziert zu einer Verschleppung der Diagnose und Therapie infolge Unterbewertung der vorliegenden Gefahr, insbesondere dann, wenn der Verschluss sehr peripher gelegen ist.

Zur Vermeidung *ischämischer Gewebsnekrosen* müssen alle betroffenen Patienten in der Fußpflege geschult werden. Vorbeugende Maßnahmen sind auch das Vermeiden von Barfußlaufen, kein enges Schuhwerk, Druckentlastung bei Fußfehlstellung (orthopädisches Schuhwerk) z.B. ein Vorfußentlastungsschuh, Behandlung von *Fußpilz und Clavi*, sachgerechte Pediküre, tägliche Fußinspektion, nach Baden und Waschen konsequentes Abtrocknen.

Da ca 80% aller Patienten mit *Thrombangitis obliterans* zum Zeitpunkt der ersten ärztlichen Kontaktaufnahme akrale Läsionen aufweisen, besteht höchste Amputationsgefahr. Notwendig sind eine absolute Nikotinkarenz, konsequente lokale Versorgung der trophischen Läsionen und konsequente Zusammenarbeit von Hausarzt und klinischen Angiologen.

5 Mögliche Komplikationen

Beim akuten *peripheren Gefäßverschluss* können folgende Komplikationen auftreten:

Gangrän

Tourniquetsyndrom

Die Ischämie führt zur Muskelnekrose. Hierbei findet sich neben dem massiven Ödem und dem Schmerz eine ausgeprägte Starre der Extremität verbunden mit einer massiven Myoglobinurie, welche zum akuten Nierenversagen führen kann.(Crash Niere).

Kompartmentsyndrom

Schwere Gewebsischämien führen nach Wiederherstellung der Strombahn und ungehindertem Blutfluss zur Bildung freier Radikale in der geschädigten Muskulatur.

Störung der Kapillarendothelien verursachen eine erhöhte Flüssigkeitspermeabilität mit sekundär verstärkter Flüssigkeitsverschiebung in den Extravasalraum. Die dadurch bedingte ödematöse Schwellung des Muskels bei intakter Faszie erhöht der Gewebsdruck im gesamten Muskelkompartment, was die Kapillardurchblutung zum Sistieren bringt.

Bei der *ischämischen Gewebsnekrose* besteht die Gefahr des Übergangs einer trockenen in eine feuchte Gangrän bedingt durch eine bakterielle

Superinfektion. Deshalb ist zu beachten, dass mangelnde Polsterung mit Watte oder Schaumstoff zu Wärmeverlust und mechanischen Verletzungen führen kann. So ist ferner darauf zu achten, dass die betroffene Extremität ruhig gestellt ist mit Tieflagerung zur Verbesserung der Perfusion und Reduzierung des Ruheschmerzes.

Die gleichen Kriterien gelten für die *Thrombangitis obliterans*.

6 Fallbeispiele

Fall 1

Patientin Sch., geb. am 08.02.1915 bittet zum Hausbesuch, da sie seit etwa 10 Minuten heftige Schmerzen im linken Vorfuß verspüre und nicht mehr auftreten könne. Die Patientin leidet an einer Herzinsuffizienz Stadium NYHA II bei KHK sowie intermittierendem Vorhofflimmern, außerdem an Polyarthrose und Diabetes mellitus Typ IIa.

Der linke Vorfuß erscheint weißlich verfärbt, kalt. Die Arteriae tibiales anterior und posterior sind nicht tastbar, die Arteria poplitea links fraglich tastbar, Puls in der Leistenbeuge tastbar. RR 160/92 mmHg, arrythmischer Puls zwischen 40 und 169/Min.

Wegen des dringenden Verdachtes auf einen akuten peripheren Verschluss im linken Vorfuß durch Embolie bei Vorhofflimmern stationäre Einweisung zur Embolektomie. Die weitere Untersuchung zeigt außerdem Thromben im linken Herzvorhof.

Falldiskussion: Die typische Anamnese, Kenntnis der absoluten Arrythmie bei Vorhofflimmern einerseits und das klassische klinische Bild mit Peitschenförmigem, schlagartigem Schmerz, Pulsverlust, Blässe und Kälte ließen den erstbehandelnden Arzt sofort an die Möglichkeit eines peripheren arteriellen Verschlusses denken mit entsprechender sekunddärer Intervention.Bei bekannter absoluter Arrythmie ist eine Marcumarisierung erforderlich in Abhängigkeit vom Alter.Die Studienlage ist bei diesem Problem wechselnd,generell wird die Marcumarisierung jenseits des 80. Lebensjahres nicht mehr empfohlen. Die Therapie sollte aber nicht von numerischen Alter,sondern von der biologischen Vitalität abhängig gemacht werden.

Differentialdiagnostisch konnte ein Ischias-Syndrom, eine Femoralisneuritis und eine akute Wadenvenenthrombose ausgeschlossen werden.

Fall 2

Patient M.G. geb. 16.02.1925 kommt in die Sprechstunde, weil er im Bereich der rechten Großzehe am lateralen Nagelwall eine Rötung festgestellt hat. Er sei vor etwa 6 Tagen bei der Pediküre gewesen.

Der Patient ist seit Jahren Diabetiker Typ IIa, leidet an einer Claudicatio intermittens bei AVK Stadium II bis III und an einer diabetischen Polyneuropathie.

Am rechten Nagelwall dominiert eine Rötung, die Region ist ödematös geschwollen und druckenpfindlich. Bei Berührung entleeert sich etwas Pus aus dem Nagelwall. Die peripheren Pulse an der Arteria tibialis psterior und anterior sind ebensowenig tastbar wie im Bereich der Arteria poplitea; der Fuß selbst ist jedoch warm und nicht verfärbt. Nach sterilem Abdecken der Wunde lehnt der Patient den Vorschlag einer sofortigen stationären Behandlung ab. Nach kurzfristiger erneuter Kontaktaufnahme in der Praxis nun Ausdehnung einer gangränösen Entzündung bis zum Bereich des Mittelfußes mit Hautnekrosen und Ulzerationen, die schmierig belegt sind. Im Lauf einer nun folgenden stationären Behandlung muss der Unterschenkel amutiert werden.

Falldiskussion: Typischer Verlauf bei einem Patienten mit diabetischem Fußsyndrom und begleitender AVK bei dem keine konsequente und sachgerechte Fußpflege ausgeübt wurde. Zudem trägt der Patient eine Mitverantwortung durch die Ablehnung einer frühzeitigen stationären Behandlung am weiteren negativen Verlauf mit Unterschenkelamputation.

Fall 3
Patient B. E. geb.27.03.1948, seit mehr als zwanzig Jahren Nikotinabusus, zuletzt 20–30 Zigaretten/die. Seit einem halben Jahr Schmerzen beim Laufen im rechten Bein. Jetzt am 3. und 4. Endglied basal Nekrosen. Arteria tibialis anterior und posterior nicht tastbar. Arteria poplitea fraglich tastbar. In der Anamnese in den letzten 2 Monaten zweimal Venenentzündungen am gleichen Bein beobachtet.

Risikofaktorenprofil unauffällig. Labor: 18 000 Leukozyten, CRP 9,2 mg/dl, BSG 80/120 mmW.

Bei der stationären Untersuchung fand sich ein segmental diskontinuierlicher Befall der arteria tibialis posterior und der arteria poplitea, während die arteria femoralis glattwandige Konturen aufwies und auch in den übrigen Gefäßabschnitten arteriosklerotische Veränderungen nicht nachweisbar waren.

Trotz intensiver stationärer und längerer poststationärer Nachbehandlung blieb die Nikotinkarenz aus und der Patient mußte letztendlich Oberschenkel amputiert werden.

Falldiskussion: Bei dem typischen Bild der *Thrombangitis obliterans* hat der langjährige Nikotinmissbrauch eine entscheidende Rolle bei der negativen Entwicklung des Krankheitsbildes gespielt. Wenn es nicht gelingt, den Patienten davon zu überzeugen, den Nikotinkonsum einzustellen, droht die Amputation der Extremität. Aus Erfahrung weiß man aber, dass selbst bei relativ großem Leidensdruck nur wenige Menschen in derLage sind, Selbstverantwortung zu übernehmen.

7 Schlussfolgerungen

Während die chronisch – *periphere arterielle Verschlusskrankheit* oft „unbemerkt" und unterbewertet vom Patienten ertragen wird, vom Arzt in Folge dessen auch unterbewertet wird auch wegen mangelnder bedrohlich erscheinenderSymptomatik, können sich Komplikationen relativ schnell entwickeln. Diese sind dann in den meisten Fällen maximale Notfälle und verlangen sofortiges maximales Handeln.Um die Komplikationsrate möglichst klein zu halten, muss dem Patienten eindringlich vermittelt werden, dass ein konsequentes Gehtraining wichtiger ist als die Einnahme sogenannter gefäßaktiver Medikamente deren Wirkung mehr oder weniger umstritten ist.

a) Der akute *periphere Gefäßverschluss* stellt eine absolute Notfall-Situation dar, die sofortiges ärztliches Handeln nach sich zieht, ist aber in der Folge der eindeutigen klinischen Symptomatik relativ einfach zu diagnostizieren, insbesondere dann, wenn man die Risiken z.B. Herzrythmusstörungen oder Gefäßanomalien rechtzeitig erkennt.

Die meist gefürchtete Komplikation ist der Verlust der Extremität durch Entwicklung einer Gangrän.

b) Bei Patienten mit AVK Stadium III bis IV, inbesondere bei Patienten mit Diabetes mellitus, ist eine konsequente Fußhygiene durch Arzt und Patient gleichermaßen erforderlich.Daneben ist ein konsequente psychische Betreuung notwendig, denn bei Akzeptans seines Leidens können drohende Komplikationen abgewendet werden. Hier hat der Hausarzt in Kenntnis der Gesamtpersönlichkeit des Patienten salutogenetisch einzugreifen.

Bei geringstem Verdacht auf ein ischämisches Geschehen müssen entsprechende bereits beschriebene Maßnahmen ergriffen werden, um drohende Amputationen zu vermeiden. Immerhin haben diese Eingriffe eine hohe Letaltät (50%) im ersten Jahr nach der Amputation!

c) Bei rasch fortschreitenden *pAVK*-spezifischen Beschwerden wie rezidivierenden Phlebitiden und Nikotinabusus muss an die Möglichkeit einer *Thrombangitis obliterans* gedacht werden. Bei den hier oft gleichzeitig feststellbaren Thrombophlebitiden muss vermieden werden, zu enge Kompressionstrümpfe zu verordnen. Eine angiologische Mitbehandlung ist fast immer erforderlich ohne dass der Hausarzt seine leitende Funktion verliert.

Aufgabe des Hausarztes ist auch, die oft bei diesen Patienten vorhandene fatalistische Grundhaltung zu durchbrechen und so auch eine aktivere Mitarbeit an der Therapie zu erreichen.

1.1.11 Stuhlunregelmäßigkeiten
Stefan Hensler

Zusammenfassung

Stuhlunregelmäßigkeiten sind ein in der Allgemeinpraxis häufiges Phänomen. Eine große Zahl möglicher Erkrankungen mit teilweise lebensbedrohlichen Komplikationen stellt den Hausarzt vor schwierige differentialdiagnostische Aufgaben. Um die geeigneten diagnostischen Mittel auszuwählen, gilt es, eingehend Anamnese zu erheben, Alarmsymptome wie Fieber, Blut im Stuhl, Gewichtsverlust u. a. zu beachten und Verlaufskontrollen einzuplanen.

1 Definition/Pathophysiologie

Stuhlunregelmäßigkeiten sind Abweichungen von der normalen Stuhlfrequenz, Stuhlkonsistenz und der Stuhlpassage. Bei mehr als 3 Stuhlentleerungen täglich und verringerter Konsistenz bzw. wässrigen Stühlen spricht man von Diarrhoe, bei weniger als 3 Stuhlgängen pro Woche und harter Konsistenz spricht man von Obstipation (Herold 2001). Häufig gehen abdominelle Schmerzen, Völlegefühl und Blähungen einher. Ab einer Dauer von 4 Wochen spricht man von chronischen Stuhlunregelmäßigkeiten.

Pathophysiologisch liegt eine Störung der Rückresorption aus dem Darm, eine veränderte Sekretion in den Darm oder eine mechanische Barriere durch eine Stenose vor. Normalerweise werden aus 7 Litern/Tag 90% im Dünndarm und 8% im Dickdarm resorbiert, eine geringfügige Änderung hierbei führt zu Stuhlunregelmäßigkeiten.

Tabelle 1. Stuhlunregelmäßigkeiten: pathogenetische Faktoren

Diarrhoe	
Endogen:	*Exogen:*
– Funktionelle Störungen: Reizdarmsyndrom	– Infektionen
– Malabsorption (z.B. Sprue, Laktase-Mangel)	– Lebensmittelvergiftungen
– Maldigestion (z.B. Postgastrektomie, Pankreasinsuffizienz)	Medikamente (Laxanzien, Antibiotika, Colchizin, u. a.)
– Chronisch entzündliche Darmerkrankungen	
– Nahrungsmittelallergie/Unverträglichkeiten	
– Adenome und Karzinome des Kolons	
– Peritonealkarzinose	
– Hormonelle Ursachen (Hyperthyreose, Vipom)	

Obstipation

Endogen:
- Chronisch funktionelle Obstipation (geringe Bewegung, Flüssigkeitsmangel, Ballaststoffarmut)
- Funktionell (Reizdarmsyndrom)
- Organische Darmerkrankung (Stenosen bei Koloncarcinom oder chronisch entzündlichen Darmerkrankungen)
- Neurogene Störungen (z.B.: MS, Diabetische Neuropathie)
- Hormonell (Hypothyreose)

Exogen:
- Medikamente: Anticholinergika, Opiate, Diuretika etc.
- Chronischer Laxanzienabusus

Eine Sonderform ist die paradoxe Diarrhoe: Bei Stenosen des Dickdarms, z.B. durch ein Carcinom, kommt es im Wechsel mit Obstipation zu bakterieller Verflüssigung des Stuhls.

2 Epidemiologie

Stuhlunregelmäßigkeiten sind in der Allgemeinpraxis sehr häufig. Beispielsweise treten Diarrhoen über einem Zeitraum von 3 Monaten bei 12% der Patienten in schottischen Hausarztpraxen auf (Stone 1994). Die zu Grunde liegenden Erkrankungen haben unterschiedliche Häufigkeiten, die häufigste ist das Reizdarmsyndrom mit einer Prävalenz von bis zu 20% der Normalbevölkerung (Olden 2002). Alltäglich sind akute Virus-Gastroenteritiden. Seltener treten Nahrungsmittelunverträglichkeiten auf (Prävalenz von 1–2% in der Normalbevölkerung) (Young 1994).

Das Colon-Carcinom hat mit einer Inzidenz von 25/100.000 Neuerkrankungen/Jahr in Deutschland (Stat. Bundesamt 2002) eine zunehmende Tendenz. Es ist der zweithäufigste Tumor beim Mann und der dritthäufigste Tumor bei der Frau.

3 Bedeutung für den Allgemeinarzt

Aufgrund der hohen Zahl der möglichen zu Grunde liegenden Erkrankungen können chronische Stuhlunregelmäßigkeiten zur differentialdiagnostischen Herausforderung werden. Die häufig funktionelle Genese kann dazu verleiten, weiterführende Diagnostik zu vernachlässigen. Die möglichen Komplikationen sind sehr vielfältig, teilweise können sie für die Patienten lebensgefährlich sein. Der Leidensdruck des Patienten lastet dem Hausarzt eine hohe Erwartung auf. Die therapeutischen Möglichkeiten sind je nach Erkrankung sehr unterschiedlich. Im Fall der infektiösen Enteritiden ist eine symptomatische Behandlung ohne besondere Diagnostik angezeigt. Die Therapie des "Reizdarmsyndroms" ist oft schwierig. Zur Wirksamkeit von Muskelrelaxanzien (z.B. Mebeverin) und trizyklische Antidepressiva liegt zwar Evidenz vor (Jackson 2000, Poynard 2001), sie wirken aber nur auf Schmerzen positiv. Assoziierte Diarrhoe und Obstipation lassen sich meist nur symptomatisch (Loperamid, Lactulose) behandeln (Arzneimittelbrief 2002). Die Therapie der nahrungsmittelinduzierten Erkrankungen ist naturgemäß vom Patienten abhängig. Im Fall der Obstipationen ist der Arzt oft mit Missbrauch von Abführmitteln seitens des Patienten konfrontiert. Die Therapie bei Colon-Carcinom kann sehr erfolgreich sein, bei Früherkennung bestehen gute Heilungschancen.

4 Bedeutung für den Patienten

Die Beschwerden sind unterschiedlich, aber können in ihrer Intensität sehr ausgeprägt und für den Patienten bei rezidivierenden Schmerzzuständen sehr quälend sein. Die häufige Stuhlfrequenz kann den Tagesablauf stören. Auch der umgekehrte Fall der Obstipation kann subjektiv sehr beeinträchtigend wahrgenommen werden. Die Patienten fühlen sich "aufgebläht" und innerlich "unrein". Die Appetitlage des Patienten kann sich verschlechtern, bei einem längeren Verlauf kann es zu Gewichts- und körperlichem Substanzverlust kommen.

5 Mögliche Komplikationen

Krankheitsbedingte Komplikationen

Komplikationen sind entweder mit Diarrhoe oder Obstipation direkt assoziiert oder sind Folgen der zu Grunde liegenden Erkrankungen (s. Tabelle 2).

Tabelle 2. Zu Grunde liegende Differentialdiagnosen und ihre typischen Komplikationen

Diagnose	Komplikation
Colon-Carcinom	Stenose, Metastasierung
Peritoneal-Carcinose	Metastasierung, etc.
Hormonell aktiver Tumor (z.B. Vipom, Karzinoid)	chronische Diarrhoe, Metastasierung, Blutdruckkrise, Asthma-Anfall
Chronisch entzündliche Darmerkrankung, Divertikulitis	Darmstenose, Darmfistelung, Perforation, assoziierte Systemerkrankungen (z.B. Arthritiden)
Infektiöse Diarrhoen (Salmonellose, Typhus, Cholera, Ruhr, Escheria Coli)	Massiver Flüssigkeits- und Elektrolytverlust, Abszedierung, Ulzeration, HUS
Antibiotika-induzierte Kolitis	Pseudomembranen, Ulzerationen
Nahrungsmittelunverträglichkeit, Medikamente	Chronische Diarrhoe, Abdominalschmerzen
Maldigestionssyndrome (Postgastrektomie, Gallensalzverlust etc.)	Chronische Diarrhoe, Abdominalschmerzen
Malabsorptionssyndrome (Sprue, M.Whipple)	Chronische Diarrhoe, Abdominalschmerzen

Versorgungsbedingte Komplikationen

Zum Teil sind sehr schwerwiegenden Komplikationen als "abwendbar gefährliche Verläufe" (AGV) zu befürchten, sodass Verzögerungen in Diagnostik und Therapie zu vermeiden sind. Die Vielzahl der Differentialdiagnosen legt ein systematisches Vorgehen nahe, das immer alle Alternativen
im Auge behalten muss. Andererseits ist eine undifferenzierte Diagnostik
nach Schema sehr teuer, für den Patienten belastend und kann eine ausschließlich organische Sichtweise der Symptome fixieren. Die vorschnelle
Gabe von Medikamenten kann eine diagnosegerechte Behandlung verzögern. Im Falle epidemischen Auftretens einer Erkrankung, beispielsweise
bei Gastroenteritiden, besteht die Gefahr, unreflektiert Diagnosen zu stellen
und zu verordnen ohne im Einzelfall ausreichend körperlich zu untersuchen. Zu beachten ist der häufig iatrogene Ursprung von Stuhlunregelmäßigkeiten. Medikamentöse Ursachen für Obstipationen sind u. a. Morphin-
derivate, Neuroleptika und Diuretika; chronische Obstipationen drohen bei
unkritischem Einsatz von Laxantien. Für Durchfälle zeichnen sich vor allem Antibiotika verantwortlich.

6 Fallbeispiele

Fall 1
Ein 69-jähriger Patient stellte sich vor mit einer seit drei Wochen anhaltenden Verstopfung, die alle paar Tage von schmerzhaften, übel riechen-
den Durchfallattacken abgelöst wurde. Als weitere Symptome waren Meteorismus, Inappetenz und ein Gewichtsverlust von 5 kg zu eruieren. Die
körperliche Untersuchung ergab einen diskreten Druckschmerz im linken
Unterbauch und leise Darmgeräusche. Die rektale Untersuchung war unauffällig. Der Patient wurde einer Coloskopie zugeführt, die 30 cm ab ano
im Colon sigmoideum einen stenosierenden Prozess ergab. Die Histologie
zeigte ein Adeno-Carcinom. Computertomographisch konnten Leberfili-
liae ausgeschlossen werden, der Patient wurde kurzfristig operiert. Nach
einer Chemotherapie mit Fluorouracil ist er seit zwei Jahren rezidivfrei.

Falldiskussion: Es handelte sich um den klassischen Fall einer paradoxen
Diarrhoe. Das gehobene Alter und der Gewichtsverlust als Alarmsymptom legten eine zügige coloskopische Diagnostik nahe. Der Patient hatte
das Glück, dass der Tumor eine ausgeprägte intraluminale Wachstumsten-
denz zeigte und mit einer typischen Symptomatik auffiel, bevor es zu Metastasen kam.

Fall 2
Ein 53-jähriger Patient stellte sich vor mit rezidivierenden Phasen von
Durchfall seit 3 Jahren verbunden mit Abdominalschmerzen, Flatulenz

und Hautausschlägen. Zwei Coloskopien ergaben außer einer reizlosen Divertikulose keine Befunde. Histologisch war eine Zöliakie ausgeschlossen worden, Blutwerte waren immer unauffällig, ein Laktose-Toleranztest war ohne Befund. Aufgrund eines einmaligen positiven Abstrichs auf Candida wurde bei Auftreten der Beschwerden mit Nystatin behandelt und eine Schonkost eingehalten, worauf die Beschwerden regelmäßig langsam sistierten. Besserungen nach Kolonspülungen und Gabe von Probiotika waren nur von kurzer Dauer. Vor dem letzten Rezidiv war der Patient zuvor auf einer längeren China-Reise beschwerdefrei. Körperlicher Befund: Meteorismus, Druckschmerz periumbilikal, ansonsten unauffällig. Gemeinsam wurde überlegt, welche Nahrungsmittel in China überhaupt nicht verzehrt wurden. Dies führte zur Verdachtsdiagnose Kuhmilch-Allergie. Die Exposition nach Karenz zeigte eine deutliche Reaktion. Der Patient ist unter konsequentem Meiden von Kuhmilch beschwerdearm.

Falldiskussion: Man kann von einer Nahrungsmittelunverträglichkeit ausgehen, ob allergischen Ursprungs ist nach normwertigem Prick-Test und Gesamt-IgE unklar. Der Fall zeigt, wie nach frühzeitiger Festlegung (Candidose) keine weitere Diagnostik erfolgte und mehrfach im Jahr falsch behandelt wurde. Auch wenn schwerwiegendere Erkrankungen konsequent ausgeschlossen wurden, die nahe liegende Analyse der Essgewohnheiten wurde vernachlässigt.

7 Allgemeine Schlussfolgerungen

Das Problem des Hausarztes bei Patienten mit Stuhlunregelmäßigkeiten besteht in der großen Zahl möglicher Erkrankungen mit teils sehr ernsten Komplikationen. Eine Diagnostik nach Schema ist sehr teuer, für den Patienten belastend und kann eine ausschließlich organische Sichtweise der Symptome fixieren. Ein wichtiges Kriterium für die Auswahl der diagnostischen Mittel ist das Vorliegen von Alarm-Symptomen. Bei Stuhlunregelmäßigkeiten begleitet von den Symptomen Fieber, Gewichtsverlust, Hautausschlag, Arthritis, okkultem oder freiem Blut im Stuhl oder palpablem Tumor sollte die sofortige Überweisung zu einer weiteren Abklärung hinsichtlich entzündlicher oder struktureller Erkrankungen erfolgen (Olden 2002). Bei einem Alter über 50 Jahre oder einer Familienanamnese für Koloncarcinome und chronisch entzündliche Erkrankungen gilt dies ebenfalls (Arzneimittelbrief 2002). Das Auffinden von "vagen" Symptomen hilft bei der Abgrenzung eines Reizdarmsyndroms. Anhand der "Rome-II-Kriterien" (s. Tabelle 3) kann man die Ausschlussdiagnostik auf eine Sigmoidoskopie beschränken (prädiktiver positiver Wert: 98%) (Olden 2002). Der Hausarzt sollte jedoch wachsam sein hinsichtlich neu auftretender Symptome. Bei Malabsorptions- und Maldigestionssyndromen drohen zwar zunächst keine ernsten Folgen, aufgrund des hohen Leidensdrucks sollte aber baldmöglichst die Diagnose erfolgen. Hierbei kann vor allem eine genaue Anamnese den richtigen Weg weisen.

Tabelle 3. Rome-II- Kriterien

12 Wochen von 12 Monaten Abdominalschmerz und 2 der 3 folgenden Besonderheiten:	Symptome, die die Diagnose Reizkolon kumulativ unterstützen:
1. Schmerzen besser oder nicht mehr vorhanden nach der Entleerung 2. Beginn der Schmerzepisode mit einer veränderten Stuhlfrequenz assoziiert. 3. Beginn der Schmerzepisode mit einer veränderten Stuhlkonsistenz assoziiert.	– Abnormale Stuhlfrequenz (>als 3 mal/Tag <als 3mal in der Woche) – Abnormale Stuhlform (hart, dünn etc.) – Abnormale Stuhlpassage (schmerzhaft, dringend, Gefühl unkompletter Entleerung) – Schleimpassage – Blähungsgefühl

Literatur

Herold G (2001) Innere Medizin. Eigenverlag, Köln

Jackson JL, O'Malley PG, Tomkins G, Balden E, Santoro J, Kroenke K (2000) Treatment of functional gastrointestinal disorders with antidepressant medications: a meta-analysis. Am J Med 108(1): 65–72

Olden KW (2002) Diagnosis of Irritable Bowel Syndrome. Gastroenterol 122: 1701–1714

Poynard T, Regimbeau C, Benhamou Y (2001) Meta-analysis of smooth muscle relaxants in the treatment of irritable bowel syndrome. ACP Journal Club 135(2):53

Statistisches Bundesamt der Bundesrepublik Deutschland. www.destatis.de

Stone DH, Mitchell S, Packham B, Williams J (1994) Prevalence and first-line treatment of diarrhoeal symptoms in the community. Public Health 108(1): 61–68

Unbekannter Autor (2002) Das Reizdarm-Syndrom. Rationale Diagnostik und Differentialtherapie. Der Arzneimittelbrief 36: 81–84

Young E, Stoneham MD, Petruckewich A, Barton J, Rona R (1994) A population study of food intolerance. Lancet 343: 1127–1130

1 Komplikationen bei ausgewählten Symptomen und Diagnosen

1.2 Diagnosen

1.2.1 Hypertonie
Armin Wiesemann

Zusammenfassung

Die Diagnostik der Hypertonie erfordert angesichts der neuen, allerdings nicht überall (O'Brian 2000) akzeptierten „Grenzwerte", ein Umdenken, insbesondere im Zusammenhang mit weiteren kardiovaskulären Risiken (Ramachandran 2001, Schäfers 1999). Im Rahmen der Risikoabschätzung sind u.U. weitere Maßnahmen wie Ambulante-24-Std.Blutdruckmessung und -Ergometrie erforderlich, die auch in der Allgemeinpraxis über das Basisprogramm hinaus durchgeführt werden können. Dagegen ist die Suche nach sekundären Hypertonieformen zwar mittelfristig wichtig, aber nicht unmittelbar dringlich und bedarf auch bei positivem Ergebnis selten invasiver diagnostischer Maßnahmen wie Angiographie oder Nierenbiopsie.
Zu vermeiden ist eine medikamentöse Therapie bis hin zur mittelschweren Hypertonie, solange kein angemessener Beobachtungszeitraum für eine vereinbarte Reduktion verhaltensabhängiger Risiken wie Adipositas, übermäßiger Salzkonsum oder Alkoholabusus verstrichen ist. Von Zeit zu Zeit sollten Diagnose und Therapie überprüft werden (Aylett 2000).

1 Definition

Nach der alten WHO-Definition traf die Diagnose Hypertonie zu, wenn der arterielle Blutdruck bei wiederholter Messung (mindestens dreimal) in Ruhe systolisch 160 mm Hg oder diastolisch 95 mm Hg erreicht oder überschreitet. Nach einer jüngeren Übereinkunft (siehe Tabelle 1) liegt die Grenze des normalen Blutdrucks beim Erwachsenen aber jetzt bei 140/90 mm Hg, eine willkürliche neue Grenze, die jedoch die aktuellen Daten zum Hypertonie-abhängigen kardiovaskulären Risiko berücksichtigt (Dt. Hypertonie-Gesellschaft 2001, Panza 2001, WHO ISH Guidelines 1999). Unverändert gibt es auch noch die Klassifikation der Hypertonie in Abhängigkeit von Endorganschäden (Kannel 1988). Häufig wird bei diesen Definitionen noch mitberücksichtigt, ob eine Person blutdrucksenkende Mittel einnimmt. Alle Patienten, die unter Einnahme von Antihypertensiva grenzwertige oder normale Blutdruckwerte aufweisen, werden bei dieser Definition der Gruppe der Hypertoniker zugerechnet (sogenannte „Wirkliche oder kontrollierte Hypertonie"). Als optimal gelten, insbesondere bei Diabetikern, Blutdruckwerte unter 130/85 mm Hg!

Tabelle 1. Einteilung der Hypertonie-Schweregrade (nach Deutsche Hypertonie-Gesellschaft 2001, WHO International Society on Hypertension Guidelines 1999)

Bewertung des Blutdrucks	Systolischer Druck mmHg	Diastolischer Druck mmHg
Leichte Hypertonie	140–159	90–99
Mittelschwere Hypertonie	160–179	100–109
Schwere Hypertonie	>180	>110

2 Epidemiologie

Für die westlichen Länder wird eine Prävalenz von 15–20% der Bevölkerung angegeben. Je nach Definition und Region dürften 20–30% der Patienten einer deutschen Allgemeinpraxis Hypertoniker sein. Bei ca.10–29% der Patienten (je nach Definition der Hypertonie) werden auch unter Therapie noch erhöhte Werte gemessen (Wiesemann 2001). Über 95% der Fälle sind essentieller Natur, wobei in 50–60% von einer genetischen Disposition auszugehen ist. Auch bei Kindern und Jugendlichen ist die essentielle Hypertonie die mit Abstand häufigste Form und tritt mit einer Häufigkeit von 1–2% auf. Es liegen zwar keine Daten zur aktuellen Prävalenz der Hypertonie in der Bundesrepublik Deutschland vor. Im Rahmen der Deutschen Herzkreislaufpräventionsstudie (DHP), zuletzt des WHO-MONICA Projektes in der Region Augsburg, wurde an einer Zufallsstichprobe in den Jahren 1984/85, 1989/90 und 1994/95 die Hypertonie-Prävalenz (nach alter Klassifikation) mit gut reproduzierbaren Methoden erhoben (Deutsche Hochdruckliga 2001).

3 Bedeutung für den Arzt

Bei der hohen Prävalenz und Bedeutung dieser Erkrankung für Herz-Kreislaufereignisse sind regelmäßige Gelegenheitsmessungen in der Hausarztpraxis wichtig (z.B. außerhalb des Sprechzimmers durch die Arzthelferin), da Symptome wie Palpitationen, Kopfschmerzen, Nasenbluten, Ohrensausen, Schwindel nicht allzu häufig sind. Dagegen ist die Anamnese umso bedeutender (Familienanamnese, Übergewicht, Pille und weitere Risikofaktoren wie Rauchen, Alkohol).

Diagnostische Maßnahmen sollen die Diagnose sichern (gegebenenfalls auch die Ursache für eine sekundäre Hypertonie) und im Rahmen einer allgemeinen Risiko-Stratifizierung Organschäden erfassen, um Aussagen zur Prognose machen zu können. Nicht immer fällt im individuellen Fall die Entscheidung leicht, die Diagnose „Essentielle Hypertonie" mit ihren Konsequenzen zu stellen, einmal aufgrund z.T. erheblicher intraindividueller Blutdruckschwankungen (Weißkittel-Hypertonie, soziale Einflüsse, Biorhythmik), zum anderen aufgrund des möglichen Vorliegens einer sekundären Hypertonie (ca. 5% aller Hochdruckpatienten). Das Ambulante

Blutdruck-Monitoring (ABDM) ist in vielen Fällen sinnvoll, um eine Klassifizierung hinsichtlich therapeutischer Konsequenzen vorzunehmen. Ob die Zahlen zur unbehandelten Hypertonie noch stimmen, ist anzuzweifeln; in jedem Fall ist aber zu bedenken, dass sich die meisten behandlungsbedürftigen Fälle auf die „milde" oder „mittelschwere" Hypertonie erstrecken und daher besonders relevant sind für die Gesamtheit der Bevölkerung (Panza 2001, WHO ISH 1999).

4 Bedeutung für den Patienten

Bluthochdruck erfordert vom Patienten Einsicht in die langfristige Problematik kardiovaskulärer Risiken, meist verbunden mit einer Lebensstil-Änderung. Zusätzlich erforderlich ist das Einverständnis in die Notwendigkeit einer guten medikamentösen Compliance trotz zunächst fehlender Krankheitssymptome. Gelegentlich stellt sich die Frage invasiver Diagnostik.

5 Mögliche Komplikationen (krankheitstypisch/ versorgungsbedingt)

Bei der Diagnostik der Volkskrankheit Hypertonie sind viele Ursachen und Behandlungswege möglich. Tabelle 2 fasst die wichtigsten differenzialdiagnostischen Überlegungen zusammen.

Tabelle 2. Differenzialdiagnose/Ko-Morbidität der Hypertonie

Erkrankung	Wegweisende Befunde
Renovaskulärer Hochdruck (schwer einstellbar, bei Patienten <30 Jahre oder >50 Jahre)	Abdominelles Strömungsgeräusch, positiver Captopril-Test? (Nierenarterienstenose angiographisch)
Renoparenchymatöser Hochdruck bei jüngeren Patienten mit oft erschwerter medikamentöser Einstellung)	Nierensonographie (Zystennieren) und Fundoskopie durchgeführt? Hinweise auf Vaskulitis, IgA-Nephritis? (Labor, Proteinurie)
Schlafapnoe	Schlecht einstellbarer Hochdruck und Tagesmüdigkeit, Schnarchen, Screening, Überweisung ins Schlaflabor
Morbus Cushing/Cushing-Syndrom	Fettsucht, Akne, Muskelschwäche, Glukoseintoleranz (Dexamethason-Hemmtest)
Aortenisthmusstenose	Systolikum, abgeschwächte Femoral-Pulse, Echokardiographie
Pseudohypertonie	Unklar hohe Blutdruckwerte bei älteren Patienten mit Gefäßsklerose, Diabetes (Gefäß nicht komprimierbar bei ca.1–2%)
Hyperparathyreoidismus	Wiederholte Hyperkalziämie, Nierensteine, Knochenschmerzen (in ca.1–2% Nebenschilddrüsen- Adenom)

Im Rahmen mehrmaliger Messungen ist unbedingt auf die Zuverlässigkeit der Messung zu achten, da mehrere Fehlerquellen sich addieren können (3 Minuten sitzen, ausreichend hohes Aufpumpen mit geeigneter Manschette, diastolischer Blutdruck bei Verschwinden der Töne (Campbell 2001)). In der Regel kann sich jedoch der Allgemeinarzt Zeit bei der Diagnostik lassen, da nur selten – z.B. bei mehrmalig gemessenen Blutdruckwerten über180/ 105 mm HG – eine sofortige therapeutische Konsequenz gegeben ist. So sind die in Tabelle 2 genannten möglichen Komplikationen bei der Diagnostik vermeidbar, wenn im Verlaufe von einigen Wochen bis Monaten – auch bei bereits eingeleiteter verhaltensmedizinischer und medikamentöser Therapie – stufenweise die nötigen ergänzenden Untersuchungen wie Echokardiographie, Funduskopie, Hormonanalysen oder weiterführende Nierendiagnostik veranlasst werden. Bei Sportlern und Jugendlichen kann die Ergometrie zur ergänzenden Beurteilung wichtig sein (Franz 1999).

Von besonderer Bedeutung für das individuelle Vorgehen bei „milder Hypertonie" (140–159 mm Hg systolisch, 80–89 diastolisch) ist die umfassende Diagnostik und Beurteilung aller vaskulären Risiken zusammen (Ramachandran 2001). Nur so können Fehler bei der Prognose im Rahmen der Diagnose bzw. Unter- und Überversorgung vermieden werden; dazu gibt es bereits praktische Berechnungshilfen (Donner-Banzhoff 2001).

Tabelle 3. Krankheitstypische und versorgungsbedingte Komplikationen

Krankheitstypische Komplikationen	Versorgungsbedingte Komplikationen
– Transitorisch-ischämische Attacke (**TIA**), *Schlaganfall; Herzinsuffizienz;* Angina pectoris (KHK); pAVK; Metabolisches Syndrom	– Mangelnde Basisdiagnostik (körperliche Untersuchung mit Gefäßstatus, EKG, Augenhintergrund, Nierenlabor/Sonographie), und mangelnde Riskostratifizierung/Therapie
– Krisenhafter Blutdruckanstieg mit Kopfschmerzen, Schweißausbruch, Palpitationen, Flush, Abdominalschmerzen und Tachykardie	– Plasmakatecholaminspiegel, 24-Std.-Sammelurin auf Katecholamine nicht durchgeführt (ca. 0,1% der Hypertonie-Ursachen: Phäochromozytom)?
– *Hypertensive Krise* mit Enzepalopathie und/oder Aortendissektion, Angina pectoris, Nasenbluten, Sehstörung, Niereninsuffizienz	– Eklampsie möglich? Phäochromozytom-Diagnostik durchgeführt? Lungenödem? Schlaganfallanamnese? Gute Einstellung?
– Iatrogene Hypertonie	– NSAR, Appetitzügler, Kortikoide nicht dokumentiert
– Wiederholte Hypokaliämie, Kopfschmerzen, Polyurie, Muskelschwäche, Muskelkrämpfe; Durst?	– Wiederholte bzw. zuverlässige Kaliumbestimmung durchgeführt? Primärer (NNR-Adenom: ca.0,5% der Hypertonien) oder sekundärer Hyperaldosteronismus?

6 Fallbeispiele

Fall 1
Die 72jährige Patientin U.E. leidet seit Jahren unter einer mittelschweren Hypertonie, zusätzlich besteht eine Hypercholesterinämie von 300 mg/dl (LDL 210 mg/dl). Kreatinin, TSH, Blutbild normal. Bei Selbstmessung morgens Werte um 150/85, abends um 170/95. Ein ambulantes Blutdruckmonitoring wird abgelehnt, ebenfalls eine Behandlung der Hypercholesterinämie. „Für mein Alter geht es mir doch gut". Im EKG geringe Hinweise auf linksventrikuläre Hypertrophie. Auch eine Überweisung zur Echokardiographie wird ausgeschlagen, hausärztlicherseits wird auch nicht weiter insistiert.
Sechs Monate nach dieser Risiko-Diskussion kommt es bei der Pat. zu einem ausgedehnten ischämischen Media-Insult mit linksseitiger Hemiplegie und Aphasie. Die Pat. bleibt pflegebedürftig, bettlägerig; Reha-Maßnahmen sind nicht durchführbar.

Falldiskussion: Auch im fortgeschrittenen Alter ist ein komplettes Hypertonie- und Risikomanagement sinnvoll. Zwar ist es natürlich nicht sicher, ob bei weitergehender Diagnostik mit neuen therapeutischen Konsequenzen der Schlaganfall zu diesem Zeitpunkt hätte verhindert werden können, doch ist in derartigen Fällen ein hausärztlich-paternalistisches Verhalten, das mit Überreden und Überzeugen verbunden ist, vermutlich der einzig richtige Weg. Von der Bedeutung dieser Maßnahmen sollte der Hausarzt allerdings auch selbst überzeugt sein.

Fall 2
Der 66jährige insulinpflichtige Typ-2-Diabetiker H.G. kommt zur Gesundheitsuntersuchung (Check-up), wobei eine befriedigende Zuckereinstellung (HbA1c von 6.9) und normale Nierenfunktion, aber erstmalig eine Mikroalbuminurie festgestellt werden. Blutdruck: 144/80 mm Hg. Vor 3 Jahren zuletzt Echokardiographie mit Mitralinsuffizienz I° ohne weitere Befunde. Bestände nicht seit 20 Jahren ein Diabetes, könnte man sich weitere Untersuchungen sparen, da eine weitere Blutdrucksenkung nicht relevant erschiene. In diesem Fall aber wurden ABDM in der Hausarztpraxis und erneute Echokardiographie beim Internisten durchgeführt.
Befunde: ABDM-Tagesblutdruckmittelwert mit 130/72 noch im Normbereich, dagegen Nachtblutdruckmittelwert von 136/76, was sicher eher ungünstig ist. Augenbefund: keine diabetische Retinopathie, Fundus hypertonicus I–II°. Keine Hinweise auf Polyneuropathie.
Echokardiogramm: Mäßige linksventrikuläre Hypertrophie, Kontraktilität leicht reduziert, leichte diastolische Füllungsstörung. Mitral- und Aorteninsuffizienz I°. Insgesamt also doch eine Verschlechterung gegenüber dem Status vor drei Jahren.

Falldiskussion: Da bei einem Diabetiker – wie jüngere Studien gezeigt haben [12]– andere Maßstäbe anzulegen sind, wenn es um das vaskuläre Risiko geht, sollte man die Indikation zu einer weiterführenden Diagnostik großzügig stellen, um schließlich mit ACE-Hemmern (und auch Beta-Blockern) eine bessere Blutdruckeinstellung zu erzielen.

7 Allgemeine Schlussfolgerungen

1. Nur eine mehrmalige Blutdruckmessung, in Zweifelsfällen auch ein ABDM, lassen die Diagnose Hypertonie zu. Die „Weißkittel-Hypertonie" scheint etwas häufiger zu sein als die „Praxis-Normotonie", aber auch viele Weißkittel-Hypertoniker haben langfristig ein erhöhtes Risiko (Pickering 1999). ABDM oder Arzthelferinnen-Messung ist der Patienten-Selbstmessung zwar überlegen (Campbell 2001), die Patientenselbstkontrolle fördert aber die so wichtige Compliance. Im Zweifelsfall sollte das ABDM durch die standardisierte 100-Watt-Blutdruck-Ergometrie ergänzt werden (Franz 1999).
2. Die sekundären Hypertonieformen sind selten und können im Verlauf der notwendigen Beobachtung meist durch einfache Untersuchungen wie Nierenlabor, Hormonanalysen, Ultraschallkardiogramm (UKG) ausgeschlossen werden.
3. Zur Diagnostik der Hypertonie gehört heute eine kardiovaskuläre Gesamtrisikostratifizierung (Ramachandran 2001)! Das erfordert regelmäßige Kontrollen zur Einschätzung sich verändernder Konstellationen, bei Normotonikern alle 1–2 Jahre.
4. Standards der Hypertonie-Therapie umfassen die bekannten nicht-medikamentösen Maßnahmen wie Gewichtsnormalisierung [http://www.update-software.com/ccweb/cochrane/revabstr/ab000484.htm], Kochsalzrestriktion (wirksam bei ca. 50% der Patienten), Ausdauersport, Einschränkung erhöhten Alkoholkonsums, fettarme, gemüse-/obstreiche Ernährung und Nichtrauchen und den Einsatz folgender Medikamente, deren Nutzen belegt ist: Thiaziddiuretika, Beta-Blocker, ACE-Hemmer und Calcium-Antagonisten, die miteinander kombiniert werden können. Zentral wirksame Antihypertensiva sollten als Mittel der zweiten Wahl mit Substanzen der anderen genannten Wirkstoffklassen kombiniert werden (Scholze 1997); auf Wechselwirkungen ist zu achten! Nach drei Jahren antihypertensiver Therapie ist durchaus ein Auslassversuch gerechtfertigt, wie 2000 eine britische Studie in 18 Allgemeinpraxen nahe legt (Aylett 2000).
5. Aktuell ist der Hypertonie bei Diabetes und dem Schlafapnoe-Syndrom besondere Aufmerksamkeit zu widmen.

Literatur

Aylett M, Creighton P, Jachuck S et al (2000) Stopping drug treatment of hypertension: experience in 18 British general practices. Br J Gen Pract 50: 407–408

Campbell NR, Milkovich L, Burgess E et al (2001) Self-measurement of blood pressure: accuracy, patient preparation for readings, technique and equipment. Blood Press Monit 6: 133–138

Davis PJ (1999) Alterielle Hypertonie, In: Greene, Johnson, Maricic (Hrsg.) Medizinische Entscheidungen: Vom Symptom zur Diagnose. Ullstein Mosby, 56–57

Donner-Banzhoff N (2001) Perspektiven der Hypertoniebehandlung in der hausärztlichen Praxis. Z Ärztl Fortbild Qual sich 95: 333–338

Deutsche Hochdruckliga, Deutsche Hypertonie Gesellschaft (2001) Leitlinien für die Prävention, Erkennung, Diagnostik und Therapie der arteriellen Hypertonie. www. uni-duesseldorf. de/www/AWMF/ll/ihypto01.htm und Donner-Banzhoff N (2001) Perspektiven der Hypertoniebehandlung in der hausärztlichen Praxis. Z Ärztl Fortbild Qual sich 95:333–338

Franz IW (1999) Hypertoniediagnostik ohne Restzweifel MMW-Fortschr Med 46: 30–33

Grote L (1997) Hochdruck bei Schlafapnoe, In: Scholze J (Hrsg.) Hypertonie, Blackwell, pp 428–444

Kannel B et al (1988) Hypertension, antihypertensive treatment and sudden coronary deaths. The Framingham Study. Hypertension 11, p 45

O'Brien E, Staessen JA (2000) Critical appraisal of the JNC VI, WHO/ISH and BHS guidelines for essential hypertension. Expert Opin Pharmacother 1: 675–682

Panza JA (2001) High-Normal Blood Pressure – More „High" Than „Normal". N Engl J Med 18: 1337–1340

Pickering TG, Coats A, Mallion JM et al (1999) Blood Pressure Monitoring. Task force V: White-coat hypertension. Blood Press Monit 4: 333–341

Ramachandran S, Vasan RS, Larson MG et al (2001) Impact of High-Normal Blood Pressure on the Risk of Cardiovascular Disease. N Engl J Med18: 1291–1297

Schäfers, RF, Lütkes P, Ritz E et al (1999) Leitlinie zur Behandlung der arteriellen Hypertonie bei Diabetes mellitus www.thieme.de/dmw/inhalt/dmw1999/dmw9945/beitrag/fg451.htm

Scholze J (1997) Definition und Diagnosesicherung. In: Scholze J (Hrsg) Hypertonie. Blackwell, Wien, 3–16

WHO-ISH Guidelines Subcommittee (1999) World Health Organization –International Society of Hypertension Guidelines for the Management of Hypertension J Hypertens 17: 151–183

Wiesemann A, Braunecker W, Scheidt R (2001) Gemeindemedizin: Gesundheitsförderung und Versorgungsforschung im Östringer Modell, Z Allg Med 77: 14–18

1.2.2 Koronare Herzkrankheit (KHK)

Armin Wiesemann

Zusammenfassung

Da die KHK mit einer Gesamtmortalität von ca. 30% die häufigste Todesursache in den westlichen Ländern ist, die Angina pectoris häufig schon bei zwischen 50 und 60 Jahre alten Männern auftritt, hat diese Erkrankung eine ganz besondere allgemeinärztliche Praxisrelevanz. Um einen gefährlichen Verlauf (Myocardinfarkt) abzuwenden, sind bei der Diagnostik eine akribische Anamnese, vor allem zur Frage einer instabilen Angina, und die EKG-Ergometrie von besonderer Bedeutung für die weitere Weichenstellung. Eine invasive Diagnostik ist bei jüngeren Menschen mit Hinweisen auf eine Somatisierungsstörung kaum je indiziert; haben dagegen ältere Diabetiker und Frauen unklare Beschwerden im Bereich des Brustkorbes, ist die Indikation für eine kardiologische Zusatzdiagnostik eher großzügig zu stellen.

1 Definition, Pathophysiologie

Bei der koronaren Herzkrankheit (KHK) handelt es sich um eine Durchblutungsstörung der Herzmuskulatur aufgrund am Endothel einsetzender atherosklerotischer Veränderungen in den Herzkranzarterien. Das Missverhältnis von Sauerstoff-Angebot und -Verbrauch des Herzmuskels manifestiert sich klinisch vor allem als stabile und instabile Angina pectoris (ca. 40%, Stenose über 75%) oder Herzinfarkt (ca. 40%) oder aber auch in Form gefährlicher Herzrhythmusstörungen oder plötzlichem Herztod (ca. 20%) (Lee and Boucher 2001). In über 90% der Fälle liegt eine Makroangiopathie vor, in weniger als 10% eine Mikroangiopathie, selten können zusätzlich Vasospasmen, auch als Prinzmetal-Angina auftreten. Die instabile Angina pectoris, die instabile Angina pectoris mit Troponin- I oder - T-Anstieg ohne ST-Hebungen und der Herzinfarkt mit ST-Hebung zählen zum Akuten Koronarsyndrom (Braunwald et al 2000)

2 Epidemiologie

Die KHK ist mit einer Gesamtmortalität von ca. 30% die häufigste Todesursache in den westlichen Ländern. Zwar treten etwa 4/5 aller schwerwiegenden Myokardinfarkte nach dem 65. Lebensjahr auf, die KHK trifft aber bereits viele Männer zwischen 50 und 60, die damit 10–13 Jahre früher und 3-mal häufiger betroffen sind als Frauen (Herold 2002). In der Allgemeinpraxis dürfte die Prävalenz der KHK – je nach Art und Lage der Praxis- bei 5 bis 8% liegen. In den letzten Jahren ist die Herzinfarktmortalität auch in Deutschland leicht rückläufig.

3 Bedeutung für den Allgemeinarzt

Da die KHK eine häufige und oft lebensbedrohliche Erkrankung des mittleren bis höheren Alters ist, die im Rahmen des evidenzbasierten Risikofaktoren (und Schutzfaktoren) -Konzeptes ein hohes Präventionspotenzial in sich birgt, ist die richtige und frühzeitige Diagnose von großer Bedeutung. Eine frühzeitige verhaltensmedizinische Beratung und medikamentöse Therapie kann nicht selten einen gefährlichen Verlauf abwenden, dies auch ohne koronarangiographische Bestätigung. Vom Hausarzt wird eine frühzeitige Weichenstellung und Aufklärung erwartet, zumal die Bevölkerung über die Herzinfarktgefahren relativ gut informiert ist. Insbesondere muss er über die Beurteilung der bekannten Risikofaktoren (Hypercholesterinämie, Hypertonie, Diabetes mellitus/metabolisches Syndrom, Bewegungsmangel, Stress u.a.) und Symptomatik (retrosternale Brustschmerzen) hinaus auch seine Kenntnisse der Familienanamnese berücksichtigen. Eine KHK der Eltern, insbesondere bei Frauen unter 65, Männern unter 55 Jahren in Verbindung mit einigen der genannten, genetisch erforschten Risikofaktoren, gilt noch immer als starker Prädiktor für das Auftreten einer KHK auch bei den Nachkommen (Williams et al 2001).

4 Bedeutung für den Patienten

Eine frühzeitige korrekte Diagnose ist deshalb so wichtig, weil der Patient den Verlauf dieser Erkrankung ganz wesentlich durch sein Gesundheitsverhalten mitverantwortet, auch in Anbetracht der Familienanamnese. Andererseits kann der Herzinfarkt nicht durch eine auch mit Risiken behaftete diagnostische und therapeutische Herzkatheter-Intervention mit ausreichender Sicherheit vermieden werden (Lee and Goldmann 2000).

5 Mögliche Komplikationen im Rahmen der KHK-Diagnostik

Unter zwei völlig unterschiedlichen Gesichtspunkten können in der Allgemeinpraxis „Fehler" bei der Diagnostik der KHK gemacht werden:

a) das Außerachtlassen von Screening-Maßnahmen bei Hochrisikopatienten (Euroaspire II Study Group 2001) ohne bisherige Symptomatik (detaillierte Kenntnisse über diese Patienten sind im Rahmen der allgemeinärztlichen Langzeitbeobachtung vorhanden) und

b) die Unterschätzung der instabilen Angina pectoris im Rahmen differen-
zialdiagnostischer Überlegungen (Braunwald et al 2000), die auch extrakardiale Ursachen zu berücksichtigen haben (Tabelle 1). Insgesamt
überwiegen die *extra*kardialen Ursachen des Brustschmerzes in der Praxis (Rönsberg 1998), selbst in der Notaufnahme einer Chest-Pain-Unit
mit 55% (Lee et al 2000)! Oberbauchprobleme wie Pankreatitis spielen
differenzialdiagnostisch aufgrund der dem Hausarzt meist gut bekannten Patienten nur eine geringe Rolle.

Darüber hinaus ist die problematische Diagnostik bei Frauen (Cannon
and Balaban 2000); (Lee et al 2000), Diabetikern (Euroaspire II 2001)
und Herzinfarktereignissen bei Patienten ohne Vorgeschichte und typische
Risikokonstellation bekannt; zudem dürften fast 50% aller myocardialen
Ischämien schmerzlos verlaufen (Herold 2002).

Tabelle 1. Differenzialdiagnose des Brustschmerzes in der Hausarztpraxis [z.T. nach Fennerty 1999 und Rönsberg 1998]

Kardiale Ursachen	Wegweisende Befunde
Angina pectoris/Herzinfarkt	Risiken, Symptomatik, EKG, (Labor)
Tachykarde Rhythmusstörungen	Klinische Untersuchung, EKG; Kokain-Genuss?
Perikarditis, Myokarditis	Auskultation, EKG, UKG
Aortenstenose, Mitralklappenprolaps	Auskultation, EKG, UKG
Hypertensive Krise	Palpitationen, Kopfschmerz, hoher RR
Poststernotomie-Syndrom nach AOCVB	Lokaler, anhaltender Schmerz sternal, normales Belastungs-EKG,
Extrakardiale Ursachen	
Muskuloskeletal/vertebragen (HWS-BWS-Syndrom), Periathritis humeroscapularis, Osteoporose!.	Lokale, Bewegungs- und Klopfschmerz-abhängige Schmerzen
Funktionelle Beschwerden, Somatisie-rungsstörung	Multiple Beschwerden, meist bei Jünge-ren, unabhängig von körperlicher Belas-tung, Angststörung? Phobische Entwicklung? Stresssituation? Drogenentzug?
Refluxkrankheit	Retrosternales Brennen, unabhängig von Belastung, Sodbrennen nach Säurelockern, häufiger im Liegen auftretend, nächtlicher Husten?
Pleural (Pleuritis, Pneumothorax, Pleurody-nie); pulmonal (Lungenembolie)	Klinische Untersuchung, EKG zum Aus-schluss, Labor; Infekt? (Einweisung/Rönt-genuntersuchung)
Herpes zoster	Inspektion
Dissezierendes Aortenaneurysma	Sonograpie, transösophageale Echokardi-ographie

Ganz sicher wird der Wert der Anamnese bei der KHK nach wie vor unterschätzt! Retrosternale Schmerzen bei körperlicher Belastung, u.U. noch in der Kälte, aber auch bei starker seelischer Belastung, Ausstrahlung der Schmerzen in die linke Schulter oder den Unterkiefer (pathognomonisch) und Ansprechen auf Nitrate sind zumindest bei Männern nahezu beweisend für einen ischämischen Herzschmerz.

Krankheitstypische Komplikationen (Tabelle 2) sind vor allem das akute Koronarsyndrom und die nicht erkannte oder erkennbare myocardiale Ischämie. Selbst in einer hochspezialisierten Chest-pain-Unit werden noch unverändert 2% der Herzinfarkte übersehen, bzw. waren nicht erkennbar (Lee et al 2000, Pope et al 2000). Die folgende Tabelle (Tabelle 2) gibt Hinweise darauf, wie das gefährliche Übersehen einer KHK weitgehend vermieden werden kann.

Tabelle 2. Krankheitstypische und versorgungsbedingte Komplikationen

Krankheitstypische Komplikationen	Versorgungsbedingte Komplikationen
Zunahme der Angina pectoris-Anfälle innerhalb von wenigen Tagen (Häufigkeit, Dauer (über 20 Min.) und Schwere: Crescendo! Erstauftreten einer Angina oder Ruhe-Angina (bei Patienten mit Risikofaktoren oder Familienanamnese)	Längeres Zuwarten im Rahmen der ambulanten Diagnostik und Therapieintensivierung gefährlich! Stationäre Einweisung frühzeitig, mit Rettungswagen, da bei instabiler Angina pectoris Infarktrisiko von 10–20% vorliegt! (Braunwald et al 2000)
Herzinfarkt, Kardiogener Schock	falsche Einschätzung eines erstmaligen, starken Brustschmerzes: in ca. 40% der Fälle ist der Herzinfarkt Erstmanifestation einer KHK!
Prinzmetal-Angina (Koronarspasmus ohne Enzymentgleisung); Walking-through-Angina (Anfangsangina verschwindet bei Weiterbelastung); Angina decubitus (aus den Schlaf heraus auftretend)	Fehldeutung des EKG: reversible ST-Hebungen bei Prinzmetal=Variant-Angina, erhöhtes Herzinfarktrisiko nicht bewußt; falscher Verzicht auf Langzeit-EKG bzw. kardiologische Diagnostik
Normales EKG bei typischer Symptomatik (Angina pectoris über 3–10 Minuten, Verschwinden in Ruhe und/oder unter Nitro)	Überschätzung des Erst-EKGs in Ruhe nach der Schmerzepisode (in ca. 50% unauffällig); bei Erstangina siehe Instabile Angina!
Angina nach Herzinfarkt bei jüngeren Personen	Falsches Abraten von erneuter Koronarangiographie
Hochrisiko-Patient ohne Beschwerden	Falscher Verzicht auf behutsame Risiko-Aufklärung und Ergometrie ab dem 40. Lebensjahr
Normales BelastungsEKG bei jüngeren Personen mit (funktionellen) Herzbeschwerden	Ohne Risiko- und Familienanamnese bei Hinweisen auf Stress/Angststörung keine fach-kardiologische Diagnostik sinnvoll! Cave phobische Entwicklung!
Ergometrie-Zwischenfall (1-2/10.000)	Defibrillationsbereitschaft nicht gewährleistet? Keine Lagerung bei Kollaps nach Nitrat? Kontraindikationen nicht beachtet?
Geringere diagnostische Treffsicherheit bei Frauen	Falscher Verzicht auf kardiologische Zusatzdiagnostik (je nach Alter und Anamnese)

6 Fallbeispiele

Fall 1

Der 52jährige männliche Patient R. A. erhält im Klinikum nach dringlicher Anmeldung zur Herzkatheter-Diagnostik durch den Hausarzt (Koronarangiographie wegen positivem Belastungs-EKG bei stabiler Angina pectoris) einen Termin in 14 Tagen. Zwischenzeitig treten keine neuen Beschwerden auf, der Patient ist allerdings sehr ängstlich, auch in Anbetracht der auf ihn zukommenden Untersuchung. Am Morgen nach der stationären Aufnahme wird er – als er zur Untersuchung abgeholt werden soll – tot in seinem (Krankenhaus-) Bett aufgefunden.

Falldiskussion: Hier ist niemandem ein Versagen vorzuwerfen; der Patient verstarb an einem Herzinfarkt (mit Kammerflimmern), was nur bei einer „Rund um die Uhr- Überwachung" eines symptomfreien Patienten möglicherweise hätte verhindert werden können. Letzte Sicherheit und sichere Prävention kann es bei aller medizinischen Sorgfalt nicht geben.

Fall 2

Die 77jährige Patientin M.A. befindet sich seit Jahren wegen einer chronisch-obstruktiven Lungenerkrankung (COPD) in allgemeinärztlicher Behandlung. Die Hypertonie ist gut eingestellt, es wird aber hausärztlicherseits wegen subjektiver Veränderungen des Charakters der Atemnot ein Ultraschallkardiogramm (UKG) veranlasst, das keinen auffälligen Befund ergibt. Da die Durchführung eines Belastungs-EKGs nicht möglich ist, wird probatorisch bei der älteren Patientin mit Nitraten behandelt. Bei pathologischem Spirogramm kann die Luftnot erklärt werden. Zu weiteren Beschwerden kommt es zunächst nicht.

Zwei Jahre später kommt es zu neuen Beschwerden in Ruhe mit Luftnot aber auch Druck hinterm Brustbein und Schweißausbruch. Dies kann oder muss jetzt als instabile Angina pectoris gedeutet werden (Bellah and Butman 1999); es kommt zur Notaufnahme, wobei ein Troponin I-Test-positiver Non-ST-Hebungsinfarkt diagnostiziert wird (mit der Folge einer erfolgreichen Revaskularisierungsmaßnahme).

Falldiskussion: Die Änderung des Beschwerdebildes war zwar nicht vorhersehbar; es ist jedoch gerade bei älteren multimorbiden (typischerweise allgemeinärztlichen) Patienten, und hier auch noch einer Patient**in**, im Verlauf der Langzeitbeobachtung sorgfältig auf Änderungen im Beschwerdebild zu achten, die auf die häufige KHK hinweisen, um eine Änderung der Behandlungsstrategie zeitgerecht einzuleiten.

Fall 3
Der 69jährige männliche Patient E.K. stellt sich zum Check-up inklusive Krebsfrüherkennungsuntersuchung vor und berichtet neben sein Ängsten vor einem Prostata-Krebs beiläufig über „gelegentlichen leichten Druck auf der Brust bei seinen ausgedehnten Spaziergängen". Bei langsamerem Gehen seien die Beschwerden aber sofort verschwunden. Er könne sich „nicht vorstellen, dass das etwas mit dem Herzen zu tun habe und komme ja auch nicht deswegen". Nachdem sich – inklusive Ruhe-EKG – bis auf eine leichte Hypercholesterinämie kein krankhafter Befund ergibt, muss Herr E. zu einem Belastungs-EKG überredet werden. Dieses zeigt zur Überraschung des Patienten (in gewissem Maße auch des Arztes) einen Ischämie-positiven Befund.

Bei der rasch durchgeführten Koronarangiographie wird eine Drei-Gefäßerkrankung nachgewiesen, die mit Koronardilatation bzw. Stentimplantation erfolgreich behandelt wird.

Falldiskussion: Da die KHK insbesondere bei über 60-jährigen Männern eine häufige und lebensbedrohliche Erkrankung ist, ist auch bei weniger typischen Beschwerden oder Indolenz zumindest eine sorgfältige Risikoabschätzung und Anamnese mit Ruhe- und gegebenenfalls Belastungs-EKG durchzuführen. Das bis zur submaximalen Herzfrequenz durchzuführende Belastungs-EKG hat bei Männern immerhin eine Sensitivität (Krankheitstreffsicherheit) von 60–80% und eine Spezifität (frei sein von Krankheit) von ca. 80%.

Fall 4
Der 46jährige Facharbeiter H.D. stellt sich 1980 wegen starker, meist abends und nachts in Ruhe auftretender Herzschmerzen mit Luftnot und Herzklopfen bei seinem Hausarzt vor.

Befunde: Herz und Lungen o.B., Blutdruck zwischen 130/80 und 140/90 mm Hg. Keine kardiovaskulären Risikofaktoren bis auf eine geringe Hypercholesterinämie. Normales Ruhe- und Belastungs-EKG, auf Wunsch des Patienten im Verlaufe von einem Jahr 8 mal bei verschiedenen Ärzten, auch in der Notaufnahme durchgeführt.

Wechselnde Bemerkungen der Ärzte zu seinem Problem verunsichern den Patienten, den sein Arbeitsstress und Eifersucht plagen. Gesprächstherapie, Autogenes Training, zeitweilig auch Tranquilizer, können die Problematik etwas lindern, die schließlich bei Beginn des Ruhestandes 1996 völlig verschwindet. Im Jahre 2002 ist der Patient noch an Renovierungsarbeiten des Hauses seiner Tochter beteiligt.

Falldiskussion: Somatisierungsstörungen sind ebenfalls häufig und bedürfen einer psychotherapeutischen- durchaus auch bei entsprechender Qualifikation- allgemeinärztlichen Intervention, wobei in der Anfangsphase der häufige Ausschluss einer organischen Erkrankung eher nützlich als schädlich zu sein scheint (Wiesemann 1989). Eine KHK als Folge der Angstzustände ist nicht anzunehmen (O'Malley et al 2000).

Fall 5

Ein 56jähriger Landwirt klagt seit 1 Jahr über gelegentliche Herzbeschwerden, verbunden mit Angst vor einem Herzinfarkt, da sein Vater, Mutter und ein Bruder im Alter zwischen 50 und 69 Jahren plötzlich an einen Herzschlag, vermutlich an einem Herzinfarkt, gestorben seien.

Befunde: Klinisch o.B. bis auf leichte Hypertonie (gut eingestellt mit Beta-Blocker) und leichte Hypercholesterinämie; Ruhe- und Belastungs-EKG (ohne Ausbelastung), UKG o.B.

Trotzdem wird in Anbetracht der Familienanamnese vom Hausarzt die Koronarangiographie empfohlen. Sie ergibt eine Drei-Gefäßerkrankung mit der Folge einer Revaskularisierungs-Operation.

Falldiskussion: Eine derartige Familienanamnese ist aufgrund ihres hohen prädiktorischen Wertes, auch unter Abwägung der Risiken, allein Anlass für eine invasive Diagnostik (Williams et al 2001).

7 Allgemeine Schlussfolgerungen, worauf ist besonders zu achten?

1. Bei der Diagnostik der KHK kommt es auf eine akribische Anamnese, Verlaufsbeobachtung und die richtige Weichenstellung nach allgemeinärztlicher Risiko- und EKG-Diagnostik an, um einen gefährlichen Verlauf abzuwenden. Ein 12-Kanal-EKG gehört zum Standard der Brustschmerz-Diagnostik!
2. Extrakardiale Ursachen sind nicht selten, insbesondere ist bei mehrdeutigen Beschwerden auch an kostovertebrale Probleme und eine Refluxsymptomatik zu denken!
3. Auf eine invasive, nicht aber EKG-Diagnostik, sollte bei jüngeren Menschen mit einer thorakalen Somatisierungsstörung verzichtet werden, insbesondere wenn kardiovaskuläre Risikofaktoren fehlen (Lange und Hillis 1998, Williams et al 2001, Wille 2001).
4. Bei Hinweisen bzw. Verdacht auf eine instabile Angina ist eine stationäre Diagnostik und Behandlung anzustreben, da es sich um ein akutes koronares (myokardiales) Syndrom mit hoher Herzinfarktgefahr handelt; es ist manchmal allerdings nicht leicht, andere Ursachen dagegen abzugrenzen (für instabile Angina sprechen typische Angina-Symptomatik, KHK-Vorgeschichte oder relevante Risikofaktoren und EKG-Veränderungen).
5. Unter präventivmedizinischen Gesichtspunkten ist auch ohne Symptomatik eine frühzeitige Risikostratifizierung unter Einschluss der be-

kannten kardiovaskulären Risikofaktoren vorzunehmen (bei Männern über 40, Frauen über 50 Jahren). Im Einzelfall ist eine ASS- und Statin-Therapie ohne Symptomatik abzuwägen [http://www.chd-taskforce.de/ (PROCAM), (Wallis et al 2000)].

Weiterführende Diagnostik

Belastungs-EKG (falls keine Kontraindikationen wie bekannte Stammstenose oder manifeste Herzinsuffizienz), Langzeit-EKG zur Aufdeckung stummer Ischämien und Rhythmusstörungen, Stress-Echokardiographie, Myokardszintigraphie, Elektronenstrahl-CT zur Erfassung von Koronarkalk, Koronarangiographie.

Therapeutische Hinweise

[nach Lee and Boucher 2001, Pope et al 2000, http://www.update-software.com/ccweb/cochrane/revabstr/ab001800.htm]

Während sich die nicht-medikamentöse Therapie kaum ändert (Nichtrauchen, herzfrequenz-gesteuerte regelmäßige körperliche Bewegung, geringer Alkoholkonsum, mediterrane Kost, Gewichtsregulierung), ist die medikamentöse Therapie im Fluss und individuell anzupassen:

Beta-1-selektive-Blocker (auch bei älteren COPD-Patienten und Diabetikern!), Nitrate, Statine und ASS gehören zum Standardrepertoire. Bei den Beta-Blockern und ASS sind die Kontraindikationen zu berücksichtigen, je nach Situation sind Diltiazem oder Verapamil zusätzlich oder alternativ von Nutzen, bei Hochrisikopatienten mit zusätzlicher Herzinsuffizienz vermutlich auch ACE-Hemmer oder Angiotensin-II-Blocker (Sartane).

Literatur

Bellah K, Butman SM (1999) Instabile Angina Pectoris. In: Greene HL, Johnson WP, Maricic MJ (Hrsg) Sachse G (Hrsg at Ausg) Medizinische Entscheidungen: Vom Symptom zur Diagnose. Ullstein Mosby Verlag, 50–51

Braunwald E et al (2000) ACC/AHA guidelines for the management of patients with unstable angina and non-ST-segment elevation myocardial infarction. A report of the American College of Cardiology/American Heart Association Task Force on Practice Guidelines (Committee on the Management of Patients With Unstable Angina). J Am Coll Cardiol 36: 970–106

Cannon RO, Balaban RS (2000) Chest Pain in Women with Normal Coronary Angiograms. NEngl J Med 12: 885–886

Euroaspire II Study Group (2001) Lifestyle and risk factor management and use of drug therapies in coronary patients from 15 countries; principal results from EUROASPIRE II Eure Heart Survey Programme. Eur Heart J 22: 554–572

Fennerty MB (1999) Thoraxschmerz nichtkardialer Genese. In: Greene HL, Johnson WP, Maricic MJ (Hrsg), Sachse G (Hrsg at Ausg) Ullstein Mosby, Wiesbaden

Herold G (2002) Innere Medizin, Köln, 195–204

Lange RA, Hillis LD (1998) Use and Overuse of Angiography and Revascularization for Acute Coronary Syndromes. N Engl J Med 25: 1838–1839

Lee HAT, Boucher Ch (2001) Noninvasive Tests in Patients with Stable Coronary Artery Disease N Engl J Med 24: 1840–1843, 1941

Lee TH, Goldman L (2000) Primary Care: Evaluation of the Patient with Acute Chest Pain N Engl J Med 16: 1187–1195

Leitlinien der Deutschen Gesellschaft für Kardiologie- Herz- und Kreislaufforschung (2001) Koronare Herzkrankheit/Angina pectoris. www.uni-duesseldorf.de/WWW/AWMF/ll/ikard001.htm

O'Malley PG, Jones DL, Feuerstein IM, Taylor AJ (2000) Lack of Correlation between Psychological Factors and Subclinical Coronary Artery Disease. N Engl J Med 18:1298–1304

Pope JH, Aufderheide PT, Ruthazer R et al (2000) Missed Diagnoses of Acute Cardiac Ischemia in the Emergency Department. N Engl J Med 16:1163–1170

Rönsberg W (1998) Brustschmerz. In: Kochen MM (Hrsg.) Allgemein- und Familienmedizin. Hippokrates, Stuttgart, 384–392

Wallis EJ, Ramsay EL, Ul Hag I, Ghahramani P, Jackson PR, Rowland-Yeo K, Yeo WW (2000) Coronary and cardiovascular risk estimation for primary prevention: validation of a new Sheffield table in the 1995 Scottish health survey population. Br Med J 320: 671–676

Wiesemann A (1989) Die koronare Herzkrankheit – zur psychosomatischen Grundversorgung des Koronarkranken in der Allgemeinpraxis. In: Bergmann G (Hrsg) Psychosomatische Grundversorgung, Springer.

Williams RR, Hunt SC, Heiss G et al (2001) Usefulness of cardiovascular family history data for population-based preventive medicine and medical research. Am J Cardiol 15, 87: 129–135

Wille CA (2001) Komplikationen in der Inneren Medizin. Z ärztl Fortbild Qual sich 95: 485–488

1.2.3 Herzinsuffizienz
Armin Wiesemann

Zusammenfassung

Aufgrund der Häufigkeit (ca. 1–2% der über 50-jährigen) und neuerer therapeutischer Möglichkeiten, hat die Bedeutung einer frühzeitigen differenzierten Diagnostik der Herzinsuffizienz zugenommen. Die zurzeit in klinischer Erprobung befindlichen Laborparameter ANP und BNP werden die Diagnostik zukünftig vermutlich auch für den Hausarzt erleichtern, insbesondere auch als Verlaufsparameter, da EKG und Röntgenuntersuchung in dieser Hinsicht oft nicht aussagekräftig genug sind. KHK, Hypertonie und die Gruppe der Kardiomyopathien oder ein Cor pulmonale (Goldberg 1999) haben unterschiedliche Konsequenzen. Eine vorbestehende respiratorische Störung (COPD) kann die Diagnose erschweren, akute andere Erkrankungen können von der kompensierten zur manifesten Herzinsuffizienz führen; immer indiziert ist eine Echokardiographie im Rahmen der unverzichtbaren Zusammenarbeit mit einem Kardiologen, der gegebenenfalls auch die Indikation zur Koronarangiographie oder Herztransplantation mitverantworten muss.

1 Definition

Als Herzinsuffizienz wird eine mit herabgesetztem Herzzeitvolumen verbundene Funktionsstörung des Herzens bezeichnet. Sie verursacht in der Regel Belastungs- oder Ruhedyspnoe und/oder nächtliche Orthopnoe bzw. einen mit Müdigkeit einhergehenden Durchblutungsmangel wichtiger Organe. Sie wird nach NYHA (New York Heart Association) in vier Grade I bis IV klassifiziert. Eine entsprechende, mehr therapeutisch orientierte Einteilung (Stadien A-D) haben kürzlich Hunt und Mitarbeiter vorgeschlagen (Hunt 2001).

Es wird unterschieden eine Kontraktilitäts- Störung der systolischen myokardialen Funktion von einer diastolischen, das heißt Einschränkung des Schlagvolumens durch verminderte Füllung.

2 Epidemiologie

Knapp 1% der über 50 Jahre alten Bevölkerung ist betroffen (Prävalenz), ca. 10% der über 80-jährigen Menschen (Butzlaff 1999, Kannel 1989); Männer um den Faktor 1,75 häufiger als Frauen (Pichler 1999). Eine linksventrikuläre Funktionsstörung findet sich bei den über 45-jährigen in 1,8% (Davies 2001); die Hälfte dieser identifizierten Personen der britischen Studie wiesen Symptome auf.

3 Bedeutung für den Arzt

Die Herzinsuffizienz ist der häufigste Grund für die Krankenhauseinweisung bei über 65-jährigen Patienten (Schrier 1999)! Es besteht eine recht hohe Letalität von ca. 20–30% pro Jahr (Erdmann 2000, Mathes 1996). Legt man mehrere Studien zu Grunde, beträgt die 2-Jahresmortalität bei Patienten mit linksventrikulärer Dysfunktion und ACE-Hemmer-Therapie 30–40% bei NYHA Grad III,- bei Grad IV sogar 40–50%! Als prognostisch ungünstige Faktoren gelten nach Pichler (Pichler 1999) u.a.: höheres Alter, KHK (Koronare Herzkrankheit) als Ursache, längere Dauer der Symptome, geringe Leistungsfähigkeit, Arrhythmien und erhöhte neurohumorale Marker, das sind die im Myokard exprimierten natriuretischen Peptide ANP und BNP, die vermutlich in Zukunft eine größere Rolle spielen werden. Die allgemeinärztliche Diagnostik (Tabelle 1) zielt bei den Leitsymptomen Dyspnoe, Orthopnoe, Leistungsabfall, Nykturie und Palpitationen darauf ab, die (meist harmloseren) Lungenerkrankungen, eine Anämie oder altersbedingte Konditionsmängel abzugrenzen, um zusammen mit dem Kardiologen Ursache und Prognose der Herzinsuffizienz festzustellen. Als Konsequenz sollen Progression der Erkrankung und Notfallsituationen wie Lungenödem und kardiogener Schock so gut wie möglich verhindert werden.

Tabelle 1. Befunde, Diagnostik der Herzinsuffizienz (nachBellah 1999, Braunwald 1998, Pichler)

Befunde: (inkonstant)	Jugularvenen- stauung, Galopprhythmus	Pulmonale Rasselgeräusche	Aszites	Ödeme
Diagnostik:	(Belastungs-)EKG: Linksventrikuläre Hypertrophie, ST-Strecken- Veränderungen, Rhythmusstörun- gen u.a.	Blutbild (Anämie, Polyzytämie) Elektrolyte, Blutzucker, Albumin, Kreatinin	TSH bei Vorhof- flimmern (VHF)	Überwei- sung zur Echokardio- graphie, Röntgen- Thorax Spirometrie

Die wichtige Echokardiographie erlaubt die Unterscheidung zwischen perikardialer, myokardialer und endokardialer Ursache und bestimmt die linksventrikuläre Ejektionsfraktion (EF). Eine EF unter 40% gilt als linksventrikuläre Dysfunktion (Braunwald 1998, Erdmann 2000, Mathes 1996).

In ca. 10–30% der Fälle lässt sich keine sichere Ursache erkennen, die bekannten Ursachen und ihre Häufigkeit zeigt Tabelle 2.

Tabelle 2. Häufigkeit ätiologischer Faktoren bei der Entwicklung der Herzinsuffizienz nach Daten der Framingham-Studie (Kannel 1989)

Ätiologische Faktoren	Männer (%)	Frauen (%)
Hypertonie (Schwaab 2001)	76,4	79,1
KHK	45,8	27,4
Rheumatische Herzerkrankung (Klappenfehler)	2,4	3,2
andere Ätiologie z.B. Myokarditis, Hyperthyreose mit VHF, Pericarditis; Idiopathische dilatative. und sekundäre Kardiomyopathien (Alkohol, Hypothyreose, Hämochromatose)	11,2	16,8

4 Bedeutung für den Patienten

Bei den verschiedenen Ursachen ist die Prognose unterschiedlich, außerdem ist die Compliance im Hinblick auf Symptomlinderung und Verhinderung der Progression besonders wichtig! Die Grenzen der Belastbarkeit sind zu berücksichtigen, da trainingsorientierte Rehabilitationsmaßnahmen oft nur sehr bedingt möglich sind.

5 Mögliche Komplikationen (krankheitstypisch/ versorgungsbedingt)

Differenzialdiagnostische Überlegungen und der großzügige Einsatz von EKG und Echokardiographie können wegen der therapeutischen Konsequenzen krankheitstypische Komplikationen meist für eine gewisse Zeit verhindern, versorgungsbedingte Fehler in der Regel vermeiden. Andererseits ist eine stationäre Diagnostik meist nicht erforderlich; auch ist die häufige uncharakteristische Dyspnoe älterer adipöser Frauen meist nicht mit einer eingeschränkten linksventrikulären Funktion oder diastolischen Störung verbunden, so dass sich hier eine differenzierte kardiologische Diagnostik oft zunächst erübrigt (Caruana 2000).

Tabelle 3. Krankheitstypische und versorgungsbedingte Komplikationen

Krankheitstypische Komplikationen	Versorgungsbedingte Komplikationen
– Lungenödem, kardiogener Schock	– Mangelnde Aufklärung bezüglich der zum Krankheitsbild gehörenden Exazerbationen, Verzicht auf kardiologisch-prognostische Einschätzung (UKG, evtl. Szintigraphie)
– Ventrikuläre Tachykardie und Synkopen, Plötzlicher Herztod	– Verzicht auf Langzeit-EKG bei Symptomatik (komplexe Rhythmusstörungen bei Herzinsuffizienz-Patienten häufig!)

Tabelle 3 *(Fortsetzung)*

Krankheitstypische Komplikationen	Versorgungsbedingte Komplikationen
– Starke Progression einer chronischen Herzinsuffizienz, Refraktäre Insuffizienz	– Ursache, z.B. Kardiomyopathie, Klappenfehler oder KHK nicht geklärt; Fehleinschätzung einer Ko-Morbidität von Lungenerkrankungen oder Anämie, unbehandelter Alkoholabusus
– Pleuraerguss, Aszites, periphere Ödeme	– Unsichere Diagnose (und Therapie) ohne Echokardiographie, Dopplersonographie
– Dekompensation infolge auslösender (nicht primärer) Ursachen	– Unterschätzung auslösender Ursachen wie Anämie, Arrhythmie, Bronchopneumonie (Fieber mit Tachykardie), Endocarditis
– Embolische Prozesse	– Unterschätzung des Lungenembolie-Risikos bei Herzinsuffizienzpatienten mit niedrigem Herzzeitvolumen (häufiger Venenthrombosen)

6 Fallbeispiele

Fall 1

Die 35 Jahre alte Patientin W. B. litt in den letzten Monaten häufiger unter Infektionen der oberen Luftwege und wurde deswegen symptomatisch, zuletzt auch antibiotisch behandelt. Hausärztlicherseits wurde ein Zusammenhang mit dem Risikoverhalten Rauchen und der beruflichen Ansteckungswahrscheinlichkeit gesehen (Arzthelferin), zusätzlich wurde auch eine allergische Genese erwogen. Schließlich kam es nach vorübergehender Besserung zu einer Verschlimmerung des Zustandes der Patientin, die angab, dass sie „die Nächte nur noch im Sitzen erledigen konnte", die bronchitischen Symptome stärker wurden und auch das Gewicht anstieg und zum Beispiel das Treppensteigen schwerer fiel.

Bei einer weiteren Untersuchung wurden feuchte und trockene RG über beiden Lungen festgestellt, das Ruhe-EKG zeigte bei einer Ruhefrequenz von 90 und einem Blutdruck von 120/86 mm Hg geringe unspezifische ST-Strecken-Veränderungen. Es bestanden angedeutete Beinödeme. Abwartendes Offenlassen für einige weitere Tage war vorgesehen, doch die Patientin suchte auf eigenen Wunsch einen anderen Arzt auf, der eine kardiologisch-pulmologische Diagnostik veranlasste. Dabei stellte sich eine dilatative Kardiomyopathie heraus, deren Ursache nur vermutet werden konnte (virale Myocarditis?) und deren Behandlung unbefriedigend blieb.

Falldiskussion: Zwar hätte der Krankheitsverlauf bei Diagnosestellung 1–2 Monate früher vermutlich nicht wesentlich beeinflusst werden können, wohl aber die Lebensqualität und das Vertrauen in die Hausärztin. Der ungewöhnliche Verlauf hätte zumindest eine frühzeitigere Röntgenuntersuchung des Thorax erforderlich gemacht, die keine Veränderung der Lungen, wohl aber des Herzens gezeigt hätte. Eine nachfolgende Echokardiographie hätte dann mit großer Wahrscheinlichkeit ca. 6–8 Wochen früher die richtige Diagnose geliefert. Bei ungewöhnlichen Infekten mit nächtlicher Atemnot und Orthopnoe muss an eine Herzbeteiligung, bzw. eine Verschlimmerung einer vorbestehenden bisher inapparent verlaufenden Herzerkrankung gedacht werden.

Fall 2
Bei der 71-jährigen Patientin A.G. sind seit einigen Jahren eine Aorteninsuffizienz Grad I und eine Mitralinsuffizienz Grad I ohne nennenswerte klinische Symptomatik bekannt. Wenige Wochen nach der letzten kardiologischen Kontrolle (mit Echokardiographie) kommt es zu einer Pharyngitis und Bronchitis mit Temperaturen, Atemnot und leicht reduziertem Allgemeinzustand. Dies führt – unter bereits frühzeitig eingeleiteter Antibiose – zur stationären Behandlung, wo es unter zusätzlichem Einsatz eines Schleifendiuretikums rasch zur Besserung kommt. Die Echokardiographie bestätigt den bekannten Befund, das Belastungs-EKG ist normal. Nach Entlassung tritt jedoch erneut Atemnot auf, die Müdigkeit bleibt bestehen. Dies wird auf eine verzögerte Rekonvaleszenz zurückgeführt, zumal eine gewisse Depressivität vorliegt. Eine vier Monate später durchgeführte ambulante kardiologische Untersuchung ergibt folgende Diagnosen:
Aorteninsuffizienz II°, Mitralinsuffizienz II°, diastolische Relaxationsstörung bei arterieller gut eingestellter Hypertonie; Tricuspidalinsuffizienz I° mit erhöhtem Pulmonalarteriendruck.

Falldiskussion: Die Infektion der Atemwege hat offenbar die klinische Symptomatik der Herzinsuffizienz, die sich insbesondere unter Alltagsbelastung bemerkbar machte, manifest gemacht, bzw. auch die Klappen- und Pumpfunktion verändert. Diese Entwicklung ist erfahrenen Ärzten bekannt (Braunwald 1998). Die Steigerung der Diurese brachte Besserung.

Worauf ist zu achten bei der Herzinsuffizienz?

Wegweisende Fragen und Befunde (z.T. nach Bellah 1999, Rickenbacher 2001)

1. Falls der klinische Befund unklar ist: Ist das Ruhe-EKG völlig normal? (spricht gegen eine Herzinsuffizienz); ist die Spirometrie normal? (spricht gegen eine Lungenerkrankung), ist das Blutbild normal? (Das Fehlen einer Anämie spricht gegen andere, z.B. onkologische Erkrankungen).

2. Sind bei dem Patienten mit neuen Beschwerden (Atemnot, Müdigkeit) bereits disponierende Faktoren bekannt, die eine vermehrte Links- oder Rechtsherzbelastung bewirken können (bisher hämodynamisch unbedeutender Mitralklappenprolaps mit Mitralinsuffizienz, KHK, langjährige Hypertonie, durchgemachte Myocarditis, Primäre pulmonale Hypertonie auch bei jüngeren Frauen, Emphysem)? Relevant: Spirometrie, Ruhe-EKG, Ergometrie, Echokardiographie.
3. Liegen Hinweise für eine Koronare Herzkrankheit vor, oder handelt es sich um einen älteren Patienten mit lange bekannter Hypertonie? Relevant: Ruhe-EKG, Belastungs-EKG und Echokardiographie. Therapeutische Optionen bei älteren Hypertonikern mit diastolischer Funktionsstörung (Möglichkeit einer gewissen Reversibilität)!
4. Sind die Leitsymptome mit Adipositas, höherem Alter und Depressivität verbunden? Das könnte die Beschwerden auch erklären. Ist eine Hyperthyreose ausgeschlossen?
5. Können invasive Verfahren zur weiteren Abklärung hausärztlicherseits bei diesem (lange bekannten) Patienten befürwortet werden (Wille 2001)? Relevant: geringe Aussagekraft und Konsequenzen einer Myokardbiopsie bei dilatativer Kardiomyopathie (Bellah 1999), Frage der Koronarangiographie bei Stadium II und Multimorbidität.
6. Sind die vorliegenden (auch kardiologischen) Befunde schlüssig und plausibel? Wurde bei ausreichender systolischer Dysfunktion zur diastolischen Funktion Stellung genommen? Gibt es noch andere Hinweise auf eine vermehrte Rechtsherzbelastung (Störung der Atemmechanik durch Schlafapnoe oder erhebliche Kyphoskoliose, Cor pulmonale (Goldberg 1999))? Kommt bei einem jüngeren Patienten eine Kardiomyopathie in Frage (Maisch 1998)? Relevant: Spirometrie, Röntgen-Thorax, Echokardiographie, EKG, Schlaflabor, Labor.
7. Sind die neuen Symptome bei diesem Patienten nach einer anderen interkurrenten belastenden Erkrankung aufgetreten? Relevant: Jede fieberhafte Infektion, insbesondere Bronchopneumonie, aber auch Arrhythmie, Thromboembolie, Hyperthyreose, Anämie.

7 Allgemeine Schlussfolgerungen

1. Die Diagnostik der Herzinsuffizienz kann klinisch schwierig sein, wenn gleichzeitig eine respiratorische Insuffizienz vorliegt oder typische Symptome wie Ödeme und paroxysmale nächtliche Dyspnoe (noch) fehlen.
2. Wenngleich eine Therapie-Diagnose (ex juvantibus) im Einzelfall erlaubt sein mag, ist wegen der prognostischen Bedeutung neben EKG und Röntgen-Thorax immer eine Echokardiographie erforderlich. Die Indikation zu dieser nicht-invasiven Methode sollte großzügig gestellt werden; häufig liegt eine KHK und/oder Hypertonie zugrunde, die intensiver behandelt werden kann (u.U. auch Koronar-Angiographie bzw. Revaskularisations-Operation).

3. Ein normales EKG und normale Laborparameter (Natrium, Aldosteron, Noradrenalin, bzw. in Zukunft vermutlich auch die Peptide ANP und BNP) sprechen gegen eine relevante Herzinsuffizienz (Rickenbacher 2001, Schrier 1999).

4. Eine frühzeitige, korrekte Diagnose hat weitgehende therapeutische Konsequenzen, die sich in einer (wenn auch meist zeitlich begrenzten) Verbesserung der Lebensqualität niederschlagen: ACE-Hemmer sind hier erste Wahl (Erdmann 2000); sie senken im Gegensatz zu Angiotensin-Antagonisten in allen Stadien der Herzinsuffizienz die Sterblichkeit und Progredienz der Erkrankung. Für die Beta-Blocker Bisoprolol, Carvedilol und Metoprolol ist ebenso ein Nutzen belegt, wie für Spironolacton und Schleifen- oder Thiaziddiuretika (Erdmann 2000). Digoxin hat keinen Einfluss auf die Mortalität, Calciumantagonisten können die Situation verschlechtern.

Literatur

Bellah K (1999) Linksherzinsuffizienz. In: Greene HL, Johnson WP, Maricic MJ (Hrsg) Sachse G (Hrsg at Ausg) Ullstein Mosby, Wiesbaden

Braunwald E (1998) Herzinsuffizienz. In: Fauci A S et al. (Hrsg) Harrisons Innere Medizin, McGraw-Hill, 1521–1534

Butzlaff M (1999) Herzinsuffizienz. AIM-Konferenz über evidenzbasierte Leitlinien www.aim-mutual. org/docs/EBM_de.pdf, 77–80

Caruana I et al. (2000) Do patients with suspected heart failure and preserved left ventricular systolic function suffer from diastolic heart failure or from misdiagnosis? Br Med J 321: 215–219.

Davies MK et al. (2001) Prevalence of left-ventricular systolic dysfunction and heart failure in the Echocardiographic Heart of England Screening Study: a population based study. Lancet 358: 439–444

Erdmann E (2000) Herzinsuffizienz: Ursachen, Pathophysiologie und Therapie. Wissenschaftliche Verlagsgesellschaft mbH, Stuttgart, 3–17

Goldberg MC, Kern KB (1999) Rechtsherzinsuffizienz. In: Greene HL, Johnson WP, Maricic MJ (Hrsg) Sachse G (Hrsg at Ausg) Ullstein Mosby, Wiesbaden

Hunt SA et al. (2001) ACC/AHA guidelines for the evaluation and management of chronic heart failure in the adult: executive summary. A report of the American College of Cardiology/American Heart Association Task Force on Practice Guidelines (Committee to revise the 1995 Guidelines for the Evaluation and Management of Heart Failure) J Am Coll Cardiol 2001 38(7):2101–2113

Kannel WB (1989) Epidemiologic aspects of heart failure 7/1 In: Weber KT (Hrsg) Heart Failure, Saunders, Philadelphia

Maisch B (1998) Classification of cardiomyopathies according to the WHO/ISFC Task Force-more questions than answers? Med Klinik 93: 199–220

Mathes P, Erdmann E (1996) Leitfaden zur Behandlung der Herzinsuffizienz. MMW Taschenbuch, MMW-Verlag, München

Pichler M (1999) Epidemiologie, Pathophysiologie und Klinik der Herzinsuffizienz. J Kardiol 12: 604–606

Rickenbacher P (2001) Herzinsuffizienz: Diagnostik. Swiss medical Forum 1/2:10–14

Schrier RW, Abraham WT (1999) Mechanisms of disease: hormones and hemodynamics in heart failure. N Engl J Med 8: 577–585

Schwaab B, Böhm M (2001) Risiko für Herzinsuffizienz wird durch Bluthochdruck verdreifacht. Forschung und Praxis 315: 8–12

Wille CA (2001) Komplikationen in der Inneren Medizin. Z ärztl Fortbild Qual sich 95: 485–488

1.2.4 Absolute Arrhythmie bei Vorhofflimmern

Armin Wiesemann

Zusammenfassung

Vorhofflimmern (VHF) ist eine häufige Rhythmusstörung, die mit steigendem Alter bis auf ca. 9% der Patienten über 70 Jahre zunimmt und gefährliche hämodynamische (seltener) und/oder thromboembolische Folgen (häufiger) haben kann. Nicht immer verläuft das Auftreten symptomatisch. Der Auskultation hat stets das EKG zu folgen, welches in der Regel auf einem langen Streifen (mit und ohne EKG-Auswerteprogramm) die Diagnose sichert. Erstmanifestation, Ursache, Ko-Morbidität und Hämodynamik bestimmen das weitere Vorgehen; die Höhe des individuellen Risikos ist abhängig von der Anamnese und der dem VHF zu Grunde liegenden Erkrankung. Erstmanifestation bei niedrigem Risiko führt zum ambulanten Case-Management in Kooperation mit dem Kardiologen. Bei erhöhtem Risiko ist in der Regel eine stationäre Weiterbehandlung einzuleiten, um Komplikationen zu vermeiden.

1 Definition

Vorhofflimmern (VHF) ist die unorganisierte Vorhofdepolarisation ohne effektive Vorhofkontraktion, womit infolge unregelmäßiger Überleitung der Vorhoferregung (350–600/Min.) auf die Kammern in der Regel eine absolute Arrhythmie verbunden ist.

2 Epidemiologie

VHF ist die häufigste Rhythmusstörung, die Prävalenz steigt mit dem Alter (von 0,5–2% unter 60 Jahre bis auf 2–4% über 60 Jahre und ca. 9% über 70 Jahre (Falk 2001, Harlacher 1999)).

3 Bedeutung für den Arzt

Es gilt kardiale (etwa 2/3) von extrakardialen Ursachen (ca. 1/4) abzugrenzen, da Prognose und Therapie unterschiedlich sind, z.B. im Hinblick auf eine *Hyperthyreose* (Tabelle 1). In ca. 20% der Fälle liegt eine *rheumatische*

Herzerkrankung – mit erhöhtem Risiko – zugrunde, in etwa 10% *idiopathisches Vorhofflimmern* („lone atrial fibrillation"); ansonsten spielen Herzinsuffizienz, Hypertonie und Koronare Herzkrankheit eine wesentliche Rolle (Falk 2001, Mehmel 1997). Selten kommt auch ein paroxysmales Vorhofflimmern bei jüngeren Menschen als Symptom und im Rahmen von (Eu-)Stress, Fieber und Nikotinabusus vor („*Holiday Heart Syndrome*"), ohne dass hier eine umfangreiche weitere Diagnostik betrieben werden muss (Menz et al 1996). Die therapeutischen Ziele Rhythmisierung oder Frequenzkontrolle und Antikoagulation machen je nach Ursache und klinischem Befund unterschiedliche Strategien erforderlich. Neuerdings wird auch eine frühzeitige medikamentöse oder elektrische Kardioversion unter bestimmten Bedingungen empfohlen (keine Thromben im Transoesophagealem Echokardiogramm/TEE), wobei das bisher empfohlene 48-Stunden-Zeitintervall für eine Frühintervention überschritten werden kann (Falk 2001, Klein 2001).

Tabelle 1. Ursachen für das Symptom Vorhofflimmern

Kardiale Ursachen	Extrakardiale Ursachen
Hypertensive Kardiopathie	Hyperthyreose
Koronare Herzkrankheit	Alkoholabusus, (Eu-)Stress/Nikotinabusus („Holiday-Heart-Syndrom")
Rheumatische Herzkrankheit, Mitralvitium	
Wolff-Parkinson-White-Syndrom	Lungenembolie
Perikarditis/Karditis	Chronische Lungenerkrankungen
Kardiomyopathie	Sepsis, Elektrolytstörung
Kardiochirurgische Eingriffe	(Andere thorakale Eingriffe)

4 Bedeutung für den Patienten

Einerseits kann Vorhofflimmern klinische Symptome unterschiedlicher Wertigkeit für die Lebensqualität machen (Palpitationen, Luftnot, reduzierte Belastbarkeit, Angina pectoris), andererseits gibt es unterschiedliche Risiken hinsichtlich abwendbar gefährlichen Verlaufs (Embolie, Synkope). Je nach Ursache, Alter, Vorgeschichte und Erkrankungen des Patienten ist mit der Diagnose eine andere Prognose verbunden; die Aufklärung über diese Problematik dürfte auch Einfluss auf die Mitverantwortung, bzw. Compliance des Patienten haben („Shared Decision Making"), zumal nach Kardioversion mit einer Rückfallquote von ca. 50% zu rechnen ist. Andererseits kann bei rascher Kardioversion (innerhalb der ersten 48 Stunden) nach Auftreten des Vorhofflimmerns in der Regel auf eine vorherige Antikoagulation verzichtet werden (Falk 2001, Klein 2001, Menz 1996).

5 Mögliche Komplikationen (krankheitstypisch/versorgungsbedingt)

Differenzialdiagnostische und prognostische Überlegungen im Hinblick auf krankheitstypische Komplikationen helfen versorgungsbedingte Fehler zu vermeiden (Tabelle 2) Vorhofflattern ist in der Regel leicht abzugrenzen (immer umgehende stationäre Behandlung!).

Tabelle 2. Krankheitsbedingte und versorgungsbedingte Komplikationen

Krankheitstypische Komplikationen	Versorgungsbedingte Komplikationen
– Bildung von Vorhofthromben	– Verzicht auf EKG, Verzicht auf späteres Langzeit-EKG, Verzicht auf Echokardiographie bzw. Kooperation mit Kardiologen
– Hirnembolien (ca. drei- bis vierfaches Schlaganfallrisiko (Brand et al 1985, Stroke Prevention, 1991))	– Fehleinschätzung der Erstmanifestation bei herzkranken Patienten (Hirnembolie aus dem linken Vorhof vor allem zu Beginn und bei Wiedereinten des Sinusrhythmus!), generelle Unterschätzung der thromboembolischen Komplikation (Schlaganfall).
– Zeichen akuter Herzinsuffizienz, Schock	– Fehleinschätzung der (weniger häufigen) ungünstigen Hämodynamik (Herzinsuffizienz), ambulante Therapieversuche
– Blutdruckabfall mit Kreislauf-Kollaps oder Synkope	– Applikation von kardiotropen Mitteln an Stelle von Monitoring und Notarztwagen
– Zusätzliche Myocardischämie, Angina pectoris Tachykarde Überleitung mit hoher Kammerfrequenz	– EKG-Fehldeutung (von P-Wellen, von Flimmerwellen und irregulärem Kammerrhythmus, von Vorhofflattern, von ST-Senkungen)
	– Übersehen einer Hyperthyreose (in ca.20% mit VHF)
	– Nichtbeachten der zeitabhängigen Vorgehensalternativen (Elektrokonversion/Antikoagulation)
	– Fehldeutung einer pseudoregulären Arrhythmie (Normofrequenz)

6 Fallbeispiele

Fall 1

Der 49jährige, adipöse, aufgrund von Non-Compliance schlecht eingestellte Typ2-Diabetiker F.S. bemerkt um 6:00 Uhr morgens beim Aufstehen Herzjagen, Schwächegefühl, Atemnot und Druck im Brustkorb links. Er muss den Gang ins Bad abbrechen und fällt schweißgebadet ins Bett. Beim sofortigen allgemeinärztlichen Hausbesuch fallen Tachyarrhythmie (HF>140) mit peripherem Pulsdefizit und einem Blutdruck von 100/70 auf. Aktueller BZ: 290 mg%. Im EKG. Flimmerwellen, Kammerfrequenz von ca. 160/min. Kurze Zeit später ist die Symptomatik bereits weniger dramatisch, insbesondere die Beschwerden im Brustkorb sind bereits 10 Minuten nach Erscheinen des Hausarztes rückläufig. Deswegen möchte der Patient zu Hause bleiben. Erst nach sehr eindringlicher Erläuterung des aktuellen Risikos im Hinblick auf ein akutes Koronarsyndrom stimmt der Patient einer stationären Behandlung zu. Bei der stationären Behandlung zeigt sich ein positiver Troponin-A-Test. Anschlussheilbehandlung (Anschlussrehabilitation) und Koronarangiographie sind die Konsequenzen.

Falldiskussion: Da bei den multiplen kardiovaskulären Risikofaktoren als Ursache v.a. eine KHK und damit ein akutes Koronarsyndrom in Frage kommt, ist eine stationäre Behandlung, d.h. Einweisung mit Rettungswagen nicht zu umgehen. Dieser Patient wurde 2 Tage intensivpflegerisch versorgt und bedarf weiterführender Diagnostik (Koronarangiographie) und intensiver Nachsorge.

Fall 2
Der 43jährige Sportler J.S. kommt wegen gelegentlicher angstmachender „komischer Gefühle von Beklemmung und Herzflattern" in die Praxis, wo eine Erstuntersuchung mit Belastungs-EKG und Labor, dann auch die weitergehende kardiologische Auftragsdiagnostik (Langzeit-EKG und Echokardiografie) keinen krankhaften Befund ergeben. Der Patient wird dahingehend aufgeklärt, dass selbst im Falle einer möglicherweise für kurze Zeit bei Stress oder körperlicher Anstrengung auftretenden Herzrhythmusstörung kein Grund zur Sorge besteht. Er ist jedoch mit dieser Erklärung nicht zufrieden. Eine bedarfsorientierte EKG-Untersuchung ergibt 6 Monate später die Diagnose intermittierendes Vorhofflimmern unklarer Genese. Im Gegensatz zum Hausarzt empfiehlt der Kardiologe regelmäßige fachärztliche Kontrollen. Es kommt zu einer phobischen Entwicklung, in deren Verlauf der Patient das Jogging aufgibt und einen weiteren Spezialisten konsultiert, der allerdings auch regelmäßige Kontrollen vorschlägt, ohne dass eine medikamentöse Therapie zu erfolgen hätte (Frequenz der Anfälle: 1–2 im Halbjahr, Dauer:5–50 Minuten).

Falldiskussion: Es gab hier keinerlei Hinweis auf eine organische Erkrankung, möglicherweise hätte die ungünstige Entwicklung vermieden werden können, wenn der Hausarzt den Kardiologen eindringlich vor einer „Übernahme" des Patienten gewarnt hätte.

Fall 3

Die 70jährige eher indolente Patientin A.S. wird von ihrer Tochter in der hausärztlichen Sprechstunde vorgestellt, nachdem beide seit einigen Tagen einen unregelmäßigen Puls festgestellt hatten und der Patientin selbst Nervosität und Müdigkeit aufgefallen waren. Es finden sich Hinweise auf eine Hyperthyreose, im EKG eine Tachyarrhythmie mit einer mittleren Kammerfrequenz von 120 (bei ca. 20% der Patienten (Melankovic et al 2001)). Das letzte EKG vor eineinhalb Jahren war unauffällig. Labordiagnostisch bestätigt sich die Hyperthyreose, die Antikoagulation mit Marcumar wird sofort eingeleitet, eine stationäre Behandlung erwogen, ein Termin zur Echokardiographie vereinbart. Am Tage der ersten Quick-Kontrolle (INR: 2.0) kommt es abends zu einem brachiozephal betonten ischämischen Schlaganfall. Nach der stationären Behandlung mit Anschlussrehabilitation erholt sich die Patientin zwar rasch, es bleibt aber ein leichtes neurologisches Defizit.

Falldiskussion: Hier wurde die Gefahr einer thromboembolischen Komplikation, die gerade in den ersten Tagen nicht selten auftritt, möglicherweise unterschätzt. Als Ursache für das Vorhofflimmern war die Hyperthyreose anzunehmen, wobei diese vermutlich bereits seit einigen Wochen bestand. Insofern hätte eine am gleichen oder nächsten Tag durchgeführte Echokardiographie bei Vorhandensein eines großen linken Vorhofs oder bereits bestehender Thromben eine schärfere und raschere Antikoagulation im stationären Rahmen zur Folge gehabt. Ob damit die Hirnembolie hätte verhindert werden können, bleibt aber fraglich. Das Vorhofflimmern blieb trotz thyreostatischer Therapie nach erfolglosem Rhythmisierungsversuch bestehen.

Worauf ist zu achten, die wichtigsten Fragen und Befunde

1. Macht das Vorhofflimmern klinische Symptome wie Atemnot, Herzdruck, Kreislaufinsuffizienz? Kommt der Patient deswegen notfallartig bzw. wird der Arzt deswegen gerufen, Oder handelt es sich um eine typische Sprechstundensituation, d.h. der Patient kommt mit leichten Herzbeschwerden? (Spontanrhythmisierung bei ca. 50% innerhalb der ersten 24 Stunden! (Falk 2001))
2. Können ausreichend zuverlässige Aussagen zum Beginn der Rhythmusstörung gemacht werden?
3. Wurde die Dringlichkeit weiterer Abklärung und Therapie auch bei älteren Menschen erläutert? (Anstieg der Gesamtmortalität um den Faktor 1,7 bei Männern, 1,8 bei Frauen, der kardiovaskulären Mortalität 2,0 bei Männern, 2,7 bei Frauen (Benjamin et al 1998, Brand et al 1985))
4. Kann ambulant rasch eine Echokardiographie durchgeführt werden?
5. Kommt eine Hyperthyreose in Frage?

6. Kann das thromboembolische Risiko bereits vom Hausarzt eingeschätzt werden? Ein erhöhtes Risiko haben z.B. Patienten mit Mitralstenose, Vorhof- bzw. Herzdilatation, künstlichen Herzklappen, Perikarditis und WPW-Syndrom, aber auch mit Hyperthyreose und vorausgegangenem zerebralem Insult bzw. weiteren vaskulären Risiken im Vergleich zu paroxysmalem VHF bei Personen unter 60 Jahre oder Patienten mit permanentem Vorhofflimmern, dessen Ursache ungeklärt ist („lone atrial fibrillation") und die keine vaskulären Risikofaktoren haben.
7. Ist das (derzeitig durchaus unterschiedliche) Vorgehen der kooperierenden Klinik bei Erstmanifestation von VHF bekannt?

7 Allgemeine Schlussfolgerungen

1. Bei der Diagnostik des Vorhofflimmerns kommt es auf die richtige EKG-Diagnose und die risikoabhängigen aktuellen Konsequenzen (stationäre Behandlung oder nicht) an, wobei für bestimmte Patienten mit sicherer Aussage über den kurz zurückliegenden Beginn der Rhythmusstörung die Möglichkeit umgehender Kardioversion (ohne vorherige Drei-Wochen-Antikoagulation) unter TEE berücksichtigt werden kann.
2. Bei der Entscheidung für das weitere Procedere ist das *erhöhte (Embolie-) Risiko* von Patienten, die bereits eine Embolie hinter sich haben oder bei denen VHF als Symptom einer Mitralstenose oder Herzinsuffizienz oder Hyperthyreose aufzufassen ist, zu berücksichtigen. Dagegen kann bei Patienten von 60–75 Jahren – gegebenenfalls auch bei Älteren, je nach individueller Einschätzung – ASS (150–300 mg/d) eingesetzt werden, wenn keine organische Herzerkrankung vorliegt. In der Abwägung ASS gegenüber Cumarin im Low-Risk-Bereich müssen weitere Studien abgewartet werden (Cochrane-Review 2001: http://www.update-software.com/ccweb/cochrane/revabstr/ab001938.htm.) Ansonsten ist – unter Beachtung der Kontraindikationen – die gut eingestellte Antikoagulation mit Phenprocumon, gegebenenfalls die Behandlung eines Grundleidens und der Versuch einer Rezidivprophylaxe nach Rhythmisierung Ziel der Behandlung. Bei persistierendem Vorhofflimmern kann Diltiazem oder/und Digoxin oder auch Metoprolol (bei KHK) zur Frequenzkontrolle eingesetzt werden (Falk 2001).
3. Beim erstmaligen Auftreten (Anamnese) sollte auch bei gutem Allgemeinzustand und *niedrigem Embolierisiko* (Alter unter 60 Jahre, keine organische Herzerkrankung, Holiday Heart Syndrom) in der Regel umgehend ein Kardiologe hinzugezogen werden (Ebnöther 2001), u.a. wegen der notwendigen Echokardiographie.

Literatur

Benjamin EJ, Wolf PA, D'Agostino RB, Kannel WB et al (1998) Impact of atrial fibrillation on the risk of death: the Framingham Heart Study. Circulation 98:946–952

Brand FN, Abbott RD, Kannel WB, Wolf PA (1985) Characteristics and prognosis of lone atrial fibrillation: 30-year follow-up in the Framingham Study. JAMA 254:3449–3453

Ebnöther E (2001) Häufige Herz-Kreislauf-Probleme, wann soll ein Spezialist zugezogen werden? Fortbildungstagung Luzern. Primary Care 1: 583–584

Falk RH (2001) Atrial Fibrillation. N Engl J Med 344:1067–1078

Harlacher R (1999) Aktuelle Therapiestandards bei Vorhofflimmern. Geratrie Praxis 1:10–14

Hellemons BS, Langenberg M, Lodder J et al (1999) Primary prevention of arterial thromboembolism in non –rheumatic atrial fibrillation in primary care: randomised controlled trial comparing two intensities of coumarin with aspirin. Br Med J 319: 958–964

Klein A L, Grimm A R, Murray D R et al (2001) Use of transesophageal echocardiographiy to guide cardioversion in patients with atrial fibrillation. N Engl J Med 19: 1411–1420

Malenkovic V, Paunovic I, Milosevic M, Soskic LJ (2000) Cardiovascular manifestations of hyperthyroidism. Clinical significance and preoperative preparation. Srp Arh Celok Lek 128 (11–12) 379–83

Mehmel H C (1997) Kardiale Emboliequellen: Diagnostik und Therapie. Münch Med Wschr 139, Beilage 15: 24–27

Menz V, Grimm W, Hoffmann J, Maisch B (1996) Alkohol und Rhythmusstörung: das Holiday Heart Syndrom. Herz 21: 227–232

Stäubli, M (2001) Komplikationen in der Inneren Medizin. Z ärztl Fortbild Qual sich 95:485–488

The stroke prevention in atrial fibrillation investigators (1991) Stroke prevention in atrial fibrillation study: final results. Circulation 84:527–539

1.2.5 TIA (transiente ischämische Attacken)
Adalbert Keseberg

Zusammenfassung

Als Leitsymptom der TIA sind flüchtige Paresen im brachiofazialen Bereich, Amaurosis fugax und Sprachstörungen typisch bei Durchblutungsstörungen im Bereich der A. Carotis. Bei Störungen im vertebrobasilären Bereich treten Drehschwindel, Gangunsicherheit, Doppelbilder, Gesichtsfeldausfälle und Syncopen auf.
Als Ursache kommen neben vaskulären Veränderungen, cardiale Befunde wie Herzrythmusstörungen und Klappenfehler in Frage. Seltener sind intracranielle Veränderungen.
Für den Hausarzt ist entscheidend, die TIA als Notfallsituation zu behandeln und den Patienten schnellstmöglich einer adäquaten Diagnostik und Therapie zuzuführen.

1 Definition/Pathophysiologie

Als Ursache für transiente ischämische Attacken kommen intermittierende zerobro-vaskuläre Insuffizienzen in Frage. Als Folge davon treten flüchtige neurologische Ausfallserscheinungen im brachiofazialen Bereich auf, die nach Minuten bis maximal 24 Stunden voll reversibel sind. Häufig sind vor allem motorische und sensible Ausfallserscheinungen in abhängigen Körperregionen sowie Dysphagien, Doppelbilder und Amaurosen. Liegt die Ischämie im Bereich der A. vertebralis oder der A. basilaris stehen Schwindel, Ataxie und Sehstörungen im Vordergrund. Dem Geschehen liegen meist arteriosklerotische Stenosen oder sogar Verschlüsse der entsprechenden Gefäße zugrunde. So können z.B. beim Aortenbogensyndrom arteriosklerotische Gefäßveränderungen an den Abgängen der großen Gefäße vorliegen, die bei plötzlichen Blutdruckveränderungen, sowohl im hypotonen wie im hypertonen Bereich, Ischämien hervorrufen. Herzrythmusstörungen, vor allem die absolute Arrythmie bei Vorhofflimmern, können ischämische Attacken auslösen durch Mikroembolien, die sich von thrombotischen Veränderungen an den Herzklappen lösen. Hier spielen auch Veränderungen an den Herzklappen wie Mitralstenosen, Mitralklappenprolaps, Aortenstenosen und floride endocarditische Veränderungen an den Heerzklappen eine Rolle. Eine seltenere Ursache für ischämische Attacken ist das Subclvia-Steal-Syndrom. Es besteht ein Verschluss der proximalen Arteris subclavia vor dem Abgang der A. Vertebralis. So fließt das Blut über die A. Vertebralis der Gegenseite und retrograd über die A. Vertebralis der stenosierten Seite zum Arm.. Unter körperlicher Belastung kommt es zu einem Blutentzug aus dem zentralen Kreislauf zu gunsten des Armes. Die Folge sind Schwindel und Sehstörungen bis hin zu zerebralen Synkopen.

2 Epidemiologie

Genaue Daten über die Häufigkeit transienter ischämischer Attacken liegen nicht vor.Viele dieser zerebralen Durchblutungsstörungen bilden sich nach kurzer Zeit spontan zurück und entziehen sich damit auch einer weiteren Diagnostik und Registrierung.. Die TIA kann aber auch die Vorstufe zu einer zerebralen Apoplexie sein.

Die Inzidenz der Apoplexie liegt bei 200 pro 100 000 Menschen im Jahr. Für die Bundesrepublick bedeutet dies 150 000 Erkrankungen pro Jahr. Rechnet man die oben erwähnten passageren Fälle dazu, ist mit einer wesentlich höheren Erkrankungsrate zu rechnen. Immerhin ist der Schlaganfall die dritthäufigste Todesursache bei Männern und Frauen. Die Erkrankunghäufigkeit ist aber insgesamt rückläufig.

3 Bedeutung für den Allgemeinarzt

Der Hausarzt ist in aller Regel die erste Anlaufstation für den Patienten, sei es nun für den absoluten Notfall Apoplexie oder das weniger dramatisch verlaufende Ereignis TIA. Da aber aus jeder TIA und sei sie noch so kurzfristig, jederzeit der Notfall Apoplexie entstehen kann, ist auch beim kleinsten Verdacht sofortige eingehende Diagnostik bzw. Intervention erforderlich.

Der klinischen Untersuchung leicht zugänglich ist dieA. Carotis (Palpation und Auskultation). Nicht selten werden hierbei allerdings falsch negative Befunde erhoben. Zur weiteren Beurteilung sind apparative Untersuchungen wie Duplexsonographien und Angiographien unerlässlich. Wegen der Möglichkeit einer gefäßchirurgischen Therapie sind besonders Veränderungen der grossen zerebrobrachialen Arterien von Interesse im Bereich des Aortenbogens und der A. Carotis interna an der Bifurkation.

Gefährlichste Risikofaktoren zerebraler Durchblutungsstörungen sind Bluthochdruck, Diabetes mellitus und Fettstoffwechselstörungen. Präventive Maßnahmen in diesem Bereich sind deshalb die wichtigste Aufgabe des Hausarztes.

4 Bedeutung für den Patienten

Das Ereignis einer TIA ist durch die damit verbundenen subjektiven Beschwerden für den Patienten sehr belastend. Eine der häufigsten Symptome, der Schwindel, vor allem wenn er rezidiviert, engt die Lebensqualität des Betroffenen stark ein. Durch frühzeitiges Erkennen und eingehende Diagnostik und daraus resultierender Therapie werden dem Patienten langwierige Krankheitsverläufe und evtl. nicht reversible Lähmungen erspart. Frühzeitige Diagnose und Therapie bedeutet manchmal auch Lebensrettung.

5 Mögliche Komplikationen

Drohende Komplikationen ergeben sich häufig aus der Symptomatik der TIA. Bei Durchblutungsstörungen im Kreislauf der A. Carotis sind flüchtige brachiofaziale Paresen, Amaurosis fugax oder eine motorische Aphasie komplett oder inkomplett, typisch. Drehschwindel, Gangunsicherheit, Doppelbilder, Gesichtsfeldausfälle und sogenannte „Drop attacks" (Sturzanfälle) weisen mehr auf den vertebrobasilären Kreislauf hin.

Aus den zunächst flüchtigen Symptomen können sich jederzeit ausgeprägte Veränderungen im Sinne der Apoplexie entwickeln. Fast immer entstehen hierbei bleibende Schäden in mehr oder weniger starker Form. Selbst bei schneller therapeutischer Intervention sind spätere Rehabilitationen nur begrenzt möglich.Im schlimmsten Falle, bei länger dauernden Ischämien größerer Hirnareale, tritt als Folge der Tod ein.

6 Fallbeispiele

Fall 1
73-jähriger Patient mit bekannter absoluter Arrythmie bei Vorhofflimmern. Mehrmalige Cardioversion mit wechseldem Erfolg, deshalb Antikoagulation mit Marcumar, erkrankt plötzlich mit starkem Schwindel verbunden mit Doppelbildern.

RR 200/120mmHg. Nystagmus nach links.Herzaktion unregelmäßig, keine Dekompensationzeichen. Es erfolgt sofortige Einweisung ins Krankenhaus mit dem RTW nach Anlegen eines venösen Zugangs.

Am nächsten Tag im Krankenhaus Normalisierung des Blutdrucks auf Werte um 140/80 mmHg und Abklingen der Symptome.

Schädel CT: Kein Hinweis auf Hirninfarkt oder Raumforderung, zarte Stammganglienverkalkung rechts.

Duplexsonographie der hirnversorgenden Gefäße: Intima/Mediazone bis auf 1,6mm verdickt, leichte beginnende Verkalkung. Im rechten Bulbus Plaquebildung bis 2,5mm

Echocardiographie: Mäßige Vorhofvergrößerung links mit leichter Mitralklappeninsuffizienz. Deutliche Linkshypertrophie. Verkalkung der Aorta aszendenz.

EKG: Sinusrythmus, Frequenz 59/Min, Linkstyp. Diffuse Ischämiezeichen mit ST-Absenkung bis 0,15mV.

Laborwerte: Serumcholesteri 240mg% HDL 36 LDL 172 Quickwert 50%, Leukozytose von 12000.
Drei Tage nach dem Ereignis der TIA plötzlich in der Nacht extreme Bradycardie von 35/Min mit zahlreichen Supraventrikulären Extrasystolen mit Umschlag in eine Tachyarrythmia absoluta. Die daraufhin durchgeführte elektrische Cardioversion unter Kurznarkose war erfolglos. Drei Stunden nach der Cardioversion entwickelte sich eine motorische Aphasie und rechtsseitige Hemiparese Nach zunächst unauffälligem Schädel-CT zeigte sich zwei Tage später ein linksseitiger Hirnstamminsult.

Falldiskussion: Die aufgetretene Komplikation der Apoplexie mit motorischer Aphasie und rechtseitiger Hemiparese ist mit Sicherheit Folge der zunächst bradycarden, später tachycrden Herzrythmusstörung. Mit großer Wahrscheinlichkeit kommt ursächlich eine Embolie in Frage. Auch die Langzeitantikoagulation hat offensichtlich eine Thrombenbildung im Herzen nicht verhindert. Ob die erfolglos verlaufene Cardioversion eine Rolle gespielt hat, ist möglich, kann aber nicht belegt werden.
Als eigentliche Ursache der Apoplexie ist die bereits vorher bestehende massive Gefäßschädigung sowohl im coronaren wie im zerebralen Bereich anzusehen. Bei dieser Konstellation sind auch die sorgfältigsten präventiven Maßnahmen nicht immer erfolgversprechend.

Fall 2
Bei einem 67-jährigen, übergewichtigen Patienten tritt eine Hemiparese rechts mit Wortfindungsstörungen ein. Am Tage vorher habe er für ca drei Stunden ein „lahmes" Gefühl im rechten Arm verspürt sowie ein vorübergehendes Kribbeln. Er habe dies auf bekannten Veränderungen an der Halswirbelsäule zurückgeführt.
Vor der Erkrankung war eine arterielle Hypertonie, eine KHK und eine Hyperlipidämie bekannt. Wegen mangelnder Compliance war weder die Hypertonie noch die Fettstoffwechselstörung befriedigend eingestellt.
Es erfolgte sofortige Einweisung ins Krankenhaus. Bereits am nächsten Tag hatten sich alle Symptome zurückgebildet. Nach einer Woche konnte der Patient das Krankenhaus wieder verlassen.
Labor: Serumcholesterin 315 mg%, HDL 30, LDL 240 Harnsäure 7,9 mg%, Blutzucker 137 mg%
Duplexsonographie: 70%tige Stenose der A. Carotis int. links Plaquebildung rechts.
Schädel CT: multiple zerbralsklerotische veränderungen im Stammhirnbereich, kein Anhalt für Raumforderung.
Eine Woche nach Krankenhausaufenthalt entwickelten sich hartnäckige Schlafstörungen und Schwindelanfälle, die eine erneute Krankenhausbehandlung notwendig machten.

Falldiskussion: Auf Grund des Verlaufes ist es wahrscheinlich, dass die TIA ein Ereignis unter vielen vorher stumm verlaufenen Ischämien gewesen ist.

Man kann insgesamt davon ausgehen, dass bei arteriosklerotischen Veränderungen in einem bestimmten Gefäßbezirk auch mit Veränderungen in anderen Gefäßbereichen zu rechnen ist. Die oft vorhandenen Risikofaktoren müssen engmaschig kontrolliert werden und nach Möglichkeit dem Normalen angepasst werden.

Dies setzt allerdings nicht nur die Sorgfalt des behandelnden Hausarztes voraus, sondern die Bereitschaft des betroffenen Patienten, therapeutische Maßnahmen zu akzeptieren. Leider werden diese oft erst vom Patienten angenommen, wenn bereits Komplikationen eingetreten sind.

Dramatische Ereignisse wie Schlaganfall oder Myocardinfarkt hinterlassen manchmal weniger Defizite als schleichend verlaufende Durchblutungsstörungen. Letztere führen oft zu diffusen Veränderungen im Gefäßsystem und damit zu schlechterer Therapierbarkeit..

7 Schlussfolgerungen

Die transiente-ischämische Attacke (TIA) ist der Ausdruck einer Durchblutungstörung im Carotiskreislauf oder im vertebrobasilären Kreislauf. Differentialdiagnostisch ist an folgende Ursachen zu denken:

– *Vaskulär*
   Stenose oder Verschluss einer hirnversorgenden Arterie
   Subclavia-Stealsyndrom
   arterio.arterielle Embolie
   akute hypertensive Krise

– *Cardial*
   cardiale Thromboembolien bei Vorhofflimmern, Infarktnarben
   Klappenvitien oder Herzwandaneurysma

– *Zerebral*
   Tumor
   Herdencephalitis
   Hemicranie bei Migräne

Daraus resultieren unverzichtbare diagnostische Maßnahmen:

a) allgemeine klinisch-neurologische Untersuchung
b) Ausschluss einer Herzerkrankung (Herzrythmusstörungen, Klappenvitien)
c) Bestimmung der Risikofaktoren (Serumlipide, Blutzucker)
d) Veranlassung einer Duplexsonographie der hirnversorgenden Gefäße
e) evtl. Schädel-CT oder Kernspintomographie

Entscheidend für den Hausarzt ist die Früherkennung und entsprechende Zuordnung der Symptomatik. Eine TIA ist zunächst bis zur Abklärung eine Notfalsituation. Entsprechend ist die Konsequenz zur Abwendung gefährlicher Verläufe. Therapeutisch muss nach Möglichkeit eine Behandlung der Ursachen stattfinden, d.h. bei nachgewiesenen bedeutsamen Carotisstenosen – gemäß aktueller Effektivitätsbewertung –, die operative Desobliteration, bei Inoperabilität die Gabe von Acetylsalicylsäure (100mg/die).

Angesichts der großen praktischen Bedeutung (Häufigkeit) sei insbesondere auf die Notwendigkeit einer antikoagulativen Behandlung bei Vorhof-Flimmern hingewiesen.

Das Krankheitsbild der TIA zeigt die grundsätzlichen Chancen der präventiven Verhütung vaskulärer Komplikationen in der Hausarztpraxis, durch langfristige Verhaltensprävention. Wenn auch im Einzelfall oft nur schwer durchzusetzen, ist es eine zentrale Aufgabe des Hausarztesdie langfristige Bindung an die Praxis für eine kontinuierliche Beratung und Überwachung der Risikofaktoren zu nutzen.

Literatur

Evidenzbasierte Therapieleitlinien der Arzneimittelkommission der Deutschen Ärzteschaft (1999) Deutscher Ärzteverlag, Empfehlungen zur Primärprävention und Sekundärprävention des ischämischen Insults, 1. Aufl, 236–245

Molloy J, Markus HS (1999) Asymptomatic embolisation predicts stroke and TIA-risk in patients with carotid artery stenosis. Stroke 30(7):1440–1443

1.2.6 Thrombose/Thrombophlebitis
Adalbert Keseberg

Zusammenfassung

Am häufigsten finden sich Thrombosen in den Venen der unteren Extremitäten, seltener bei Herzrythmusstörungen in den Herzhöhlen.
Typische Zeichen einer Thrombose sind Schmerzen, livide Verfärbung und Schwellung der unteren Extremität, manchmal mit schleichendem Beginn. Im Verdachtsfall sind bildgebende diagnostische Verfahren am sichersten neben dopplersonographischen Untersuchungen. Da Rezidive auftreten können, sind prophylaktische Therapien mit Heparin und Marcumar unerlässlich neben einer Kompressionsbehandlung. Das Vermeiden von Risikofaktoren wie Übergewicht, Rauchen und die Einnahme von Ovulationshemmern ist ebenfalls notwendig.

1 Definition/Pathophysiologie

Am häufigsten finden sich Thrombosen im Bereich der Beinvenen, seltener im Armbereich, manchmal in den Herzhöhlen als Folge von Herzrythmusstörungen, ganz selten im arteriellen Gefäßsystem, wobei die Coronrarterien eine Sonderstellung einnehmen.

Man unterscheidet zwischen der Phlebitis superfizialis, der Thrombophlebitis superfizialis, der Varicophlebitis und der Varicothrombose.

Klinisch findet man Verhärtungen, Schwellungen und Druckschmerz, manchmal auch Rötungen im Verlauf einer oberflächlichen Vene, meistens im Bereich einer vorbestehenden Venenektasie.Eine besondere Stellung nimmt die aszendierende Phlebitis der Vena saphena magna ein, bei welcher zwar selten Lungenembolien vorkommen oder die tiefen Venen sucessive mitbeteiligt werden. Die oberflächliche Thrombophlebitis befällt auch primär nicht varicös erweiterte Venen, man spricht dann von Thrombophlebitis migrans oder saltans.

Alle Thromben sowohl in oberflächlichen wie in tiefen Thrombosen enthalten an Fibrin absorbiertes Thrombin, welches für das Wachstum des Thrombus verantwortlich ist. Seine enzymatische Aktivität ist solange aktiv bis der Thrombus organisiert ist. Aus diesem Grunde sind in der Therapie hohe Dosen von Heparin notwendig.

Die tiefe Beinvenenthrombose ist anhand von Ödemen, livider Verfärbung und Druckschmerzhaftigkeit der Wadenmuskulatur zu erkennen.

Allgemeinsymptome wie subfebrile Temperaturen, Leukozytose und Blutsenkungbeschleunigung kommen vor. Manchmal gehen der Diagnose kleinere Lungenembolien voraus. Am häufigsten ist die tiefe Unterschenkelthrombose. Werden die Oberschenkelvenen mitbetroffen, erhöht sich die Gefahr der Lungenembolie. Später ist mit einer chronisch- venösen Insuffizienz zu rechnen.

Beckenvenenthrombosen verursachen meist eindeutige Symptome, es sei denn, der Thrombus verlegt das venöse Lumen nur partiell.

Ursächliche Faktoren bei tiefer Beinvenenthrombose

– Trauma
– Bettlägerigkeit
– Herzinsuffizienz
– arterielle Verschlüsse
– Übergewicht
– Gerinnungstörungen
– Venenkompression
– Venensporn
– Halsrippe
– Tumoren
– Aneurysma
– Hämatome
– retroperitoneale Fibrose
– hormonelle Antikontrazeptiva
– rasche Etnwässerung mit Diuretica

2 Epidemiologie

Konkrete und verlässliche Angaben zur Häufigkeit von Thrombosen liegen nicht vor. Schätzungen besagen, dass zwei von 1000 Frauen jährlich neu erkranken. Männer sind seltener betroffen. Das Risiko ein zweites mal an einer Thrombose zu erkranken ist um ein Vielfaches erhöht. Nach statistischen Angaben werden nur 50–60% der Fälle aufgrund der klinischen Untersuchung richtig diagnostiziert. Die meisten Thrombosen treten im Bereich der unteren Extremität auf. Erkrankungen der Arme sind selten und oft Folge von Traumen, Injektionen oder Operationen.

3 Bedeutung für den Allgemeinarzt

Die Varicosis der unteren Extremität ist in der Bevölkerung weit verbreitet. Als Ursache kommen genetische Faktoren, Bewegungsarmut und Übergewicht in Frage. Varizen sind aber die Hauptrisikofaktoren für die Entstehung von Thrombosen und Thrombophlebitiden. Ist bereits eine solche Komplikation eingetreten. muss mit Defektheilungen wie postthrombotischem Syndrom aber auch mit schwerwiegenden Folgeerscheinungen wie Embolien gerechnet werden. Die Aufgabe des Allgemeinarztes besteht in der frühzeitigen Erkennung, Behandlung und Vermeidung der beschriebenen Komplikationen und frühzeitigen Kooperation mit Fachkollegen.

4 Bedeutung für den Patienten

Die Varicosis an sich macht lange Zeit keine oder wenig Beschwerden. Manchmal treten als erstes Symptom nächtliche Wadenkrämpfe auf. In der heißen Jahreszeit können ödematöse Schwellungen im Fuss – und Unterschenkelbereich auftreten. Varizen werden von vielen Menschen, vor allem von Frauen zunächst als kosmetisches Problem aufgefasst. Diese Venenveränderungen können aber bei längeren Bus – oder Flugreisen oder längerer Bettlägerigkeit zu schwerwiegenden Komplikationen führen.

5 Mögliche Komplikationen

Die oberfächliche Thrombophlebitis ist,sowohl was die Prognose als auch was die Therapie betrifft von den tiefen Beinvenenthrombosen zu trennen. Eine besondere Stellung nimmt die aszendierende Phlebitis der Vena saphena magna ein. Hier können durchaus Lungenmembolien auftreten. Der Prozes kann aber auch auf die tiefen Venen übergreifen. Die oberflächliche Thrombophlebitis befällt besonders als Thrombophlebitis migrans oder saltans auch primär nicht varicös erweiterte Venen.

Die häufigste Komplikation der tiefen Venen ist die Phlebothrombose, die anhand des Ödems, der lividen Verfärbung, der Petechien und Druckschmerzhaftigkeit der Waden relativ leicht zu erkennen ist. Sehr viel seltener ist die sogenannte Phlegmasia coerulea dolens, bei welcher eine Massenthrombose des gesamten venösen Querschnitts zu einer akralen Gangrän führt.

Als Spätkomplikation von Thrombosen kann sich eine sogenannte chronisch venöse Insiffuzienz entwickeln mit rezidivierenden Knöchel - und Unterschenkelödemen oft mit nächtlichen Wadenkrämpfen verbunden. Im Extremfall kommt es zur Ausbildung eines Ulkus cruris, welches bevorzugt in der medialen Knöchelgegend lokalisiert ist. Diese Ulzera neigen zu Sekundärinfektionen, heilen schlecht und rezidivieren häufig.

Die gefürchteste Komplikation ist die nicht selten tödlich verlaufende Lungenembolie.

6 Fallbeispiele

Fall 1

72-jährige adipöse Patientin kommt in die Sprechstunde, sie hat ihren Urlaub abgebrochen wegen Schwellung und Schmerzen im rechten Bein. Beginn der Beschwerden vor einer Woche.Sie habe anfänglich die Beschwerden nach größeren Spaziergängen als Muskelkater gedeutet. In der Vorgeschichte ansonsten keine Besonderheiten.

Das rechte Bein ist ödematös geschwollen, livide verfärbt. Im Wadenbereich besteht ein deutlicher Druckschmerz, ebenso plantar. RR 140/80 mmHg, Leistenbeuge frei, Pulse gut tastbar. Wegen dringendem Verdacht auf eine tiefe Beinvenenthrombose erfolgt sofortige Einweisung ins Krankenhaus..

Dort wird zunächst Bettruhe verordnet, es erfolgt einen Heparinisierung und Marcumarisierung nebst einer Lysetherapie Wegen größerer subcutaner Blutungen am Oberschenkel wird die Marcumartherapie am 5. Tage abgesetzt.

Am 10.Tag nach Abschwellen des Beines erhält die Patientin die Erlaubnis mit einem Kompressionstrumpf aufzustehen. Zwei Tage später bei einem kleinen Spaziergang auf dem Krankenhausflur mit ihrem Ehemann, verstirbt die Patientin akut an einer massiven Lungenembolie.

Falldiskussion: Die größten Risikofaktoren für die Entwicklung einer tiefen Beinvenenthrombose sind Übergewicht und Varizen; hinzu kommt bei jüngeren Frauen die gleichzeitige Einnahme von Kontrazeptiva.

Die Beschwerden sind in der Anfangsphase oft uncharakteristisch und werden nicht selten nach körperlichen Anstrengungen als Muskelkater fehlinterpretiert.

Hinweis auf eine tiefe Beinvenenthrombose können spontane oder belastungsabhängige Schmerzen sein, die sich durch Hochlagerung des betroffenen Beines bessern..

Klinisch besteht neben einem Ödem ein Druckschmerz an der Innenseite des Unterschenkels (Payr-Zeichen) im Verlauf der thrombosierten Vene und Druckschmerz der Wadenmuskulatur (Meyer-Zeichen). Besteht auf Grund der angegebenen Beschwerden der Verdacht, sind sofortige bildgebende Verfahren zur Sicherung der Diagnose einzusetzen. Die best geeignete Methode eine Thrombose nachzuweisen ist die Phlebographie. Die Dopplersonographie ist ebenfalls ein geeignetes Untersuchungsmittel, bedarf aber eines erfahrenen Untersuchers. Im übrigen ist eine sofortige Einweisung zur stationären Therapie erforderlich. Jeder Patient mit einer tiefen Beinvenethrombose ist per se gefährdet, eine Lungenembolie zu erleiden, oft mit tödlichem Ausgang.

Fall 2
62-jährige Patientin, wegen eines Mammaca rechts mastektomiert mit Ausräumung des lymphatischen Gewebes in der rechten Achselhöhle. Postoperativ entwickelt sich eine ausgeprägte Schwellung des rechten Armes und der rechten Hand mit starken Schmerzen ausstrahlend bis in die Halsregion. Eine sofort durchgeführte Phlebographie zeigt eine Thrombose der Vena subclavia, fortschreitend in den rechten Armbereich.
  Daraufhin wird eine Thrombolysetherapie eingeleitet, die aber nur zu einem Teilerfolg führt. Die Patientin wird marcumarisiert und mit einem Armkompressionstrumpf nach Hause entlassen. Im weiteren Verlauf bleibt ein ausgedehntes Lymphödem des rechten Armes bestehen.

Falldiskussion: Im Gegensatz zu seltenen oberflächlichlichen Thrombosen im Armbereich, stellt die Thrombose der Vena subclavia eine erhebliche Gefahr dar einer embolischen Verschleppung. Ziel der Therapie muss, wie bei allen Thrombosen die Wiederherstellung des Blutflusses sein, z.B. durch schnell einsetzende Thrombolyse. Diese Therapie ist vom Alter des Thrombus abhängig und nur innerhalb der ersten zehn Tage nach Bildung des Thrombus erfolgreich.
  In zweiter Linie zielt die Therapie darauf ab, ein weiteres Wachstum des Thrombus zu verhindern. Erreicht wird dies durch hochdosierte Heparingaben und später durch Marcumarisierung, die ca 6 Monate lang durchgeführt werden muss. Da gleichzeitig nach Mastektomie als direkte Operationsfolge eine Störung des Lymphabflusses vorliegt mit Bildung eines Lymphödems, ist zur Vermeidung weiterer Komplikationen, eine regelmäßige Lymphdrainage erforderlich. Eine weitere mögliche Komplikation als Folge des Lymphödems kann in selteneren Fällen ein Erysipel auftreten.

7 Schlussfolgerung

Wegen der oft uncharakteristischen Symptome im Anfangsstadium einer Thrombose, ist beim geringsten Verdacht eine sorgfältige Anamnese und Untersuchung erforderlich, evtl. mit Anordnung bildgebender Verfahren oder einer dopplersonographischen Untersuchung durch einen erfahrenen Arzt.
  Als Risikofaktoren für die Entwicklung einer Thrombose kommen folgende Faktoren in Frage:

– Bewegungsmangel bei Fernflügen und langen Autofahrten
– Krampfaderbildung
– Einnahme von Ovulationshemmern
– Übergewicht
– erhöhte Neigung zur Blutgerinnung nach Operationen
– Herzinsuffizienz
– Bluterkrankungen z.B. Polyzythämie mit erhöhter Blutviskosität

Bei jedem Patienten, der an einer Thrombose erkrankt ist, besteht die Gefahr eines Rezidivs. Manchmal ist auch als Folge einer Thrombose ein postthrombotisches Syndrom zu beobachten, verbunden mit Varizen, Ödemen, ekzematischen Hautveränderungen und Bildung von Unterschenkelulzera.

Die meist gefürchteteste Komplikation einer Beinvenenthrombose ist die Lungenembolie, oft mit tödlichem Ausgang. seltener ist die Sekundärinfektion des Thrombus mit einem septischen Krankheitsbild im Gefolge.

Als prophylaktische Maßnahmen, besonders nach bereits eingetretener Thrombose, sind zu empfehlen:

- niedermolekulare Heparine s. c,
- in der Nachbehandlung oral Marcumar.
- Kompressionsstrümpfe bzw. prae – und postoperativ Stützstrümpfe
- frühzeitige Mobilisation mit Krankengymnstik nach Operationen
- Vermeidung von Risikofaktoren wie Übergewicht, Nikotin und Ovulationshemmern
- ausreichende Flüssigkeitszufuhr.

Literatur

Monreal M et al (1999) Infusion phlebitis in post-operative patients, when and why. Haemostasis 29(5): 247–254
Scholz H, Schwabe U (1997) Taschenbuch der Arzneibehandlung. Gustav Fischer Verlag, 72–74
Phlebologie 1998; 27, 58–59 aus AWMF Leitlinien Register, Leitlinien zur Diagnostik und Therapie der Thrombophlebitis superfizialis

1.2.7 Asthma bronchiale
Vittoria Braun, Thorsten Kröhn

Zusammenfassung

Asthma bronchiale ist eine der großen Volkskrankheiten, die im Ansteigen begriffen ist. Seine Symptome führen zum einen zu besonderer Belastung der Patienten, zum anderen gehört dieses Krankheitsbild zu den teuersten im deutschen Gesundheitswesen. Trotz der hohen Kosten muss man davon ausgehen, dass die derzeit vorhandenen diagnostischen und therapeutischen Möglichkeiten nicht optimal genutzt werden. Bedeutende Forschungsergebnisse der letzten Jahre könnten Grundlage für eine Optimierung der Patientensituation sein. Dennoch „macht sich eine Kluft zwischen den heutigen Behandlungsempfehlungen und der klinischen Realität auf" (Kroegel 2001). Gerade im Bereich der ambulanten Grundbetreuung der Patienten ist von einer Unterversorgung auszugehen.

1 Definition/Pathophysiologie

Asthma bronchiale ist eine chronisch-entzündliche Erkrankung der Atemwege, bei der bestimmte pathophysiologische Veränderungen am Bronchialgewebe bestehen. Wir unterscheiden das intrinsische (nicht-allergische) vom extrinsischen (allergischen) Asthma. Bei beiden kommt es zu einer von eosinophilen Granulozyten und Mastzellen beherrschten Gewebsinfiltration, zur Zerstörung und Desquamation des Bronchialepithels, Hyperplasie der glatten Muskel- und Drüsenzellen und Verbreiterung der bronchialen Basalmembran. Hieraus resultieren rezidivierende bronchiale Obstruktionen und bronchiale Hyperreagibilität (Kroegel et al 2001). Die Diagnose eines Asthma bronchiale erfolgt primär klinisch (Britton und Lewis 1998). Typische Symptome sind Atemnot, Husten und Brustenge. Von besonderer Bedeutung ist die Abgrenzung zur COPD, die in Tabelle 1 beschrieben ist.

2 Epidemiologie

Die Prävalenz des Asthma bronchiale beträgt für Erwachsene 5–8%, jedes zehnte Kind ist asthmakrank (Konietzko und Fabel 2000). Im Jahre 1999 verstarben 3.831 Personen (ca. 0,4% aller Todesfälle) an Asthma (ICD-10 J45-J46) (Statistisches Bundesamt 2001). In der Allgemeinpraxis sind Atem-

Tabelle 1. Unterscheidungsmerkmale der wichtigsten obstruktiven Atemwegserkrankungen Asthma bronchiale und COPD (variiert nach Richter und Gillissen 2002)

	Asthma bronchiale	**COPD**
Alter bei Erkran-kungsbeginn	Extrinsisches Asthma: frühe Jugend; Intrinsisches Asthma: meist unter 40 Jahre	meist älter als 45 Lebensjahre
Inzidenz	ca. 5%, Tendenz steigend	10–20%
Allergie	häufig	selten
Bronchitis	meist nicht	fast immer vorhanden
Raucherstatus	wie Durchschnittsbevölkerung	nahezu immer
Dyspnoe	anfallsartig, oft nachts	chronisch, oft negiert
Familienanamnese	positiv	meist negativ
Klinische Befunde	zunächst primär Dyspnoe und sekundär Husten mit teilw. zäh-glasigem Auswurf; keuchende Atmung mit Anspannung der Atemhilfsmuskulatur; Auskul-tation: Giemen, Brummen, ver-längertes Exspirium	Husten, Auswurf, erst sekun-där Dyspnoe; Lippenzyanose bei Hypoxämie; ggf. gestaute Jugularvenen und periphere Ödeme (Rechts-herzinsuffizienz); Perkussion: hyperson. KS bei Emphysemthorax; Auskulta-tion: leises Atemgeräusch, leise HT
Lungenfunktion	variable Atemwegsobstruktion	fixierte Atemwegsobstruktion
Therapieeffekt	meist gut	oft schlecht
Sekundär-komplika-tionen	selten	häufig (Emphysem, Cor pulmo-nale)

wegserkrankungen insgesamt zu ca. einem Drittel Anlass für Arztkonsulta-tionen.

Für Asthma bronchiale liegen die volkswirtschaftlichen direkten und in-direkten Kosten pro Jahr bei 2,1 Milliarden Euro (Konietzko und Fabel 2000). Dominierender Kostenfaktor sind die indirekten Ausgaben, d.h. der Verlust an menschlichem Arbeitskapital durch Arbeitsunfähigkeit, vor-zeitige Invalidität und frühzeitigen Tod (Magnussen 1996).

3 Bedeutung für den Patienten

Die beim Asthma bronchiale auftretende anfallweise Atemnot ist ein be-sonders schwerwiegendes Symptom für die Patienten; es bereitet Angst, macht unsicher und schränkt die Lebensqualität ein. Mit gut wirksamen Medikamenten kann bei der überwiegenden Mehrzahl der Patienten heut-zutage das Krankheitsbild beherrscht werden, so dass neben der Förde-rung der Compliance die Nutzung der vorhandenen Behandlungsmöglich-keiten von herausragender Bedeutung ist.

4 Bedeutung für den Hausarzt

Die Beherrschung der zum Teil lebensbedrohlichen Anfälle von Asthmapatienten stellte noch bis in die kürzere Vergangenheit eine der stärksten Belastungen im ärztlichen Not- und Nachtdienst dar.

Seit Einführung langwirkender ß$_2$-Mimetika und inhalativer Kortikoide sind diese Notfälle erheblich zurückgegangen. Herausforderungen bestehen jetzt in der Umsetzung der optimalen Therapie unter Budgetzwängen und der Verbesserung der Mitarbeit der Patienten. Neue Erkenntnisse aus der Allergieforschung zwingen zum Umdenken besonders hinsichtlich der Allergenexposition und machen stärkere Eingriffe in die Lebenswelt der Patienten erforderlich.

5 Mögliche Komplikationen

5.1 Krankheitsbedingte Komplikationen

Schwerwiegendste Komplikation ist der *Status asthmaticus*, der immer eine lebensbedrohliche Situation für den Patienten darstellt. Oft wird er durch eine versehentliche Exposition mit bekannten Allergenen (z.B.: Tierhaare, Pollen) ausgelöst.

Bei einem Asthmaanfall ist zu berücksichtigen, dass es zu gefährlicher *Fehleinschätzung des Patienten* kommen kann und er den Erfolg der medikamentösen Therapie zu gering bewertet. Bei sehr schwerem Anfall sind die typischen trockenen RG's (Giemen und Brummen) ggf. nicht auskultierbar. Das Atemgeräusch ist dann wegen zu geringer Ventilation ganz leise, was wiederum zu einer *Fehlinterpretation des Arztes* führen kann. Besondere Aufmerksamkeit muss dem Patienten gelten, wenn er müde und erschöpft ist, eine auffällig flache Atmung besteht und zusätzlich kardiale Rhythmusstörungen, Bradykardie, Hypotonie und Verwirrtheit auftreten. In solchem Fall ist unverzüglich eine stationäre Einweisung mit notärztlicher Begleitung erforderlich. Insgesamt ist sicherzustellen, dass Asthma bronchiale durch *angemessene Diagnostik früh* erkannt und mit gezielter Therapie so gut behandelt werden kann, dass schwerwiegende Verläufe und Tod durch nicht beherrschbaren Status asthmaticus der Vergangenheit angehören.

5.2 Versorgungsbedingte Komplikationen

Zum jetzigen Zeitpunkt kann noch nicht davon ausgegangen werden, dass die therapeutischen *Stufenpläne* in Abhängigkeit von den jeweiligen Schweregraden des Asthmas nach evidenzbasierten Leitlinien umfassend realisiert werden.

Die *Verwechslung von Asthma und chronisch obstruktiver Bronchitis* führt zu falschen Behandlungsansätzen (z.B. der Gabe von Antibiotika und Sekretolytika bei Verschlechterung von Asthma).

Zudem werden gar nicht selten *kurz und lang wirksame ß$_2$-Mimetika vertauscht* (Sachverständigenrat für die Konzertierte Aktion im Gesundheitswesen 2001); insbesondere kann die Nutzung lang wirksamer ß$_2$-Mimetika als Anfallsmedikament schwerwiegende Folgen für den Patienten nach sich ziehen.

Es ist wichtig, auf die *Verwendungshäufigkeit kurz wirksamer ß$_2$-Mimetika* acht zu geben, sie ist ein wichtiger Indikator für die Qualität der Asthma-Therapie.

Falls ein ß$_2$-Sympathomimetikum mehr als einmal pro Tag oder mehr als zweimal pro Woche zur Symptomkontrolle benötigt wird, besteht die Indikation zur regelmäßigen Kortikoid-Gabe. Langwirksame ß$_2$-Mimetika (Formoterol und Salmeterol) dürfen nur dann regelmäßig eingenommen werden, wenn gleichzeitig eine antiinflammatorische Therapie (vorzugsweise mit inhalativen Glucokorticosteroiden: GCS) erfolgt. Erst ab Stufe 4 der Asthma-Therapie kommen neben hoch dosierten inhalativen auch orale GCS zum Einsatz (Lasek und Müller-Oerlinghausen 2001). Der *Vorbehalt von Ärzten gegenüber systemischen Kortikosteroiden* ist immer noch verbreitet, so dass sie häufig zu spät bei schwerem Asthma verordnet werden. Auch abruptes Ansetzen der oralen Kortisonpräparate (sowohl systemische als auch inhalative) ist unbedingt zu unterlassen, da die Gefahr einer Zustandsverschlechterung der Patienten besteht.

Theophyllin besitzt in der Langzeittherapie des Asthmas hauptsächlich Bedeutung als Kombinationspartner inhalativer GCS (ab Stufe 3). Für die Dauerbehandlung werden ausschließlich Arzneimittelzubereitungen mit verzögerter Wirkstofffreisetzung (Retardpräparate) eingesetzt. Auf Grund der geringen therapeutischen Breite und der individuell sehr unterschiedlichen Clearance sollte die Therapie durch *Plasmaspiegelbestimmungen* kontrolliert werden, was jedoch *oft unterlassen* wird.

Die *ungünstige Beeinflussung zusätzlich bestehender kardialer Erkrankungen* durch die Asthmatherapie wird zum Teil unterschätzt. Insbesondere bei Patienten mit Vorhofflimmern, KHK, Kardiomyopathien und ventrikulären Arrhythmien resultieren beim pulmonal induzierten Einsatz von ß$_2$-Mimetika häufig unerwünschte Effekte.

Schwere Asthmaanfälle können auch bei korrekt durchgeführten *Hyposensibilisierungen* auftreten; Patienten sollten über diese mögliche Nebenwirkung vorher informiert werden. Komplikationen entstehen aber gleichermaßen als Folge falsch durchgeführter Hyposensibilisierungstechnik (Verwechslung von Namen und Stärkegraden, Applikation in falscher Menge durch Assistenzpersonal etc.).

Multimorbide, insbesondere ältere Patienten, werden nicht selten durch mehrere Ärzte behandelt. *Mangelnde Koordinierung* birgt für den Asthmatiker Gefahr (z.B. Betablocker-haltige Augentropfen vom Augenarzt oder NSAR vom Orthopäden).

Nicht ausreichende Aufklärung der Patienten und ihrer Angehörigen über Krankheit, Dauer- und Akuttherapie kann zur inkonsequenten Befolgung der Therapieempfehlungen führen; die Compliance ist eingeschränkt,

Komplikationen im Krankheitsverlauf treten eher auf. Gleichermaßen kommt es durch *unzulängliche Handhabung von Spacern* und die *lückenhafte Therapiekontrolle mit Peak-Flow-Metern* zur Verschlechterung der Patientensituation mit ungünstiger Auswirkung auf die Langzeitprognose.

Zu wenig wird auch die *Realisierung rehabilitativer Maßnahmen* (z.B. Abschaffung von Haustieren, Berufswechsel, Allergenbeseitigung in der Wohnung) berücksichtigt (Findeisen 1987). *Selbsthilfemaßnahmen* für den Asthmaanfall sind dem Kranken und seinen Angehörigen zu wenig bekannt. Zunehmend angebotenes *strukturiertes Patiententraining* wird noch in zu geringem Umfang propagiert (Arbeitsgruppe Patientenschulung der Deutschen Gesellschaft für Pneumologie und Deutsche Atemwegsliga in der Deutschen Gesellschaft für Pneumologie 1995).

6 Fallbeispiel

Fall 1
Zusammen mit ihrer Mutter berichtete ein zehnjähriges Mädchen über seit zwei Monaten häufiger auftretende Luftnot, gelegentlich auch nachts, manchmal mit Hustenanfällen. Ein Klimawechsel während des letzten Urlaubs an der Nordsee habe die Beschwerden nicht gebessert. Die Problematik aus völliger Gesundheit heraus beunruhigte die Eltern besonders. Außer einer Neurodermitis beim Kindsvater ist die Eigen- und Familienanamnese leer.

Bei der körperlichen Untersuchung fielen keine Besonderheiten auf, Perkussions- und Auskultationsbefund der Lunge sowie die Peak-Flow-Messung waren unauffällig. Eine wenig später durchgeführte Lungenfunktionsdiagnostik mit und ohne Bronchodilatation zeigte typische Befunde eines Asthma bronchiale; mit intracutanem Allergietest wurde eine Überempfindlichkeit gegenüber Katzenhaaren festgestellt.

Die Trennung von der Hauskatze wurde von der kleinen Patientin als trauriges Geschehen erlebt, durch die besonders liebevolle Zuwendung der Eltern jedoch langsam akzeptiert. Die regelmäßigen Inhalationen mit Cromoglycinsäure linderten außerdem die ursprünglichen Beschwerden schnell und anhaltend.

Falldiskussion: Das allergische Asthma bronchiale wird bei Atopikern infolge einer Sensibilisierung der Atemwege durch Allergene verursacht. Neben viralen Infekten und körperlicher Anstrengung, die bei Kindern einen Asthmaanfall auslösen können, spielen insbesondere Inhalationsallergene wie Pollen- und Hausstaubmilben, Katzen- und Hundehaare, Federn, Tiersekrete und gelegentlich auch Nahrungsmittelbestandteile eine Rolle. Psychische Faktoren (z.B. Angst und Stress), Umweltnoxen und Klimafaktoren können als bronchokonstriktorische Stimuli wirken. Allergisches Asthma bronchiale wird durch Haut-Pricktest und eventuell serologischen RAST-

Test (Gesamt- bzw. spezifisches IgE) diagnostiziert. Ein Lungenfunktions-
test und ggf. ein inhalativer Provokationstest mit Allergenen ist zu realisie-
ren.

Das hier vorliegende mittelschwere Asthma (Stufe 2: 10–12 Anfälle/
Jahr) sollte mit regelmäßigen Cromoglycinsäure-Inhalationen therapiert
werden, bei nicht ausreichender Wirkung ist ein inhalatives Kortikoid zu
verabreichen. Die Hauptaufgabe des Hausarztes ist die Koordination aller
medikamentösen bzw. nichtmedikamentösen Maßnahmen zur Verbesserung von Verlauf und Prognose. Als typisches Beispiel familienmedizini-
scher Tätigkeit ist es ihm am ehesten möglich, Allergenkarenz für alle Familienmitglieder umzusetzen.

7 Schlussfolgerungen

Prävention, Kuration und Rehabilitation bei Asthma-Kranken sind nachhaltig verbesserungsbedürftig.

Die Behandlung erfolgt häufig nicht schweregradadaptiert entsprechend evidenzbasierter Leitlinien. So werden inhalative Kortikoide zu spät
und zu selten, kurzwirksame inhalative Beta-Sympathomimetika und The-
ophyllinpräparate zu oft verordnet. Sekretolytika und Antibiotika kommen
teilweise bei einer Verschlechterung des Asthmas fälschlicherweise zur Anwendung.

Eine Hyposensibilisierungstherapie sollte in größerem Umfang erfolgen
und früher eingeleitet werden, um das Risiko zusätzlicher Sensibilisierun-
gen und der Verschlechterung der Symptomatik abzuschwächen.

Diese beschriebenen Defizite können vorrangig durch qualifizierte allgemeinmedizinische Tätigkeit beseitigt werden. Die Betreuung von Patienten
mit Asthma bronchiale ist typische Hausarztmedizin. Als erster Ansprechpartner ist der Allgemeinarzt in der Lage, wesentliche Risikofaktoren für die
Entwicklung eines Asthmas früh zu erkennen.

Im Rahmen seiner Langzeitversorgung kann er im Familienverbund für
strikte Allergenkarenz sorgen, Selbsthilfemaßnahmen mit dem Patienten
und seinen Angehörigen üben und die konsequente medikamentöse Therapie überwachen. Die Kooperation mit Pneumologen ist von hausärztlicher Sicht zu fördern, ebenso wie auch weitere ärztliche und pflegerische
Maßnahmen insbesondere bei multimorbiden Patienten in das Betreu-
ungsregime zu integrieren sind.

Literatur

Arbeitsgruppe Patientenschulung der Deutschen Gesellschaft für Pneumologie und Deutsche Atem-
wegsliga in der Deutschen Gesellschaft für Pneumologie (1995) Empfehlungen zum strukturier-
ten Patiententraining bei obstruktiven Atemwegserkrankungen. Pneumologie 49: 455–460
Britton J, Lewis S (1998) Objective measures and the diagnosis of asthma. BMJ 317: 227–228
Findeisen DGR (1987) Asthma bronchiale (Pathogenese-Klinik-Prophylaxe-Therapie). 4. Aufl, Fischer,
Jena

Konietzko N, Fabel H (2000) Weißbuch Lunge 2000: Defizite, Zukunftsperspektiven, Forschungs-ansätze. Zur Lage und Zukunft der Pneumologie in Deutschland. Thieme Verlag, Stuttgart

Kroegel C (2001) Editorial. In: Schwerpunkt Asthma bronchiale. Zeitschr f ärztl Fortb u Qualitätss 10: 675–676

Kroegel C, Foerster M, Workalemahu G, Mock B (2001) Die asthmatische Entzündung. In: Schwerpunkt Asthma bronchiale. Zeitschr ärztl Fortb u Qualitätss 10: 677–683

Lasek R, Müller-Oerlinghausen B (2001) Therapieempfehlungen der Arzneimittelkommission der deutschen Ärzteschaft: Empfehlungen zur Therapie des Asthma bronchiale im Erwachsenenalter 1 Aufl, AVP-Sonderheft Therapie empfehlungen, Köln

Magnussen H (1996) Bronchial asthma. Pneumologie 50 (Suppl 2): 578–581

Richter F, Gillissen A (2002) Die Säulen der COPD-Diagnostik. MMW-Fortschr Med 15: 30–33

Sachverständigenrat für die Konzertierte Aktion im Gesundheitswesen (2001) Bedarfsgerechtigkeit und Wirtschaftlichkeit. Band III: Über-, Unter- und Fehlversorgung. Ausgewählte Erkrankungen: Chronische, obstruktive Lungenkrankheiten, 157–229

Statistisches Bundesamt (2001) Fachserie 12, Reihe 4, Todesursachen in Deutschland 1999. Wiesbaden

1.2.8 Diabetes mellitus
Bernd Hemming

Zusammenfassung

Der Typ II Diabetes mellitus ist eine häufige Alterskrankheit. Die Mehrzahl der Typ II Diabetiker in Deutschland hat einen Blutzuckerwert unter 180 mg/dl (entsprechend HbA1c-Werten unter 8%), bei denen weniger als 1% der Patienten einen Endpunkt (Erblindung, Dialysepflichtigkeit oder Amputation) aufweisen (ZI kassenärztliche Versorgung 2000). Für die Forderung der St. Vincent-Deklaration von 1989, einer Reduzierung der Raten an diabetesbedingter Erblindung, Dialysepflichtigkeit und Amputation bedeutet dies, dass sie derzeit nicht dadurch erfüllt werden kann, dass die durchschnittliche Blutzuckereinstellung bei allen Patienten mit Typ II Diabetes mellitus verbessert wird (Intensivierung der Sekundärprävention), sondern nur dadurch, dass die Minderheit von Risikopatienten mit bestehenden Organschäden rechtzeitig erkannt und dann einer optimierten Betreuung zugeführt werden (Intensivierung der Tertiärprävention (Chantelau 2001)).

1 Definition

Typ II Diabetes mellitus oder auch Altersdiabetes ist diejenige Diabetesform, die meist im Alter von über 40 Jahren manifest wird und primär nicht mit Insulin behandelt werden muss, um eine ausreichende Stoffwechselqualität zu erreichen und das Leben zu erhalten. Im Gegensatz dazu manifestiert sich der Typ I Diabetes mellitus vorwiegend bei jüngeren Menschen und muss meist unmittelbar mit Insulin behandelt werden, um eine ausreichende Stoffwechselqualität zu erreichen und das Leben zu erhalten.

Der Verlauf beim Typ II Diabetes mellitus mit einem jahrelang progredienten Insulinmangel bewirkt eine schleichende Blutzuckererhöhung, die lange Zeit symptomlos ist. Ein Typ II Diabetes mellitus kann daher unbemerkt schon längere Zeit bestanden haben, ehe er, diagnostiziert wird.

Die Diagnose wird laborchemisch gestellt, durch zweimaligem Nüchternblutzucker über 110 mg/dl im Vollblut (125 mg/dl im Plasma) und ebenso durch nicht nüchternen Blutzuckerwerten über 200 mg/dl im Vollblut (220 mg/dl im Plasma) (European Diabetes Policy Group (1998–1999)). Wichtig ist, dass die Blutzuckerbestimmung mit einer gesicherten

Messmethode erfolgen soll (Blut daher stets in Röhrchen mit Glykolyse-
hemmern abnehmen).

2 Pathogenese

Die Ursache ist unbekannt, genetische Faktoren spielen eine Rolle, Übergewicht und geringe Muskelaktivität wirken diabetogen. Übergewicht erhöht den Insulinbedarf aufgrund vermehrter Fettmasse und damit verbun-
dener Insulinresistenz. Insulinresistenz ist unter anderem auch die Folge
mangelnder Muskeltätigkeit. Ein wesentlicher Faktor ist die Abnahme der
Leistung des endokrinen Pankreas. Mit zunehmender Diabetesdauer und
weiter nachlassender Insulinsekretion steigen Blutzucker und HbA1c-Wert
an. (Turner 1998, 1999, UKPDS 1998, 1999)

3 Epidemiologie

In Deutschland sind etwa 4 Millionen Bürger an **Typ II** Diabetes mellitus
erkrankt. Die Neuerkrankungen belaufen sich auf ca. 500.000 pro Jahr.
Der typische Patient mit Typ II Diabetes mellitus ist gut eingestellt
(HbA1c unter 8%), unter Behandlung mit Diät allein (ca. 10%), oralen
Antidiabetika (ca. 70%) bzw. Insulin (20%).

Die Lebenserwartung ist – wenn überhaupt – nur minimal verkürzt.
Nur **jeder 5. Patient** hat **diabetische Folgeschäden** und nur **jeder 100.
Patient hat Folgeschäden im Endstadium** (Erblindung, Dialyse, Amputation). Diese Folgeschäden im Endstadium ereignen sich bei weniger
als 1% aller Diabetiker pro Jahr, und nur bei ihnen sind Lebensqualität und
Lebenserwartung wesentlich eingeschränkt (ZI kassenärztliche Versorgung
2000). Unter Public-Health-Gesichtspunkten besteht daher für **ca. 80%
der Diabetiker in Deutschland kein Handlungsbedarf**, denn eine Intensivierung der Maßnahmen zur Sekundärprävention hätte bei diesen Patienten innerhalb von 10 Jahren weder eine Senkung der ohnehin sehr geringen Inzidenz an Amputationen, Erblindung und Dialysepflichtigkeit zur
Folge, noch würde sie die Diabetes-bedingte Sterblichkeit senken (Gozzoli
2001) oder die Lebensqualität erhöhen (Vijan 1997). Für diese Patientengruppe könnte daher weiterhin die Zielgröße der Therapie folgende sein:
HBA1c-Werte kleiner als 8% (d.h. durchschnittliche Blutzuckerwerte kleiner 185 mg/dl) bzw. Beschwerdefreiheit und Blutdruckwerte kleiner 140/
90 mm Hg. Die Minderheit der Diabetespatienten mit Folgeschäden dagegen bedarf der Früherkennung und einer spezialisierten, intensiveren
(symptomatischen) Behandlung, um die Progression zu den Terminalsta-
dien zu verhindern (Chantelau 2001).

4 Bedeutung für den Arzt

Der Diabetes mellitus ist eine chronische Krankheit, die exemplarisch ist für die Probleme, die Hausärzte im Umgang mit Patienten mit chronischen Erkrankungen haben. So herrscht die Vorstellung vor, dass auch ein Typ II Diabetiker, wie ein Typ I Diabetiker normo-glykämisch eingestellt werden muß, weil nur dann alle Folgeschäden vermieden werden könnten. Für diese pathophysiologisch möglicherweise richtige Denkweise gibt es jedoch **keinen Beweis**. Im Gegenteil, wir finden z.B. im makroangiopathischen Bereich Assoziationen unabhängig von Diabetesdauer und -schwere (Margan 2000), und auch im Bereich der durch Hyperglykämie bedingten Folgeschäden ist bisher kein Beweis erbracht worden, dass ein normoglykämischer Verlauf sicher vor solchen Folgeschäden schützt (UKPDS 1999). Nichterreichen von angestrebten Therapiezielen ist damit programmiert und führt auf der ärztlichen Seite zu Frustration und fortwährendem therapeutischen Aktionismus. Mit der Folg, dass Ärzte anfällig für medikamentöse Pseudoinnovationen sind. Häufig werden Langzeitergebnisse zum Medikamentennutzen nicht abgewartet bzw. liegen für viele neuere Diabetesmedikamente gar nicht vor.

Von diesem Aktionismus sind auch die Diabetesleitlinien nicht verschont geblieben (Praxisleitlinie der Deutschen Diabetes Gesellschaft (2002), Nationale Versorgungs-Leitlinie Diabetes (2002)). Auch hier werden weiterhin neben bewährte evidenz-basierte Präparate auch alle Neuerscheinungen unkritisch in die first-line Therapie gestellt, obwohl Daten zum langfristigen Nutzen nicht vorliegen.

5 Bedeutung für den Patienten

Auch für den Patienten ist der Diabetes mellitus die chronische Krankheit schlechthin. So wird er schon bei Diagnosestellung mit einer vermeintlich fatalen Prognose konfrontiert. Er wird in der Regel frühzeitig über die drohenden Folgeschäden und auch makroangiopathische Komplikationen aufgeklärt, ohne dass jedoch die epidemiologischen Daten in diese Aufklärung mit einfließen.

Es findet sich keine andere chronische Krankheit, die im Bewusstsein der Patienten so intensiv als Strafe für einen frevelhaften Lebenswandel gesehen wird. Begriffe wie: „Ich habe wieder gesündigt" für das Essen von Bonbons oder Schokolade (mit nachfolgender Blutzuckererhöhung) sind in den Köpfen tief verankert. Deswegen wird auch eine Intensivierung der Behandlung z.B. eine Insulintherapie häufig als Strafe verstanden.

Das größte Problem ist aber, dass ein enges Korsett aus Diät- Anweisungen und Einnahmevorschriften für Medikamente oder Insulininjektionen häufig die Lebensgewohnheiten der Patienten zu stark einengt. Dies führt dann zur „non-compliance" mit einer Abweichung vom Ziel der

Normoglykämie, was die Schuldgefühle des Patienten noch weiter verstärkt.

6 Mögliche Komplikationen

Ziel einer Diabetesbehandlung muss die Vermeidung der Endstadien der diabetischen Organschäden sein. Dies bedeutet, dass **nicht die Senkung des Blutzuckers primäres** Ziel der Therapie des Diabetes mellitus ist, sondern die Vermeidung des Eintretens eines solchen Folgeschadens.

Wie eingangs schon erwähnt, muss zwischen **Hyperglykämie-bedingten**, **nicht-Hyperglykämie-**bedingten und **makroangiopathischen** Organschäden beim Diabetes mellitus unterschieden werden. Nur der erste Teil dieser Organschäden ist dabei durch die Blutzucker-Einstellung beeinflussbar.

6.1 **Hyperglykämie**-bedingte Organschäden beim Typ II Diabetes mellitus

Werden die Netzhäute, die Glomerulumschlingen und die peripheren Nerven überhöhten Blutzuckerkonzentrationen chronisch ausgesetzt, entstehen an ihnen die diabetesbedingten Organschäden Retinopathie, Nephropathie und Neuropathie. Diese Organschäden sind umso stärker ausgeprägt, je höher die Hyperglykämie war und je länger sie bestanden hat (Goldstein 1997). Endstadien der diabetischen Organschäden sind proliferative Retinopathie (> Erblindung), terminale Niereninsuffizienz (> Dialysepflichtigkeit), und völliger Verlust der sensorischen und autonomen Nervenfunktion (> Fußamputation).

6.2 **Nicht-Hyperglykämie-bedingte** Organschäden beim Typ II Diabetes mellitus

Durch altersbedingt physiologisches Nachlassen der Organfunktion, kommt es zu einem Synergismus zwischen nicht-Hyperglykämie-bedingtem und Hyperglykämie-bedingtem Organschäden. So finden sich ein physiologisches Nachlassen der Nervenfunktion und eine Hyperglykämie-bedingte Neurotoxizität, die gemeinsam zu einer Polyneuropathie im Alter führen (Valensi 1997). Ebenso ist eine Retinopathie durch zahlreiche andere Erkrankungen hervorzurufen, insbesondere die Hypertonie führt zu einer Retinopathie. Gleiches gilt für die Nephropathie, so dass die Mikroalbuminurie nicht als Parameter für eine Hyperglykämie-bedingte Einschränkung der Nierenfunktion gelten kann.

So ist auch nicht verwunderlich, dass selbst in sehr großen, lang dauernden Endpunktstudien kaum eine Beeinflussung des Eintretens der Folgeschäden durch eine intensive Blutzuckereinstellung gefunden werden kann, da ja nur der Hyperglykämie-bedingte Teil der Organschäden, durch eine intensive Blutzuckereinstellung beeinflussbar wäre (UKPDS 1998).

6.3 Makroangiopathische Organschäden

In Querschnittuntersuchungen zeigt sich, dass die Makroangiopathie bei Typ II Diabetes mellitus gehäuft vorkommt, aber, dies ist wichtig, unabhängig von sowohl der Diabetesdauer als auch dem Blutzuckerniveau. In großen evidenzbasierten Studien wie der UKPDS-Studie zeigte sich dann auch, dass nicht die Blutzuckerintensivierung die Rate des Auftretens makroangiopathischer Komplikationen verändern konnte, sondern nur die Blutdruckeinstellung (UKPDS 1998). Das bedeutet, die Sterblichkeit aufgrund makroangiopathischer Geschehnisse wie Infarkt, Insult, peripheren Durchblutungsstörungen etc. war nur bei hohem Blutdruckniveau, nicht aber bei höherem Blutzuckerniveau erhöht. Auch ein pathogenetischer Zusammenhang zwischen beiden Erkrankungen der Makroangiopathie und dem Typ II Diabetes konnte bisher nicht überzeugend belegt werden. Es gibt allerdings eine Vielzahl von Spekulationen und Hypothesen dazu.

6.4 Lebensqualität

Eine Beeinträchtigung der Lebensqualität, also das Gefühl des Krankseins, zeigt sich beim Diabetes mellitus nur bei sehr hohen Blutzuckerwerten oder auch (therapiebedingt) bei sehr niedrigem Blutzuckerniveau. Eine deutliche Beeinträchtigung findet sich allerdings, beim Vorliegen von Organschäden wie Retinopathie, Nephropathie oder Neuropathie (Podopathie). Die Lebensqualität korreliert dabei nicht mit dem HbA1c; im Gegenteil, eine schärfere Einstellung des Blutzuckers führt eher zu einer Beeinträchtigung der Lebensqualität und einem stärkeren Gefühl des Krankseins (UKPDS 1999).

6.5 Lebenserwartung

Die aus der Betreuung der Typ I Diabetiker bekannte erhöhte Exzessmortalität zeigt sich insbesondere im jüngeren Lebensalter (Panzram 1981). Da unsere Typ II Diabetiker jedoch überwiegend ältere Patienten sind, also jenseits des 60. bis 65. Lebensjahres, ist die Lebenserwartung nur um einige Monate verringert (Gozzoli 2001). Dies gilt allerdings nur für die Mehrheit aller Typ II Diabetiker, also den überwiegend gut eingestellten Patienten. Liegen Folgeschäden vor, kommt es zu einer drastischen Erhöhung der Mortalität (bis zu 50% höher als bei den Patienten ohne Folgeschäden) (Spraul 1999).

7 Fallbeispiele

Bei der hohen Zahl der Diabetespatienten muss es vor allem darum gehen, diese wenigen Patienten mit Komplikationen frühzeitig erkennen zu können.

Fall 1

82-jährige, noch recht rüstige ältere Dame, hat seit ca. 10 Jahren ein Diabetes mellitus. Nach fast 6 Jahren guter diätetischer Einstellung musste sie jedoch vor 4 Jahren erstmals Medikamente nehmen. Auch da hatte sie bis vor einem Jahr mit einer Tablette morgens eines Sulfonylharnstoffes gute Blutzuckerwerte und einen guten HbA1c gehabt. Vor einem Jahr hatte die Patientin dann deutlich erhöhte Blutzuckerwerte im Rahmen einer Cortisonbehandlung durch eine Hautärztin, die sie parallel zu ihrem Hausarzt aufgesucht hatte. Die Patientin hatte, um ihren Arzt nicht zu kränken, ihm nichts von der Cortisonbehandlung erzählt, war jedoch mit den hohen Blutzuckerwerten zu ihm gekommen, so dass er den Sulfonylharnstoff auf die Maximaldosis von 3 Tabletten pro Tag erhöhen musste. Eine vorgeschlagene Umstellung auf Insulin lehnte Sie ab, da ihre Freundin (83 Jahre alt) nach Umstellung auf Insulin erblindet sei. Nachdem die Cortisonbehandlung ausgeschlichen wurde, bemerkte die Patientin nach Einnahme der 3 Tabletten des Sulfonylharnstoffes Symptome wie Übelkeit, Kopfdruck und vor allem eine erhöhte Zitterigkeit. Ohne ihrem Arzt dies mitzuteilen, reduzierte sie selbsttätig die Dosis wieder auf eine Tablette pro Tag und kam damit relativ gut zurecht. Da sie jedoch am Sonntag mit einer Freundin ausgiebig mehrere Stücke Sahnetorte gegessen hatte, nahm sie am Abend noch zwei Tabletten ihres Sulfonylharnstoffes auf einmal ein und auch noch zwei Tabletten Acarbose, die sie ebenfalls vor einem Jahr verschrieben bekommen hatte, jedoch wegen Blähungen sofort wieder abgesetzt hatte. Mit schlechtem Gewissen aber ihrer Meinung nach ausreichender Medikation legte sie sich schlafen. In der Nacht wachte sie panisch auf, war massiv verwirrt, agitiert und stürzte im Badezimmer zu Boden und blieb dort bewusstlos liegen. Der von ihrem zwei Jahre jüngeren Ehemann alarmierte Notarzt konnte bei der Patientin nur noch ein tiefes Koma und eine Oberschenkelhalsfraktur diagnostizieren. Er fand einen Blutzuckerwert von 16 mg/dl. Trotz sofortiger intensivmedizinischer Maßnahmen und Reanimation konnte bei der Patientin nur ein Wachkoma erreicht werden. Sie lebte noch 2 Monate als schwerster Pflegefall und verstarb schließlich im Rahmen einer Lungenentzündung.

Falldiskussion: Bei dieser Patientin war im Rahmen einer passageren medikamenteninduzierten (Cortison!) Hyperglykämie eine zu diesem Zeitpunkt durchaus adäquate Dosiserhöhung der Medikation durchgeführt worden. Die Patientin wies dann eine weit verbreitete Form der „Non-compliance" auf: Sie reduzierte zwar korrekt aufgrund der unter dem Medikament aufgetretenen, Hypoglykämie-bedingten Symptomen die Dosis. Sie diskutierte es jedoch nicht mit ihrem Arzt aus Sorge, ihn möglicherweise zu kränken.

Die häufigsten Hypoglykämien treten als gefürchtete Komplikation überwiegend bei der Insulintherapie auf. Dort wird jedoch mit der Hypoglykämie meist gerechnet und diesbezüglich die Patienten auch interviewt bzw. über ein Hypoglykämie-Risiko aufgeklärt. Fast ebenso hoch ist jedoch das Risiko auch bei Sulfonylharnstoffen, die *insbesondere bei alten Menschen* zu langsam verlaufenden, *spät erkannten Hypoglykämien* führen (Berger 2000). Gerade bei länger dauernder Anwendung solcher Medikamente kann nur die ausführliche Anamnese über Nebenwirkungen bei den Patienten zur Aufklärung führen, da weder durch die Messung des HbA1c noch durch sonstige Messungen Aufschluss dazu zu bekommen ist. Bewährt hat sich der Versuch einer Dosisreduktion, wobei als Zielwert ein HbA1c-Wert unter 8 wahrscheinlich völlig ausreichend ist (Adler 2000).

Wichtig ist hier vor allem die Vereinbarung eines angemessen Therapieziels mit der Patientin. Es geht eben nicht darum, möglichst gute Blutzuckerwerte sondern lediglich eine Beschwerdefreiheit zu erreichen.

Die Verwendung von Acarbose im Zusammenhang mit Glibenclamid erscheint nach heutiger Studienlage eher unsinnig, da erstens nur für die Medikamente Glibenclamid, Metformin und Insulin ein Nutzen belegt ist (Holmann 1999) und zweitens Acarbose durch die Verschlechterung der intestinalen Aufnahme von Glucose die Therapie einer Hypoglykämie möglicherweise beeinträchtigen kann. Auch für alle anderen modernen oralen Medikamente, wie Glitazone, Glinide etc. steht bisher ein Nachweis ihres langfristigen Nutzens bei gleichzeitiger Schadenfreiheit noch aus. Nicht zuletzt seit der Diskussion um das Cerivastatin (lipobay) sollten wir mit der Verwendung von Medikamenten ohne nachgewiesenen Langzeitnutzen sehr zurückhaltend sein.

Das Argument gegen die Insulintherapie (Erblindung nach Umstellung auf Insulin) ist gar nicht so unsinnig, wie es zunächst scheint. Dabei bewirkt wohl nicht so sehr das Insulin, sondern die zu rasche Blutzuckersenkung eine deutliche Verschlechterung der Retinopathie. Risikofaktoren für diese rasche Verschlechterung sind dabei die HbA1c- Senkung um mehr als 0,5% pro Monat, eine Diabetesdauer über 10 Jahre, ein HbA1c ständig über 10% und erste Anzeichen von Komplikationen (Eggert 2002).

Fall 2
Eine 68-jährige Patientin mit einem Diabetes mellitus seit 12 Jahren erleidet plötzlich einen linkshirnigen Insult mit einer ausgeprägten Dysarthrie und Dysphagie, die ihr das Schlucken erschwert und das Reden nahezu unmöglich macht. Dies ist umso tragischer, da es sich bei der Patientin um eine erst seit 3 Jahren pensionierte Lehrerin handelt, die äußerst diszipliniert mit ihrem Diabetes umgegangen war. Sie hatte kurz

nach Diagnosestellung 12 kg Gewicht reduziert und dieses Gewicht exakt als Idealgewicht über die Jahre gehalten. Trotz dieser hervorragenden Gewichtsreduktion und diätetischen Einstellung, die sie penibelst eingehalten hat, musste sie nach 5 Jahren mit einer oralen Medikation beginnen. Auch diese hat die Patientin äußerst diszipliniert eingehalten und ihre Blutzuckerwerte immer im nahezu optimalen Bereich gehalten. Zu keinem Zeitpunkt war ein HbA1c oberhalb von 7% gemessen worden. Auch zu den Kontrolluntersuchungen war sie exakt alle 3 Monate erschienen, hatte insbesondere sehr auf die Laboruntersuchungen immer wieder gepocht. Bei der kritischen Durchsicht der Patientenunterlagen fällt jedoch auf, dass vor einem Jahr zum letzten Mal ein Blutdruck dokumentiert war, der im Rahmen eines routinemäßig angefertigten EKGs von den Arzthelferinnen ermittelt worden war. Der Blutdruck lag dabei bei 160/110 mm/Hg. Der Hausarzt hatte die Patientin damals auch auf den höheren Wert angesprochen, dies jedoch nach dem Hinweis, dass sie durch die Mitteilung von dem Selbstmord einer ehemaligen Schülerin sehr aufgeregt sei, zu den Akten gelegt. Eine weitere Blutdruckmessung war dann unerklärlicherweise nicht mehr durchgeführt worden.

Falldiskussion: Dieser Fall der oben geschilderten Patientin stellt das Beispiel einer mustergültigen eingestellten Diabetespatientin dar, die sehr auf eine präzise Einstellung des Blutzuckerwertes fixiert ist, jedoch alle weiteren Parameter darüber hinaus häufig vergessen werden. Ob durch eine regelmäßige Blutdruckmessung und adäquater Therapie der Insult hätte vermieden werden können, ist sicher fraglich. Jedoch zeigt die zurzeit verfügbare evidenzbasierte Studienlage, dass (wenn überhaupt) nur die frühzeitige konsequente Senkung des Blutdrucks den Insult hätte vermeiden können, jedoch nicht die Blutzuckereinstellung (UKPDS 1999).

Aus Langzeitstudien ist bekannt, dass das Risiko, bei Vorliegen eines Typ II Diabetes einen Herzinfarkt oder Schlaganfall zu bekommen, nahezu so doppelt so hoch ist wie das Risiko eines Nicht-Diabetikers gleicher Risikokonstellation (Adler 2000). Interessanterweise lässt sich jedoch durch die Blutzuckersenkung keinerlei Beeinflussung dieses Risikos erreichen (UKPDS 1998). Wie dieser Fall zeigt, ist sicherlich in den nächsten Jahren noch ein Umdenken in der Diabetestherapie nötig, da der gut eingestellte Typ II Diabetiker nicht unbedingt einen möglichst normoglykämischen Blutzucker haben, sondern einen *möglichst niedrigen Blutdruck* und auch eine *ausreichende Ko-Medikation* aufweisen muss. Von entscheidender Bedeutung wird demnach die regelmäßige Dokumentation nicht nur des HbA1c sondern vor allem des Blutdrucks im Diabetespaß sein.

Fall 3
Ein 74-jähriger Patient, der noch voll im Leben steht, hat seit 6 Jahren
einen Diabetes mellitus. Trotz eines wenig diabetesbezogenen Lebens
liegen die Blutzuckerwerte, gemessen als HB1c, zwischen 7 und 8%.
Auch regelmäßig einmal pro Woche reichlich Alkoholzufuhr (der Patient
ist Skatmeister in seiner Altersklasse) hat nur wenig Einfluss auf die
Blutzuckerwerte. Er erscheint auch mehr oder weniger regelmäßig einmal im Quartal zur Messung des HbA1c's und des Blutdruckes, hat jedoch in der Regel wenig Zeit und telefoniert lieber mit dem Arzt über
die Werte.
    Der Hausarzt wird von dem Patienten zu einem Hausbesuch gebe-
ten, da er seit 3 Wochen wegen einer Entzündung im rechten Fuß nicht
mehr laufen könne. Beim Eintreffen in der Wohnung des Patienten findet er eine ausgedehnte Gangrän des gesamten rechten Fußes, die vierte
und fünfte Zehe sind bereits schwarz mumifiziert, putrides Sekret entleert
sich, die gangränöse Veränderung ist bereits weit fortgeschritten. Er weist
den Patienten stationär ein. Erst nach 4 Monaten wird er entlassen mit einer Vorfußamputation und einer immer noch offenen Wundheilung, die
täglich im Hausbesuch versorgt werden muss.

Falldiskussion: Trotz eines akzeptablen HbA1c hat dieser Patient im
Rahmen einer diabetischen aber auch altersbedingten Neuropathie eine
diabetische Gangrän entwickelt. Hier ist sicherlich das Hauptproblem in
der Betreuung der Diabetespatienten zu sehen, da die Patienten regelmäßig nicht nur bezüglich ihrer Stoffwechselparameter abgeklärt werden
müssen, sondern neben dem Blutdruck vor allem auch eine Inspektion der
Füße erfolgen muss. Hier ist die konsequente Dokumentation z.B. im Diabetespaß von entscheidender Bedeutung. Allein durch die Inspektion, Pul-
spalpation und einfache neurologische Untersuchung mit der Stimmgabel
lässt sich ein gefährdeter Fuß erkennen und dann einer sehr intensiven
Nachkontrolle unterziehen. Da durch eine intensive Blutzuckereinstellung
das Fortschreiten eines neuropathischen Fußes nicht verhindert werden
kann, ist zwingend eine intensive symptomatische Behandlung bei Vorliegen eines solchen Folgeschadens erforderlich. Es gibt ausreichend Beweise
dafür, dass sowohl die Versorgung mit geeignetem Schuhwerk und die regelmäßige weitere Mitbetreuung in einer spezialisierten Fußambulanz als
auch eine gezielte frühzeitige gefäßchirurgische Therapie einen solchen
Verlauf aufhalten bzw. verhindern kann (Chantelau 2000). In der Führung
der Patienten muss es daher darum gehen, dass weniger Gewicht auf den
präzise eingestellten Blutzucker, sondern *mehr Gewicht auf die frühzeitige
Erkennung von Folgeschäden* und auch auf die regelmäßige Hinzuziehung
des Arztes bei kleinsten Veränderungen gelegt wird.

Literatur

Adler AI, Stratton IM, Neil HAW et al. (2000) Association of systolic blood pressure with macrovascular and microvascular complications of type 2 diabetes (UKPDS 36): prospective observational study. BMJ 321:412–19

Berger M, Richter B (2000) Orale Antidiabetika In: Berger M (Hrsg) Diabetes mellitus, 2 Aufl. Urban & Fischer, München Jena, 181–202

Chantelau E (2000) Ist der diabetische Fuß vor der Amputation zu retten? In: Lauterbach KW, Ziegenhagen DJ. Diabetes mellitus- evidenzbasierte Diagnostik und Therapie. Schattauer-Verlag, Stuttgart, 61–80

Chantelau E, Abholz HH (2001) Was ist gesichert in der Therapie des Typ-2-Diabetikers? Z Allg Med 77: 455–459

Eggert H (2002) Wann ist eine Verschlechterung der diabetischen Retinopathie zu befürchten? Diabetes und Stoffwechsel 9: 267–273

European Diabetes Policy Group 1998–1999: A desktop guide to typ-2 diabetes mellitus. International Diabetes Federation, European Region, Brussels/Belgium

Goldstein DE, Niedmeyer HM, Little RR, Vargas V, Nair SS, Reid J (1997) Relationship between glycohemoglobin (GHB) and mean blood glucose (MBG) in the Diabetes Control and Complications Trial (DCCT). Abstract Diabetes 46 (Suppl 1): 8 A

Gozzoli V, Palmer AJ, Brand A, Spinas GA (2001) Economic and clinical impact of alternative disease management strategies for secondary prevention in type-2 diabetes in the Swiss setting. Swiss Medical Weekly 131: 303–310

Holman RR, Cull CA, Turner RC on behalf of the UKPDS Study Group (1999) A randomized double-blind trial of Acarbose in type 2 diabetes shows improved glycemic control over 3 years (UKPDS 44). Diabetes Care 22: 960–964.

Margan CL, Currje CJ, Statt NCR, Smithers M, Butler CC, Peters IR (2000) The prevalence of multiple diabetes-related complications. Diabetic Medicine 17: 146–151

Nationale Versorgungs-Leitlinie Diabetes mellitus Typ 2. (2002) Z ärztl Fortbild Qual Sich 96 (Suppl 2): 1–24

Panzram G, Zabel-Langhennig R (1981) Prognosis of diabetes mellitus in a geographically defined population. Diabetologia 20: 587–591

Praxisleitlinien der Deutschen Diabetes Gesellschaft (DDG) (2002) Diabetes und Stoffwechsel 11 (Suppl 2)

Spraul M, Schönbach AM, Mühlhauser I, Berger M (1999) Amputationen und Mortalität bei älteren, insulinpflichtigen Patienten mit Typ-2-Diabetes. Zentralbl Chir 124: 501–507

Turner RC, Milins R, Neu RAW, Stratton IM, Manley SE, Matthews DR et al. (1998) For the UKPDS Group. Risk factors for coronary artery disease in non-insulin dependent diabetes mellitus: UKPDS 23. Br Med J 316: 823–828

Turner RC, Cull CA, Frighi V, Rolman RR (1999) for the UK Prospective Diabetes Study (UKPDS) Group: Glycemic control with diet, sulfonylurea, mettormin, or insulin in patients with type-2 diabetes mellitus. UKPDS 49. JAMA 281: 2005–2012

UK Prospective Diabetes Study (UKPDS) Group (1998) Intensive blood glucose control with sulphonylureas or insulin compared with conventional treatment and risk of complications in patients with type-2 diabetes mellitus (UKPDS 33). Lancet 352: 837–853

UK Prospective Diabetes Study (UKPDS) Group (1998) Effect of intensive blood glucose control with metformin in overweight patients with type-2 diabetes (UKPDS 34). Lancet 352:854–865

UK Prospective Diabetes Study (UKPDS) Group (1998) Tight blood pressure control and risk of macrovascular and microvascular complications in type-2 diabetes: UI<PDS 38. Br Med J 317:703–713

UK Prospective Diabetes Study (UKPDS) Group (1998) Efficacy of atenolol and captopril in reducing the risk of macrovascular and microvascular complications in type-2 diabetes: UKPDS 39. Br Med J 317: 713–720

UK Prospective Diabetes Study Group (1999) Quality of life in type 2 diabetic patients is affected by complications but not by intensive policies to improve blood glucose of blood pressure control: UKPDS 37. Diabetes Care 22: 1125–1136

Valensi P, Giroux C, Seeboth-Ghalayini, Attali JR (1997) Diabetic peripheral neuropathy: effects of age, duration of diabetes, glycemic control and vascular factors. J Diab Comp 11: 27–34

Vijan T, Roter TP, Hayward RA (1997) Estimated benefits of glycemic control in microvascular complications in type 2 diabetes. Ann Intern Med 127: 788–795

Zentralinstitut für die kassenärztliche Versorgung in der Bundesrepublik Deutschland: Quartalsbericht zu den Diabetes-Verträgen der KV Nordrhein im 2. Quartal 2000. Köln, 9.11.2000; unveröffentlicht

1.2.9 Schilddrüsenfunktionsstörungen

Klaus-Heinrich Bründel

Zusammenfassung

Die Früherkennung und zeitgemäße Betreuung von Patienten mit Schilddrüsener-krankungen bietet dem Allgemeinarzt eine herausfordernde Aufgabe. Immerhin steht die Diagnose >Struma< an 4. Stelle der Diagnosehäufigkeit. Gerade die Kno-tenstruma bietet ein weites Feld eigener Untersuchungen und die Zusammenarbeit mit den Spezialisten. Fehlerhafte Hormontherapie, Verkennen der Diagnose, unzu-reichende Beachtung der Knoten-differenzierung und mangelhafte Verlaufskont-rolle sind häufige behandlungsbedingte Komplikationen beim Hausarzt.
Und: bei Depression auch an Hypothyreose denken! Die Bestimmung des TSH-Spiegels ist das wichtigste Screening auf Schilddrüsenerkrankungen, da die klini-schen Symptome vieldeutig sind, die Ausprägung der Symptome nicht mit den ge-messenen peripheren Schilddrüsenhormonen korreliert und im höheren Lebensalter (>60 Jahre) Schilddrüsenerkrankungen mono- oder oligosymptomatisch verlaufen.
Ausblick: Vorsorgeprogramme für ältere Menschen, z.B. ein geriatrisches Assess-ment sollten einen TSH-Test enthalten.

1 Definitionen/Pathogenese

Die wesentlichen auch im Rahmen der Hausarztmedizin relativ häufig ge-sehenen und differenzial diagnostisch wichtigen Schilddrüsenerkrankun-gen sind:

– Eine *Struma diffusa* ist definiert als homogene Vergrößerung der Schild-drüse ohne sonstige Veränderungen des Schilddrüsenparenchyms (bei Frauen: Vol > 18 ml, bei Männern: Vol > 25 ml).
  Verantwortlich für die Entstehung der Struma diffusa ist der intrathyre-oidale Jodmangel.
– Eine *Struma nodosa* und/oder multinodosa ist definiert als inhomogene Vergrößerung der Schilddrüse mit solitären oder multiplen Knotenbil-dungen oder Zysten im Schilddrüsenparenchym.
  Nach neueren Vorstellungen ist der fundamentale Prozess der Struma-entstehung unabhängig vom Jodmangel und hängt von hereditären oder erworbenen Heterogenitäten der Thyreozyten selbst ab. Der Jod-mangel aber verstärkt die Zunahme der Knotenbildung in einer Struma (Brix et al 1999, Derwahl M 2001).

– *Hyperthyreose*: In Deutschland ist die unifokale oder multifokale funktionelle Autonomie der Schilddrüse und die Immunhyperthyreose vom Typ Basedow häufigste Ursache einer Hyperthyreose. Die Hyperthyreose bei M. Basedow ist eine systemische Autoimmunerkrankung, bei der die Schilddrüse das primäre Zielorgan ist.
– Eine *Hypothyreose* ist definiert als Mangelversorgung der Peripherie durch verminderte Bildung von Schilddrüsenhormonen. Häufigste Ursache ist die Immunthyreoiditis Hashimoto. Bei einer manifesten Hypothyreose ist der TSH-Wert deutlich erhöht und die peripheren Schilddrüsenhormone FT3 und FT4 erniedrigt.

2 Epidemiologie

Aktuelle Angaben weisen auf eine Strumahäufigkeit von 50% der Erwachsenen, 52% der Heranwachsenden in der Pubertät und 21% der Kinder unterhalb des Pubertätsalters (Pfannenstiel et al 1992). Die Häufigkeit der Immunhyperthyreose ist 6%, die Häufigkeit der Immunhyperthyreose an der Gesamtzahl der Hyperthyreosen beträgt 40%. Große Studien haben bezüglich der Hypothyreose und des Alters folgende Zahlen geliefert: bei Frauen über 50 Jahre fand sich bei 8,6%, bei Frauen unter 50 in 0,9% eine Hypothyreose (Bonar et al 2000). Die Autoren weisen darauf hin, dass die Hypothyreose in dieser Altersgruppe ($\geq$ 50) zu selten diagnostiziert wird. Sie fordern ein gezieltes Screening. Bei uns haben 6% der Bevölkerung eine latente Hypothyreose.

Neuere, auch prospektive Studien und Kohortenstudien, lassen immer deutlicher die Bedeutung sowohl der *latenten Hypo-* als auch *latenten Hyperthyreose* aufleuchten. So konnten Parle et al. (2001) zeigen, dass eine subklinische Hyperthyreose die Mortalität bei über 60-Jährigen steigert.

3 Bedeutung für den Allgemeinarzt

Schilddrüsenkrankheiten, insbesondere die Struma diffusa, Struma uninodosa und Struma multinodosa sind häufige Erkrankungen. Die Betreuung dieser Patienten setzt eine intensive Beobachtung der Knoten voraus, um eine maligne Entartung rechtzeitig zu erkennen.

Die Schwierigkeit für den Hausarzt besteht darin, dass viele Symptome sowohl bei Unter- als auch Überfunktion der Schilddrüse vorkommen und darin, dass einzelne Schilddrüsensymptome relativ unspezifisch sind. Die Gefahr einer diagnostischen Verkennung ist auch dadurch gegeben, dass Schilddrüsenerkrankungen in Relation zu den besonders häufigen Krankheiten mit ähnlicher Symptomatik wie Herz-Kreislauferkrankungen, vegetative Funktionsstörungen u.ä. wesentlich seltener sind. Hinzu kommt, dass mit zunehmendem Lebensalter die Schilddrüsenerkrankungen oligo- oder monosymptomatisch werden. In der Literatur wird einhellig berichtet, dass es sehr schwierig ist, klinische Symptome und Erkrankungen der Schilddrüse zu erfassen und damit früh zu erkennen. (Trivalle et al 1996)

Eine Behandlung der Schilddrüse erfordert hohe Sachkenntnis und eine enge Zusammenarbeit mit dem Fachspezialisten.

Der Patient erwartet auch vom Hausarzt, zu einer Operation vor allem hinsichtlich möglicher Komplikationen wie Rekurrensparese und Hypocalciämie beraten zu werden. Sind tatsächlich entsprechende Komplikationen aufgetreten, bedarf es einer oftmals langwierigen psychologisch anspruchsvollen Betreuung und Beratung, z.B. wenn, was hierbei nicht selten ist, Schadensersatzansprüche erhoben werden sollen. Gerade am Beispiel der Schilddrüsenerkrankungen lassen sich die Aufgaben des Hausarztes gut darstellen: Diagnose – Therapie – Langzeitbehandlung – Verteilerfunktion und Koordinationsfunktion (Comberg, Klimm 2001).

Nur der Hausarzt kennt auch die bezüglich Diagnostik und Therapie von Schilddrüsenerkrankungen relevanten Anamnesedaten: Er weiß, z.B. wann bei seinem Patienten eine Kontrastmitteluntersuchung mit jodhaltigen Kontrastmitteln erfolgte und ob sein Patient z.B. Amiodaron wegen maligner ventrikulärer Arrhythmieen einnimmt, dessen Wirkung auf die Schilddrüse gut bekannt ist. (Heufelder und Wiersinga 1999).

Bei Krebspatienten gehört die Steuerungs- und Koordinationsfunktion zu den wesentlichen Aufgaben des Allgemeinmediziners.

4 Bedeutung für den Patienten

Schilddrüsenerkrankungen bergen z. T. ein Potential abwendbar gefährlicher Verläufe: bei der Hyperthyreose die Entwicklung einer thyreotoxischen Krise und bei der Hypothyreose ein hypothyreotes Koma.

Schilddrüsenerkrankungen sind mit einem erheblichen Umfang an medizinischen Maßnahmen, oftmals einer langzeitigen Medikamententherapie, nicht selten mit Operationen und langfristigen Kontrollen verbunden.

Schilddrüsenfunktionsstörungen wie Hyper- und Hypothyreose beeinträchtigen den Kranken erheblich und grenzen seine Lebensentfaltung merklich ein. Hinzu kommt, dass die Störungen, auch wegen ihrer relativ unspezifischen Beschwerdebilder oft lange verkannt und ineffektive Behandlungen durchgeführt werden.

5 Mögliche Komplikationen

Interventionsbedingte Komplikationen

- Rekurrensparese nach Schilddrüsenoperationen. In großen Zentren sind permanente Paresen selten (0,3%), (Wahl und Rimpl 1999).
- postoperative Hypocalciämie. Sie hängt von der intraoperativen Darstellung der vier Nebenschilddrüsen ab und lässt die Unterscheidung einer frühpostoperativen meist reversiblen und der permanenten Hypocalciämie zu. Die permanenten Hypocalciämien liegen bei 0,9% (Wahl und Rimpl 1999). Bei diesen Patienten muss Calcium substituiert werden.

Hausärztlich verursachte Komplikationen

1. Die übersehene subklinische Hyperthyreose.

Sie ist durch Erniedrigung des basalen TSH (<0,3 mU/l) definiert, die peripheren Schilddrüsenhormonspiegel liegen noch im Normbereich.

Eine Komplikation der subklinischen Hyperthyreose ist das Vorhofflimmern, das in 15% mit Thromboembolien einhergeht.

Die Rotterdam Studie konnte prospektiv zeigen, dass bei subklinischer Hyperthyreose nach zwei Jahren das Risiko für Demenz und Alzheimer signifikant erhöht ist (Kalmijn et al., 2000).

2. Nicht erkannte Hyperthyreose

Fall 1
Die 22jährige Medizinstudentin befand sich im vorklinischen Studienabschnitt als sie unter zunehmender Schlaflosigkeit zu leiden begann. Im Gefolge traten vermehrt Müdigkeit auf, die Leistungsfähigkeit ließ nach, die junge Frau verliert an Gewicht, es treten Angsterscheinungen und „innere Unruhe" auf. Der mit der Bitte um Verordnung eines Schlafmittels konsultierte Hausarzt erkennt, dass die Patientin psychisch erheblich alteriert erscheint und veranlasst eine Psychotherapie, die rund 1 Jahr lang durchgeführt wird. Die Patientin hält nun ihre Lebenssituation und ihr psychisches Befinden für so gravierend, dass sie das Studium unterbricht, um sich ganz auf die von der Psychotherapie erwartete Heilung zu konzentrieren. Die Kontakte zum Hausarzt sind spärlich, auf geringfügige Anlässe begrenzt. Nach ihrem psychischen Befinden befragt, erläutert sie, die Therapie als hilfreich zu empfinden. Nachdem ca. 1 Jahr vergangen war, kommt es zu einer Panikattacke, die der Hausarzt notfallmäßig sieht. Bei der allgemeinen Untersuchung fällt eine Tachykardie sowie Wärme der Hände auf, so dass zunächst an einen begleitenden Infekt gedacht wird. Beim Ankreuzen der daraufhin durchgeführten Laborparameter fällt der Blick des Hausarztes auf die Schilddrüsenparameter, die er, noch ohne gezielten Verdacht gleichsam „zum Ausschluss" mit ankreuzt. Erst das entsprechend pathologisch veränderte Ergebnis von TSH FT3 und FT4 weisen auf die richtige Diagnose einer bereits ausgeprägten Hyperthyreose.

Falldiskussion: Gerade bei jüngeren Frauen können gesteigerte Erregbarkeit, Unruhe, Gereiztheit, psychische Labilität, Angstgefühle eben so gut auf psychische Erkrankungen hindeuten: Überforderungssyndrom; Angst- und Panikattacken. Da gerade bei jüngeren Frauen der typische Strauß der Symptome fehlt, ist hier immer auch an eine Erkrankung der Schilddrüse zu denken. Bestimmt werden müssen TSH, FT3 (!) und FT4 (Hampel 2000).

3. Übersehene Hypothyreose

Fall 2

Die 76jährige Patientin ist dem Hausarzt seit mehr als 10 Jahren bekannt. Nach dem Tod des ebenfalls langfristig in der Praxis betreuten Ehemanns fällt dem Hausarzt ein Rückgang der Kontakthäufigkeit auf. Von Bekannten der Familie erfährt der Hausarzt, dass die Patientin ihre Tätigkeit im Vorstand des örtlichen Seniorenvereins aufgegeben hat, über den Sohn wird mit der Patientin ein Hausbesuch vereinbart, da sie über stärkere Beschwerden des rechten Kniegelenkes zu klagen habe und ihr das Laufen schwer falle. Die Patientin klagt über allgemeine Kraftlosigkeit, Müdigkeit, ein Nachlassen des Gedächtnisses und Appetitstörungen. Nach dem eingehenden Gespräch wird eine Depression diagnostiziert und eine entsprechende Pharmakotherapie eingeleitet. Die Symptomatik bessert sich grenzwertig, ein neues Antidepressivum wird versucht, das ebenfalls einen gewissen, jedoch nicht den erwarteten Effekt erbringt. Die Behandlung zieht sich über Monate hin, im Vordergrund stehen dabei überwiegend Schmerzsyndrome der Kniegelenke, eine hartnäckige Obstipation, deren gastroenterale Abklärung keinen pathologischen Befund erbringt sowie Müdigkeit und Antriebsschwäche. Ein inzwischen in der Praxis tätig gewordener Weiterbildungsassistent, der der Patientin in Vertretung des Hausarztes begegnet, äußerst erstmals den Verdacht auf eine Schilddrüsenfunktionsstörung, entsprechende Laboruntersuchungen verifizieren schließlich das Bild einer Hypothyreose.

Falldiskussion: Die Symptome der Hypothyreose und depressiver Erkrankungen sind beinahe deckungsgleich. Insbesondere bei älteren Patienten besteht die Gefahr, neuropsychologische und physiologische Veränderungen wie Verlangsamung, nachlassende mnestische Funktionen, Antriebsarmut, Müdigkeit und Verwirrtheit dem natürlichen Alterungsvorgang zuzuschreiben. Manchmal bestehen bei einem Patienten aber auch beide Störungen: 2–5% der Patienten mit Depression haben eine Hypothyreose, aber 56% der Patienten mit einer latenten Hypothyreose zeigen depressive Phasen. Deshalb gilt gerade für ältere Patienten: TSH-Wert bestimmen!

Die Differenzialdiagnose ist um so wichtiger, als sowohl die bei Depressionen gefundenen erhöhten Schilddrüsenantikörper (TPO-AK) als auch die Lithiumtherapie per se zur Entwicklung einer Hypothyreose bei Depressiven führen können (Kupka et al 2002).

Das Beispiel macht ferner deutlich, dass der Verlauf einer Erkrankung insbesondere dann, wenn eine üblicherweise effektive Therapie nicht den erwarteten Erfolg bringt, als differentialdiagnostisches Instrument herangezogen werden muss. In jedem Falle ist bei ineffektiver Therapie nicht nur eine therapeutische, sondern stets auch eine diagnostische Alternative zu suchen.

4. Hyperthyreosis factitia

Hierunter versteht man einen iatrogen ausgelösten Überfunktionszustand im Rahmen einer Schilddrüsenhormonsubstitutionsbehandlung: Verabreichung einer zu hohen Levothyroxin-Dosis oder mangelnde Kontrolle der Hormonersatztherapie bei Patienten, bei denen sich der Bedarf durch z.B. Gewichtsverlust verändert hat.

Die Laboruntersuchungen ergeben: supprimierter TSH, FT3- und FT4-Spiegel oberhalb der Norm. Beweisend sind die zu hohen FT3-Spiegel (Hampel 2000).

Daneben kommen vielfältige Komplikationen bei der Behandlung Schilddrüsenkranker vor wie z.B. Thyroxin-Medikation ohne Indikation, zu häufig wiederholte Szintigrafien, zu lange unkritische Jodidgabe ohne messbare Volumenreduktion der Schilddrüse, Fehlbewertung durch falsch positive T4-Erhöhung bei Ovulationshemmer-einnahme und unterlassene oder qualitativ unzureichende FNP.

6 Allgemeine Schlussfolgerungen

Bei jedem Patienten mit oder ohne anatomische Veränderungen der Schilddrüse und dem Auftreten von Symptomen, die an eine Funktionsstörung der Schilddrüse denken lassen, ist eine sorgfältige klinische Untersuchung erforderlich. Sie bezieht sich auf Inspektion und Palpation, Schluckverschieblichkeit, Asymmetrie, Konsistenz und Größe der Schilddrüse. Zu achten ist auf Narben nach vorausgegangenen Operationen sowie die Lymphknotenstationen. Erfasst werden ferner Heiserkeit, Stridor, Einfluss-Stauung. Knoten in der Schilddrüse bergen die häufigsten diagnostischen Fehlentscheidungen. Keinesfalls sollten Patienten mit klinischen Hinweisen auf eine Hypothyreose bei normalen Ausfall der Laborergebnisse mit L-Thyroxin behandelt werden!

Wichtig ist die richtige Interpretation der erhobenen Befunde. So ist auch immer an ektopes Schilddrüsengewebe zu denken (Muhle et al 2000)!

Wegen der besonderen Relevanz und Schwierigkeit, der hausärztlichen Aufgabe einer Hypothyreose präventiv vorzubeugen, sind Anhaltspunkte dazu wie folgt aufgelistet (s. Tabelle 1).

Da die klinischen Symptome sowohl der Überfunktion als auch der Hypothyreose in unterschiedlichen Lebensaltern nicht verlässlich sind, sollte bei Patienten mit klinischen Befunden einer Hyper- oder Hypothyreose sowie beim Screening auf diese Erkrankungen ein TSH-Test angefordert werden (Speicher, 2001). Ist der TSH-Wert im Normbereich, ist der Patient euthyreot und kein weiterer Test erforderlich.

Merke: *Die Bestimmung des TSH-Spiegels ist das wichtigste Screening auf Schilddrüsenerkrankungen, da die klinischen Symptome vieldeutig sind, die Ausprägung der Symptome nicht mit den gemessenen peripheren Schilddrüsen-*

Tabelle 1. MEMO

Verhinderung einer Hypothyreose
– Screening auf Schilddrüsendysfunktion bei Frauen unter 50 Jahren.
– Case-finding bei Frauen in der Menopause oder, falls diese beim Besuch des Hausarztes über unspezifische Symptome klagen: an die hohe Prävalenz der subklinischen Hypothyreose denken!
– Falls TSH hoch beim Screening, Kontrolle in 2 Monaten zusammen mit FT4. Nonthyroidal illness, Medikamente etc ausschließen.
– Behandlung Levothyroxin ist empfohlen, falls TSH ≥ 10 mU/L, unabhängig davon, ob FT4 niedrig ist oder nicht.
– Patienten mit einem TSH zwischen 5 und 10 mU/L und normalen FT4 haben ein erhöhtes Risiko, eine Hypothyreose zu entwickeln: hier jährliche TSH-Bestimmung!
– Wenn TSH supprimiert beim Screening, Wiederholung der Messung in 2 Monaten, falls noch erniedrigt, FT3 mitbestimmen.
– Wenn eine Levothyroxinsubstitution aus welcher Indikation auch immer initiiert wurde, dann muss im Rahmen der lebenslangen Nachsorge mindestens jährlich der TSH-Spiegel bestimmt werden.
– Beim Wechsel von einem Originalpräparat auf ein Genericum muss sichergestellt sein, dass die Bioverfügbarkeit beider Präparate gleich ist!
– Als Hausärzte sehen wir Familien entstehen. So ist es auch unsere Aufgabe, dafür zu sorgen, dass Schwangere ausreichend mit Jod versorgt werden! Jodmangel während der Schwangerschaft ist mit mütterlichem Kropf und erniedrigtem Thyroxinspiegel assoziiert. Schwangere Frauen und stillende Mütter müssen 200 µg Jodid/Tag bekommen!
– Rauchen führt, vor allem in Jodmangelgebieten wie bei uns, zu einer erhöhten Prävalenzrate oder Struma. In Dänemark konnten 50% aller Strumen auf das Rauchen zurückgeführt werden! Allen Patienten mit Schilddrüsenerkrankungen sollten auf die Wirkung des Rauchens hingewiesen werden. und motiviert werden, mit dem Rauchen aufzuhören.

hormonen korreliert und im höheren Lebensalter (>60 Jahre) Schilddrüsenerkrankungen mono- oder oligosymptomatisch verlaufen.

Nach Anamnese und Befund sollten folgende Fragen beantwortet werden können:

– Liegt eine morphologische Veränderung der Schilddrüse vor?
– Wie ist das Volumen der Schilddrüse?
– Wie ist die Funktion der Schilddrüse?
– Welche klinischen Symptome liegen vor?
– Wie ist die Pulsfrequenz?
– Sind Arrhythmien tastbar?
– Raucht der Patient?
– Kommen Schilddrüsenerkrankungen in der Familie vor?
– Welche Medikamente nimmt der Patient?
– Ist eine Narbe in der Schilddrüsenregion zu sehen?

Literatur

Bonar BD, McColgan B, Smith DF, Darke C, Guttridge MG, Williams H, Smyth PPA (2000) Hypothyroidism and aging: The rosses' survey. Thyroid 10(9): 821–827

Brix TH, Kyyvik KO, Hegedus L (1999) Major role of genes in the etiology of simple goiter in female: a population based twin study. J Clin Endocrinol Metabol 84: 3071–3075

Comberg H-U, Klimm H-D (2001) Allgemeinmedizin, 3. überarb Aufl, Thieme, Stuttgart

Derwahl M, Studer H (2001) Nodular goiter and goiter nodules: where iodine deficiency falls short of explaining the facts. Exp Clin Endocrinol Diabetes 109: 250–260

Hampel R (2000) Diagnostik und Therapie von Schilddrüsenstörungen, 1. Aufl, UN.J-MED, Bremen

Heufelder AE, Wiersinga WM (1999) Störungen der Schilddrüsenfunktion durch Amiodaron. Dt Ärztebl 96(13): A 853–860

Kalmèjn S, Metha KM, Pols HAP, Hofman A, Drexhage HA, Breteler MMB (2000) Subclinical hyperthyroidism and the risk of dementia. The Rotterdam Study. Clin Endocrinol (Oxf) 53:733–737

Kupka A (2002) Biol Psychiatry 51: 305–311

Kupka RW, Nolen WA, Post RM, McElroy SL, Altshuler LL, Denicoff KD, Frye MA, Keck PE Jr, Leverich GS, Rush JA, Suppes T, Pollio C, Drexhage HA (2002) High Rate of autoimmune thyroiditis in bipolar disorder: lack of association with lithium exposure. Biol Psychiatry 51: 305–311

Muhle C, Peppert E, Czeck N, Kampen WU, Khorsand-Sahbaie M, Brenner W, Hesse E (1999) Differenzialdiagnose einer unklaren Weichteilschwellung bei Z. n. subtotaler Thyreodektomie. In: Schilddrüse, de Gruyter, Berlin New York

Parle JV, Masisonneúve P, Sheppard MC, Boyle P, Franklyn (2001) Prediction of all-cause and cardiovascularmortality in elderly people from one low serum thytotropin result: a 10 year cohort study. Lancet 358:861–865

Pfannenstiel P, Hotze L-A, Saller B (1999) Schilddrüsenkrankheiten: Diagnose und Therapie. 4. erw und vollst neu bearb Aufl, Berliner Med Verl Anstalt, Berlin, 142

Speicher CE (2001) Evidenzbasierte Labordiagnostik. 1. Aufl, Huber, Bern Göttingen Toronto Seattle

Trivalle Ch, Doucet J, Chassagne Ph, Landrin J, Kadri N, Menrad J-F, Bercroff E (1996) Differences in the Signs and Symptoms of Hyperthyroidism in older and younger Patients. JAGS 44: 50–53

Wahl RA, Rimpl I (1998) Risiko der postoperativen Hypocalciämie und der Rekurrensparese in Abhängigkeit vom operativen Vorgehen. In: Reiners C, Weinheimer B (Hrsg) Schilddrüse, de Gruyter, Berlin New York, 124–128

1.2.10 Anämie
Thorsten Löw

Zusammenfassung

Anämien kommen beim Hausarzt in sehr unterschiedlicher Ausprägung vor. Die rechtzeitige Versorgung einer akuten gastrointestinalen Blutung als „Abwendbarer gefährlicher Verlauf" ist hier ebenso eine Herausforderung wie die Differentialdiagnose anderer auch seltener Ursachen wie zum Beispiel bei Malignomen. Bei entsprechenden Mangelerkrankungen ist die Eisen-, B12- oder Folsäure-Gabe eine typische allgemeinmedizinische Aufgabe. Die relativ häufige Anämie bei Hypermenorrhoe wird vom Gynäkologen nicht immer mitbehandelt.
Die Transfusion eines Erythrozyten-Konzentrates sollte dem Krankenhaus vorbehalten sein.

1 Definition

1.1 Pathophysiologie

Als Anämie bezeichnet man eine Verminderung der Erythrozyten, des Hämoglobins bzw. des Hämatokrit-Wertes unter die Norm. Der Normwert sollte in seiner Untergrenze nicht mehr als 10–15% unterschritten werden. Unterhalb dieser Grenze entstehen typische Symptome.

Als Ursache einer Anämie können eine verminderte Blutbildung (häufig), ein vermehrter Abbau von Erythrozyten (selten) sowie ein äußerer oder innerer Blutverlust (häufig) angesehen werden. (Harrisons 2000, Beutler et al 1995, Prellwitz 2001, Little 1999)

1.2 Symptome/Diagnostik

Die vom Patienten geäußerten Symptome korrelieren mit dem Ausmaß und der Progredienz der Anämie. Abgeschlagenheit, Leistungsschwäche, Hautblässe, beschleunigter Puls und Schwindel als Zeichen des kompensatorisch erhöhten Herzzeitvolumens zählen zu den häufig angegebenen Beschwerden (David et al 1990). Erste einfach und schnell zu untersuchende diagnostische Wegeiser sind Blässe der Haut und Unterlidschleimhaut (Morrissy 1977, Little 1999).

Anamnestisch ist immer nach offensichtlichem Blutverlust zu fahnden. Neben offenkundigen oberflächlichen Blutungen muss nach Teerstühlen,

Hämatemesis, Hämatochezie, Hämaturie und Hypermenorrhoe bei Frauen gefragt werden. Ebenso ist an einen Mangelzustand bei Diät oder fleischfreien Ernährungsgewohnheiten zu denken. Ein Zustand nach Magen(teil)entfernung oder eine chronische Gastritis oder deren Symptome sollten hellhörig machen.

Laborchemisch gibt es eine Reihe von Befunden, die zur Diagnosestellung in Frage kommen. Zunächst sollten das Blutbild mit Erythrozytenzahl, Hämoglobingesamtwert und Erythrozytenmarkern mit Blutsenkung und Eisenspiegel eine Diagnosefindung ermöglichen (Wymer und Becker 1990). Ferner liefern Aussagen über Transferrin, Ferritin, Retikulozyten, Vitamin B_{12}, Folsäure, Serum- und Urin-Bilirubin, ggf. in Ergänzung mit einem Blutausstrich und eine Knochenmarkbiopsie die entscheidenden Beiträge zur differentialdiagnostischen Entscheidung.

Als wesentliche und einfache Untersuchung sei hier die Untersuchung auf okkultes Blut im Stuhl herausgehoben (Beutler et al 1995, Little 1999).

In der Praxis sollte eine trotz gewissenhafter Untersuchung unklar persistierende nennenswerte Anämie bis zum Beweis des Gegenteils evtl. als Malignom verdächtig bleiben (Morrissy 1977).

2 Epidemiologie

Die Anämie hat bedingt durch die Vielfältigkeit der möglichen Entstehungsmechanismen regional- alters- und geschlechtsspezifische Inzidenzen (Little 1999). Hier seien als Beispiel die Besonderheiten bei Frauen mit Hypermenorrhoe, bei der genetisch determinierten und im Mittelmeerraum gehäuften Thalassämie, bzw. die Häufung von Malignomen oder gastrointestinalen Blutungen im höheren Lebensalter hervorgehoben (Daly und Sobal 1999).

Die zahlenmäßig häufigste Anämieform stellt die Eisenmangelanämie mit ca. 80% aller Anämien dar. 15% der Frauen im gebärfähigen Alter (15–44 Jahre) und 3% aller Männer sind in Deutschland an einer Eisenmangelanämie erkrankt (Morrissy 1977, Daly und Sobal 1999).

3 Bedeutung für den Allgemeinarzt

Die Erkennung einer akuten Anämie gestaltet sich in der Praxis durch entsprechende Untersuchungs- und Laborbefunde in der Regel einfach. Schwieriger hingegen fällt oft die differentialdiagnostische Zuordnung der Genese, welche oft nicht allein im allgemeinmedizinischen Bereich zu leisten ist. Da es das „Symptom Eisenmangel" verständlicherweise nicht gibt, stellen sich die Patienten in aller Regel mit Begleiterscheinungen der symptomatischen Anämie vor. Oft kann gerade der Hausarzt in Kenntnis der Patientenvorgeschichte schnell zu einer Diagnosefindung bzw. Einschätzung der Therapienotwendigkeit beitragen. Nicht selten steht ursächlich die Verschlechterung einer Grunderkrankung im Vordergrund (KHK, Herzinsuffizienz, COPD, Magen- und Duodenalulzera, Niereninsuffizienz), die als Erkrankungsursache über einen längeren Zeitraum schleichend verlaufen kann. Eine langfristige NSAR-Therapie oder eine Therapie mit Antikoagulantien sind bei solchen Patienten in besonderem Maße abzuwägen.

4 Bedeutung für den Patienten

Beschwerden wie Leistungsknick und Schwäche sind Einschränkungen, die der Patient als einschneidend im alltäglichen Leben empfindet. Dieser Leidensdruck bringt in der Regel eine hohe Therapiebereitschaft mit sich, außerdem ist dem Patienten die Diagnose „Eisenmangel" schnell plausibel. Nach der hausärztlichen Leitlinie „Müdigkeit" ist erst die Kombination von mehreren Symptomen von diagnostischem Wert. Chronisch kranke Patienten mit Verschlechterung der Grunderkrankung durch eine Anämie tolerieren bereits geringe Schwankungen des Hämoglobinwertes schlechter, akuter Blutverlust kann hier akute Folgen haben.

4.1 Krankheitsbedingte Komplikationen

- *Abnehmende Belastungsfähigkeit*, Dyspnoe, *Herzrhythmusstörungen* und eine zunehmende *Angina-pectoris*-Symptomatik werden vor allem bei rascher Progredienz der Anämie beobachtet. Herzkreislaufversagen mit möglichen Synkopen bei Verschlechterung einer vorbestehenden kardiovaskulären Grunderkrankung sind möglich.
- Bei langsamer Entstehung der Anämie ist dahingegen eine erstaunliche Adaptation des Organismus möglich, so dass die Anämie erst bei besonderen Komplikationen erkannt wird
- Hepatosplenomegalie und Organinfarkte gibt es bei Hämoglobinopathien wie der Sichelzellanämie und der Thalassämie.
- *Niereninsuffizienz* bis hin zum akuten Nierenversagen kommt bei ursächlich hämolytischen Erkrankungen vor. Andererseits können Anämien auch Merkmal für das Erkennen einer Niereninsuffizienz sein.

4.2 Versorgungsbedingte Komplikationen

- Ohne die grundlegende und orientierende Laboruntersuchung bei den hinweisenden Symptomen kann keine sichere Diagnose gestellt werden. Bei bestehender Budgetierung im Laborbereich wird die *Diagnostik sukzessive* zu erfolgen haben, erst Hämoglobin und Eisen, dann Ferritin bzw. Transferrin. Eine Eisensubstitution ohne vorherige laborchemische und differentialdiagnostische Abklärung sollte vermieden werden. Bei bestehender Infekt- oder Tumoranämie kann die parenterale Eisengabe zu einer *Eisenüberlastung* des Körpers führen, wie wir dies von der

Hämochromatose kennen. Ebenso gibt es bei *intravenöser Eisengabe* die Gefahr *allergischer Reaktionen,* sie bietet auch keine Zeit-Vorteile in der Therapie.

– Vor einer möglichst kausalen Therapie steht immer eine adäquate Diagnostik. Bei *fehlender Besserung* der Erkrankung nach Therapie sollte eine weiterführende Diagnostik eingeleitet werden. Hierzu müssen mit dem Patienten feste *Termine zur Verlaufskontrolle* ausgemacht werden und ggf. Überweisungen in den spezialisierten Bereich rechtzeitig erfolgen.

– In der Praxis sollte eine trotz gewissenhafter Untersuchung unklar persistierende Anämie bis zum Beweis des Gegenteils als ein ursächlich okkultes Malignom verdächtig bleiben. Ebenso muss intensiv nach möglichen gastrointestinalen Blutungsquellen geforscht werden (z.B. Meckel'sches Divertikel).

– Komplikationen nach lege artis durchgeführten Sternal- oder Beckenkammbiopsien sind eher selten. Nicht jede Anämie erfordert eine solche invasive Maßnahme. Eine Stufendiagnostik mit rechtzeitigem Wechsel der Behandlungsebene sollte eingehalten werden.

– Wie bei sonstiger fachübergreifender Diagnostik sollte der Hausarzt im Rahmen der Anämieabklärung darauf achten, dass der Informationsfluss zu ihm zurück gewährleistet ist, um koordinieren zu können. Er sollte sich die Arbeit machen, bereits vorhandene Befunde den beteiligten Kollegen mitzuteilen.

5 Fallbeispiele

Fall 1

Eine 35-jährige Patientin kommt mit Erkältungsbeschwerden in die Praxis. Aufgefallen seien ihr zusätzlich neu aufgetretene Unterschenkelödeme beidseits. Bei der sehr schlanken Frau finden sich keine Anzeichen einer Varikosis, der Blutdruck ist bekanntermaßen niedrig mit 110/70 mm Hg, der Puls bei 64 bpm, es lässt sich ein leises Systolikum über Erb auskultieren.

Bei unsicherer Zuordnung schließt sich eine Untersuchung bei einem Kardiologen an. Sie ergibt ein unauffälliges Echokardiogramm, seine Diagnose: funktionelles Herzgeräusch und V.a. Lymphabflussstörung.

Eine erst nachträglich angefertigte Laboruntersuchung erbringt eine hypochrome Anämie mit einem Hb von 9.1 g/dl, Serumeisenspiegel von 23 pg und ein reduziertes Ferritin mit 1,4 ng/ml – Transferrin, Vit B_{12} und Folsäure liegen im Normbereich.

Bei dreifach negativem Hämoccult-Test wird eine Ösophagogastroskopie durchgeführt, die bis auf den Nachweis von Helicobacter pylori unauffällig ist. Ebenfalls ohne pathologische Befunde waren die engmaschigen gynäkologischen Untersuchungen in der Vergangenheit gewesen.

Erst auf erneutes gezieltes Nachfragen berichtet die Patientin über ihre streng vegetarische Kost. Eine Eisensubstitution führt schnell zu einer Normalisierung des Hämoglobin-Wertes mit nachhaltiger Besserung der Beschwerden.

Falldiskussion: Selbst ein deutlich reduziertes Hämoglobin (8–10g/dl) muss nicht prima vista auffallen (hier Hausarzt, Gynäkologe und Kardiologe!). Hier ist vielleicht dreimal eine unzureichende Anamnese und Basis-Untersuchung erfolgt. Manchen Patienten wird deshalb bei allen unklaren, nicht sicher zuzuordnenden Symptomen eine kurzfristige Laborkontrolle angeboten werden. Dies ist eine einfache und preiswerte Möglichkeit der Diagnostik im Verhältnis zu vielen spezialärztlichen Überweisungen.

Fall 2
Die Ehefrau eines 59-jährigen Werkzeugmachers ruft in der Vormittagssprechstunde an. Sie teilt mit, dass ihr Mann nicht aufstehen könne, „er sei auf einmal so schwach". Bekannt sind ein überdurchschnittlicher Alkoholgenuss, eine Hypertonie und eine Hyperuricämie. Eine Alarmierung des Arztes wegen einfachen Alkoholmissbrauches ist bei der sehr ordentlichen Ehefrau eher auszuschließen.
Der sofortige Hausbesuch aus der Sprechstunde zeigt einen präkollaptischen Patienten, RR 110/60 mm Hg, Puls 120 bpm, blasse feuchte Haut und Schleimhäute. Das Abdomen ist adipös ohne wesentlichen Druckschmerz. Die gezielte Befragung weist auf einen seit drei Tagen bestehenden Teerstuhl hin. Zuvor habe er wegen Gichtschmerzen Diclofenac eingenommen, das ihm der Nachbar ausgeliehen habe. Nach Legen eines intravenösen Zuganges und Volumentherapie wird der Patient mit RTW ins nahe Krankenhaus gebracht. Dort erfolgt im Weiteren die Diagnose einer spontan zum Stillstand gekommenen Ulkusblutung des Magens.

Falldiskussion: Der Patient kann sich freuen, dass die Magen-Blutung so glimpflich verlief. Er wusste sicherlich nicht um sein bedenkliches Risikoprofil: Alter, Geschlecht, Rauchen, Alkoholgenuss, Ulkusanamnese und NSAR-Einnahme. Nachträglich betrachtet erscheint es dem Hausarzt als erleichternd, dass „nur" ein Ulcus und nicht etwa ein Malignom vorlag. Rascher Hb-Abfall bei Blutungen erfordern ein schnelles Handeln, dies kann lebensrettend sein. NSAR sind heute sehr verbreitete Medikamente und werden nicht selten ohne Befragen des Hausarztes eingenommen. Die Beipackzettel werden eher von den Patienten gelesen, die dieser Warnhinweise gar nicht bedürfen.

Fall 3
Eine 46-jährige Angestellte kommt in die Sprechstunde wegen Mobbing am Arbeitsplatz. Bei multiplen psychosomatischen Beschwerden wird nach einem Konsil mit einem Nervenarzt eine vierwöchige BfA-Kur veranlasst. Entlassungsdiagnosen: Psychophysische Erschöpfung und Eisenmangelanämie. Trotz Eisensubstitution sinkt der Hb-Wert von 11,8 auf 9,5 g/dl. Die wegen der akuten Dringlichkeit erforderliche stationäre Untersuchung ergibt den Nachweis einer „glutensensitiven Enteropathie" mit sekundärer Anämie. In der Folge allseits erfreuliche Zustandsverbesserung unter Therapie mit Vitamin B_{12} und Folsäure.

Falldiskussion: Patienten mit klaren seelischen Belastungsstörungen werden immer wieder parallel auf körperliche Erkrankungen hin untersucht. Die Laborkonstellation kann dabei unter einer Eisentherapie maskiert sein. Die Entscheidung zur stationären Abklärung der Anämie wurde hier wegen der akuten Verschlechterung des Gesamtzustandes gewählt.

Literatur

Beutler E et al (eds) (1995) Williams Hematology, 5th ed, New York, McGraw-Hill, 3–22

Daly MP, Sobal J (1999) Anemia in the elderly. A survey of physicians` approaches to diagnosis and workup. J Fam Pract 5:524–528

David A, Pelosi A, McDonald et al. (1990) Tired weak, or in need of rest:fatigue in general practice attenders Brit Med J 301:1199–1202

Harrisons (2000) Principles of internal medicine, 14th ed, McGraw-Hill, New York, 406–408

Lanzkowsky P (1985) Problems in diagnosis of iron deficiency anemia. Pediatr Ann Sep 14(9): 618, 622–623

Little DR (1999) Ambulatory management of common forms of anemia. Am Fam Physician 15;59(6): 1598–1604

Morrissy JR (1977) An examination of the family physician`s diagnostic method. J Fam Pract Sep 5(3):455–458

Prellwitz W (2001) Normwertliste Klinikum der Johannes-Gutenberg Universität Mainz

Trowbridge F (2002) Prevention and control of iron deficiency: Priorities and action steps; Trowbridge and Ass, Decature, GA 30033, USA. J Nutr 132(4 Suppl):880S–882S

Wymer A, Becker DM (1990) Recognition and evaluation of red blood cell macrocatosis in the primary care setting. J Gen Intern Med 5(3):192–197

1.2.11 Gastroduodenale Ulzera
Stefan Hensler

Zusammenfassung

Gastroduodenale Ulzera sind häufig und nicht selten folgen Komplikationen mit teils lebensbedrohendem Verlauf. Aufgrund unspezifischer Symptomatik sind Ulzera nur sehr schwer klinisch zu diagnostizieren, die Komplikationen treten oft auch ohne vorangegangene Symptomatik auf. Die Einschätzung der Notwendigkeit endoskopischer Diagnostik, prophylaktischer Medikation oder anderer Maßnahmen orientiert sich an dem Vorliegen von Alarmsymptomen und dem Risikoprofil des Patienten.

1 Definition/Pathophysiologie:

Synonym: Magengeschwür/Zwölffingerdarmgeschwür. Es handelt sich um eine Entzündung der Schleimhaut mit lokalem Substanzverlust, der über eine Erosion hinaus in die Submukosa reicht. Ein Ulcus kann einmalig in Form eines Stressulcus unter einer akuten Stressbelastung, aber auch im Rahmen einer chronisch rezidivierenden Ulcuskrankheit auftreten. Ulzera resultieren aus dem gestörten Gleichgewicht zwischen protektiven Mechanismen der Schleimhaut und aggressiven Faktoren (Säure, Gallenreflux, Rauchen, Alkohol) in einem meist multifaktoriellen Geschehen. Besonders bedeutend scheint die Helicobacter pylori-Besiedlung zu sein. 99% der Patienten mit Ulcus duodeni und 75% der Patienten mit Ulcus ventriculi sind HP-positiv. Aber auch psychischer Stress kann an der Genese eines Ulcus beteiligt sein.

2 Epidemiologie

Männer sind von Ulcus duodeni 4-mal häufiger als Frauen betroffen, von Ulcus ventriculi gleich häufig. Bei jüngeren Patienten überwiegen Ulzera duodeni, mit zunehmendem Alter überwiegen Ulzera ventriculi. Eine besonders gefährdete Population sind Migranten. Inzidenz-Zahlen in Deutschland: Ulcus duodeni 150 Erkrankungen/100.000 Personen jährlich, Ulcus ventriculi 50 Erkrankungen/100.000 Personen jährlich, die Häufigkeit ist insgesamt abnehmend (Herold 2001). Die Häufigkeit bei Frauen und im Alter ist

jedoch zunehmend (Svanes 2000). Eine saisonale Häufung besteht im Früh-
jahr und Herbst.

3 Bedeutung für den Allgemeinarzt

Eine wenig spezifische Symptomatik macht die klinische Abgrenzung zu
anderen Erkrankungen des Oberbauchs schwierig, die typischen Lehr-
buchbeschreibungen treffen im Alltag eher selten zu. Auch das Ausmaß
der Symptomatik korreliert nur schlecht mit dem endoskopischen Befund.
Die Häufigkeit von Oberbauchbeschwerden in der Allgemeinarztpraxis ist
hoch, nicht jeder Patient kann einer diagnostischen Endoskopie zugeführt
werden. So kann es häufiger zu Verkennung von Ulzera kommen, auch
weil sie teilweise erst durch Komplikationen symptomatisch werden. Die
medikamentöse Therapie hat in den letzten Jahrzehnten deutliche Fortschritte erzielt, mit der Einführung der H_2-Blocker und der Protonenpum-
penhemmer wurden bessere Ergebnisse ermöglicht. Seit Eradikation der
Helicobacter pylori-Besiedlung durch die „Triple-Therapie" liegen die Re-
zidivraten für Ulzera mittlerweile bei 20% innerhalb von 6 Monaten (Laine
2001). Operative Therapieformen müssen praktisch nicht mehr durchgeführt werden. Von ganz besonderer Bedeutung für den Arzt ist der häufig
medikamentöse Ursprung von gastroduodenalen Ulzera, vor allem durch
die Einnahme von NSAR.

4 Bedeutung für den Patienten

Die akuten Beschwerden eines Ulcus können in ihrer Intensität sehr ausgeprägt und für den Patienten sehr quälend sein. Bei einer chronischen Ulkus-
Erkrankung kommt es für den Patienten über rezidivierende Schmerzzustände hinaus zu einem körperlichen Substanzverlust. Von Seiten des Patienten besteht meist der Wunsch nach sofortiger Beseitigung der Symptomatik, was den Druck auf den Allgemeinarzt erhöht, ohne Diagnose zu
therapieren.

5 Mögliche Komplikationen

5.1 Krankheitsbedingte Komplikationen

Die Komplikationen treten meist akut und oft ohne Vorboten auf, ein
Drittel (Herold 2001) bis über die Hälfte (Aalykke 2001) der Ulzera wird
erst im Komplikationsstadium symptomatisch. Akut kann es zu oberen
gastrointestinalen Blutungen (20% aller Ulzera), zu Perforationen (5% aller Ulzera) und Penetrationen in Nachbarorgane kommen. Darüber hinaus sind ernsthafte Spätkomplikationen wie Narbenstenosen oder karzino-
matöse Entartung zu nennen. In Deutschland versterben jährlich 3300
Menschen an Komplikationen gastroduodenaler Ulzera (Statist. Bundes-

amt 2002). In Frankreich stammen ein Drittel der Oberen Gastrointestinalen Blutungen aus Ulzerationen, ein Drittel ist durch den Gebrauch von NSAR verursacht, insgesamt liegt die Mortalität für Obere GI-Blutungen bei 15% (Czernichow 2000). In den USA sterben bei Oberen GI-Blutungen durch den Gebrauch von NSAR jährlich 3300 Menschen (Aalykke 2001).

Bei der Entstehung von gastroduodenalen Ulzera spielen sowohl patientenspezifische Faktoren wie Alter und Ulkus-Anamnese als auch exogene Faktoren wie Alkohol und Medikamente v. a. NSAR eine große Rolle. Zu beachten ist, dass sich das Risiko bei Kombinationen der Faktoren potenziert.

Tabelle 1. Risikofaktoren für Komplikationen bei gastroduodenalen Ulzera (Aalykke 2001)

Risikofaktoren		Relative Risikoerhöhung (RR)
patienten-spezifisch	Alter	ab 45 ansteigend: bis 8
	Geschlecht	M > W 2
	Ulcera-Anamnese	6
	Helicobacter pylori	2-fach, mit NSAR 8–24 (Huang 2002)
Exogen	Rauchen >15 Zigaretten	nur für Perforation 3,5 (Svanes 2000)
	Alkohol je nach Menge	nur für Blutung 2–8 Spirituosen > Wein (Andersen 2001)
	NSAR (mittlere Dosis)	ASS 3,8 Diclofenac 3,3 Ibuprofen 2,0 Piroxicam 6,3
	Kortikoide	nur mit NSAR bis 16
	Serotonin-Wiederaufnahme-Hemmer SSRI (z.B. Fluoxetin)	Alleine 3, mit NSAR 15 (Aalykke 2001)
	Antikoagulantien (Marcumar)	Alleine 4, mit NSAR 6–25
	Stress	keine prospektiven Daten

Die COX-II-Inhibitoren (Rofecoxib) sollen ein NSAR vergleichbares Schmerzmittel ohne entsprechendes Risiko sein. Aufgrund der hohen Number-needed-to-treat (NNT), um eine Blutung durch NSAR zu vermeiden, spricht die mangelnde Kosteneffektivität jedoch gegen einen Einsatz in der Routine (Aalykke 2001). Säureblockierende Therapie schützt nur wenig gegen NSAR-assoziierte Blutungskomplikationen: Misoprostol zeigt eine absolute Risikoreduktion (ARR) von 0,4–2% (NNT 50 -250), H_2-Blocker eine ARR von 2%, allerdings nur bei Duodenalulzera (Koch 1996). Ausreichende Daten zu Protonenpumpenhemmern liegen derzeit noch nicht vor.

5.2 Versorgungsbedingte Komplikationen

Bei Auftreten von Oberbauchbeschwerden kann es zu einer Reihe von Fehlern in der Versorgung kommen. Der übervorsichtige Einsatz von Säureblockern oder Antibiotika zur Eradikation ohne vorhergehende endoskopische Diagnostik hat das Problem hoher Kosten und medikamentöser Nebenwirkungen. Dabei sind die gehäuften Interaktionen mit anderen Medikamenten, Diarrhoe, Bauchschmerzen (Misoprostol) und die breite Palette der Antibiotika-assoziierten Nebenwirkungen zu nennen. Vernachlässigung kann ebenfalls zu krankheitsbedingten Komplikationen führen. Der manchmal schleichende Verlauf der Komplikationen vor allem bei alten Menschen und Alkoholikern birgt die Gefahr einer zu späten Überweisung zu weiterer Abklärung. Und darüber hinaus können Patienten durch unkritische Verordnung von NSAR und anderer Medikamente ohne Beachtung des individuellen Risikoprofils in Gefahr geraten. Hoch ist die Rate der Komplikationen bei Selbstmedikation, weil beispielsweise die Acetylsalicylsäure (ASS) für manche Patienten gar nicht als „Medikament" zählt.

6 Fallbeispiele

Fall 1
Eine 78-jährige Patientin kam in die Praxis mit starken abdominellen Beschwerden, seit 2 Wochen postprandial leichtes Druckgefühl, seit 2 Tagen auch etwas Übelkeit, seit dem Morgen nun Schmerzen im gesamten Bauchraum. Dauerdiagnosen: Coxarthrose und KHK; Dauermedikation mit Beta-Blocker, Tilidin in mittlerer Dosis und ASS 100. Körperliche Untersuchung: Druckschmerz im gesamten Abdomen, diskrete Abwehrspannung epigastrisch, Darmgeräusche allseits abgeschwächt. Die Patientin war blass, die Kreislaufparameter normal. Sie wurde mit Verdacht auf Magenperforation eingewiesen, die Röntgenuntersuchung des Abdomens konnte den Verdacht bestätigen. Die Patientin konnte erfolgreich operiert werden.

Falldiskussion: Die seit Wochen bestehenden Beschwerden waren wahrscheinlich schon Ausdruck eines Ulcus, das erst nach Perforation eine für die Patientin alarmierende Symptomatik annahm. Beschwerden dieser Art kannte die Patientin, meist waren sie unter Schonkost rückläufig. Wegen arthritischen Beschwerden nahm sie in den letzten Wochen bis zu 2-mal täglich ASS 500 ein. Damit hatte sich zu dem Risikofaktor Alter ein weiters Risiko addiert. Gerade *ASS* wird häufig von Patienten nicht als Medikament betrachtet und hat eine stärkere ulzerogene Wirkung als Diclofenac.

Fall 2
Ein 43-jähriger Patient kam in die Praxis mit seit 2 Wochen anhaltenden
starken Oberbauchschmerzen, seit 5 Tagen erbrach er regelmäßig relativ
kurz nach Nahrungsaufnahme.
   Der Patient litt bei bekanntem erheblichem Alkohol- und Nikotinabusus seit Jahren an rezidivierenden epigastrischen Beschwerden. Vor
Jahren war ein Ulcus duodeni gastroskopisch gesichert worden. Seitdem
hatte der Patient weitere Untersuchungen verweigert, die Beschwerden
waren ohne weitere diagnostische Maßnahmen mit säurehemmenden
Medikamenten therapiert worden. Körperliche Untersuchung: Im Epigastrium Druckschmerzen und eine tastbare Resistenz, Darmgeräusche
und Restabdomen unauffällig. Der Patient ließ sich bei Verdacht auf ein
Magenkarzinom zur Gastroskopie überweisen. Es zeigte sich eine nicht
sondierbare stenosierende Ulzeration im Bulbus duodeni. Trotz hoch-
dosierter Säureblockade blieb eine ausgeprägte Reststenose.

Falldiskussion: Im Rahmen der häufig rezidivierenden Beschwerden haben wahrscheinlich weitere Ulzerationen im Duodenum zu einer narbigen
Stenose geführt. Gerade bei Patienten ohne Compliance (wie Alkoholkranken) sollte ein Minimal-Standard der Verlaufskontrolle erreicht werden, da
bei rezidivierenden Ulzera mit Stenosierung oder kanzeröser Entartung
gerechnet werden muss.

7 Allgemeine Schlussfolgerungen

Die hohe Zahl von tödlich verlaufenden Komplikationen ist erschreckend.
Das Fehlen spezifischer Symptome macht die klinische Diagnose eines Ulcus bei dyspeptischen Beschwerden sehr schwierig. Die Herausforderung
für den Hausarzt besteht in der Notwendigkeit, aus der großen Zahl von
Patienten mit Oberbauch-Beschwerden diejenigen herauszufiltern, die en-
doskopisch abzuklären sind oder prophylaktisch zu behandeln sind. Unbedingt zu beachten sind Alarmsymptome, die auf das Vorliegen einer
schweren gastroduodenalen Erkrankung hinweisen. Bei Gewichtsverlust,
protrahiertem Erbrechen, Dysphagie, tastbarem Oberbauchtumor sowie
aktuellen oder stattgehabten Gastrointestinalen Blutungen (Hämatemesis,
Teerstuhl oder Eisenmangelanämie) sollte in jedem Fall eine endoskopische Abklärung oder eine Einweisung in ein Krankenhaus erfolgen (Madsen 2000). Da Ulzera nicht selten erst durch die Komplikation symptomatisch werden, sollten Risikofaktoren für Komplikationen (s. Tab.1)
stratifizierend abgeschätzt und vorbeugend vermindert werden. Bei einem
hoch anzusetzenden Risikoprofil wäre folgendes zu beachten: Der Patient
sollte über bestehende Faktoren, drohende Folgen und Warnzeichen aufgeklärt werden. Eigeninitiativen zur Risikoreduktion (z.B. Nikotin-Ent-
wöhnung) sollten unterstützt werden. Auch bei geringfügigen dyspepti-

schen Beschwerden sollte eine endoskopische Diagnostik frühzeitig erwogen werden. Bei chronischen Ulkus-Leiden sollten zur Vermeidung von Spätkomplikationen endoskopische Kontrollen regelmäßig durchgeführt werden. Eine NSAR-Therapie sollte möglichst zeitlich limitiert sein. Es ist von großer Bedeutung, den Patienten in Therapieentscheidung und Verlaufsbeobachtung einzubinden. Ein solches Vorgehen könnte Komplikationen vermeiden helfen.

Literatur

Aalykke C, Lauritsen JM, Hallas J, Reinholdt S, Krigfelt K, Lauritsen K. (1999) Helicobacter pylori and risk of ulcer bleeding among users of non-steroidal anti-inflammatory drug therapy to prevent peptic ulcer. Gastroenterology 116:1305–1309

Aalykke C, Lauritsen K (2001) Epidemiology of NSAID-related gastroduodenal mucosal injury. Best Pract Res Cli Gastroenterology15(5): 705–722

Andersen IB, Jorgensen T, Bonnevie O, Gronbaek MN, Sorensen TI (2001) Tobacco and alcohol are risk factors of complicated peptic ulcers. A prospective cohort study. Ugeskr Laeger 163:5194–5199

Czernichow P, Houchain P, Nousbaum JB et al. (2000) Epidemiology and course of acute upper gastrointestinal haemorrhage in four French geographical areas. Eur J Gastroenterol Hepatol 12: 175–781

Herold G. Innere Medizin 2001. Eigenverlag, Köln

Huang QJ, Sridhar S, Hunt RH (2002) Role of helicobacter pylori infection and non-steroidal anti-inflammatory drugs in peptic-ulcer disease: a meta-analysis. Lancet 359: 14–22

Koch M, Dezi A, Ferrario F, Capurso I (1996) Prevention of nonsteroidal anti-inflammatory drug-induced gastrointestinal mucosal injury. A meta-analysis of randomized controlled clinical trias. Arch Int Med 156:2321–2332

Laine L, Schoenfeld P, Fennerty MB (2001) Therapy for Helicobacter pylori in patients with non-ulcer dyspepsia. A meta-analysis of randomized controlled trials. Ann Intern Med 134(5): 361–369

Madsen LG, Bytzer P (2000) The value of alarm features in identifying organic causes of dyspepsia. Can J Gastroenterol 14: 713–720

Statistisches Bundesamt 2002 www.destatis.de

Svanes C (2000) Trends in perforated peptic ulcer: incidence, etiology, treatment and prognosis. World J Surg 24(3): 277–283

1.2.12 Pankreatitis
Reinhold Klein

Zusammenfassung

Eine akute Pankreatitis ist ein seltenes Ereignis in der Allgemeinpraxis. Besonders die akute Form stellt oft eine vitale Bedrohung des Patienten im Sinne eines abwendbar gefährlichen Verlaufs dar; im chronischen Fall drohen Dauerschäden und Folgeerkrankungen. Sie sind ohne Einsatz von Technik oft nur schwer zu erkennen. Bei jeglichen Bauchbeschwerden ist daher, nicht nur wegen einer möglichen Pankreatitis, ein sorgfältiger Untersuchungsbefund zu erheben und zu dokumentieren. Bei der chronischen Pankreatitis gelten die Bemühungen des Hausarztes neben der Überwachung und Therapie oft zu einem guten Teil der Compliance des Patienten.

1 Definition

Bei der Bauchspeicheldrüsenentzündung unterscheidet man eine akute und eine chronische Form. Bei der akuten Form handelt sich um eine plötzlich auftretende Entzündung des Pankreas mit Ödembildung des Organs, die meist ausheilt. Die Selbstverdauung des Pankreas durch seine Digestionsenzyme gilt als Ursache der Organzerstörung, das Letalitätsrisiko beträgt 10–50%, ältere Patienten haben schlechtere Überlebenschancen. Die häufigste Ursache der akuten Pankreatitis ist das Gallensteinleiden (60–70%), während Alkohol die Hauptursache für die chronische Pankreatitis bzw. für deren akute Schübe ist.

Die chronische Pankreatitis ist durch histologische Veränderungen charakterisiert, die auch dann fortbestehen, wenn die Ursache behoben wurde. Diese Veränderungen sind irreversibel und häufig progressiv, was zu einem ernsthaften Verlust der exokrinen und endokrinen Funktionen des Pankreas und zu strukturellen Veränderungen des Pankreas führt.

2 Epidemiologie

Die akute Pankreatitis ist in der Allgemeinpraxis kein häufiges Krankheitsbild. In den meisten Statistiken bewegt sie sich jenseits der regelmäßigen Häufigkeit (Braun 1986, Danninger 1997) – wird also vom Allgemeinarzt seltener als zweimal pro Jahr gesehen. Lediglich der Schweizer Landolt

Theus kam 1983–1988 auf 0,05% der Beratungsprobleme – was immer noch sehr selten ist. Chronische Pankreatitiden kommen ebenfalls nicht regelmäßig häufig vor.

3 Bedeutung für den Allgemeinarzt

Trotz ihrer Seltenheit sind Pankreatitiden für den Allgemeinarzt aufgrund ihrer vitalen Bedrohlichkeit als möglicher abwendbar gefährlicher Verlauf bei nahezu allen Bauchbeschwerden zu bedenken. Und die sind wiederum in der Praxis häufig, – in allen einschlägigen Statistiken finden sie sich unter den 21 häufigsten Beratungsergebnissen (Mader 2002, Landolt-Theus 1992). Die Konsequenz für den Hausarzt ist, bei erkannter akuter Pankreatitis in der Regel die stationäre Einweisung, – die weitere Versorgung folgt dann spezialistischen Empfehlungen (Lankisch 2000). Was die chronische Pankreatitis angeht, liegt ihre Bedrohung mehr in der langfristigen Gefährdung durch Folgekomplikationen. Gerade bei äthyltoxischer Genese sind der ärztlichen Intervention infolge mangelnder Compliance hier oft Grenzen gesetzt.

4 Bedeutung für den Patienten

Die akute Pankreatitis bedeutet für den Patienten eine unmittelbare Lebensgefahr, die ihn subjektiv „wie aus heiterem Himmel" befällt. Aufgrund seiner Seltenheit ist das Krankheitsbild in der Bevölkerung eher weniger bekannt. Dasselbe gilt für die chronische Pankreatitis. Am meisten Angst verursacht aufgrund seiner schlechten Prognose das Pankreaskarzinom.

5 Komplikationen

5.1 Krankheitsbedingte Komplikationen

In der Regel ist bei *akuter* Pankreatitis eine stationäre Einweisung unmittelbar erforderlich.
  Es drohen:

– Nekrotisierung: Abszessbildung und Sepsis sind gefürchtete Folgen
– Volumenmangelschock: retroperitoneale und ileusbedingte Umverteilung aus dem Intravasalraum
– Blutungen: retroperitoneal sowie gastrointestinal
– Akutes Nierenversagen: infolge toxischer Tubulusschädigung und Volumenmangel
– Schocklunge

Die *chronische* Pankreatitis zeigt meist einen eher schleichenden weniger dramatischen Verlauf. Es drohen jedoch vielfältige Komplikationen:

- Cysten/Pseudocysten: können zur Obstruktion des Duodenums führen und Völlegefühl, Erbrechen, Gewichtsverlust verursachen.
- Fistelbildung kommt vor, außerdem Gefahr der Perforation sowie Gefäßarrosion mit bedrohlicher Blutung in die freie Bauchhöhle
- Choledochus-Stenose: Dauerschmerzen, Ikterus, Koliken sind die Folge der Abflussbehinderung
- Milzvenenthrombose infolge Kompression mit Folgen der portalen Hypertension bis hin zur Ösophagusvarizenblutung
- Sekundärer Diabetes mellitus infolge Zerstörung der Inselzellen
- Pankreaskarzinom: Entsteht bei bis zu 5% der chronischen Pankreatitisfälle.
- Akute Schübe, die initial nicht von einer akuten Pankreatitis zu unterscheiden sind.

Akute Komplikationen wie der akute Pankreatitisschub und der Ikterus infolge plötzlicher Papillenokklusion sind in der Regel ohne Schwierigkeiten zu erkennen. Ein Teil der Komplikationen entwickelt sich jedoch schleichend. Gerade bei kontinuierlicher Betreuung besteht die Gefahr, den richtigen Zeitpunkt für die Intervention, meist stationäre Einweisung, zu übersehen.

5.2 Versorgungsbedingte Komplikationen

5.2.1 Auf Seiten des Arztes

- Zu oberflächliche Anamnese und Untersuchung bei akuten Bauchbeschwerden
- Vorschnelle Diagnose
- Unterlassene Diagnostik (z.B. Urin-Amylase)
- Abwarten statt alsbaldiger Einweisung
- Unzureichende Therapie
- Verschleierung der Symptomatik (z.B. durch Morphin-Gabe)
- Zu zögerliche Indikation zur ERCP

5.2.2 Auf Seiten des Patienten

- Falsche Selbstbehandlung (Schmerzmittel, Alkoholbetäubung)
- Mangelnde Wahrnehmung der Symptome durch Alkoholisierung
- Angst vor „kaltem Entzug" infolge Krankenhausaufenthalt beim Alkoholiker
- Nichteinhaltung von Diätempfehlungen
- Nichtwahrnehmen von Kontrollterminen

Bauchbeschwerden erfordern in der Allgemeinpraxis besondere Sorgfalt, „Telefondiagnosen" sind da nicht akzeptabel. Gezielte Befragung und gründliche Untersuchung des Abdomens sind Standard, im Zweifelsfall helfen diagnostische Programme und Leitlinien weiter.

Vorschnelle Diagnosestellungen wie etwa „alkoholbedingte Gastritis"
oder „Magenverstimmung" können lebensgefährlich für den Patienten
sein. Die akute Pankreatitis ist wegen des oft uncharakteristischen Unter-
suchungsbefundes ohne technische Hilfe oft schwer festzustellen, es fehlt
in der Regel das auf eine unmittelbare Bedrohung hinweisende Alarmsymptom des „brettharten Bauches." Die Sonografie ist wegen des häufig
bestehenden Meteorismus oft unergiebig. Meist weist jedoch der schlechte
Allgemeinzustand sowie die Labordiagnostik (Urin-Amylase, Serum-
Amylase/-Lipase) den richtigen Weg. Sie darf bei verdächtiger Symptom-
Befundkonstellation keinesfalls unterlassen werden.

Zu langes Zuwarten ist eine weitere Gefahr, oft wehrt sich der Patient
gegen die Einweisung Ebenfalls fatale Folgen kann hier eine falsch ver-
standene „Schmerztherapie" (z.B. BTM-Gabe) haben.

Bei chronischer Pankreatitis wird oftmals die Indikation zur ERCP zu
zögerlich gestellt (Siehe Fall 1). Hier ist das Keimverschleppungsrisiko zu
berücksichtigen und gegen die Folgen einer möglicherweise unzureichenden Diagnostik abzuwägen.

Da übermäßiger Alkoholkonsum eine häufige Ursache für Pankreatitiden ist, drohen hier Gefahren. Der alkoholisierte Patient nimmt möglicherweise seine Symptome unzureichend wahr, zudem bagatellisiert er
häufig, um eine stationäre Einweisung zu vermeiden – hat er doch Angst
vor Entzugssymptomen im Krankenhaus.

6 Fallbeispiele

Fall 1
Ein 22-jähriger Patient kommt in die Praxis wg. Oberbauchschmerzen
seit 2–3 Wochen. Er könne wg. massiver Bauchkrämpfe nicht schlafen,
nach dem Frühstück werde es besser. Die körperliche Untersuchung und
das Sonogramm ergeben keine Besonderheiten, das Abdomen ist eher ge-
bläht, Druckschmerz im Epigastrium, keine Resistenzen. Die tags darauf
durchgeführte Endoskopie zeigt ein Ulcus duodeni (Helicobacter pylori
positiv), auf eine weitere Diagnostik wird daher verzichtet. Nach medikamentöser Eradikation ist der Patient völlig beschwerdefrei, eine endoskopische Kontrolle nach sechs Wochen zeigt komplette Abheilung.

Nur vier Tage später treten erneut massive Oberbauch-Beschwerden auf,
das Sonogramm zeigt diesmal ein verdickt aufgetriebenes Pankreas mit
echoarmer Binnenstruktur. Das Labor bestätigt den Verdacht auf eine akute
Pankreatitis. Zwei Wochen stationäre Behandlung mit unverändert erhöhten Pankreas-Enzymen. Trotzdem Entlassung unter der Diagnose: "Akute
Pankreatitis nach Alkoholexzess". Wg. Fortbestehen der Enzymkonstellati-
on und weiterhin unveränderten Bauchschmerzen erneute Einweisung in
ein anderes Krankenhaus zur ERCP. Dort werden Gallenblasensteine und
eine papillennahe Gallengangsstenose durch Papillotomie beseitigt, innerhalb von zwei Wochen normalisieren sich die Laborparameter.

Falldiskussion: Der Hausarzt hat in der Regel eine bessere Einschätzung der Lebensbedingungen als das Krankenhaus. Aus dem Zweifel an der alkoholbedingten Genese erfolgte erneute Einweisung in ein anderes Krankenhaus mit erfreulichem Resultat. Ob sechs Wochen vorher schon eine Entzündung des Pankreas zusätzlich zum Ulcus duodeni vorgelegen hatte, lässt sich nachträglich nicht beantworten. Bei ungewöhnlichen Oberbauchbeschwerden sollte sicher ein Pankreas-Labortest erwogen werden.

Fall 2
Sechs Monate nach Fall 1 kommt der eineiige Zwillingsbruder in die Praxis mit Oberbauchbeschwerden seit einer Woche. Bei der Untersuchung besteht ein Druckschmerz im Epigastrium, das Sonogramm zeigt eine aufgelockerte Struktur im verplumpt erscheinenden Pankreas. Alpha-Amylase und Lipase sind deutlich erhöht. Im Krankenhaus, das zuletzt den Bruder behandelt hatte, wird nach 8-tägiger erfolgloser konservativer Therapie eine ERCP mit Papillotomie durchgeführt. Eine Gallengangsstenose oder ein auffälliger Ductus pancreaticus wurden nicht beschrieben. In der Folgezeit normalisierten sich die Pankreasenzyme, der Patient blieb ebenfalls beschwerdefrei.

Falldiskussion: Aus der Familienvorgeschichte ergab sich kein Anhalt für eine „Hereditäre Pankreatitis" (Lankisch 2000, Leitlinie 2000). Im Hinblick auf ein Carcinom-Risiko könnte eine entsprechende DNA-Analyse von Bedeutung sein. Für solche sehr seltenen familiären Konstellationen kann es keine evidenzbasierte Medizin geben, doch bleibt beim Hausarzt die Aufgabe, entsprechende Ereignisse aufmerksam wahrzunehmen.

Fall 3
Ein 55-jähriger Patient kommt in gekrümmter Haltung in die Praxis wg. akuter Bauchschmerzen seit der Nacht. Vorbekannt sind seit fünf Jahren ein Diabetes mellitus II b bei massivem Übergewicht von 124 kg bei 1,85 m. Es bestehen ein erheblicher Alkoholkonsum und eine Non-Compliance hinsichtlich einer Diabetes-Diät. Eine diabetologische Mitbehandlung hatte die Blutzucker-Einstellung ebenfalls nicht bessern können. Seit vier Jahren wiederholte Schübe einer Pankreatitis mit auch im Intervall grenzwertig erhöhter Lipase, Gamma-GT: 50 U/l. In den letzten zwei Monaten Gewichtsabnahme von 19 kg. Noch vor zwei Wochen Entlassung aus dem Krankenhaus mit der Diagnose: V.a. Pankreatitis, Refluxösophagitis.

Bei erheblichen rechtsseitigen Oberbauchbeschwerden zeigt sich jetzt im Labor eine akute Cholestase mit einer AP von 405 (n<170), Lipase und Amylase sind weiterhin grenzwertig, die Sonografie ist wg. Meteorismus nicht beurteilbar.

Erneute stationäre Behandlung im Kreiskrankenhaus, von dort erfolgt Weiterverlegung in die Universitätsklinik wg. erhöhtem Tumormarker CA 19-9 und der Diagnose „Cholestase bei vergrößertem Pankreaskopf". Ein interdisziplinäres „Tumor-Board" dort stellt die Indikation zur „Pankreaskopf-Resektion", obwohl eine maligne Genese als unwahrscheinlich beurteilt wird. Der Patient lehnt diesen Eingriff vehement ab, nach Stent-Einlage schwankender Verlauf der Cholestase (AP bis 1000), schließlich Normalisierung und Wohlbefinden bei weiterhin grenzwertigen Pankreasenzymen. Nach einem Urlaub des Patienten besteht seinerseits keine Bereitschaft mehr, sich in der Klinik vorzustellen oder überhaupt noch Laborkontrollen wahrzunehmen.

Falldiskussion: Die Führung chronischer Patienten mit Non-Compliance (z.B. Diabetiker ohne Diät oder Patienten mit übermäßigem Alkoholkonsum) ist für Krankenhaus und Hausarzt äußerst schwierig. Bei zusätzlich komplexen medizinischen Befunden ist ein diskordantes Vorgehen ambulant und stationär meist nicht hilfreich. Der Hausarzt wird also versuchen, die Vorgaben des Krankenhauses zu erfüllen, und zur Operation raten. Mit zunehmender Zeitdauer wird ein Malignom aber immer unwahrscheinlicher, und die abwartende Haltung des Patienten erscheint gerechtfertigt. Wünschenswert ist, dass sich dann im Laufe der Zeit auch die Beziehung zum Patienten wieder normalisiert.

7 Allgemeine Schlussfolgerungen:

- Die akute Pankreatitis ist auf Grund ihrer Gefährlichkeit bei fast jedem Bauchschmerzfall mit in Betracht zu ziehen, entsprechende Diagnostik ist zu veranlassen
- In der Regel ist stationäre Behandlung in jedem Akutfall (akute Pankreatitis oder akuter Schub bei chronischem Verlauf) und bei den meisten Komplikationen erforderlich
- Bei der chronischen Pankreatitis droht die Gefahr eher langfristig
- Hier gilt es die Ursachen zu beseitigen, nach Papillen-Abflußhindernissen ist zu fahnden, auf Einschränkung des Alkoholkonsums hinzuwirken
- Besonders bei Alkoholpatienten mit Pankreatitis können Begleiterkrankungen Diagnostik und Therapie erheblich erschweren
- Die oft schwierige Patientenführung erfordert besonderen Einsatz

Literatur

Beers MH, Berkow R (2000) Das MSD – Manual. 6. Aufl, Urban & Fischer, Jena, 321–329
Braun RN, Mader FH (2002) Programmierte Diagnostik in der Allgemeinmedizin. 82 Checklisten für den Hausarzt. Springer, Berlin Heidelberg New York

Braun RN (1986) Lehrbuch der Allgemeinmedizin. Theorie, Fachsprache und Praxis. Kirchheim Verlag, Mainz, 38–51

Braun RN (1986) Lehrbuch der Allgemeinmedizin. Theorie, Fachsprache und Praxis. Kirchheim Verlag, Mainz, 74–75

Classen M, Diehl V, Kochsiek K (1998) Innere Medizin, 4. Aufl, Urban & Schwarzenberg, 736–752

Danninger H (1997) Fälleverteilung in der Allgemeinmedizin – Fünfjahresstatistik (1991–1996) einer österreichischen Allgemeinpraxis. Der Allgemeinarzt 17–19:1584–1589, 1716–1718, 1800–1810

Gemeinsame Leitlinie der Deutschen Gesellschaft für Verdauungs- und Stoffwechselkrankheiten der Deutschen Gesellschaft für Chirurgie und der Deutschen Gesellschaft für Viszeralchirurgie Therapie der akuten Pancreatitis (2000) Grundlagen der Chirurgie G 93, Beilage zu: Mitteilungen der Dt Ges f Chirurgie, 29(4) Stuttgart

Hummers-Pradier E, Kochen MM (Abt Allgemeinmedizin der Univ Göttingen) Leitlinie Nr. 1 'Brennen beim Wasserlassen'

Keim V, Tannapfel A, Mössner J (1998) Hereditäre Pancreatitis. Dt. Ärzteblatt 95(40) A 2473–2477

Landolt – Theus P (1990) Fälleverteilung in der Allgemeinmedizin. Der Allgemeinarzt 14:254–268

Landolt-Theus P, Danninger H, Braun RN (1992) Kasugrafie Benennung der regelmäßig häufigen Fälle in der Allgemeinpraxis, Kirchheim Verlag, Mainz

Lankisch PG, Layer P (2000) Chronische Pankreatitis Update: Diagnostik und Therapie 2000. Dt Ärzteblatt 97(33) A 1269–2177

Leitlinie der Deutschen Gesellschaft für Verdauungs- und Stoffwechselkrankheiten der Therapie der chronischen Pankreatitis (1998) Z Gastroenterol 36: 359–367

Mader FH, Weißgerber H (2002) Allgemeinmedizin und Praxis, 4. Aufl, Springer, Berlin Heidelberg New York, 3–21

1.2.13 Harninkontinenz
Peter Maisel

Zusammenfassung

Harninkontinenz, unwillkürlicher Urinverlust mit sozialen und/oder hygienischen Folgen, hat als Tabu-Symptom eine hohe Dunkelziffer. Die mit dem Alter zunehmende Prävalenz erreicht und übersteigt teilweise die anderer Volkskrankheiten. Erste Aufgabe des Hausarztes ist es, an das Symptom zu denken und als mögliches Patientenproblem aktiv anzusprechen. Mit einem einfachen Basisprogramm aus Anamnese mit spezieller Symptomklassifizierung, körperlicher Untersuchung, Urinuntersuchung, bei Bedarf ergänzt um die Restharnbestimmung, lässt sich der größte Teil der Inkontinenzformen mit einer für eine konservative Therapie ausreichenden Genauigkeit einer der 5 Hauptformen der Inkontinenz zuordnen. Wichtige Grundsätze zur Verhütung von Komplikationen werden aufgeführt. Indikationen zur Überweisung in den spezialistischen Bereich stellen Therapieversagen, geplante inkontinenzverbessernde Operationen oder Auffälligkeiten bei der Basisdiagnostik dar. In der Therapie bedarf es neben der kausalen Therapie einer sofortigen symptomatischen Therapie mit Inkontinenzartikeln zur Verhütung weiterer psychischer und sozialer Folgen.

1 Definition

Harninkontinenz ist der objektivierbare unwillkürliche Urinverlust mit sozialen und/oder hygienischen Folgen (International Continence Society).

2 Epidemiologie

Die Prävalenzangaben schwanken je nach Definition der Inkontinenz. Werden bereits kleine Inkontinenzvolumina berücksichtigt, dann liegt die Prävalenz bei etwa 30 Prozent. Wird nur die Zahl der Patienten zu Grunde gelegt, die soziale oder medizinische Folgen durch die Harninkontinenz spüren, dann liegt die Prävalenz in der erwachsenen Bevölkerung bei etwa 4–8 Prozent. Durch die zunehmende Altersverschiebung in der Bevölkerung wird das Problem noch zunehmen.

3 Bedeutung für den Allgemeinarzt

Wegen der hohen Prävalenz, die bei den älteren Patienten die Rate anderer Volkskrankheiten wie des Diabetes mellitus noch übersteigt, kann die Bedeutung für den Hausarzt kaum überschätzt werden. Da die Hemmung der Patienten, über das Problem Inkontinenz zu sprechen, groß ist, ist es eine der wichtigsten Aufgaben des Allgemeinmediziners, an dieses Symptom zu denken und aktiv danach zu fragen. Die zweite Forderung an den Allgemeinmediziner ist, trotz der anfänglich verwirrend scheinenden Vielfalt der Ursachen und urodynamischen Klassifizierungen die Ängste des Patienten vor diagnostischen Maßnahmen nicht durch den raschen Griff zur Überweisung an den Urologen zu verstärken, sondern durch ein rationales Management bereits einen Großteil der Inkontinenzpatienten in Eigenregie kompetent und zügig zu versorgen. Die Kunst des Hausarztes besteht darin, den richtigen Anteil von Patienten zur spezialistischen Diagnostik und Therapie zu überweisen. In Zeiten rationierter Arzneimittelbudgets wird es auch Aufgabe der ärztlichen Berufsverbände sein, darauf hinzuweisen, dass neben der Lebensqualitätsverbesserung für den Patienten und sein Umfeld die immensen Folgekosten durch eine rechtzeitige Therapie positiv beeinflusst werden. Langfristig sind dadurch Kosten einzusparen.

4 Bedeutung für den Patienten

Die Folgen für den Patienten betreffen alle Ebenen: biologisch, psychologisch und sozial. Die Kontinenzfunktion gilt schon in der kindlichen Erziehung als eine zentrale Funktion der Entwicklung. Ihr Verlust führt zu einem Verlust an Selbstvertrauen, depressiven Verstimmungen, gehäuften Harnwegsinfekten, Hautproblemen, sozialer Isolierung bis hin zur Heimunterbringung. Unkontrollierter Harndrang erhöht das Risiko von Stürzen und sturzbedingten Frakturen.

Häufig versuchen die Patienten zunächst, sich selbst zu helfen:

- behelfsmäßige Einlagenversorgung
- Reduzierung der Trinkmenge (mit Gefahr der Exsiccose insbesondere bei Älteren)
- häufige prophylaktische Toilettengänge mit dadurch bedingter weiterer Reduzierung der Blasenkapazität bzw. Überempfindlichkeit des Harnblasendetrusors
- Planung von Einkäufen und Ausflügen in ständiger Sorge um rasch erreichbare Toiletten, was die Mobilität stark einschränkt

Schlafstörungen mit konsekutiver Müdigkeit und deren Konsequenzen, gehäufte Harnwegsinfekte bis hin zu Niereninsuffizienz, gestörte Sexualität, soziale Isolierung, teils selbst gewählt zur Vermeidung peinlicher Situationen, teils als Folge von Inkontinenzperioden, sind weitere Facetten der

Bedeutung für den Patienten. Harninkontinenz ist zudem der häufigste Grund für eine Heimaufnahme. Insgesamt bedingt die Harninkontinenz eine sehr ausgeprägte Einschränkung der Lebensqualität, die stärker ist als die Lebensqualitätsminderung durch Diabetes mellitus.

5 Fallbeispiele

Fall 1
Komplikationen nichtindizierter Therapie verhütet
Bei der 57-jährigen Patientin, V.U., verheiratet, 1 Kind, traten in den letzten Jahren wiederholte Harnwegsinfekte auf. Angaben über Harninkontinenz gab es bisher nicht, noch wurde vom Hausarzt gezielt danach gefragt. 1997 erstmals Schilderung eines häufigen und gelegentlich sehr imperativen Harndranges, der manchmal zu unfreiwilligen Harnverlusten mit erheblichen Volumina führt. Unter der Verdachtsdiagnose einer Dranginkontinenz wird die Patientin direkt zum Urologen überwiesen. Das vom Urologen verordnete Anticholinergicum setzt sie wegen Nebenwirkungen bald wieder ab. 1999 berichtet Frau U, dass sie der wegen ihren klimakterischen Beschwerden mitbetreuende Gynäkologe wegen ihrer Harninkontinenz operieren möchte. Nach wie vor steht ganz im Vordergrund der Symptomatik ein starker plötzlicher, belastungsunabhängiger Harndrang, der gelegentlich zur Inkontinenz größerer Urinmengen führt. Bei Heben, Pressen, Husten, Niesen kommt es nur selten zu geringem Harnverlust, der kaum stört. Wegen der häufigen Miktionen hat sie bereits ihre Trinkmenge eingeschränkt, Einkäufe in der Nachbarstadt erfolgen bevorzugt in Geschäften mit einer Toilette.

Falldiskussion: Vor einem operativen Eingriff zur Therapie einer Harninkontinenz ist in aller Regel eine genaue urodynamische Klärung der Inkontinenz erforderlich. Bereits eine einfache Anamneseerhebung hätte im vorliegenden Fall zu dem dringenden Verdacht auf eine vorwiegende Dranginkontinenz geführt. Auch die frühere urologische Untersuchung von Frau U. mit erfolgreicher, nur wegen Nebenwirkungen abgebrochener Therapie hätte Zweifel an der Operationsindikation aufkommen lassen müssen. Im vorliegenden Fall konnte durch die einfache Basisdiagnostik mit gezielter Anamnese die Operationsindikation überprüft und die Patientin vor einer unnötigen, wahrscheinlich erfolglosen, im schlimmsten Fall noch komplikationsträchtigen Operation bewahrt werden.
Nach zweimonatigem Blasentraining und begleitender Anticholinergicatherapie sowie Verordnung von ausreichenden Inkontinenzslips war die Patientin kontinent. Die Nebenwirkung Mundtrockenheit, auf die ich sie gleich hingewiesen hatte, war gut tolerabel, insbesondere im Vergleich zu den Folgen der Harninkontinenz. Ein Auslassversuch des Anticholinergicums ist geplant, wobei die Patientin weiterhin sehr gewissenhaft Blasentraining betreibt.

Fall 2
Resignation nicht angebracht

Frau I.S., 64 Jahre, verwitwet, Mutter von 4 Kindern, klagt erstmals 1995 über unfreiwilligen Urinverlust. Die Patientin, der Hausarzt und der mitbetreuende Gynäkologe halten die Harninkontinenz für eine Folge des ausgeprägten Descensus vaginae, der trotz erfolgter Hysterektomie und Blasenhebung persistiert, vielleicht begünstigt durch die deutliche Adipositas. Eine neue Operation erscheint wenig sinnvoll, wird auch von der Patientin abgelehnt. Daraufhin erfolgt lediglich eine regelmäßige Versorgung durch Inkontinenzeinlagen. Die Patientin sucht die Praxis nur sehr selten auf, zieht sich nach eigenen Angaben wegen ihrer Inkontinenz auch aus dem gesellschaftlichen Leben sehr zurück. „Es kann mir ja doch keiner helfen." Im Jahr 2000 rollt der Hausarzt das Problem Harninkontinenz noch einmal auf. Die genaue Anamnese sowie ein Miktionstagebuch offenbaren eine Frequenz von durchschnittlich 11 Miktionen in 24 Stunden, das durchschnittliche Miktionsvolumen liegt bei 120 ml. Bei Heben, Tragen, Husten und Niesen kommt es nur selten zu geringem unfreiwilligen Urinabgang, aber 2–3 mal in der Woche kann sie wegen eines heftigen und plötzlichen Harndranges die Toilette nicht mehr rechtzeitig erreichen. Der hinzugezogene Gynäkologe diagnostiziert einen Zustand nach vaginaler Hysterektomie, Descensus vaginae mit grosser Cysto- und kleiner Rektocele sowie ein atrophisches Genitale, der Urologe hält eine Urgeinkontinenz bei Meatusstenose für die Ursache und empfiehlt: „Eine subvesicale Sanierung ist angeraten. Daher wurde zunächst ein ambulanter Op-Termin zur Meatotomie vereinbart." Auf Drängen des Urologen und trotz der Skepsis des Hausarztes bezüglich des Erfolges eines Eingriffes lässt die Patientin die vorgeschlagene Meatotomie durchführen. Eine Besserung der Harninkontinenz erfolgt nicht. Erst das konsequente, vom Hausarzt erklärte Blasentraining sowie die Begleitmedikation mit einem modernen Anticholinergicum schaffen den gewünschten therapeutischen Durchbruch mit Wiedererlangen der Kontinenz – trotz längst abgeschriebener Hoffnung auf Besserung bei der Patientin.

Falldiskussion: Auch wenn im vorliegenden Fall der deutliche Vaginaldescensus mit Cysto- und Rektocele zunächst an eine Stressinkontinenz durch Erschlaffung des Beckenbodens denken lässt, so liegt nach den anamnestischen Daten eine gemischte Harninkontinenz mit dem Schwerpunkt Urgeinkontinenz vor. Die bezogen auf die Harninkontinenz wenig erfolgreiche gynäkologische Descensus-Operation hätte nicht zu therapeutischer Resignation führen dürfen, sondern zur Überprüfung der Indikationsstellung. Bei einer Dranginkontinenz war keine Hilfe durch eine Operation zu erwarten gewesen. Durch Blasentraining (bewußtes Hinauszögern der Miktionsabstände zur Konditionierung der Harnblasenwandmuskulatur) und durch zumindest anfängliche, eventuell auch dauerhafte Anticholinergicatherapie ist in etwa 70–80 Prozent der Fälle eine wesentliche Besserung oder sogar eine Beseitigung der Urgeinkontinenz zu erzielen

Fall 3
Iatrogene Harninkontinenz – das Problem mangelhafter Aufklärung und Mitentscheidung des Patienten
Unglücklich sitzt Herr N. vor mir. Vor gut 1 Jahr hatte der Urologe ihm bereits eine Operation der der Prostatahypertrophie nahegelegt, was er jedoch bisher ablehnte. Da jetzt die Miktionsfrequenz noch etwas zugenommen hatte, wurde er jetzt vom Urologen zur Prostataresektion ins Krankenhaus eingewiesen. Den operativen Eingriff hatte der 78-jährige Patient, der an einer Reihe weiterer Erkrankungen leidet, allgemein gut überstanden –aber er war seitdem vollständig harninkontinent. „Wenn ich das nur gewusst hätte, Herr Doktor, hätte ich mich nie operieren lassen. Das nächtliche und häufige tägliche Wasserlassen hat mich zwar gestört, aber damit konnte ich noch gut leben. Aber das jetzt- ich kann mich doch überhaupt nicht mehr unter die Leute wagen. So hat das Leben für mich keinen Sinn mehr."

Falldiskussion: Iatrogene Komplikationen bzw. Therapienebenwirkungen sind für Patient und Arzt eine besondere Belastung.

– Hätten die Komplikationen vermieden werden können?
– War die Indikationsstellung zur jeweiligen Behandlung auch bei nochmaliger Überprüfung korrekt oder
– hätte bei unklarer Entscheidungssituation eine Zweitmeinung eingeholt werden sollen?
– War der Patient voll über diese Komplikationsmöglichkeit aufgeklärt und hat dem Eingriff oder der medikamentösen Therapie bewußt und entscheidungsfähig zugestimmt?

Wer hätte sich diese Fragen als Arzt nicht schon gestellt?

Nach der Literatur ist das Risiko einer Harninkontinenz bei einer Prostataaresektion mit 1–5% relativ niedrig, unabhängig von der Operationsmethode. Jedoch muss diese Nebenwirkung mit dem Patienten sehr sorgfältig gegenüber dem Nutzen abgewogen werden.

Die Krankengeschichte des Patienten Herrn N. sprach sicher für die durchgeführte Prostataoperation. Jedoch gibt die Reaktion des Patienten zu denken: Sind aus der Sicht des Patienten die Folgen einer Harninkontinenz so gravierend, dass er lieber deutliche irritative Symptome des unteren Harntraktes in Kauf nimmt als die Harninkontinenz zu ertragen, dann muß in die Wahl einer Behandlungsform bei operativen – und auch medikamentösen – Therapien die Lebensqualitätsvorstellung des Patienten eine größere, ja die größte Bedeutung in der Entscheidungsfindung haben. Würden wir nicht möglicherweise genauso reagieren? Der Patient ist bei

Aufklärungsgesprächen, wie wir aus vielen Studien wissen, oft überfordert, verdrängt mögliche Komplikationen oder hat sie schon nach kürzester Zeit einfach vergessen. Eine Einbeziehung des Hausarztes in schwerwiegende Entscheidungsprozesse wie die Zustimmung zu Operationen ist deshalb dringlichst zu fordern – allerdings auch um den Preis, als Hausarzt umso mehr die Individualität des Patienten in erlebter und erfragter Anamnese kennen zu lernen, ja kennen lernen zu müssen.

6 Hausärztliches Vorgehen bei Harninkontinenz

Der Leidensdruck der Patienten ist groß, Anlässe, das Problem aufzugreifen, bestehen genug: Vorsorgeuntersuchungen, Erkältungskrankheiten mit starkem Husten, bei dem nach der Komplikation Inkontinenz gefragt wird, Harnwegsinfekte und anderes mehr. Zur Basisdiagnostik gehört zunächst der Ausschluss passagerer Inkontinenzursachen. Hier hat sich als Merkhilfe das von Resnick 1984 geprägte Mnemonic DIAPERS (=Windeln) bewährt:

- **D**elirium (Verwirrtheitszustände),
- **I**nfektionen der Harnwege,
- **A**trophie von Harnröhre oder Vagina,
- **P**harmaka/**P**syche,
- **E**ndokrine Ursachen wie Hyperglykämie, Hypercalcämie,
- **R**estringierte Mobilität (Immobilität),
- **S**tuhlverhaltung.

Danach ist neben der *gezielten Erfragung* der Blasenfunktionsstörung zur Symptomklassifizierung eine *klinische Untersuchung* des Abdomens, eine vaginale und rektale Untersuchung bei der Frau zur Klärung von Senkungen, Raumforderungen, Beckenbodeninsuffizienzen bzw. eine rektale Untersuchung beim Mann insbesondere zur Kontrolle der Prostata durchzuführen. Einfache neurologische Tests (Extremitätenreflexe, Oberflächensensibilität) sowie eine *Urinuntersuchung* zum Ausschluss von Harnwegsinfektionen oder einer Mikrohämaturie runden die Diagnostik ab. Eine – in der Regel sonographische – Restharnbestimmung ist beim Mann sinnvoll, vor allem bei Hinweisen auf eine Prostatahypertrophie. Die technische Restharnbestimmung ist jedoch nicht zwingender Bestandteil jeder Basisdiagnostik vor Einleitung einer konservativen Therapie (ICS 1998).

Von den *5 Hauptformen* Stressinkontinenz, Drang- oder Urge-Inkontinenz, Überlaufinkontinenz, Reflexinkontinenz oder extraurethrale Harninkontinenz oder Mischformen sind die beiden wichtigsten Formen die Stress- und die Dranginkontinenz. In etwa 85% der Fälle (Madersbacher 1998) lässt sich mit dem Basisprogramm die Inkontinenz soweit eingrenzen, dass ein konservativer Therapieversuch begonnen werden kann.

Da das Blasentraining und auch ein Anticholinergicum einige Zeit brauchen bis zur vollen Wirksamkeit, muß angesichts der psychischen und

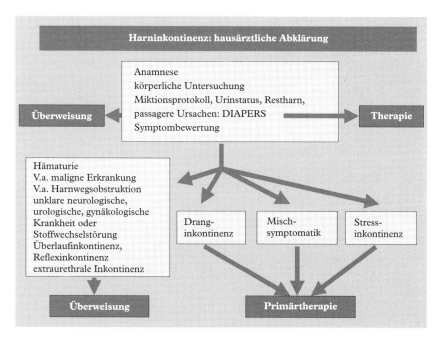

Abb. 1. Hausärztlichen Betreuungskonzept bei Harninkontinenz (Maisel, eigene Darstellung)

manchmal deletären sozialen Konsequenzen jeder einzelnen Inkontinenzperiode in der Öffentlichkeit sofort nach Symptomschilderung eine wirksame *Versorgung mit Inkontinenzhilfsmitteln* erfolgen. Außerdem ist es auch nicht gerechtfertigt, bei einer Dranginkontinenz den Patienten wochen- bis monatelang auf das Ergebnis seines Blasentrainings warten zu lassen, sondern sinnvoll, ihm sofort nach der Diagnosestellung einer Dranginkontinenz oder Mischinkontinenz mit Schwerpunkt Urgesymptomatik ein Anticholinergicum als *medikamentöse Unterstützung* anzubieten. Natürlich gehört dazu eine Aufklärung über die möglichen Nebenwirkungen (am häufigsten Mundtrockenheit) sowie ein Ausschluss von Kontraindikationen (v.a. Augendruckerhöhung), alles aber vor dem Hintergrund des Leidensdruckes durch die Grundkrankheit. Die Entscheidung für eine medikamentöse Therapie muss mit dem Patienten gemeinsam gefällt werden.

7 Übersicht möglicher Komplikationen und ihrer Verhütung

Die *Hauptkomplikation* bei der Betreuung harninkontinenter Patienten ist,
- das Tabu-Thema nicht zur Sprache zu bringen – die Dunkelziffer ist sehr hoch – sowie
- die Einstufung der Inkontinenz als altersbedingt und nur normal bzw. als schlecht therapierbar.

Tabelle 1. Komplikationen bei der Betreuung von Patienten mit dem Symptom Harninkontinenz

Arztbedingte Komplikationen und Fehler			Patientenbedingte Komplikationen und Fehler	Besondere Patientengruppen
Krankheitserkennung	Therapie	Hausärztliche Versorgung		
– Tabu-Thema: „Nichts hören, nichts sehen, nichts sagen" (bei Arzt und Patient) – Übersehen abwendbar gefährlicher Verläufe: Niereninsuffizienz bei Überlaufblase, depressive Folgezustände – Keine Basisdiagnostik vor konservativer Therapie, keine Urodynamik vor einer kontinenzerhaltenden Operation, ungezielte urodynamische Untersuchung bei jedem Patienten	– Vernachlässigung der nicht-medikamentösen Therapie: Beckenbodentraining, Blasentraining, Toilettentraining – Fehlerhafte Differentialtherapie: Harnverhalt durch Anticholinergica bei Harnwegsobstruktion, Anticholinergica bei Stressinkontinenz, Operation bei Dranginkontinenz – Stufentherapie mit Zeitverzögerung: keine sofortige symptomatische Hilfsmittelversorgung – Unnötige therapeutische Resignation, Therapieabbruch nach zu kurzer Zeit – Therapieversuche trotz Warnhinweisen in der Basisdiagnostik – fehlende Überweisung bei Therapieversagen, – Übersehen von Kontraindikationen, Gabe von Pharmaka ohne Wirksamkeitsnachweis	– Undefinierte Schnittstellen zu Überweisung, Krankenhauseinweisung, ungezielte Routineüberweisung zum Urologen, – fehlende Kontrolltermine in der Langzeitbetreuung, – fehlende Objektivierung des therapeutischen Ergebnisses (systematische Befragung, Miktionsprotokoll), – Fehleinschätzung der inkontinenzbedingten Leistungsminderung im Alltag, Beruf, Straßenverkehr – iatrogene Inkontinenzursachen: Medikamente, Operationen (Prostataresektion), ungenügende Ödemtherapie, fehlende Mobilisierung, fehlender Nachtstuhl, Dauerkatheter ohne Indikation	– Verdrängung, Tabuisierung des Problems – Mangelnde Compliance bei nicht-medikamentösen Maßnahmen – Angstbedingte Dekonditionierung der Blase: verringerte Trinkmenge, häufige prophylaktische Toilettengänge – Harninkontinenz als Trotzreaktion, Zuwendungssuche?	– Altenheimpatienten: aus Zeitmangel fehlendes Verhaltenstraining, „bequeme" Dauerkatheterversorgung mit konsekutiver Schrumpfblase. – Intensivstationspatienten: Schrumpfblase durch notwendige Dauerkatheterisierung, fehlendes Blasentraining

Eine zunehmende Zahl gesundheitssystembedingter Komplikationsmöglichkeiten gefährdet zusätzlich die optimale Versorgung

- Unter Arzneimittelbudgetdruck keine oder nur unzureichende Medikation
- Diagnostische Leistungseinschränkungen wegen ausgeschöpfter Honorarbudgets
- Complianceprobleme wegen zu hoher finanzieller Eigenbeteiligung des Patienten
- Der Patient als „Case-manager" raubt sich selbst die Möglichkeiten eines umfassenden bio-psycho-sozialen Ansatzes: Inkontinenz fördernde Arzneimittelwechsel- und nebenwirkungen werden übersehen, dem Spezialisten fehlende Hausbesuchsinformationen über ungeeigneten Toilettenzugang erschweren das Therapierergebnis, multifaktorielle Entstehung von Harninkontinenzformen bei Polymorbidität wird schlecht erfasst.

8 Schlussfolgerungen

Wenn die erste Hürde bei der Betreuung harninkontinenter Patienten, das Nicht-Daran-Denken und Nicht-Ansprechen des leider von vielen tabuisierten Problemes mit hoher Dunkelziffer überwunden ist, hilft die Beachtung einiger weniger Grundsätze, weitere Komplikationen zu vermeiden:

- Verhütung weiterer psychischer und sozialer Folgen durch sofortige symptomatische Versorgung mit suffizienten Inkontinenzhilfsmitteln, bis die kausale Therapie wirkt.
- Eine gut begründet Basisdiagnostik in der hausärztlichen Praxis ist für die weit überwiegende Zahl der Patienten ausreichend, um eine konservative Therapie einleiten zu können.
- Spezialistische Abklärung einschließlich urodynamischer Untersuchung ist erforderlich vor operativen Eingriffen, bei Therapieversagern oder bei Warnhinweisen in der Basisdiagnostik.
- Harninkontinenztherapie erfordert Langzeitbetreuung mit therapeutischem Optimismus.
- Bei therapeutischen Entscheidungen hat die Lebensqualität und die Bewertung von Nutzen und Risiken von Diagnostik und Therapie durch den Patienten höchste Priorität.

Literatur

Abrams P, Khoury S, Wein A (ed) (1999) Incontinence. Tagungsband der 1th International Consultation on Incontinence in Monaco, 1998. Plymouth
Cardozo L, Staskin D, Kirby M (2000) Urinary incontinence in primary care. Isis Medical Media, Oxford

Füsgen I, Melchior H (1997) Inkontinenzmanual, 2. Aufl, Springer-Verlag, Berlin

ICS 1998: Empfehlung der ICS-Tagung in Monaco 1998, die in den initialen Management-Emp-
fehlungen eine Restharnbestimmung nur nährungsweise per abdomineller Untersuchung empfiehlt, Ultraschalluntersuchung nur optional bzw. zwingend bei komplexer Situation bzw.
Therapieversagen. In: Abrams P et al, Incontinence Tagungsband, Health Publication, Plymouth

Madersbacher H (1998) Die Inkontinenz – ein Problem von Frau und Mann. Z Ärztl Fortbild Qualitätssich. 92(5):325–333

U.S. Agency for Health Care Policy and Research's 1996 guideline: Urinary incontinence in adults:
acute and chronic management. Rockville. Dem Internet am 16.1.2001 entnommen unter: http://
www.guidelines.gov/FRAMESETS/guideline_fs.asp?guideline=001038.

1.2.14 BPH-Syndrom

Johannes Hauswaldt

Zusammenfassung

Beschwerden älterer Männer, die als BPH-Syndrom zusammengefasst werden, sind häufig prävalent („Volkskrankheit"), von langwierigem Verlauf, mit nur nachgeordnetem Beschwerdedruck verbunden, jedoch mit beträchtlichen Überlagerungen und Ängsten belastet und in ihren möglichen Komplikationen für den Arzt tückisch.

Patienten mit BPH-Syndrom befinden sich zu zwei Dritteln in Betreuung durch Ärzte der Primärversorgung. Allerdings erfordern die krankheitsspezifischen Hinderungsgründe, dass der Patient vom Arzt „aktiv" und standardmäßig, wiederholt und reproduzierbar nach Zeichen und Symptomen, die auf ein BPH-Syndrom hinweisen können, befragt und untersucht wird, in seinen Befürchtungen ernst genommen wird sowie regelmäßig untersucht und gezielt weiterer Diagnostik zugeführt wird.

1 Terminologie und Definition

Die Bezeichnung „Benigne Prostata-Hyperplasie (BPH)" beinhaltet zunächst allein eine mikroskopische Diagnose und sollte um der Klarheit willen auch im klinischen Gebrauch nur in diesem Sinne verwendet werden. Sie ist dann synonym mit der Bezeichnung „pathologisch-histologisch beurteilt: Benigne Prostata-Hyperplasie (pBPH)".

Überbegrifflich wird das gesamt Krankheitsbild auch als „Benignes Prostata-Syndrom (BPS)" bezeichnet. Dies ist synonym mit dem Begriff „Benignes Prostata-Hyperplasie-Syndrom (BPH-Syndrom)", den wir im Folgenden benutzen werden.

Der internationale Prostata-Symptomen-Score (IPSS) erlaubt eine semiquantitative sowie intraindividuell oder intersubjektiv reproduzierbare unterscheidung von Patienten mit milder von solchen mit mittlerer oder schwerer Symptomatik mittels sieben einfacher Fragen, die um eine Frage zur Lebensqualität ergänzt werden.

2 Epidemiologie

Das BPH-Syndrom ist wegen der Zahl der Betroffenen und wegen der entstehenden Kosten als Volkskrankheit zu bezeichnen. Der vielfach langdauernde Verlauf mit schleichend beginnenden und nur allmählich zunehmenden Beschwerden wird selten dramatisch kompliziert. Die Einstellung, daß seine Symptome als zum „normalen" Alterungsprozeß gehörig und damit nicht als Krankheit angesehen werden, sowie Tabuisierungsprozesse machen es zur „stillen" Volkskrankheit. Weltweit gilt, daß das BPH-Syndrom keine Erkrankung mit hohem Mortalitätsrisiko darstellt.

12.815 Männer aus 7 Ländern zwischen 50 und 80 Jahren (MASAM-7) geben *zu 90%* Beschwerden beim Urinieren, am häufigsten Nykturie und Pollakisurie, an, nämlich 59% milde (IPSS 1–7), 25% mäßige (IPSS 8–19) und 6% schwere Miktionsbeschwerden.

Nach Häufigkeit der Angaben finden sich: *Nachträufeln* des Harns beim Urinieren, *imperativer Harndrang*, abgeschwächter Harnstrahl, *Nykturie*, Harnstottern und zweizeitige Miktion, Pollakisurie, Restharngefühl, *Einnässen*, die Notwendigkeit beim Urinieren pressen zu müssen, verzögerter Miktionsbeginn, *Dysurie und Algurie*. Mit zunehmenden Beschwerden der unteren Harnwege nehmen die Häufigkeit *sexueller Störungen* zu und die sexuelle Aktivität der Männer ab, unabhängig von ihrem Alter. Eingeschränkte oder fehlende Erektionen als Beschwerde steigen bei mittelgradigen und noch einmal bei starken Beschwerden seitens eines BPH-Syndroms deutlich an, ebenso die Häufigkeit von Ejakulationsstörungen. Die meisten Männer geben an, unter ihren sexuellen Störungen zu leiden, auch Männer über 70 Jahren, von denen sich 65% als sexuell aktiv bezeichnen. Die Lebensqualität wird von den Männern umso schlechter beurteilt, je stärker Lower Urinary Tract Symptoms (LUTS) ausgeprägt sind. Dennoch sind *nur 20%* der Befragten mit LUTS deshalb *beim Arzt* gewesen.

3 Bedeutung für den Arzt

Wegen der hohen Inzidenz und Prävalenz ist die Erkrankung für den Arzt jeglicher Fachrichtung von hoher Bedeutung.

Die schleichende Entwicklung über viele Monate und Jahre bis zu letztlich manifesten Beeinträchtigungen sind vom Hausarzt am ehesten zu erkennen. Andererseits birgt gerade dessen fortlaufend-engmaschige Betreuung die Gefahr, relevante allmähliche Veränderungen zu übersehen („Betriebsblindheit"). Auch das niedrige Risiko, an der Erkrankung selbst zu sterben, weshalb die Erkrankung vom Patienten nicht als Krankheit angesehen wird, verweist das BPH-Syndrom in den „Low-Risk-Bereich" des Allgemeinarztes.

Der Mann als Patient, in jeglichem Alter ein „Arztflüchter", zumal mit einer Erkrankung, die sein gängiges Selbstbild der „Unverletzbarkeit" erschüttert und aus dem Tabubereich des Urogenitalen, wird nur selten von sich aus primär wegen eines BPH-Syndroms den Arzt aufsuchen. Vielmehr werden Beschwerden erst während eines Kontaktes aus anderem Anlass („ … und übrigens, Herr Doktor …") vorgebracht. Durch eine standardisierte Befragung (IPSS s. Altwein 1999) und durch regelmäßige Digitale

Rektale Untersuchung (DRU) kann der Arzt diesen Tabubereich sinnvoll bearbeiten.

Speziell für die Möglichkeit einer malignen Entartung müssen diagnostische und therapeutische Maßnahmen sehr genau auf den einzelnen Patienten hin zugeschnitten werden. Beispielsweise müssen die testtheoretischen Grundlagen für die Untersuchung des Prostata-spezifischen Antigens (PSA) angemessen erörtert werden. Die Aussagekraft invasiver Diagnostik, der Prostatastanzbiopsie, muss gegen ihre häufigen Komplikationen wie Schmerzen und Infektionen abgewogen werden.

Patienten mit Urogenitalbeschwerden präsentieren sich häufig als klagsam und können mit der Therapieresistenz ihrer Beschwerden beim Arzt zu negativen Gegenübertragungen führen.

4 Bedeutung für den Patienten

Beschwerden des Mannes seitens Nykturie und Pollakisurie mit Störung des durchgehenden Nachtschlafes haben eine große subjektive Bedeutung.

Zu LUTS können begleitend, infolge oder zeitgleich sexuelle Störungen auftreten.

Verstärkend wirken Befürchtungen zur Entwicklung der Erkrankung für den Patienten selbst, auch hier wiederum bezüglich der sexuellen Aktivität und ihrer Beeinträchtigung.

Hinzu kommen Ängste zu den Auswirkungen von medizinischen Behandlungen sowie Befürchtungen einer malignen Entartung. Dieses einem Arzt oder einer Ärztin offen zu legen, fällt vielen männlichen Patienten schwer.

Eine große Bedeutung hat auch, dass eine Beschädigung des Selbstbildes der „Unverletzlichkeit" damit verbunden sein kann, Krankheit als „Kränkung" der Vorstellung von sich selbst erlebt wird. Das Gefühl erwächst, im „Zentrum" getroffen zu sein, und die Sorge, auf die Hilfe Anderer angewiesen zu sein.

5 Krankheitstypische bzw. versorgungstypische Komplikationen

- Restharn >100ml, Harnverhalt mit oder ohne Überlauf-Inkontinenz, Harnstauungs-Niere, Niereninsuffizienz, Trabekelblase (Balken-Harnblase), Harnblasendivertikel, Harnwegsinfekte, Harnsteinbildung
- Möglichkeit des Prostatakarzinoms, Erstmanifestation durch Knochenmetastasen
- Störung der Sexualität, auch als Folge von medikamentöser oder operativer Behandlung
- Sekundäre somato-psychische Störungen: Angststörung, Depressive Störung

6 Fallbeispiele

Fall 1
Ein 57-jähriger selbständiger Elektromeister, sonst eher selten in der Praxis und immer eilig, kommt zur Verlaufskontrolle eines schwer verlaufenden akuten Infektes der oberen Atemwege, dessentwegen er zweimal in
den letzten Tagen in der Praxis war. Da es ihm besser geht, soll die aktuelle Behandlung beendet werden. Da kommen die berühmten „Drei Worte" (Horst Massing): „Und, Herr Doktor ..., wo ich schon einmal hier
bin, möchte ich doch noch was anderes sagen: Mit dem Wasserlassen
klappte es in letzter Zeit auch nicht mehr so ganz ..." Jetzt sind eine genaue Erfragung der Beschwerden und ihre systematische Einordnung
mittels des IPSS erforderlich, dazu eine Untersuchung, die die der voran-
gegangenen Tage zum Ganzkörperstatus vervollständigt, einschließlich einer digitalen rektalen Untersuchung. Auf entstehende Fragen und Befürchtungen des Patienten muss eingegangen werden. Weitergehende
Untersuchungen unter Einschluss des Urologen müssen geplant werden.

Falldiskussion: Notwendigkeit, in der Primärversorgung dem Patienten
Gelegenheit zu geben, sekundäre Beratungsanlässe zu definieren (Patien-
ten-/Problemorientierung).

Fall 2
Ein 68-jähriger Rentner ruft an und klagt, daß die lange bestehenden
Miktionsbeschwerden in eine Harn-Inkontinenz umgeschlagen seien.
Beim Hausbesuch, obwohl vom Patienten nicht direkt angefordert, findet sich ein glatt-rundlicher Tumor in der Mitte des Unterbauches bis
zum Nabel reichend. Wegen eines Harnverhalts mit Überlaufblase wird
ein Harnblasenkatheter gelegt und eine Überweisung zum Urologen
ausgestellt.

Falldiskussion: Notwendigkeit, einen vom Patienten definierten Bera-
tungsanlass angemessen in ein medizinisch-wissenschaftlich begründetes
Beratungsergebnis (Diagnose) zu übertragen, auch um einen Abwendbar
Gefährlichen Verlauf (AGV) zu vermeiden.

Fall 3
Ein 73-Jähriger, in den letzten zwei Jahren mehrfach wegen akut aufgetretener Rückenschmerzen behandelt, sucht wegen „erneutem Hexen-
schuss" ärztliche Hilfe. Ein BPH-Syndrom ist bekannt, aber bisher nicht
behandlungsbedürftig gewesen. Eine Röntgenkontrolle ergibt „Osteode-
struktionen des BWK12, am ehesten Osteolyse bei unbekanntem Pri-
märtumor, z.B. Prostatakarzinom".

Falldiskussion: Notwendigkeit, erkrankungstypische Komplikationen und Folgeerkrankungen zu erkennen, um einen Abwendbar Gefährlichen Verlauf zu vermeiden.

7 Allgemeine Schlussfolgerungen:

Wichtige Aufgaben der primärärztlichen Versorgung sind:

- Patienten mit BPH-Syndrom überhaupt zu identifizieren und zu beraten,
- sie im Verlauf zu begleiten und auch im Notfall zu betreuen,
- sie regelmäßig und bei jeweiliger Erfordernis unverzüglich spezialistischer ambulanter und stationärer Diagnostik und Therapie zuzuführen.
- Deshalb sollten urogenitale und sexuelle Störungen bei Patienten mit BPH-Syndrom vom Arzt erfragt („Holeschuld") und bei der Therapie berücksichtigt werden.
- Es gilt, ungerechtfertigte Maßnahmen sowie die Verordnung von Medikamenten bei unsicherer oder fehlender Indikation zu vermeiden.

Literatur

Altwein J et al. Leitlinie zur Diagnostik des BPH-Syndroms. Dt Ges f Urologie http://dgu.springer.de/leit/3_99.htm
DIMDI, Health Technology Assessment Evaluationsstudien. BPH, Hauptdokument. http://www.dimdi.de/germ/evalua/studien/bph/bph3.html
Fath R (2002) Gehäuft sexuelle Störungen bei BPH. DMW Praxis plus 3/2002
Günthert EA, Diederichs P (1997) Urologie – Psychosomatische Aspekte in der Urologie. In: Von Uexküll T, Psychosomatische Medizin. Hrsg. von Rolf H. Adler, Urban & Schwarzenberg, München, 1057–1066
Hofstetter A et al (2002) MMW-Schwerpunkt. MMW-Fortschr Med 16: 27–39

1.2.15 Demenz
Eberhard Hesse

Zusammenfassung

Demenz ist eine Syndromdiagnose, die angesichts der demographischen Entwicklung in unserem Volke Angst machen kann. Die Bedeutung für die betroffenen Familien ist groß und die Bedeutung für den Hausarzt noch unzureichend erkannt. Derzeit fehlt eine qualitätsgesicherte Früherkennung, was angesichts des Budgetwirrwars in unserem Gesundheitssystem nicht verwundert. Dabei ist die Behandlung des Demenzkranken und seiner Familie schon schwierig genug und nicht ohne Komplikationen. Bei in Zukunft sinnvollen Anreizen, wird der Hausarzt nur dann fehlerfrei arbeiten können, wenn er durch gemeindenahe Netzwerke unterstützt wird.

Unter der Überschrift „Kassenmedizin: weit weg vom Optimum" veröffentlichte die Ärztezeitung in diesem Jahr eine Graphik, nach der Ärzte ihren Angehörigen, falls sie demenzkrank würden zu 75% Cholinesterasehemmer verordnen würden. Die tatsächliche Verordnungsrate dieser Praxen für Demenzkranke betrug 15%. Hier klafft eine große Lücke, die Unklarheit, Unsicherheit und Schwierigkeiten anzeigt.

1 Definition und Kennzeichnung der Patientengruppe

Die Definition und Kennzeichnung bereitet Schwierigkeiten. Deswegen ein Beispiel aus der Praxis.

Fall 1
Gestern behandelte ich die Periphlebitis eines sechzigjährigen, seit einem Jahr berenteten Kaufmannes, der vordem in leitender Stellung Verantwortung für über 500 Mitarbeiter trug. Berentet wurde er vorzeitig wegen seiner Multimorbidität. Nachdem ich den Verband angelegt hatte und mich verabschieden wollte, bemerkte er, dass wir uns gleich noch einmal sehen würden – er hatte sich zu einem Hirnleistungstest angemeldet. Dabei fiel

mir ein, dass seine Frau und seine Medizin studierende Tochter mir seit einem halben Jahr bei mehreren Gelegenheiten „gesteckt" hatten, dass X in seiner Leistungsfähigkeit nachgelassen habe, sein Interesse sich nur noch auf Golf beschränke. X ist Turnierleiter im Golfclub, was, wie ich dann erfuhr, nur mit der genauen Kenntnis von etwa 100 Seiten des Reglements zu bewerkstelligen ist. Der Hirnleistungstest (TFDD) war nicht pathologisch. Lediglich das Kurzzeitgedächtnis war deutlich eingeschränkt – ganz offensichtlich die Triebfeder zu diesem Arztbesuch, denn bei genauerem Befragen kam heraus, dass diese 100 Seiten Regeln doch nicht so einfach zu behalten seien.

Ich mußte also bei Herrn X entscheiden, ob es sich um eine normale *Altersvergesslichkeit*, eine *leichte kognitive Beeinträchtigung* (LKB) oder um das *Frühstadium eines Demenzprozesses* handelt.

Die ICD 10 lehrt uns, dass es sich bei der Demenz um ein Syndrom mit den folgenden Merkmalen handelt:

1a) Abnahme des Gedächtnisses und
1b) Abnahme anderer kognitiver Fähigkeiten (z.B. Urteilsfähigkeit, Denkvermögen),
2. kein Hinweis auf vorübergehenden Verwirrtheitszustand,
3. Störung von Affektkontrolle, Antrieb oder Sozialverhalten (mit emotionaler Labilität, Reizbarkeit, Apathie oder Vergröberung des Sozialverhaltens) sowie
4. Dauer der unter 1. genannten Störungen mindestens 6 Monate.

Herr X hat offensichtlich eine Verschlechterung seines Kurzzeitgedächtnisses. Die übrigen kognitiven Fähigkeit sind bisher nicht verändert. Er hat keinen Hinweis auf vorübergehende Verwirrtheitszustände. Sein Antrieb ist vermindert und sein Sozialverhalten verändert mit Rückzug einerseits und Konzentrierung auf einen bestimmten sozialen Bereich – den Golfclub – andererseits und das länger als 6 Monate. Darauf angesprochen wurde bei X die Angst vor Vererbung deutlich: seine Mutter sei an Alzheimer Demenz relativ früh gestorben. – So richtig beruhigen konnte ich Herrn X nicht. Zwar konnte ich ihm mitteilen, dass nur wenige Prozent der Demenzformen vererbt werden (Förstl et al 2001). Jedoch mußte ich seine Multimorbidität erörtern, die als Risikofaktor für dementives Geschehen anzusehen ist. Wir haben uns dann darauf geeinigt, dass es sich nicht mehr nur um eine normale Altersvergesslichkeit, sondern mehr um eine „leichte kognitive Beeinträchtigung" handelt. Wir haben auch erörtert, dass diese Diagnose noch keine Prognose darüber erlaubt, ob sich die Syptomatik fortentwickelt in Richtung Demenz oder ob sie stabil bleiben wird und damit dann doch eine gutartige Altersvergesslichkeit darstellt.

Wie so oft in der Allgemeinpraxis sind wir auf die Verlaufsbeobachtung angewiesen, das heißt halbjährliche Kontrollen mit Hirnleistungstests (bewährt hat sich der TFDD, der für die Frühstadien von dementiven Prozessen besser geeignet zu sein scheint, als der MMST, zunehmende Erwähnung in der Literatur finden der DEMTEK und das SIDAM – siehe Anhang).

Zur Differentialdiagnose: Mindestens die Hälfte aller Demenzformen sind degenerativ (kortikal Alzheimerdemenz, subkortikal Morbus Parkinson). Die andere große Gruppe sind die vaskulären Demenzen (die Multiinfarktdemenz [MID]), Mischtypen – degenerativ und vaskulär – bestimmen unseren Alltag. (Ich persönlich bin fest davon überzeugt, dass es mehr Mischformen im Praxisalltag gibt, als wir bisher der Literatur entnehmen können.)

Weniger als 10 Prozent sind sekundäre Demenzformen, die zum Teil heilbar sind. Sie bedürfen damit von vornherein unserer besonderen Aufmerksamkeit:

Kardiovaskuläre Erkrankungen: (hypertensive Enzephalopathien, arteriovenöse Mißbildungen (Morbus Binswanger)), hämatologische Erkrankungen, respiratorische Störungen und metabolische Erkrankungen (Diabetes, Hypo- und Hyperthyreose, Cushing, Addison, Hypo- und Hyperparathyreoidismus., Dialyseenzephalopethien, Malnutrition und A-Vitaminosen), Intoxikationen (Alkohol, Medikamente), parainfektiöse und immunologische Erkrankungen, Tumoren, Traumata, Epilepsien.

Nicht zu vernachlässigen ist auch die Zahl der Pseudodemenzen im Rahmen anderer psychiatrischer Erkrankungen.

2 Epidemiologie

Über die Prävalenz der präsenilen Demenzen, d.h. von Demenzen im Alter von weniger als 60 Jahren ist bislang wenig bekannt. 6 bis 8 Prozent der alten Bevölkerung befinden sich in *leichten* Demenzstadien. In den westlichen Industriestaaten wird angenommen, dass zwischen 6 und 8 Prozent der Bevölkerung über 65 Jahre unter *mittelschweren* und *schweren* Demenzformen leiden. Mit wachsendem Lebensalter steigt die Prävalenz steil an. Man kann sagen: Es findet sich alle 5 Jahre eine Verdoppelung der Alzheimerdemenz. Derzeit sind in der Bundesrepublik etwa 1 Million Menschen an Demenz erkrankt. Mit der steigenden Lebenserwartung ist mit einer Verdoppelung der Zahlen bis 2030 zu rechnen, mit einer Verdreifachung bis 2050 – nicht mehr immer mit einer Familie im Hintergrund.

Wie beschrieben ist die Prävalenz der *leichten kognitiven Beeinträchtigung* (LKB) schwer zu fassen. Die Prävalenzzahlen in verschiedenen Studien schwanken zwischen 2 und 20 Prozent. Zaudig (1991) hält eine Prävalenz von 14 Prozent bei den über 65-Jährigen in Deutschland für gegeben. Es besteht allgemeiner Konsens darüber, dass aus diesem Pool der Menschen mit leichter kognitiver Beeinträchtigung jährlich 15 Prozent in den dementiven Prozess übergehen.

3 Bedeutung für den Hausarzt

Der IV. Altenbericht der Bundesregierung aus dem Jahre 2002 bescheinigt den Hausärzten, der wichtigste Ansprechpartner für Hochbetagte zu sein, doch gäbe es enorme geriatrische und gerontopsychiatrische Wissenslücken.

Hausärzte wissen im allgemeinen um ihre Aufgabe zur Früherkennung der Patienten mit Demenz, dennoch stellen sie die Diagnose „Alzheimerdemenz" zum Beispiel in einem eher fortgeschrittenen Stadium.

Die Arbeitsgruppe um Richard Grol hat diese Diskrepanz aufzudecken versucht und gefunden, dass diagnostische Unsicherheit in den Frühstadien der Alzheimerdemenz, die Scheu, eine kognitive Untersuchung durchzuführen und die Diagnose zu besprechen, Mangel an Zeit und eben das zu seltene Kommen der Patienten Gründe für dieses Verhalten sind. (Van Hout 2000)

Die diagnostischen Fertigkeiten bei Unsicherheit in den Frühstadien sind lernbar:

Jan Heyrman und seine Arbeitsgruppe haben sehr sorgfältig die Frühzeichen und die Auslöser zur Erkennung der Alzheimer Demenz in der Allgemeinpraxis zusammengetragen (De Lepeleire et al 1998):

– das gestörte Funktionieren am Arbeitsplatz und Unsicherheiten in den Alltagsfunktionen,
– Fixierung auf betroffen machende Ereignisse,
– gestörtes Kurzzeitgedächtnis,
– die Unfähigkeit einer Unterhaltung zu folgen,
– die Unfähigkeit eigene Klagen zu formulieren,
– das Suchen nach des Partners Unterstützung.

Als hauptsächliche Auslöser wurden:

– Medikamentenwechsel,
– der Verlust eines Partners oder eines pflegenden Angehörigen,
– eine Narkose und überhaupt Krankenhauseinweisung

beschrieben. Der Hausarzt muss hier sehr genau hinzuhören lernen, denn die Patienten sind sehr geschickt im Verbergen von Defiziten, und anfangs sind die Angehörigen nicht in der Lage, Fehlleistungen richtig zu interpretieren. So kommt es in den Familien zu Unmut, Missverständnissen, Vorwürfen und Schuldgefühlen, die auch nach Diagnosestellung noch längere Zeit zur Verunsicherung beitragen.

Die Durchführung und Besprechung von Hirnleistungstests ist ebenfalls lernbar.

Aus dem Projekt PRO DEM (Klingenberg et al 2001) kann gesagt werden, dass das Angebot an den Patienten, die Hirnleistung zu überprüfen, inzwischen genauso leicht von der Hand geht, wie die Mitteilung, ein

EKG schreiben zu wollen. Einmal erkannte und in die Behandlung einge-schlossene Patienten folgen mit großer Erleichterung dem Ratschlag der Praxen und erweisen sich dann als ganz präzise und dankbare Patienten. Mehr noch: Klarheit, Ehrlichkeit und offene Kommunikation erleichtern auch der Familie, ein Klima der Fürsorge und Zugewandtheit zu schaffen, das seinerseits hilfreich für alle ist.

Die Frequenz der jährlichen Konsultationen bei Hausärzten verringert sich von 15 bei Patient/Innen mit leichter Demenz auf 1 bei schwer De-menzkranken. Bei den Nervenärzten sind es 14 und 9 Konsultationen (Hallauer et al 1999), wobei nur ein geringer Anteil (7%) der Kranken zur vollständigen Weiterbehandlung an die Nervenärzte überwiesen wird. Meist wird nur (86%) zur Diagnostik in eine Facharztpraxis überwiesen, die weitere Betreuung Demenzkranker liegt danach ausschließlich in den Händen der Hausärzte (Riedel-Heller et al 2000).

Diese so beschriebene Abnahme der Konsultationsfrequenz entspricht nicht dem tatsächlichen Behandlungsbedarf. Vielmehr sind der dementive Prozeß selber, die daraus resultierende oder ihn wenigstens begleitende Depression und die multifaktorielle Komorbidität behandlungsbedürftig. Es kommen noch besondere Risiken dazu: finanzielle Armut, arterielle Ver-schlußkrankheit, Schilddrüsenfunktionsstörung, Alkoholabusus und Inkon-tinenz (Sandholzer et al 1999). Da der Patient immer weniger in der Lage ist, einen Arztbesuch in der Praxis zu bewerkstelligen, müssen wir mit Hausbesuchen darauf eingehen und mit den Angehörigen feste Praxister-mine arrangieren.

Der Mangel an Zeit ist ein grundsätzliches Problem der Allgemeinpra-xis. In der Regel wird es durch zunehmende Häufigkeit der Konsultatio-nen und durch eine wachsende Vertrautheit in der Patienten-Arzt-Bezie-hung gelöst – eine Vertrautheit mit dem Einzelnen und Teilen der Familien, die Frühzeichen einer Fehlentwicklung wahrzunehmen in der Lage sind. Je mehr dann die Beziehungsfähigkeit des Patienten abnimmt, muss die ehe-malige Patienten-Arzt-Beziehung sich zu einer Dreierbeziehung mit dem „Kümmerer", dem pflegenden Angehörigen, entwickeln.

Zahlenmäßig ist die Bedeutung des Problems Demenz für den Haus-arzt nicht zu vernachlässigen. Legt man die oben genannten Prävalenzzah-len zugrunde, dann müßte eine durchschnittliche deutsche Allgemeinpraxis etwa 30 mittel und schwer Demenzkranke und 30 leicht Demenzkranke betreuen. Dazu kämen eine ebenso große Zahl – also 60 – Patienten mit einer leichten kognitiven Beeinträchtigung, die aber einen Pool für die De-menzentwicklung darstellen. Bedenkt man, dass wenigstens im nicht groß-städtischen Bereich derzeit nahezu gleichviel Familien in dieses Problem einbezogen sind, so kann man eigentlich an diesem Problem nicht vorbei-sehen. Doch kann man angesichts des Budgetdruckes von allen Seiten es uns verdenken, wenn wir es doch tun? Jeder einzelne Arzt, aber zuerst die Politik muß sich fragen lassen, wie es denn weitergehen soll – wissen wir doch, dass früh erkannte behandelte Patienten für das Gesamtsystem ren-tabel sind. Eine integrierte gemeindenahe Versorgung der Alzheimer Patienten durch Hausärzte, Fachärzte, therapeutische Gesundheitsberufe, Pflege, Apotheker, Soziale Dienste im richtig verstandenen ambulanten Team bringt eine Verbesserung der Lebensqualität für die betroffenen Patienten und deren Familien. Dies führt zur Abbremsung des Krankheitsprozesses und durch spätere und kürzere Inanspruchnahme stationärer Pflegekosten zur Einsparung von Ressourcen. (Klingenberg et al 2001)

Noch etwas ganz Persönliches: In einer Zeit, wo der hausärztliche Beruf von allen Seiten Reglementierungen, Bürokratisierungen und Budgetdruck ausgesetzt ist, müssen wir, um in diesem Beruf zu bestehen, immer wieder nach Quellen der Befriedigung suchen. Ich versichere Ihnen, lieber Leser, die Behandlung von Demenzkranken und ihrer Familien ist eine solche Quelle der Befriedigung. Wenn es Ihnen gelingt, ein bedrängtes System Familie kurz vor dem Bersten durch Ehrlichkeit und klare Diagnose einer Entlastung zuzuführen, dann haben Sie eine mehrjährige Aufgabe vor sich, in der alle die schönen Seiten unseres Berufes zusammenkommen: Beziehungen gestalten, führen, kooperieren und – besonders im Bereich der Co-Morbidität – handfest arzten.

4 Bedeutung für den Patienten

Zurück zu dem eingangs beschriebenen Patienten, Herrn X: Das Erkennen seiner leichten kognitiven Beeinträchtigung geschah mit Hilfe seiner vorgebildeten Familie, die den Hausarzt bat, hier die Diagnostik voranzutreiben. Dies ist nicht immer der Fall. Doch eher häufig nehmen wir Hausärzte flüchtig frühe Veränderungen im Erscheinungsbild und Verhalten unserer Patienten wahr, lange bevor Hirnleistungstests pathologische Ergebnisse produzieren. Am Ende des Projektes PRO DEM wurden immer mehr Patienten ohne einen pathologischen TFDD Test eingeschlossen. Ging danach die PRO DEM Koordinatorin in das Haus dieser Patienten und beschäftigte sich ausgiebig mit der Gesamtsituation der Familie, so waren spätestens nach einer Stunde des Hausbesuchs zahlreiche Kriterien der Früherkennung positiv. Die Früherkennung geht aber auch andere Wege: Nach mehreren „Runden Tischen" von Ärzten und Mitgliedern anderer Gesundheitsberufe waren Schwestern im Pflegedienst, Physiotherapeuten oder Ergotherapeuten in der Lage, über Vorfälle wie unsinnig gedeckte Tische, angeschaltete und ungenutzte Elektroherdplatten oder Radieschen in der Wachmaschine zu berichten. Auch auf diesem Wege wurden zahlreiche Patienten in das PRO DEM Projekt eingeschlossen. Eine wirkliche Früherkennung gegen den inneren Widerstand des Patienten ist das Geheimnis jeder Demenzkranken-Behandlung. Unsicherheit in der Alltagsbewältigung führt zu sozialem Rückzug und zahlreiche Kränkungen jeden Tag zu ertragen, führt zu Depression. Dies wird, nur wenn es gut geht, durch immer mehr Bindung an den pflegenden Angehörigen, den „Kümmerer", beantwortet. Im gemeinsamen Dreiergespräch – Patient, „Kümmerer" und Hausarzt – wird der Gesprächsfaden nicht mehr vom Patienten aufrechterhalten: Er gibt kurze, halbe Antworten mit Hinwendung des Kopfes zum „Kümmerer"; dieser komplettiert dann den Gedanken. Wenn es zu zunehmendem Verlust der Sprachfähigkeit des Patienten kommt – man erlebt ihn durchaus zugewandt, aber in Floskeln sprechend („Reden ist Silber, Schweigen ist Gold; Alle Tage ist kein Sonntag"), dann wird der Rückzug aus Kartenspielclubs, Turnvereinen und VHS-Kursen sehr schnell vollzogen. Spätestens zu diesem Zeitpunkt müßte die Diagnose gestellt werden, um Ehrlichkeit und eine offene Kommunikation in die Familie zu bringen. Hier waren schon Schuldgefühle entstanden durch häufiges Schimpfen z.B. über den zum soundsovielten Male verlegten Hausschlüssel. Als wichtiger therapeutischer Schritt bringt Ehrlichkeit und klare Diagnostik neben einer maßgeschneiderten Pharmakotherapie Entlastung. Als nächster Schritt sollte dann eine Integration in Gruppen stattfinden (Alzheimer Betreuungsgruppe, Tagespflege). Es kommt immer wieder in frühen und mittleren Stadien der Demenz zu warmherzigen, kommunikativen Gruppenerlebnissen. Die Geborgenheit in der Gruppe gibt über eine gewisse Zeit die Sicherheit, die dem Einzelnen verlorenzugehen droht.

So konnte in der Begleitforschung zum Projekt PRO DEM mit hoher Wahrscheinlichkeit eine signifikante Bremsung des Krankheitsprozesses nachgewiesen werden: Die Patienten, die alle medikamentösen und nichtmedikamentösen PRO DEM –Angebote wahrnahmen, hatten in knapp einem Jahr eine Verschlechterung von 1,7 Punkten zu verzeichnen, während die Patienten, die nur Medikamente nahmen, sich um 4 Punkte auf der TFDD-Skala verschlechterten.

Die Bedeutung für den Patienten: eine wirkliche Früherkennung und eine integrierte Behandlung kann zu einer Lebensqualität der Geborgenheit führen. So hat das Kümmern auch für die Familie dann einen Wert an sich.

Befaßt mit dem Problem Demenz ist die ganze Familie; doch kümmern wird sich einer am meisten. Dieser „Kümmerer" wird anfangs mehr und mehr die Probleme anpacken und dabei bedarf er unseres Denkanstoßes und unserer Hilfestellung, z.B. bei der Beantragung des Schwerbehindertenausweises, der Pflegeversicherung, mit dem Ziel, auch Kurzzeitpflege in Anspruch nehmen zu können, bei der rechtlichen Klärung der Gesamtsitation, Patientenvollmacht, Einrichtung einer Betreuung, bei der Wohnungsanpassung. Doch zunehmend wird diese organisatorische und zeitliche Beanspruchung auch zu einer Überforderung. Der „Kümmerer" wird mehr und mehr ein Teil dieses Beziehungssystems Patient/Kümmerer, aus dem er Tag und Nacht nicht entlassen wird. Dazu kommt die Angst, zumindestens bei direkten Familienmitgliedern vor Vererbung – bei 30% der Patienten mit einer Alzheimer-Demenz findet sich mindestens ein weiteres erkranktes Familienmitglied (Lautenschlager et al. 1994). Andererseits ist nur bei ganz wenigen Familien eine direkte durchgehende Vererbung nachweisbar. Diese Ängste müssen einmal geklärt werden, unter Umständen mit Hilfe des Facharztes oder der genetischen Beratungsstelle. Im Vordergrund steht aber die zeitliche Beanspruchung: 61% (AQUA 1999) der befragten pflegenden Angehörigen im Projekt PRO DEM gaben an, starke oder sehr stark belastet zu sein. In diesem 24-Stunden-Job bleibt dem „Kümmerer" nicht mehr genügend Zeit für sich selber. Es kommt zu sozialer Isolation und physische und psychische Überforderungserscheinungen können sich einstellen. Ist der „Kümmerer" auch unser Patient, so können wir leicht darauf eingehen und können ihn ansprechen. Ist er das nicht, werden wir über die Verschlechterung des Gesamtzustandes des Systems Patient und „Kümmerer" Auskunft über dessen Situation bekommen und werden sie dann ansprechen müssen.

5 Möglichkeiten der Komplikationen

Die Alzheimer Demenz bleibt eine Krankheit, die im Mittel in gut sieben Jahren nach Diagnosestellung zum Tode führt. (Die Diagnose wird in der Regel erst drei Jahre nach Auftreten erster Symptome gestellt.) *Früherkennung* gewinnt nicht unbedingt Zeit, doch ganz sicher Lebensqualität für Patient und Familie. So ist *eine zu spät gestellte Diagnose eine schlimme Komplikation an sich.*

Krankheitsbedingt

Jeder Mensch hat seinen Krankheitsprozess, und aus noch nicht klar beschriebenen Gründen schreitet die Demenz beim einen schneller beim anderen weniger schnell voran. Der eine kann seine Fassade länger aufrechterhalten, weil seine Sprachfähigkeit vielleicht länger erhalten bleibt, wenn er von einem höheren Niveau herabsteigt, der andere zieht sich sehr früh in eine stumme Welt zurück und kommuniziert nur gelegentlich mit dem Ausdruck der Augen, des Gesichtes oder des ganzen Körpers. Es findet einerseits eine Nivellierung, andererseits auch eine Akzentuierung der Persönlichkeit statt. Desweiteren unterscheiden sich die Patienten in ihrer Gehfähigkeit und der Orientierung. Manche demenzkranke Menschen können recht lange in ihrer näheren Umgebung Spaziergänge machen und alleine nach Hause finden, selbst wenn später dann und wann Hilfen durch Nachbarn oder Polizei nötig sind. Manche Patienten verlassen das Haus nie, manche haben eine fast unaufhaltsame Weglauftendenz.

Die so *unterschiedliche Geschwindigkeit in der Progredienz des Krankheitsprozesses* ist noch keine Komplikation an sich – doch das Nichterkennen dieser Unterschiede führt zu prognostischen Fehleinschätzungen des Arztes, die für die ganze Familie von Bedeutung sein können. Wenn es uns nicht gelingt, der Patientenfamilie zu verdeutlichen, dass der Morbus Alzheimer eine todbringende Erkrankung ist, können wir einerseits dieses zeitlich absehbare und damit begrenzte große Engagement der Familie nicht erwarten und andererseits die Familie nicht entlasten dadurch, dass wir ein Ende der Belastung in Aussicht stellen. Unsere Empfehlungen zur stationären Einweisung in ein Pflegeheim sind ja mit ganz erheblichen Kosten für die Solidargemeinschaft verbunden. Hier gilt es, *den richtigen Zeitpunkt zur stationären Einweisung* zu erfassen. Eine Komplikation ist es, dem Patienten zu früh (Kosten) oder zu spät (Integrierbarkeit) in ein Heim zu geben. Mit unseren medikamentösen und nichtmedikamentösen Hilfestellungen müßten wir heute von den zehn Alzheimer-Jahren neun mit ausreichender Lebensqualität und nur eines mit dem Sterbeprozeß gestalten können.

Sehr wechselnd ist die Vigilanz der Patienten, meist abhängig von ihrem *Flüssigkeitskonsum*. Die Exikkose zu verhindern ist ein ständiger Kampf – kleine TIAS leider die Regel. Alle Hausärzte können von dem schlechten Trinkverhalten alter und hochbetagter Menschen ihr Klagelied singen. Hier aber birgt sie eine lebensbedrohliche Komplikation, die manchmal mit Infusionen zu unterbinden hilfreich ist.

Zu diesen krankheitsimmanenten Komplikationen kommen die zahlreichen *Komplikationsmöglichkeiten* aus der *Co-Morbidität*: Infektionen der oberen Luftwege, die bei multimorbiden Patienten oft eine Sequenz von Folgen nach sich ziehen: Herzinsuffizienz, Thrombose, Embolie, Hirninfarkt. Die Schilddrüse kann sich in beide Richtungen mit hypo- und hyperthyreoter Dysfunktion fehlentwickeln. Hier ist große Aufmerksamkeit und kontinuierliche Kontrolle erforderlich. Infektionen im Magen-Darm-Trakt, Divertikulosen, Divertikulitiden mit Perforationen und Invaginationen, Cholangitiden und Cholezystitiden gibt es immer wieder und sind gut behandelbar. Malignome entwickeln sich langsam, man muß nur daran denken. Wichtig sind Unfälle: Bei der allgemeinen Osteoporose und bei Sturzgefahr sind Hüftprotektoren ein Segen. Die schmerzhaften Osteoporosen müssen behandelt werden. Bleibt der Decubitus: Die Alzheimerdemenz endet in einem Zerfall des Gewebes und ein Decubitus läßt sich dann bei noch so guter Pflege nicht mehr verhindern.

Fall 2
Herr H., 72 Jahre, wird seit 4 Jahren im Rahmen der ambulanten integrierten gemeindenahen Versorgung Demenzkranker von verschiedenen Stellen, aber im wesentlichen von seiner Ehefrau, betreut. Beide lebten in einem hübschen Einfamilienhaus, und bis vor 8 Wochen war der Krankheitsprozeß nur langsam fortgeschritten. Bei meinem Hausbesuch nach dem Sommerurlaub stellte ich eine deutliche Verschlechterung mit Unruhe und Stürzen und einen erheblichen Gewichtsverlust fest. Die Durchuntersuchung erbrachte eine dramatische hyperthyreote Verschlechterung der multifokalen Autonomie der Schilddrüse als Ursache für diesen Gewichtsverlust. Inzwischen war das gesamte Pflegegebäude aber so überstrapaziert, dass H. auf dem Wege über die Tagespflege wegen Weglauftendenz und großer Sturzneigung ins Heim mußte. Die Hyperthyreose war gut behandelbar, die Weglauftendenz verlor sich in der neuen Umgebung und die Ehefrau erholt sich von ihrer Erschöpfungsdepression.

Falldiskussion: Dies ist ein Beispiel dafür mit welch großer Geschwindigkeit Veränderungen – auch bei alten Menschen eintreten können: ein Monat reichte aus, um eine gesicherte Pflegesituation zu destabilisieren.

Fall 3

Die Co-Morbidität im dementiven Prozess ist ein weites Feld unserer hausärztlichen Heilkunst. Frau E. ist dieser Tage mit 89 Jahren gestorben, nachdem der dementive Prozess – eine degenerative und vaskuläre Mischform – bei ihr relativ früh wegen der Erkrankung und Erschöpfung ihres Schwiegersohnes zur Einweisung des Ehepaares vor 5 Jahren in das örtliche Altenheim geführt hatte. Auch ihr Ehemann hatte eine Demenz vom Alzheimer Typ. Beide lebten 3 Jahre gemeinsam in unmittelbarer Nähe zu ihrem ehemaligen Haus im Dort im Altenheim. Die Familie hatte mit ihrer frühen Entscheidung zur Einweisung sehr zur Akzeptanz dieses Heimes im Dorf beigetragen, und die Klarheit, mit der diese Entscheidung in der ganzen Familie getroffen wurde, vermied Unsicherheit und Depression bei der Patientin und Schuldgefühle bei den Angehörigen. Frau E. hat nach dem Tode ihres Mannes noch mit Freude 2 Jahre als Zimmernachbarin von Frau R.(s.u.), die sie ihr Leben lang kannte, gelebt, bis ihre Hirnleistung und ihre körperliche Leistungsfähigkeit sich so verminderten, dass sie bettlägerig wurde. Sie verstarb binnen weniger Wochen letztlich an einer Pneumonie. Frau R. wenige Tage nach ihr. Beiden Damen ist so die sicher belastende Sterbephase des Demenzprozesses erspart geblieben, und es muß an dieser Stelle die Frage erlaubt sein, ob Co-Morbidität manchmal auch eine Gnade darstellt.

Falldiskussion: Das Beispiel der Frau E. wirft noch eine andere Frage auf, nämlich die Notwendigkeit, rechtzeitig die rechtliche Seite des „Dementwerdens" klären zu lassen. Das Betreuungsrecht sorgt eindeutig dafür, dass der über uns bestimmt, dem wir am meisten vertrauen. Bei Frau E. ist das gut gelaufen.

Ein weiteres Patientenbeispiel für Komplikationen der Co-Morbidität bei Demenzkranken

Fall 4

Frau R., 85 Jahre, befindet sich seit 1947 in Behandlung unserer Praxis. Wegen ihrer Multimorbidität und der Gesamtversorgungssituation wurde sie vor vier Jahren mit eigener Zustimmung im dörflichen Altenheim untergebracht. Der Kontakt zu ihren beiden Töchtern ist ausgezeichnet, ihr Kontakt zum Dorf durch zahlreiche Besuche noch einigermaßen intakt. Nicht zuletzt durch diese vielfältige Anregung und dem fortbestehenden Band vor allem zu einer Tochter war der dementive Prozeß – eine Demenz der Mischform – nur langsam progredient.

Aus einem Kurzurlaub kommend fand ich Frau R. bei einer Visite im Altenheim jetzt völlig somnolent, kaum ansprechbar in ihrem Pflegebett vor. Ich erfuhr, dass sie mehr als eine Woche in der regionalen Hautklinik untergebracht war, um ein an der Stirne vorher ambulant behandeltes Haut-Karzinom operieren zu lassen. Ohne Rücksprache mit meiner Praxis war Frau R. vom Hautarzt eingewiesen worden. Die OP hat nicht stattgefunden. Die Verschlechterung war so dramatisch, dass Frau R. sich davon nicht erholte.

Falldiskussion: Diese Komplikation war überflüssig. Jede räumliche Veränderung bedeutet für den Demenzkranken eine Belastungssituation. So ist die *Indikation zur Krankenhauseinweisung* ganz besonders streng zu stellen, und wenn sie unumgänglich ist, mit besonderen Vorsichtsmaßnahmen zu umgeben – Begleitbrief, Begleitperson, frühzeitige Rückverlegung.

Stürze und Infektionen der ableitenden Harnwege (Fieber und Inkontinenz) sind die häufigsten Einweisungsgründe in ein Pflegeheim – leider nicht die wohlüberlegte Entscheidung der Familie, das Hausarztes und des ambulanten Teams.

Fall 5
Vor kurzem fand ich Frau S., die ich von Hausbesuchen kannte, im Altenheim vor. Sie war seit 1 ½ Jahren in meiner Behandlung. Ihren Sohn und ihre Schwiegertochter kannte ich aus der Angehörigen-Demenzgruppe. Als ich mich telefonisch bei diesen sehr wunderte über das Auftauchen der Patientin im Heim, hörte ich, dass der Notfalldienst am Wochenende die Patientin ins Krankenhaus eingewiesen hatte mit Fieber. Von dort sei sie dann am Montag morgen ins Heim verlegt worden. Der Kurzbericht wies „Demenz" aus. Eine Durchuntersuchung durch uns brachte einen hochfieberhaften Harnwegsinfekt, der sich leicht medikamentös behandeln ließ. Es vergingen einige Wochen, bis sich Frau S. im Heim eingewöhnte, seitdem lebt sie hier jedoch sehr zufrieden.

Falldiskussion: Den Zeitpunkt für eine Heimunterbringung richtig zu wählen, ist eine Riesenaufgabe und abhängig vom Krankheitsprozeß, von der Co-Morbidität des Patienten und von den Ressourcen in der Familie, leider auch gelegentlich, wie das Beispiel zeigt, von Zufällen. In dem Beispiel wurde erst nach der Unterbringung der Patientin der hohe Erschöpfungsgrad der Familie des Sohnes deutlich. Als sich das Ehepaar nach einiger Zeit erholt hatte, übernahm die Schwiegertochter, eine erfahrene Psychiatrieschwester, Aufgaben im Netzwerk PRO DEM, leitet jetzt eine Betreuungsgruppe und verdient sich auf diese Weise mit den erworbenen Kenntnissen und Fähigkeiten ein bißchen Geld zusätzlich.

Versorgungsbedingt

„Die Grundvoraussetzung für eine erfolgreiche Behandlung eines Demenzkranken ist eine möglichst frühzeitige Diagnose sowie ein therapeutisches
Gesamtkonzept, welches – je nach Schwere der Erkrankung – medikamentöse, sozio- und psychotherapeutische Maßnahmen sowie Angehörigenbetreu-
ung einbezieht. Dieses Konzept sollte entsprechend dem Erkrankungsstadi-
um vom Patienten, seinen Angehörigen, den Ärzten sowie den beteiligten
Therapeuten, Pflegern und sozialen Diensten gemeinsam verantwortlich und
sich ergänzend getragen werden." (DGGPP 2001)

Nicht nur die Früherkennung und Diagnostik der Alzheimer-Demenz
sind schwierig, ein *verbindliches therapeutisches Gesamtkonzept für die ambulante Versorgung* gibt es bisher nicht. Dies ist aus therapeutischer Sicht problematisch und ökonomisch fragwürdig: Gilt es doch als gesichert, dass
mehr direkte Gesundheitsversorgung und weniger Pflege enorme Ressourcen sparen würde, bei Frühstadien wie bei Spätstadien. Auf der MMSE-
Skala mit 30 Punkten bedeutet eine Veränderung um einen Punkt Kosten
von 1500 bis 2000 Euro pro Jahr und Patient. Ohne Therapie ist im
Durchschnitt mit einem Verlust von drei Punkten pro Jahr zu rechnen. Es
muss also alles Bemühen darauf gerichtet sein, den Krankheitsprozess früh
abzubremsen. Die diesbezüglichen Komplikationen sich im vorangegange-
nen Abschnitt beschrieben.

Zu dem zu späten Erkennen und dem mangelnden therapeutischen
Gesamtkonzept kommt das *Nichtbeachten des pflegenden Angehörigen* und
seiner Nöte als eine ernstzunehmende Komplikationsmöglichkeit.

Immer wieder können wir beobachten, dass immer dann, wenn es den
Angehörigen gut geht, der Betroffene seinerseits „gut drauf ist". Ganz offensichtlich ist es so, dass der Demenzpatient in einem mittleren und fortgeschrittenen Stadium zunehmend abhängig wird von seinem Betreuer, seinem „Kümmerer". Ist dieser „Kümmerer" der ebenso alte Ehemann, wird
diese Symbiose eher schwierig, weil der andere sich zunehmend überfordert. Stammt dieser „Kümmerer" aus der nächsten Generation und ist in
diesem gesamten Geschehen Ehrlichkeit, Zuversicht, Geborgenheit, dann
entsteht so etwas wie eine Dyade, eine Mutter-Kind-Beziehung oder um-
gekehrt eine Kind-Mutter-Beziehung, die dem Betroffenen Sicherheit und
Geborgenheit vermittelt.

Fall 6
Frau P., 76 Jahre, war mir nach dem Tode ihres Ehemannes allein im
Hause lebend durch sozialen Rückzug aufgefallen. Der auf dem Grund-
stück seinerseits in einem eigenen Haus lebende Sohn nahm daran keinen
Anstoß – Mutter sei schon immer ein wenig ängstlich und eher zurückge-
zogen gewesen. Eine Verlaufsbeobachtung und Testung in Abstand von 3
Monaten erbrachten dann doch eine Frühform der Alzheimer-Demenz.
Frau P. wurde in eine Patientengruppe übernommen – der Sohn besucht

die Angehörigengruppe. Die Atmosphäre im Hause veränderte sich. In dieser Geborgenheit blühte Frau P. auf – blühte so auf, dass sie sich traute, ihre Familie zur Hochzeit eines Enkelkindes nach Frankreich im Flugzeug zu begleiten. Mit größter Freude verfolgte sie im fremden Land die Hochzeit und konnte anschließend in der Patientengruppe unendlich viel erzählen, was die Gruppe insgesamt beflügelte. Die Testergebnisse der Patientin sind heute nach weiteren 2 Jahren noch eher günstig, ihr Verhalten nicht resignativ, die Lebensqualität annehmbar.

Falldiskussion: Hier hat wirkliche Früherkennung zusammen mit einer wirksamen medikamentösen und nichtmedikamentösen Therapie großen Nutzen für die Entwicklung der Patientin gebracht. Selbst bei fortschreitender Demenz hat sich die Lebensqualität der Patientin eher verbessert, da sie mit Hilfe der Gruppe und der Koordinatorin gelernt hat, auch ohne ihren Ehemann mit Freude zu leben.

Unzureichende Früherkennung im Bereich der Demenz oder wie im folgenden Beispiel ein nicht Akzeptieren führt unter Umständen zu schwerer Überlastung des pflegenden Angehörigen.

Fall 7
Frau R.,83 Jahre, seit 30 Jahren in meiner Behandlung, fiel schon mehrere Jahre durch Rückzug, Multimorbidität, Inkontinenz und zunehmend verstärkte Rauchgewohnheiten auf. Die Besuche in der Praxis wurden weniger, die Hausbesuche mehr, Kontakt hielt der sie versorgende Ehemann. Er war Maler und Pianist, doch dafür blieb ihm keine Zeit; seine Frau zu versorgen war ein Ganztagsauftrag. Hilfestellung wurde abgelehnt. Ich traf die beiden viele Male Kaffee trinkend und rauchend in ihrer kleinen Wohnung in der zweiten Etage eines Miethauses an. Alle Gespräche über Betreutes Wohnen oder dergleichen waren unfruchtbar bis zum plötzlichen Tode der Patientin durch Schlaganfall. Der Ehemann ging unter Beibehaltung seiner Wohnung erstmal für einige Wochen nach Süddeutschland zu seinen Kindern. Dort verstarb er nach 2 Monaten seinerseits an einem Schlaganfall.

Falldiskussion: Ob es sich hier um eine Komplikation handelt, mag der Leser für sich beurteilen. Dieses alte Ehepaar hatte für sich entschieden, diese Krankheit zu negieren, was im nachhinein meine Bewunderung hat. Andererseits hätte ein Umzug in ein Betreutes Wohnen zur rechten Zeit zur Entlastung des Ehemanns führen können und der Krankheitsprozess der Patientin hätte sich nicht so beschleunigen müssen. Aber mein Argument mit der beiderseitigen Entlastung wog nicht schwer genug, obwohl ich immer das Gefühl hatte, dass es ihr peinlich war, ihrem Mann zur Last zu fallen.

Die hausärztliche Aufgabe ist es also für den „Kümmerer", für die pflegenden Angehörigen, Entlastung zu suchen, zeitliche Entlastung und emotionale Entlastung. Zeitliche Entlastung gibt es in Alzheimer-Gruppen, in der Tagespflege und in gelegentlichen Kurzzeitpflegeurlauben. Emotionale Entlastung gibt es durch die Gruppenselbsthilfe (Angehörigengruppen).

Verhinderung der Komplikationen

Sowohl bei der Diagnostik wie bei der Therapie des Demenz-Syndroms sind Komplikationen, Fehler und Probleme möglich. Wie bei allen chronisch verlaufenden Krankheitsprozessen ist es notwendig, genügend Kontrollmechanismen einzubauen, d.h. genügend Menschen im diagnostischen und therapeutischen Prozess zu Hilfe zu haben. Dabei ist eine Koordinierung des ambulanten Teams vonnöten. Im Case-Management des Demenz-Syndroms spielt der Hausarzt die koordinierende Rolle. Aus dem Projekt PRO DEM kann man lernen, dass er damit auch überfordert sein kann. Erschwerend kommt hinzu, dass angesichts der derzeitigen Verhältnisse in unserem Gesundheitssystem überhaupt kein Anreiz dafür besteht, komplizierte Fälle zu übernehmen – im IV Quartal 2001 wurden uns nur 15% der spezifischen Leistungen im Altenheim vergütet. Im Projekt PRO DEM teilt sich der Hausarzt die Koordinationsfunktion mit den Koordinatorinnen des Projektes. Auf diese Weise kommt es zu vorzeigbaren Ergebnissen ohne Überlastung. Hausärzte, Fachärzte, die Pflege, die nichtärztlichen Gesundheitsberufe und die pflegenden Angehörigen arbeiten in einem Gesamtkonzept zusammen. Fallkonferenzen überprüfen diese Arbeit. Die Kosten sind vergleichsweise gering, die Ersparnisse für Kranken- und Pflegekassen durch nicht notwendig werdende Krankenhausaufenthalte und durch spätere Einweisung in stationäre Pflege sowie durch weniger krankwerdende pflegende Angehörige riesengroß.

Literatur

AQUA-Institut für angewandte Qualitätsförderung und Forschung im Gesundheitswesen GmbH, Göttingen (1999) Belastungssituation und Unterstützungsbedarf von pflegenden angehörigen älterer Menschen mit Hirnleistungsstörungen. In: Stuhr, Weyhe. Ergebnisse einer Angehörigenbefragung im Rahmen von PRO DEM

De Lepeleire J, Heyrman J, Buntinx F (1998) The early diagnosis of dementia: triggers, early signs and luxating events. In: Family Practice 15(5): 431–436

DGGPP Deutsche Gesellschaft für Gerontopsychiatrie und –psychotherapie e.V (2001) Empfehlungen zur Therapie dementieller Erkrankungen

Förstl H (2001) In: Förstl H (Hrsg) Demenzen in Theorie und Praxis. Springer, Berlin Heidelberg New York, 52

Hallauer J, Schons M, Smala A, Berger K (1999) Defizite in der Behandlung von Patienten mit Alzheimer-Erkrankung. In: Psycho 25 (Sonderausgabe 1/99): 31–34

Klingenberg A, Szecsenyi J, Hesse E, Habs M, Schaper G, Bolley J, Kreisch M.(2001) PRO DEM – ein Projekt zur regionalen Versorgung Demenzkranker und ihrer pflegenden Angehörigen, Erfahrungen und Ergebnisse. AQUA-Institut für angewandte Qualitätsförderung und Forschung im Gesundheitswesen GmbH, Göttingen

Lautenschlager N, Foley EJ, Haupt M, Zimmer R, Farrer LA, Kurz A (1994) Eine systematische genetisch-epidemiologische Familienerhebung bei Alzheimerkranken – Erfahrungen mit der MIRAGE-Studie in Deutschland. Z Gerontol 27: 341–345

Riedel-Heller AG, Schork A, Fromm N, Angermeyer MC (2000) Demenzkranke in der Hausarzt-
    praxis – Ergebnisse einer Befragung. In: Zeitschrift für Gerontologie und Geriatrie 33 (1): 300–
    306
Sandholzer H, Breull A, Fischer GC (1999) Früherkennung und Frühbehandlung von kognitiven
    Funktionseinbußen: eine Studie über eine geriatrische Vorsorgeuntersuchung im unausgelesenen
    Patientengut der Allgemeinpraxis. Z Gerontol Geriat 32: 172–178
Van Hout H, Vernooij-Dassen M, Bakker K, Blom M, Grol R (2000) General practitioners on
    dementia: tasks, practices and obstacles. In: Patient Education and Counseling 39: 219–225
Zaudig M (1991) In: Förstl H, Demenzen in Theorie und Praxis, Springer, Berlin Heidelberg New
    York, 23

1.2.16 Depression
Karl-Heinz Aeffner

Zusammenfassung

Die Depression stellt eine Volkskrankheit dar, welcher der Hausarzt in seiner Praxis mit hoher Wahrscheinlichkeit begegnet. Eine verbesserte Erkennung depressiv Erkrankter gelingt durch gezielte Nachfrage bei entsprechenden Risikogruppen, die der Hausarzt kennen muss. Bei jedem depressiv Erkrankten ist die Möglichkeit eines Suizids stets mitzudenken und offensiv anzusprechen. Besonders gefährdet sind alte und allein oder in Institutionen lebende Menschen. Die Depression muss in der Hausarztpraxis, auch im Rahmen multimorbider Krankheitskonstellationen, die ihr gebührende Priorität erhalten. Sie bedarf einer sorgsamen vorrangig medikamentösen Behandlung und der gezielten Zusammenarbeit mit Fachspezialisten.

1 Definition

Der Begriff Depression umschreibt einen relativ unspezifischen Sammelbegriff für eine Krankheitsgruppe mit unterschiedlichen Erscheinungs- und Verlaufsformen. Im Vordergrund steht eine Störung des Antriebs und des Gefühls- und Gemütslebens, die vor allem mit Interessenverlust, Verminderung des Antriebs, Angst, Traurigkeit und Niedergeschlagenheit einhergeht, kombiniert mit vegetativ somatischer Symptomatik. Beim unausgelesenen Patientengut des Hausarztes ist die Unterscheidung zwischen leichten (F32.0), mittelgradigen (F32.1) und schweren (F32.2/3 nach ICD-10-SGBV) depressiven Episoden wichtig.

2 Epidemiologie

2.1 Häufigkeit in der Bevölkerung

Bei der Depression handelt es sich um eine häufige Erkrankung in der hausärztlichen Versorgung. Die Bevölkerungsprävalenz wird z. Zt. mit einer 4-Wochen Prävalenz depressiver Störungen von 6,3% der erwachsenen Bevölkerung angegeben. Frauen sind mit 7,8% gegenüber 4,8% der Männer häufiger betroffen (Wittchen et al 2000). Das Lebenszeitrisiko für eine klinisch bedeutsame Depression beträgt ca. 20% (Wittchen et al 1999).

Depressive haben ein hohes Suizidrisiko. Neben einer schwer einzuschätzenden Dunkelziffer sind mehr als die Hälfte aller Selbsttötungen in Deutschland auf eine Depression zurückzuführen (Gesundheitsbericht für Deutschland 1998).

2.2 Häufigkeit der depressiven Patienten in der Praxis

Ungefähr 10 bis 15% aller Patienten in allgemeinmedizinischen Praxen leiden unter einer behandlungsbedürftigen Depression, wobei Frauen zunehmenden Alters häufiger betroffen sind als Männer. Diese Zahl erscheint aus hausärztlicher Erfahrung sehr hoch vor allem unter dem Aspekt, inwieweit bei den in Studien durch Fragebögen identifizierten Patienten tatsächlich ein Behandlungsbedarf gegeben ist. Nach hausärztlicher Erfahrung sind vielfältige Abstufungen im Schweregrad und selbstlimitierende kurze „depressive" Phasen möglich.[1] Die hausärztliche Wahrnehmung wird unterstützt durch US amerikanische Schätzungen (Kessler et al 1997), wonach etwa nur ein Drittel aller Depressiven jemals in eine ärztliche Behandlung gelangt.

In den Industrieländern rangiert die Depression in Bezug auf Dauer, Schwere der Erkrankung und verlorene Lebensjahre an zweiter Stelle nach den kardiovaskulären Erkrankungen (Hegerl 2000).

3 Bedeutung für den Hausarzt

Typische Anlässe, bei denen der Hausarzt depressiven Patienten begegnet, gibt es nicht. Falls sie nicht eben mal ein Schlaf- oder Beruhigungsmittel an der Praxisrezeption bestellen wollen, klagen sie über somatische Beschwerden, deren Schilderung oft einen hohen Zeitaufwand erfordert. Die anschließende Diagnostik ist meist umfangreich und für Arzt und Patient gleichermaßen unbefriedigend, wobei sich Depressive über Normalbefunde nicht recht freuen können.

Kaum einer berichtet von sich aus über seine psychischen Beschwerden. Die Tatsache, dass sie häufig nicht über charakteristische Symptome klagen, ist sicher einer der Gründe für die kritisierte unzureichende Diagnostik depressiv Erkrankter in der Hausarztpraxis (siehe z.B. SVR-Gutachten 2000/01 Band III, Kap. 13).

Depressive werden von Hausärzten als nicht unproblematische, schwer zu führende Patienten erlebt, die dazu einen hohen Therapie- und Zuwen-

---

[1] Beispielhaft für die Grenzfälle, denen sich der Hausarzt gegenüber sieht sei das sog. Sissi-Syndrom genannt, das nicht durch primär depressive Symptome, sondern durch hohe eigene Leistungsanforderungen und Aktivitäten gekennzeichnet gleichsam einen „Normalbefund" bei vielen jüngeren beruflich ehrgeizigen meist allein lebenden Menschen darstellt.

dungsaufwand erfordern, der zu nicht immer befriedigenden Ergebnissen führt.

4 Bedeutung für den Patienten

Noch immer gibt es in Deutschland Patienten mit Krankheiten, die gesellschaftlich wenig anerkannt sind und über die man als Betroffener möglichst nicht spricht.

Nur wenige depressive Patienten wagen es, sich zu ihrer Krankheit zu bekennen, nicht zuletzt, weil sie auf Unverständnis und Hilflosigkeit stoßen, da sich ihr Leiden schwer einordnen lässt und ihnen gutgemeinte Sprüche wie „Das wird schon wieder" oder „Reiß dich zusammen und unternimm mal was Nettes" nicht weiter helfen. Von Depressionen können Frauen vielleicht ihren besten Freundinnen erzählen, auf gar keinen Fall darf ein Mann davon in seiner Stammkneipe oder am Arbeitsplatz etwas verlauten lassen.

Der erhebliche Leidendruck, den depressive Erkrankte und Angehörige erleben, geht schon aus der hohen Suizidrate hervor. Einen weiteren Eindruck von den Belastungen, denen die Kranken unterliegen, geben die vielfältigen Symptome, die in der Hausarztpraxis zur Sprache kommen und die zugleich Ursachen oder auch Folgen einer Depression sein können: Schlafstörungen, Erschöpfung, Veränderungen im beruflichen wie im privaten Umfeld, Arbeitsplatzprobleme wie Mobbing und Jobverlust. Migrationsfolgen, Suchtverhalten, Gewichtszu- oder -abnahme, Trennungen und Todesfälle, Konzentrationsstörungen, Schwindel, Ängste und Verlangsamung.

Von erheblicher Bedeutung für die Kranken sind auch Ausfälle durch Arbeitsunfähigkeit.

5 Versorgungsaufgaben des Hausarztes

Die Hauptaufgabe des Hausarztes liegt in einer zum Auftreten der Erkrankung zeitnahen, validen psychiatrischen Diagnostik, wobei sich kurze Fragebögen (s.u.) als sehr hilfreich erweisen können.

Die Diagnosestellung ist zeitaufwendig und setzt Taktgefühl, Aufmerksamkeit und anwendungsbereites Wissen voraus. Sie ist wichtig vor allem auch, um den möglichen „Worst case", den Suizid, zu verhindern. Mit der Erklärung, dass es sich bei einer Depression im Grunde um eine somatische Erkrankung mit einer Störung des Serotonin- und Noradrenalinstoffwechsels handelt, können sich die Patienten oft gut anfreunden. Hinzu kommt, dass der Hausarzt das Umfeld seiner Patienten meist genau kennt und hier diskret flankierende Maßnahmen einleiten kann. Gerade im ländlichen Bereich, in dem noch besondere Vorurteile gegenüber den Professionen bestehen, die mit „Psych.." anfangen, ist die Aufrechterhaltung der Fassade einer Organerkrankung elementar.

Schwierig ist die Vermittlung der Tatsache, dass Depressionen neben biographischen Änderungen wie Verlusten naher Bezugspersonen, Umzug, Arbeitsplatzwechsel, beruflichen oder privaten Misserfolgen und Organerkrankungen auch ohne erkennbare Gründe auftreten können.

Bei der Inanspruchnahme von ärztlichen und psychologischen Therapeuten sowie bei der Einleitung stationärer Maßnahmen müssen längere Wartezeiten durch den Hausarzt überbrückt werden.

Notwendige therapeutische Maßnahmen umfassen ärztliches Gespräch, Medikamente (Antidepressiva) und ggf. in Abhängigkeit von Art, Umfang und Schwere der Krankheit die Überweisung zum Psychiater oder in die Klinik (schwere Depression, Suizidgefahr, mangelhaftes Ansprechen auf die Therapie, diagnostische Unsicherheit, Psychose, Sucht) oder zum Psychotherapeuten (reaktive oder neurotische Depression).

6 Komplikationen

6.1 Interventionsbedingte Komplikationen

1. Non-Compliance

Diese ist auch bei eingeleiteter suffizienter Therapie häufig. Äußerungen wie „In meiner Familie hat es so etwas noch nicht gegeben" zeugen von Widerstand und Abwehr, Psychopharmaka werden nach hausärztlicher Erfahrung häufig vom Patienten abgelehnt oder zumindest äußerst kritisch bewertet (BDA 2002).

Durch Abgabe von Arzneimittelmuster („Ich habe hier gerade eine Probepackung, vielleicht hilft das Präparat") fühlt ein Patient sich mit seinen Beschwerden nicht ausreichend ernst genommen, deshalb sollten Antidepressiva immer verschrieben werden.

2. Selbstmedikation

Selbstmedikation wird in Form von Alkohol- („Wer Sorgen hat, hat auch Likör") und Benzodiazepin- („Mothers little helper") Abusus betrieben, nicht zuletzt, weil mit diesen Substanzen die befreiende Wirkung im Gegensatz zu Antidepressiva sofort einsetzt.

3. Nebenwirkungen der Antidepressiva

wie: Obstipation, Gewichtszunahme, Tremor, Miktions- und Kreislaufbeschwerden, Gedächtnis-, Potenz- und Vigilanzstörungen können Patienten umgehend in die Arme der Paramedizin treiben, ohne dass hier eine realistische Lösung zu erwarten wäre.

Auch die erst verspätet einsetzende Wirkung der Antidepressiva stellt eine „Nebenwirkung" dar, die praktisch von größter Bedeutung ist und

vom Hausarzt oftmals Überbrückungsmaßnahmen vor allem eine eingehende Beratung und Motivation des Patienten erfordert. Hinsichtlich
sonstiger Gefahren und unerwünschter Wirkungen z.B. bei alten Patienten
wird auf einschlägige Lehrbücher verwiesen.

6.2 Typische (auch) hausärztlicherseits induzierte Komplikation

1. Das Nicht(an)erkennen einer Depression

Als Ursache des Nichterkennens einer Depression wurde bereits die in der
Regel atypische Symptomatik der Patienten (siehe oben) angeführt. Von
Einfluss auf das Verhalten von Patienten und Arzt ist auch die allgemeine
gesellschaftliche Wertung der Depression: So wird eine Depression von
der Mehrheit Befragter Ost- und Westbürger als harmlose vorübergehende
Befindlichkeitsstörung gewertet, die nur in Ausnahmen überhaupt einer
ärztlichen Behandlung bedarf und im allgemeinen durch Selbsthilfe, Gespräche und Entspannung behoben werden kann (z.B. Angermeyer et al
1996).

Als weitere Ursache dafür, das Depressionen nicht erkannt werden, ist
die Multimorbidität und eine dominierende Grunderkrankung zu nennen.
Z.B. muss gerade bei Leiden, die wie z.B. Rückenschmerzen mit einer Berentung einhergehen können, auf eine depressive Komponente geachtet
werden.

Gleichermaßen unterliegen Patienten im Präfinalstadium einer Karzi-
nomerkrankung besonders unter BTM-Therapie der Gefahr, dass eine depressive Komponente, die hier häufig ist, im Krankheitsgeschehen nicht
gesehen wird.

Hausärzte erleben bei bestimmten Patienten immer wieder eine charakteristische dysphorische, mitunter auch gereizte, sich als Unzufriedenheit
ausdrückende Stimmung. Dabei entsteht leicht der Eindruck, dass man
glaubt, die Situation bereits dadurch zu beherrschen, dass man sie erkennt
und typischerweise auch bei dem Patienten bei jedem neuen Kontakt vor-
aussehen kann. Was jedoch dann fehlt, ist der Zugriff im Sinne einer gezielten Diagnostik in Richtung Depression.

Weitere Hinweise ergeben sich bei Patienten mit hoher Beratungsdich-
te, die immer wieder über Schmerzen klagen und denen nur schwer zu
helfen ist. Die „Depression-2000-Studie" (z.B. Wittchen 2000) zeigt, dass
die Erkennungsrate bei jungen Männern unter allen Patientengruppen am
niedrigsten ist, sodass hier besondere Aufmerksamkeit geboten ist.

Insbesondere ältere Menschen laufen Gefahr, dass Depressionen nicht
erkannt oder mit einer Demenz verwechselt werden. Auch hier besteht das
Problem einer dominierenden somatischen Multimorbidität, hinter der die
Depression nicht zu Tage tritt. Besonders problematisch ist die Situation
hochbetagter Menschen in Alten- und Pflegeheimen. Hier finden sich
hohe Depressionsraten und gleichzeitig unzureichende Behandlungszu-
stände (vgl. SVR GA 2000/1 Bd. III). Daraus ist abzuleiten, dass jeder alte

Mensch, der sich in einem Alten- oder Pflegeheim befindet, vom Hausarzt gezielt hinsichtlich einer Depression untersucht werden muss.

Angesichts der Häufigkeit und Bedeutung der Krankheit, aber auch der Schwierigkeiten, eine Depression zu erkennen, sind für die Diagnose leitende Fragen wie folgt wiedergegeben:

Fragen, die eine Depression erkennen helfen

(gemäß Leitlinie Müdigkeit der Deutschen Gesellschaft für Allgemeinmedizin und Familienmedizin, 2002)

– Haben sie sich im letzten Monat oft niedergeschlagen, schwermütig oder hoffnungslos gefühlt?
– Haben sie im letzten Monat oft weniger Interesse oder Freude an Ihren Tätigkeiten gehabt?

Werden beide Fragen verneint, kann eine ausgeprägte Depression (Major depression) als ausgeschlossen gelten. Wird jedoch mindestens eine dieser Fragen bejaht, müssen zusätzlich folgende Kriterien erfragt werden:

– Schlafstörung (zu wenig oder zu viel)
– Veränderter Appetit oder verändertes Gewicht (Zunahme oder Abnahme)
– Negative Meinung von sich selbst, Versagensängste, enttäuscht von sich selbst, Familie vom Patienten enttäuscht
– Konzentrationsschwierigkeiten
– Vermehrter oder verringerter Bewegungsdrang
– Gedanken an Tod oder Selbsttötung

Hilfreich ist hier z.B. der Fragebogen des Max-Planck-Institutes für Psychiatrie, der auch im Internet unter www.depression.de zu finden ist.

2. Mangelhafte Erkennung von Begleiterkrankungen

Die somatischen Befunde depressiver Patienten bedürfen einer systematischen Abklärung, damit einerseits organische Ursachen wie Hypothyreose, Herz- und Niereninsuffizienz, M. Parkinson, Demenz und Anämien ausgeschlossen werden und andererseits z.B. die hinter psychovegetativen Bauchbeschwerden bei Prüfungsstress verborgene Appendizitis rechtzeitig operiert werden kann.

3. Fehlende oder verzögerte Überweisung zum Fachspezialisten

Die Kriterien für die rechtzeitige Diagnosestellung sowie für eine zeitnahe und qualifizierte Überweisung an Kollegen anderer Disziplinen werden mit der Folge einer Therapieverschleppung nicht eingehalten. Folgt man der psychiatrischen Beurteilung, so ist die Überweisungsaktivität von Hausärzten bei depressiven Patienten unzureichend (vgl. SVR GA 2000/1 Bd. III,3). Nicht selten erlebt der Patient den Besuch bei einem ihm unbekannten Nervenarzt an einem entfernten Ort als mit Angst besetzt und leistet deshalb der Eitelkeit seines Hausarztes („Herr Doktor, ich habe volles Vertrauen zu Ihnen, Sie können mich bestimmt viel besser behandeln") unnötig Vorschub. Auch die nicht erfolgte Rücküberweisung durch den Spezialisten kann zu einer Entfremdung vom Hausarzt mit nachteiligen Folgen führen.

Eine systematische Zusammenarbeit mit einem Fachspezialisten sollte somit in jedem Falle gesucht werden.

4. Unzureichende Pharmakotherapie[2]

Die Befragung des Sachverständigenrates zur Über,- Unter- und Fehlversorgung hat ergeben, dass Hausärzte depressive Patienten unzureichend medikamentös behandeln. Danach wurden zu häufig Beruhigungsmittel statt Antidepressiva verordnet. Moderne SSRI-Präparate (Serotonin- Rückresorptionshemmer) werden noch zu selten eingesetzt (SVR-GA 2000/01 Bd. III. 3)

Bei der Verordnung eines Antidepressivums wird die Bedeutung desselben für eine Suizidgefährdung (antriebssteigernde Antidepressiva) übersehen das Antidepressivum kann unterdosiert sein, auch weil notwendige Kontrollen unterbleiben (z.B. Lithiumspiegel, Katamnese und Berichte von Bezugspersonen) und eine Restsymptomatik vom Arzt akzeptiert oder nicht als solche erkannt wird.

5. Die nicht ausreichende Rezidivprophylaxe

Diese ist aus hausärztlicher Einschätzung die häufigste Komplikation, auch wenn Ärzte sie oft nicht zu verantworten haben. Die entscheidende Maßnahme zur Verhinderung dieser Komplikation ist auch hier eine unmissverständliche eingehende wiederholte Information und Beratung des Patienten. Vor allem muss der Patient den Unterschied verstehen zwischen einer akuten Behandlung, die endet, wenn die Krankheit vorbei ist und einer vorbeugenden Langzeittherapie, die auch und gerade bei Beschwerdefreiheit durchgeführt werden muss.

6. Der Suizid

Die Möglichkeit eines Suizid muss vom Hausarzt bei jedem depressiven Kranken stets und kontinuierlich in Betracht gezogen werden. Der Haus-

[2] Der Hausarzt befindet sich in einer schwierigen Situation, wenn es um die Behandlungsindikation geht. Klare Abgrenzungskriterien für an der Symptomatik orientierte Behandlungsformen werden zwar mit plausibler Begründung empfohlen (s. z.B. BDA Manual Depression), teilweise fehlen aber konsistente Erfolgsbilanzen einzelner Verfahren (z.B. psychotherapeutischer), teilweise sind Medikamente bisher nicht an bedürftigen, aber u.U. durch Nebenwirkungen gefährdeten Zielgruppen erprobt (z.B. alten und hochaltrigen Patienten) und nicht zuletzt bestehen grundsätzliche Unklarheiten zu dem Verhältnis zwischen Prävalenz der Depression und Behandlungsbedarf (SVR GA 2000/01, Bd.III,3).

arzt muss, auch wenn es zunächst noch so unwahrscheinlich erscheint, bei längerfristiger Behandlung wiederholt die Frage nach suizidalen Absichten stellen. Wegweisend kann die Frage sein, wie der Patient seine Zukunft sieht, an die anschließend dann auch die Frage nach einem schon einmal ins Auge gefassten Suizid gestellt werden kann. Als Risikofaktoren für Suizidalität gelten (Mead et al 1986) höheres Alter, männliches Geschlecht, allein lebend, kürzlicher materieller Verlust, Diebstahlopfer (vor allem bei alten Menschen), chronische Erkrankung, familiäre Suizidalität und vorausgegangene Suizidversuche.

Als Hinweise auf einen bevorstehenden Suizid gelten: Lebenskrisen, unlösbare Probleme, vorausgegangene Suizidversuche, suizidale Überlegungen, die länger als 24 Stunden andauern, der Patient tadelt sich selbst, weil er über seine Suizidalität spricht, es besteht eine manifeste Depression, schwere Schlaflosigkeit, soziale Isolation, abgebrochene familiäre Beziehungen, überschießender Redefluss. Der Hausarzt hat zudem die besondere Möglichkeit, die Gefahr einer sog. „Sogwirkung" zu erkennen, die dann eintreten kann, wenn in der Umgebung des Patienten ein Todesfall auftritt.

Hilfreich zur Erkennung eines Suizidrisikos ist der im Kasten abgebildete Fragebogen.

Fragebogen zur Abschätzung des Suizidrisikos (nach Pöldinger, 1968)

Je mehr Fragen im Sinne der angegebenen Antwort beantwortet werden, umso höher muss das Suizidrisiko eingeschätzt werden!

1. Haben Sie in letzter Zeit daran denken müssen, sich das Leben zu nehmen?   Ja
2. Häufig?   Ja
3. Haben Sie auch daran denken müssen, ohne es zu wollen? Haben sich Selbstmordgedanken aufgedrängt?   Ja
4. Haben Sie konkrete Ideen, wie Sie es machen wollen?   Ja
5. Haben Sie Vorbereitungen getroffen?   Ja
6. Haben Sie schon zu jemandem über Ihre Selbstmordabsichten gesprochen?   Ja
7. Haben Sie einmal einen Selbstmordversuch unternommen?   Ja
8. Hat sich in Ihrer Familie oder in Ihrem Freundes- und Bekanntenkreis schon jemand das Leben genommen?   Ja
9. Halten Sie Ihre Situation für aussichts- und hoffnungslos?   Ja

10. Fällt es Ihnen schwer, an etwas anderes als Ihre Probleme zu denken?   Ja

11. Haben Sie in letzter Zeit weniger Kontakt zu Ihren Verwandten, Bekannten und Freunden?   Ja

12. Haben Sie noch Interesse daran, was in Ihrem Beruf und in Ihrer Umgebung vorgeht? Interessieren Sie noch Ihre Hobbys?   Nein

13. Haben Sie jemanden, mit dem Sie offen und vertraulich über Ihre Probleme sprechen können?   Nein

14. Wohnen Sie zusammen mit Familienangehörigen oder Bekannten?   Nein

15. Fühlen Sie sich unter starken familiären oder beruflichen Verpflichtungen stehend?   Nein

Fühlen Sie sich in einer religiösen bzw. weltanschaulichen Gemeinschaft verwurzelt?   Nein

Stets ist im Verlauf auf negative Äußerungen zum Sinn des Lebens, auf plötzliches Interesse an Risikosportarten, Fragen nach der Toxizität von Medikamenten und die Regelung von Erbschaftsangelegenheiten zu achten. Auf gar keinen Fall darf man annehmen, dass sich jemand nicht umbringt, wenn er von Suizid spricht.

Nach hausärztlicher Erfahrung finden sich vielfach Hinweise auf zunächst fremd wirkende Inhalte im Gespräch mit dem Patienten, wie z.B. Andeutungen auf bestimmte Symbole, eine unbestimmte Phase „danach" oder ähnliches, die in jedem Fall zur gezielten Nachfrage bezüglich Suizidgefahr führen müssen.

Bei kritischer Würdigung des eigenen beruflichen Erlebens lassen sich retrospektiv vereinzelt depressive Karrieren mit malignem Ausgang eruieren, die prospektiv als solches zumindest seinerzeit noch nicht erkennbar waren.

Die Selbsttötung eines depressiven Patienten hinterlässt bei den Angehörigen, aber auch beim Hausarzt, oft noch über viele Jahre Schuldgefühle und immer wieder die Frage, ob das Ereignis nicht hätte verhindert werden können.

7 Fallbeispiele

Fall 1

Ein 83-jähriger, wortkarger Witwer zog sich immer mehr aus seiner Werkstatt und dem Familienleben zurück und saß schließlich nur noch hilf- und interesselos vor einer unberührten Ausgabe von „Land und Garten". Klinisch imponierte eine grenzwertige Tachycardie, die Laborbefunde einschließlich des TSH sowie das Ruhe-EKG waren unauffällig. Über gelegentliche Schlafstörungen half ihm abends ein Glas Rotwein hinweg. Die Sprache war verlangsamt, die Stimmung nach Ansprache freundlich, aber etwas nervös. Eines Tages wurde er erhängt auf dem Heuboden aufgefunden.

Falldiskussion: Die bisherige Diagnose eines cerebralen Abbauprozesses musste revidiert werden. Zu den häufigsten, aber auch schwierigsten Differentialdiagnosen gehören Hirnleistungsstörung und Depression im Alter. Insofern zeigt das Fallbeispiel, wie wichtig bei alten Patienten eine diagnostische Klärung bei jeder Leistungsminderung ist, die sich unter der Symptomatik eines „cerebralen Abbaus" darstellt.

Fall 2
Die 68-jährige ehemalige Buchhalterin ist Patientin einer Gemeinschaftspraxis mit drei Ärzten. Schon der Erstinhaber der Praxis hatte sie über 10 Jahre, nachdem die Familie an den Praxisort gezogen war, wegen verschiedener nicht bedrohlicher Gesundheitsstörungen behandelt, war aber „froh", sie dem als nächstes in die Praxis einsteigenden Kollegen „übergeben" zu können, da er sich nach den Begegnungen mit der Patientin stets beklommen fühlte und gegen den Eindruck ankämpfte, etwas versäumt zuhaben. Es war ihm, wie er es empfand, nie recht gelungen einen unbeschwerten vertrauensvollen Kontakt zu der Patientin aufzubauen, stets verhielt sie sich zurückhaltend bis abweisend zugleich, vorwurfsvoll und klagsam. Nichts schien ihr zu helfen.

Ähnlich erging es dem zweiten Behandler, der auf die wechselhaften und mit steigender Häufigkeit vorgetragenen Beschwerden (erneut) mit umfangreicher Abklärungs- bzw. Ausschlußdiagnostik im somatischen Bereich reagierte. Die Patientin war inzwischen für die Praxis einschließlich der Helferinnen zu einem „Problemfall" geworden, sodass man froh war, sie schließlich dem dritten und zu diesem Zeitpunkt neuen Kollegen zuweisen zu können.

Nach wenigen Beratungen empfand auch er sich von der Patientin überfordert. Keine seiner Therapievorschläge hatten jemals zu einer Besserung der vor allem als Schmerzen geklagten Beschwerden geführt, stets wurden neue Schmerzlokalisationen und Varianten geklagt, wobei der Bewegungsapparat im Vordergrund stand. Dabei schwang eine vorwurfsvolle Haltung mit, die den Eindruck erweckte, die Patientin wolle es dem Arzt sozusagen beweisen, wie schlecht es ihr ging, was jedoch so recht niemand nachvollziehen mochte. Auch Vorschläge, die auf eine Belebung der etwas starren regulierten häuslichen Verhältnisse mit einem an der Grenze zur Pflegebedürftigkeit behinderten Ehemann, der an den Folgen eines ca. 20 Jahre zurückliegenden Arbeitsunfalls litt, zielten, wurden mit dem Hinweis verworfen, bei ihrem schlechten Gesundheitsbefinden sei an private Unternehmungen gar nicht zu denken.

Als der behandelnde Kollege nach wochenlangen Bemühungen um die Patientin und erheblichen Frustrationserlebnissen zufällig in einem Qualitätszirkel auf den Begriff der „Jammerdepression" stieß, wurde ihm schlagartig die Situation der Patientin klar.

Nun erst konnte eine gezielte auf eine Depression gerichtete Anamnese erfolgen und in Zusammenarbeit mit einem Psychiater eine entsprechende medikamentöse antidepressive Therapie eingeleitet werden. Nach Überwindung anfänglicher Abwehr gestaltete sich die Behandlung schließlich erfolgreich. Klagen über Schmerzen erfolgten kaum noch, die Patientin hielt die weit auseinander liegenden Bestelltermine ein und es gelang ihr ein herzliches Verhältnis zu den Helferinnen aufzubauen und die Patienten-Arzt –Beziehung wurde nicht mehr reflektiert, d.h. sie war kein Grund mehr für besorgte Selbstzweifel der Behandler.

Falldiskussion: Der Fall zeigt, wie sich in einer Praxis verhaltensgeprägte Eindrücke über Patienten und beim Arzt gerade auch aus dem Gefühl der eigenen Insuffizienz heraus, festsetzen und gleichsam verselbständigen können. Die Patientin wurde zeitweilig nur noch als Belastung wahrgenommen, man reagierte übellaunig bis hin zur unterdrückten Aggression. Das Beispiel zeigt weiter die Hilflosigkeit des Arztes, wenn sich für die an ihn herangetragenen Probleme keine Deutung in anerkannten medizinischen Kategorien finden lässt.

Es zeigt nicht zuletzt, wie die Depression, trotz retrospektiv gesehen deutlicher Zeichen, übersehen wird. An eine Depression muss folglich auch gedacht werden, wenn ihre klassischen Zeichen nicht vom Patienten geklagt werden oder sich dem Arzt spontan aufdrängen. Gerade erfolglose Schmerzbehandlungen, lange Abklärungs- und Ausschlussketten, aber auch eine bewusste Reflexion der eigenen, hier als frustrierend erlebten professionellen Befindlichkeit (Was löst die Patientin bei mir aus? Wieso entsteht dieser Eindruck?) kann wegweisend sein.

8 Schlussfolgerungen/Vermeidung von Komplikationen

Für die Behandlung der Depression liegen heute auch für den Hausarzt Leitlinien (Leitlinie Depression der DEGAM) vor. Das Problem besteht jedoch darin, dass zunächst die Krankheit überhaupt erkannt werden muss, bevor mit entsprechenden Leitlinien gearbeitet werden kann. Gerade im Bezug auf die Depressionen wird der Grundsatz der Hausarztmedizin „häufiges ist häufig..." im Bewusstsein des Hausarztes oft vernachlässigt.

Die Depression muss folglich in der Priorisierung den ihr angemessenen Stellenwert erhalten. Insbesondere durch das stets mitzudenkende

Suizidrisiko kann die Behandlung der Depression durchaus gegenüber den übrigen Krankheiten in der Bewertung einen vorrangigen Platz einnehmen. Dies gilt auch für die Verordnung von Antidepressiva im Rahmen entsprechender Wirtschaftlichkeitserwägungen.

Aus den Patientenbeispielen resultiert:

Es gibt abgesehen von der klassischen direkt erkennbaren Symptomatik (s. ob.) charakteristische Situationen, bei denen routinemäßig ein Depressionsfragebogen sowie die (diagnostische) Wahrnehmung eigener Gefühle beim Umgang mit dem Patienten (Übertragung und Gegenübertragung) diagnostisch mit eingesetzt werden sollten. (s. Kasten)

Wann sollte der Hausarzt einen Depressionsfragebogen einsetzen?

– Erkennbares Vorliegen einer oder mehrer typischer Symptome der Depression
– Rückzug aus Beziehungen, auch zum Arzt
– Wiederholter Wunsch nach Verordnung von Schlafmitteln, z.B. auch nur über die Arzthelferin
– Chronische Schmerzen und Funktionsstörungen
– Mangelhaftes Ansprechen auf eine (z.B. auf Schmerzen gerichtete) Therapie
– Gewichtsabnahme
– Störungen der Sexualität
– Lange und umfangreiche somatische (Ausschluß)Diagnostik
– Schwere Verluste z.B. von Bezugspersonen, Arbeitsplatz
– Als ungelöst erlebte Patienten- Arzt-Beziehung
– Im Zusammenhang mit Gesundheitsuntersuchungen („check up") und krebsfrüherkennung

Literatur

Angermeyer MC, Matschinger H (1996) Public attitude towards psychiatric treatment. Acta Psychiat Scand 94: 326–336
BDA (2002) Depressionsmanual
Hegerl U (2000) Die Studie „Depression 2000" aus Sicht des Kompetenznetzes „Depression, Suizidalität". Fortschr d Med 188 (Sonderheft 1/2000): 40–41
Gesundheitsbericht für Deutschland (1998) Gesundheitsberichterstattung des Bundes/Statistischen Bundesamtes, Stuttgart
Kessler RC, Frank RG, Edlund M, Katz SJ, Lin E, Leaf P (1997) Differences in the use of psychiatric outpatient services between the United States and Ontario. N Engl J Med 336: 551–557
Mead M, Patterson H (1986) Praxistraining in der Allgemeinmedizin. Hippokrates, 66
Pöldinger W (1968) Zur Abschätzung der Suizidalität. Hans Huber Verlag, Bern Stuttgart Wien
Sachverständigenrat f. d. Konzertierte Aktion im Gesundheitswesen (2002) Bedarfsgerechtigkeit und Wirtschaftlichkeit, Jahresgutachten 2000/01, Bd. III. 3, Nomos-Verlag, 190
Wittchen H-U (2000): Die Studie „Depression 2000". Eine bundesweite Depressions-Screening-Studie in der Allgemeinarztpraxen. Fortschr d Med 188 (Sonderheft 1): 1–3

Wittchen H-U, Müller N, Pfister H,Winter S, Schmidtkunz B(1999): Affektive, somatoforme und
    Angststörungen in Deutschland – Erste Ergebnisse des bundesweiten Gesundheitssurveys „Psy-
    chische Störungen". Gesundheitswesen 61 (Sonderheft 2): 216–222
Wittchen H-U, Müller N, Schmidtkunz B, Winter S, Pfister H (2000b): Erscheinungsformen, Häu-
    figkeit und Versorgung von Depressionen. Ergebnisse des bundesweiten Gesundheitssurveys
    „Psychische Störungen". Fortschr d Med 188 (Sonderheft 1): 4–10

1.2.17 Angststörungen
Beate Rossa

Zusammenfassung

Angststörungen gehören zu den häufigsten Erkrankungen in der Allgemeinarzt-praxis. Komplikationen können bis zu irreversiblen Schäden für den Patienten rei-chen und beziehen sich auf die unzureichende Erkennung, die mögliche Komorbidi-tät mit anderen Erkrankungen sowie die Neigung zu Chronifizierung. Sie erfordern einen intensiven Betreuungsaufwand und besondere Anforderungen an eine trag-fähige Arzt-Patient-Beziehung sowie frühzeitige Kooperation mit den jeweiligen Spezialisten. Entscheidend für die Prognose ist die Früherkennung der Diagnose sowie die Einsicht des Patienten in eine Psychogenese und die Notwendigkeit ei-ner darauf gerichteten Therapie.

1 Definition und Symptome

Angststörungen präsentieren sich in der Allgemeinpraxis als uneinheitli-ches Krankheitsbild mit drei unterschiedlich zu behandelnden Gruppen (Faust et al 1994):

- *Patienten mit „normaler" Angst* als Warn- und Alarmsignal zwecks Be-wältigung von Bedrohung: Neigung zu Spontanremission, ggf. stützen-de Gespräche
- *Patienten mit sekundären Angstsyndromen* im Rahmen allgemein-körperli-cher, zerebraler oder psychiatrischer Grunderkrankung: Behandlung in interdisziplinärer Kooperation
- *Patienten mit primären Angstkrankheiten* (Angststörungen im engeren Sinn) sind in der ICD-10 exakt definierten Krankheitsprozessen zuzu-ordnen, die eine gezielte Behandlung erfordern (Dilling et al 1993).

Hauptmerkmal ist die psychische und körperliche Manifestation von Angst-symptomen, z.B. in Form von verbalen Symptomen (Sprache, Stimme), motorischen Symptomen (Veränderung des Muskeltonus, Mimik, Gestik) und vegetativen Symptomen (Funktionsstörungen, Schmerzen) in Kombi-nation mit charakteristischem Verhalten bei Angst (Erwartungsangst, Ver-meidung von Angstauslösern, Umgebungskontrolle, Überwachheit).

2 Epidemiologie

Angststörungen zählen mit einer Punktprävalenz von 10–40% neben depressiven Störungen zu den häufigsten psychiatrischen Diagnosen in der Allgemeinpraxis. Symptommanifestation von Angst findet der Allgemeinarzt in 90% körperlich, in 14% seelisch und in 17% körperlich und seelisch. Eine häufige Komorbidität wird beschrieben mit Depression und körperlichen Erkrankungen (Linden et al 1996, Wittchen 2001). Diagnostische Probleme und Komplikationen werden hierdurch gleichsam „vorprogrammiert".

3 Bedeutung für den Allgemeinarzt

Die Patienten bedeuten für den Allgemeinarzt und seine Mitarbeiter wegen des notwendigen hohen Betreuungsaufwandes eine erhebliche Belastung während und außerhalb des Praxisablaufes. Neben häufigen Arztbesuchen ohne Terminabsprache und akuten Hausbesuchen fordern Angstpatienten vom Arzt viel Zeit zu Gesprächen, in denen sie wiederholt überwiegend oder ausschließlich körperliche Beschwerden ausführlich darstellen.

„Die Bedeutung des Hausarztes liegt zunächst darin zu erkennen, dass überhaupt eine hilfsbedürftige Angstsymptomatik besteht" (Fischer et al 1991).

4 Bedeutung für den Patienten

Patienten mit Angststörungen leiden unter ihrer Symptomatik außerordentlich. Sie glauben zumeist, bedrohlich erkrankt zu sein und befürchten immer wieder, plötzlich tot umzufallen, was wiederum rezidivierende Panikanfälle mit Alkohol- bzw. Medikamentenkonsum oder Arztkonsultationen auslöst. Eine Psychogenese ihrer Beschwerden lehnen sie zumeist strikt ab. Sie sind deshalb nicht bereit, über eventuelle Ursachen in ihrer Lebensgeschichte und jetzigen Lebenssituation nachzudenken. Dadurch verhindern sie vielfach eine rechtzeitige adäquate Therapie und fördern das Entstehen von Komplikationen. In ihrer Leistungsfähigkeit und Lebensqualität sind sie dann stark beeinträchtigt, wenn die Angst zum Lebensmittelpunkt wird (Weiffenbach 1995). Hieraus resultieren soziale Folgen für den Patienten und seine Familie wie sozialer Rückzug, Isolierung, Vermeidung Angst auslösender Situationen, Kontrolle naher Bezugspersonen, besonders von Partnern und Kindern, durch die abhängigen hilflosen Patienten sowie Arbeitsunfähigkeit und im fortgeschrittenen, chronischen Stadium ggf. Berentung.

5 Mögliche Komplikationen und Vermeidungsstrategien

– *Fehl- oder Teildiagnose mit Übersehen wichtiger Krankheitsfaktoren*
Angstpatienten erwarten vom Hausarzt eine häufig nicht indizierte, kostenaufwendige Körperdiagnostik unter Einbezug möglichst vieler Spezialisten, weil sie befürchten, an einer bedrohlichen, körperlichen Krankheit zu leiden. Dabei übertragen sie ihre Angst auch auf den Behandler, der wiederum versucht, seine eigene Angst im Einvernehmen mit dem Patienten durch somatodiagnostische Überaktivität zu bewältigen (Rossa et al 1991). Diese bleibt dann in der Regel ohne pathologisches Ergebnis und fördert die weitere Diagnoseermittlung und Behandlung nicht. Der Hausarzt muß hier bereits beim Erstkontakt neben somatischer Ausschlußdiagnostik gleichzeitig eine Angststörung diagnostizieren können.

Weitere diagnostische Komplikationen ergeben sich für den Arzt dann, wenn Art und Vielzahl der vom Patienten nachdrücklich beklagten Körpersymptome eine bedrohliche körperliche oder psychiatrische Primärerkrankung vermuten lassen, z.B. Herzinfarkt, Depression mit Suizidgefahr oder Psychose. Ihre Abklärung erfordert ein systematisches Vorgehen (s. z.B. Faust et al 1994) sowie die Zusammenarbeit mit Fachspezialisten. Der Arzt muss den Gefährdungsgrad des Patienten rasch einschätzen und bedrohliche körperliche Erkrankungen sorgfältig ausschließen (vgl Tabelle 1 und 2). Dies gilt insbesondere auch bei einer bekannten Angststörung, die nicht zu der ungeprüften Annahme führen darf, es handle sich deshalb bzw. ausschließlich um eine psychische Störung, sodass eine diagnostische Beschreibung aller Krankheitsfacetten resultiert (Linden 1996, Rossa und Thies 2001).

Tabelle 1. Psychische und körperliche Symptome bei Angststörungen

Psychische Symptome	Körperliche Symptome
– Angstsymptome z.B. überwältigende Furcht, Angst, Schrecken, Angst zu sterben, die Kontrolle zu verlieren, verrückt zu werden, vor Krankheit, Verlust, Versagen ... – Depersonalisation – Gefühl, vom Körper losgelöst zu sein, vom Körper weg zu schweben – Derealisation: Alles erscheint unwirklich, verändert, wie im Traum, als Alptraum	– Herz-Kreislauf-System, z.B. Herzklopfen, Herzrasen, Blutdruckanstieg oder -abfall, Schwindel, Migräne, Schmerzen und Druck auf der Brust – Atmungstrakt, z.B. Dyspnoe, Hyperventilation, Enge-, Globusgefühl – Haut, z.B. Blässe, Erröten, Schwitzen, Frieren, Kribbeln, Exantheme – Muskulatur, z.B. Schwäche, Verspannung, Tremor, Starre, Spannungskopfschmerz, Rückenschmerz – Magen-Darm-Trakt, z.B. Schluckbeschwerden, Bauchschmerz, Flatulenz, Übelkeit, Erbrechen, Durchfall, Obstipation, Appetitlosigkeit, Fresssucht, Speichelsekretion vermehrt oder vermindert – Urogenitaltrakt, z.B. Poly-, Pollakisurie, Harnverhaltung, Perioden-, sexuelle Störung – Allgemeine Symptome, z.B. Müdigkeits-, Erschöpfungszustände, Konzentrations-, Arbeits-, Schlafstörungen, depressive Verstimmungen

– *Fehlende Einsicht in die Psychogenese beim Patienten bzw. Arzt*
Eine frühzeitige gleichrangige Psychodiagnostik und Psychotherapie in
Kooperation mit einem Fachspezialisten wird vielfach versäumt, weil
der Patient diese strikt ablehnt und/oder der behandelnde Arzt nicht
daran denkt, sie ebenfalls ablehnt oder nicht beherrscht (Müller 1990).
Unausgesprochene Angst im ärztlichen Sprechzimmer offenbart sich
dann in Form einer unangenehmen, gedrückten Atmosphäre als Bezie-
hungs- und Behandlungshindernis zwischen Patienten und Arzt. Wenn
der Arzt seinem Patienten dann keine Möglichkeit eröffnet, über seine
Angst zu sprechen, werden sich im weiteren Verlauf Frustrationen zwischen Patienten und Arzt entwickeln. Das Vertrauen in die ärztliche
Kompetenz geht verloren. Die Patienten beginnen, in raschem Wechsel
viele Ärzte zu konsultieren. Sie verhindern dadurch eine kontinuierliche
Diagnoseermittlung und bahnen den therapeutischen Mißerfolg. Mögliche Folgen für die Behandler sind Ärger, Angst und Versagensgefühle.
Diese Problematik verdeutlicht die Strukturschwäche unseres Gesundheitssystems, das dem Patienten eine beliebige und zeitgleiche Inanspruchnahme verschiedener Ärzte ermöglicht.

– *Suchterkrankungen und Medikamentennebenwirkungen*
Abhängigkeit von Medikamenten, Alkohol oder Drogen wird oftmals
nicht diagnostiziert, besonders bei gleichzeitiger Multimorbidität.

– *Chronifizierung, Rezidivierung und Somatisierung von Angst*
Sie bewirkt erneute Somatodiagnostik sowie soziale Folgen, z.B. in Partnerschaft, Familie und Beruf. Die Wünsche nach starken Beruhigungs-
mitteln oder sozialen Leistungen ohne Bereitschaft zu adäquater Diagnostik und Therapie, wie z.B. Arbeitsunfähigkeitsbescheinigung, Kuren
oder Berentung werden oftmals zu lange erfüllt. Dadurch wird eine Heilung verhindert. Um schwerwiegende Folgen und Komplikationen für
den Patienten, sein soziales Umfeld in Familie, Beruf, Arztpraxis und das
Gesundheitswesen (Kosten!) zu vermeiden, ist der Einsatz eines strukturierten Behandlungskonzeptes erforderlich:

– Die psychosomatische Anamneseerhebung einschließlich Früherkennung durch geeignete Diagnostik und Therapie bereits bei Erstvorstellung
– der orientierende Ganzkörperstatus und somatische Ausschlußdiagnostik,
– der psychische Befund mit Einsatz eines Angst- und Depressionsfra-
  gebogens
– dabei Berücksichtigung frühkindlicher Traumatisierung und Schwere der Persönlichkeitsstörung
– Bearbeitung von Widerstand/Krankheitsgewinn
– Einsatz eines Stufen-Therapieprogramms mit allgemeinmedizinischer
  Basistherapie, psychosomatischer Grundversorgung, Psychopharma-

kotherapie und bei Therapieresistenz frühzeitiger Überweisung zum Psychotherapeuten oder Psychiater (Gerhard et al 1992, Laakmann et al 1997, Meermann 1995).

Tabelle 2. Gefährdungsgrad, Differentialdiagnostik und Zusatzdiagnostik beim Angstpatienten (Rossa u. Thies 2001)

Gefährdungsgrad	Differentialdiagnostik	Zusatzdiagnostik
– Nach Ausschluß von Angst durch bedrohliche körperliche Erkrankung, Psychose, Suchtkrankheit und Suizidgedanken besteht in der Regel keine akute Gefahr – Chronifizierung und sozialer Rückzug sind möglich, z.B. Isolierung, Arbeitsunfähigkeit, Studienabbruch, Berufs- oder Erwerbsunfähigkeitsrente	*1. Körperlich ausgelöste Angst bei belastender oder bedrohlicher körperlicher Erkrankung z.B.:* – des Herz-Kreislauf-Systems – des Atmungstraktes – des ZNS – des endokrinen Systems – der Haut *2. Reaktive Angst bei realer oder befürchteter starker Bedrohung im Lebensalltag* z.B. durch Krankheit, Verlust, Einsamkeit, soziale Not, Krieg, Umweltkatastrophen *3. Psychogen ausgelöste Angst bei psychogen-psychiatrischer Erkrankung* – Endogene Psychose – Sucht – Psychogen-psychosomatische Störung	– Sofort: Bei entsprechender Symptomatik BKS, Blutbild, CK-MB, Troponin-Test, GOT, GPT, Glukose; EKG – Ergänzend: Zusatzparameter unter Berücksichtigung von Anamnese, Untersuchungsbefund, Verlauf, z.B. – Labor: BKS, Blutbild, CK-MB, GOT, GPT, LDH, Glucose, TSH, Katecholamine, Toxine im Urin – Fragebögen: SCL-90-R, State-Trait-Angstinventar nach Spielberger und Laux – Apparativ: 24-Stunden-RR, EKG, Röntgen des Thorax, Lungenfunktionsprüfung – Konsil: Arzt für Psychotherapie, Psychiatrie, Neurologie, Innere Medizin

6 Fallbeispiel

Das folgende Patientenbeispiel soll einige Komplikationsmöglichkeiten bei der Behandlung von Angstpatienten in der allgemeinmedizinischen Praxis beispielhaft verdeutlichen.

Fall 1

Maria, 28 Jahre alt, Dipl. Ingenieurin, leidet seit einem Jahr unter anfallsartigen, belastungsunabhängigen Beschwerden mit Zittern, Herzklopfen, Engegefühl in Brust und Hals. Sie befürchtet dann immer, dass sie umfalle und keiner ihr helfen könne. Die Beschwerden seien durch Einsamkeit während einer Dienstreise im Ausland ausgelöst worden und treten 8–9 mal täglich auf, besonders im Flugzeug, beim Fahrstuhlfahren, auf Brücken und beim Alleinsein, weshalb sie diese Situationen möglichst vermeidet. Maria versuchte zunächst selbst erfolglos, durch

Ausruhen und Sport ihre Beschwerden zu bessern. Danach konsultierte sie verschiedene Fachärzte und Notdienste. Die dabei gespritzten starken Beruhigungsmittel wirkten jedoch nur kurzzeitig. Alle Untersuchungen hatten normale Befunde erbracht. Eigen- und Familienanamnese waren unauffällig.

Psychosoziale Anamnese: Maria glaubt, dass Ereignisse in ihrem Leben für ihre Beschwerden bedeutsam seien. Bereits seit ihrer Kindheit habe sie öfter Ängste und Panikanfälle gehabt, besonders durch ein sexuelles Übergriffserlebnis in der Kindheit. Ihre Kindheit sei „der Horror" gewesen, da der Vater Alkoholiker war, der die Mutter geschlagen und sich von der Familie getrennt habe. Seit 3 Jahren lebe sie in „guter Partnerschaft". Sie fürchte aber, durch lange berufsbedingte Abwesenheit von zu Hause ihren Partner zu verlieren.

Auf eine körperliche Untersuchung und Zusatzdiagnostik wurde wegen ausführlicher Voruntersuchungen mit regelrechten Befunden verzichtet.

Psychischer Befund: Die Patientin wirkte nervös, hektisch, ängstlich ohne suizidale oder psychotische Inhalte.

Fragebogenscreening: Erhöhte Werte für Ängstlichkeit und phobische Angst im SCL-90-R[1] mit Somatisierung.

Diagnose: Phobische Störung einer ängstlichen Persönlichkeit mit Panikattacken und vegetativer Symptomatik bei Z. n. angstauslösenden Situationen in Kindheit und Jugend sowie Verlustängsten in der Partnerschaft.

Therapeutische Empfehlung: Maria wurde ausführlich über die Befunde informiert. Ihr wurde erklärt, daß bei ihr eine Angststörung vorliegt, die für die beobachteten Körperbeschwerden verantwortlich ist. Sie müßte deshalb lernen, ihre Ängste zu erkennen und zu überwinden, und es wurde eine Psychotherapie eingeleitet.

Falldiskussion: Trotz körperlicher Symptomatik lag bei der Patientin keine körperliche Erkrankung, sondern eine typische „Phobische Störung mit Panikattacken" vor. Die Komplikation bei der Behandlung bestand darin, daß die richtige Diagnose trotz vieler Arztkontakte und einer typischen Anamnese immer wieder übersehen und erst nach einem Jahr ermittelt wurde, weil die Voruntersucher sich auf somatische, apparative Diagnostik beschränkt hatten. Aus diesem Grunde unterblieb auch eine adäquate Therapie. Das hatte Somatisierung, Chronifizierung, Vermeidungsverhalten und resultierende Partnerprobleme zur Folge. Dennoch war es nach Stellung der richtigen Diagnose durch nur wenige psychotherapeutische Gespräche ge-

---

[1] SCL-90-R, die Symptom-Checkliste von der Derogatis -Deutsche Version von Franke 1995- ist ein in der allgemeinmedizinischen Praxis gut einsetzbares Screening-Instrument zum raschen Erkennen psychischer und psychosomatischer Störungen in Ergänzung der üblichen Diagnostik.

lungen, der Patientin zu weitgehender Beschwerdenfreiheit zu verhelfen. Das Beispiel soll zeigen, daß die einfachen, kostengünstigen Methoden einer sorgfältigen Anamneseerhebung und Fragebogendiagnostik wertvolle Hilfen zur Ermittlung einer Angststörung darstellen. Sie sollten frühzeitig zur Diagnostik eingesetzt werden, um Komplikationen zu vermeiden.

7 Allgemeine Schlußfolgerungen

In den letzten 5 Jahren wird eine steigende Tendenz von Angststörungen beobachtet. Gleichzeitig zeigt die Praxis, dass als Folge einer einseitig körperorientierten Medizinerausbildung Behandlungsprobleme und Komplikationen weniger im somatischen, als vielmehr im psychosomatischen Bereich bestehen. Um so wichtiger ist es, bereits Studierende sorgfältig im Erlernen einer strukturellen, umfassenden und psychosomatisch orientierten Anamnese zu unterweisen und dieselbe als ein wesentliches Qualitätsmerkmal des (Haus)arztes anzuerkennen.

Literatur

Dilling H, Mombour W, Schmidt MH (Hrsg) (1993) Internationale Klassifikation psychischer Störungen, ICD-10 Kapitel V (F). Klinisch-diagnostische Leitlinien. Huber, Bern Göttingen Toronto

Faust V et al (1994) Angstmanual. Expertenkreis zur Erarbeitung eines Stufenplans zur Diagnose und Therapie von Angsterkrankungen in Zusammenarbeit mit der DEGAM. Impressum, kybermed, Emsdetten

Fischer GC, Gerhard G, Rossa B, Jentzsch K (1991) Das Angstsyndrom – Theoretischer Überblick. Nieders Ärztebl 16:10–15

Franke G (1995) SCL-90-R. Die Symptom-Checkliste von Derogatis -Deutsche Version-Manual. Beltz Test GmbH, Göttingen

Gerhardt G, Rossa B, Fischer G, Jentzsch K (1992) Die Behandlung des Angstpatienten in der Praxis des Allgemeinarztes. Nieders Ärztebl 6:24–26

Laakmann G et al (1997) Zur Pharmakotherapie von Angststörungen. Z Allg Med 73:27–29

Linden M et al (1996) Psychische Erkrankungen und ihre Behandlung in Allgemeinarztpraxen in Deutschland. Nervenarzt 67:205–215

Meermann R (1995) Therapie von Angsterkrankungen aus verhaltenstherapeutischer Sicht. Z ärztl Fortbild 89:115–125

Rossa B, Thies H (2001) Allgemeinmedizinische Behandlungsstrategien bei Patienten mit Angst. In: Rossa, B [Hrsg.] Kursbuch Allgemeinmedizin. Projektverlag, Bochum, 254–267

Rossa B, Fischer G, Jentzsch K (1991) Leitsymptom Angst in der Hausarztpraxis. „Droge Arzt": Die Arzt-Patient-Beziehung im diagnostisch-therapeutischen Prozeß. Nieders Ärztebl 18:19–21

Spielberger CD, Laux L et al (1981) State-Trait-Angstinventar, Fragebogen zur Selbstbeschreibung STAI-G Form x1 und x2. Beltz Test GmbH, Weinheim

Weiffenbach O, Gänsicke M, Faust G, Maier W (1995) Psychische und psychosomatische Störungen in der Allgemeinpraxis. Münch med Wschr 34:528–534

Wittchen HU et al (2001) GAD-P-Studie: Bundesweite Studie „Generalisierte Angst und Depression im primärärztlichen Bereich. MMW-Fortschritte der Medizin, (Sonderheft 1) 119: 1–49

2 Komplikationen bei der hausärztlichen Therapie

In den folgenden zehn Kapiteln 2.1 bis 2.10 soll auf typische hausärztliche Handlungsfelder eingegangen werden.

Am umfangreichsten stellen sich hier die technischen Bereiche dar wie „Pharmakotherapie", „Kleine Chirurgie des Hausarztes" oder „Komplikationen bei der Notfallbehandlung". Ebenso werden die Spezialgebiete wie „Manuelle Medizin", die „Neuraltherapie" oder die „Hyposensibilisierung" dargestellt, hier sind die Komplikationen in der Regel schnell erkennbar.

Etwas komplexer sind die Darstellungen über Komplikationen bei „Somatisierungsstörungen", „Krankheitsgewinn" oder der „Psychosomatischen Grundversorgung". Da dies Spezifika des hausärztlichen Handelns sind, soll den dabei auftretenden Problemen ausreichend Raum in unserer Darstellung gegeben werden.

Der Abschnitt „Komplikationen bei komplementärmedizinischen Verfahren" befasst sich mit den Bereichen Homöopathie, Akupunktur und Anthroposophischer Medizin. Auch hier wird deutlich, welch breites Spektrum die Allgemeinmedizin abdeckt.

2.1 Pharmakotherapie
Thomas Lichte

Zusammenfassung

Bei der Anwendung von Arzneimitteln spielen Alter des Patienten, konstitutionelle Unterschiede, Tageszeit der Einnahme etc. individuell eine Rolle. Das Zusammenwirken tausender unterschiedlicher Pharmaka kann nicht in allen Kombinationen bekannt sein; gegenseitige Beeinflussungen der Wirkstoffe führen zu oft auch unberechenbaren bzw. unerwünschten Wirkungen und gelegentlich auch schwersten Komplikationen. Nur die häufigsten Interaktionen, Patienteneinflüsse und äußeren Ursachen für unerwünschte Arzneimittelwirkungen (UAW) werden erörtert. Meldungen über ungewöhnliche Reaktionen auf Arzneimittel von verordnenden bzw. beobachtenden Änten ermöglichen ein Informations-Netzwerk durch die Arzneimittelkommission der deutschen Ärzteschaft, das BfAMR etc.. Unerwünschte Arzneimittelwirkungen belasten die medikamentöse Behandlung schwer, daher ist ihre möglichst genaue Kenntnis nach Art und Häufigkeit beim Abwägen des Krankheitsrisikos gegen das therapeutische Risiko, d. h. bei der Beurteilung der Nutzen-Risiko-Relation, unbedingt erforderlich. Die UAW gehören in die Kategorie der primär iatrogenen[1], also durch ärztliches Handeln bedingten Erkrankungen und spielen unter diesen die bedeutendste Rolle (Mutschler et al 2001, Venulet 1983)

1 Kurze Darstellungen und Erläuterung des Verfahrens

Unter Pharmakotherapie versteht man Heilung, Besserung oder Linderung eines Leidens mit Hilfe von Substanzen, die beispielsweise aus Pflanzen oder chemischen Stoffen hergestellt werden. Die meisten Anwendungsformen sind oral zuzuführende Tabletten, Kapseln, Dragees oder Pulver sowie rektal zu applizierende Suppositorien, extern aufzutragende Salben, Pasten, Cremes bzw. per Injektion intravenös, intramuskulär oder subkutan bzw. per Inhalation zu applizierende Lösungen bzw. Suspensionen (Mutschler et al 2001).

---

[1] Patientenbedingte UAWs durch Selbstmedikation sind hier nicht speziell berücksichtigt

2 Darstellung typischer und häufiger Indikationen der Pharmakotherapie in der Hausarztpraxis

Die weitaus häufigste Anwendungsform von Pharmaka in der Hausarzt-praxis betrifft die orale Form. Bei einer akuten Erkrankung sind hierzu meist nur ein bis drei unterschiedliche Substanzen zur kurzfristigeren An-wendung über z.B. 5–20 Tage erforderlich. Interaktionen untereinander sind in der Regel noch gut abschätzbar. Problematischer wird die Behand-lung interkurrenter Ereignisse bei einem chronisch Kranken, der bereits mehrere Medikamente dauernd einnimmt.

Der chronisch Kranke, multimorbide meist ältere Patient wird in der Regel mit mehreren unterschiedlichen Arzneimitteln behandelt. Die Beur-teilung der interaktiven Prozesse wird mit zunehmender Zahl der Medika-mente schwieriger. Eine bessere Übersichtlichkeit kann nur durch Verord-nung der zwingend erforderlichen Medikamente erreicht werden.

Indikationsbereiche:

- Eine große Zahl von Pharmakotherapien ist präventiv, z.B. Risikomini-mierung bei Herzkreislauferkrankungen.
- Abwendung akuter Gefahren ist durch Kausalbehandlung gegeben, z.B. antibiotische Behandlung bei bakterieller Pneumonie.
- Zur Aufrechterhaltung und Verbesserung von Organfunktionen (Dia-betes mellitus, Herzinsuffizienz)
- Linderung von Beschwerden (Schmerztherapie)

Bisher gibt es kaum Leitlinien für häufigere Erkrankungen zur Pharmako-therapie nach hausärztlichen Kriterien – z.B. von der Deutschen Gesell-schaft für Allgemeinmedizin (DEGAM)[2]. Vorempfehlungen von Kranken-hausärzten und Spezialisten haben somit (noch) einen besonderen Einfluss auf die Pharmakotherapie der Hausärzte. Eine besondere Schwierigkeit besteht in der Variabilität hinsichtlich:

- vielfacher Behandlungsalternativen. Beispielsweise können beim Blut-hochdruck bis zu zehn unterschiedliche Pharmagruppen, auch in Kom-bination, zur Anwendung kommen.
- häufig und kurzfristig wechselnder Empfehlungen.
- kooperierender Fachspezialisten (stat./amb.); sie haben hauseigene The-rapieempfehlungen, insbesondere dort, wo keine Leitlinien vorlegen.

Durch Stufenschemata und Therapieempfehlungen (Hochdruck-Liga, Gas-tro-Liga, …) wird versucht, auch je nach Begleiterkrankungen, die sinnvoll-sten Therapieoptionen darzustellen. Eine möglichst weitgehende Übersicht zur Vermeidung von Komplikationen würde trotz guter Übersichtsarbei-

---

[2]   Bisher erschienen: 1. „Brennen beim Wasserlassen", 2. „Müdigkeit", 3. Krenzschmerz

ten wie z.B. den Therapieleitlinien der Arzneimittelkommission der Deutschen Ärzteschaft (2001), am ehesten wahrscheinlich nur durch (halb-)intelligente Computersysteme erreicht werden können.

3 Typische Komplikationen der Pharmakotherapie

Tabelle 1. Übersicht über typische Komplikationen der Pharmakotherapie

Allgemeine Komplikationen beim Umgang mit Pharmaka und ihre Ursachen	Substanzbezogene Komplikationen und Ursachen durch	Hausärztlich induzierte Komplikationen und Ursachen durch
– Unbekannte Selbst- bzw. Fremdmedikation – Abhängigkeitsgefahren – Patienteninformierung: Beipackzettel etc. – Information der Ärzte über Pharmaka – Besonderheiten des deutschen Gesundheitswesens	– Unerwünschte Arzneimittelwirkungen und Interaktionen – Applikationsart und -ort – Varianz von Bioverfügbarkeit und Pharmakokinetik – Dosierungsunterschiede besonders in Abhängigkeit von Alter und Begleiterkrankungen	– Fehlverordnung bzw. Missachtung von Kontraindikationen – Fehler bei der Wahl von Applikationsart und -ort – Probleme/Fehler bei der Kommunikation, Dokumentation und Praxisorganisation – Compliance-Probleme

3.1 Allgemeine Komplikationen beim Umgang mit Pharmaka

Unbekannte Selbst- bzw. Fremdmedikation

Wenn die Selbstmedikation des Patienten unbekannt ist – entweder infolge Unterlassen einer gezielten Befragung oder Verschweigen von Seiten des Patienten –, sind häufig auch Interaktionen oder Verstärkungseffekte zu beobachten. Schwerwiegende Komplikationen sind nach Selbstmedikation mit Analgetika (ASS, Ibuprofen) besonders hervorzuheben, Unverträglichkeitsreaktionen im Magen-Darm-Trakt können ebenso die Folge sein wie stärkere Blutungsneigung bei (unplanbaren) Operationen; Patienten werden inzwischen vermehrt routinemäßig vor Eingriffen nach diesen Substanzgruppen befragt und um rechtzeitiges Absetzen (ca. 10 Tage vor OP) ersucht.

Problematisch ist der freie Apotheken-Verkauf weiterer Medikamente zu bewerten; zu erwähnen sind wegen der gefährlichen Langzeitanwendung die externen Corticoide. Bei Kindern wird nicht selten eine Paracetamol-Vergiftung bei unkritischer Langzeitanwendung bzw. Überdosierung gesehen. Wirkungsveränderungen treten z.B. auch durch Enzyminduktion (Cytochrom P 450, ...) auf. Interaktionen von „harmlosen Phytotherapeutika" wie Johanniskraut (häufig in Selbstmedikation und dem Hausarzt oft nicht bekannt) mit Ovulationshemmern und deren Wirkungsverlust werden z.B. beschrieben (AKB 2002).

Bei fehlender Koordinierung z.B. durch den Hausarzt, sind auch Mehrfach-Anwendungen gleicher oder ähnlicher Präparate zu beobachten. Gezielt müssen Patienten immer wieder in der kontinuierlichen Versorgung nach Einnahme aller, auch möglicherweise durch Spezialisten evtl. sogar Heilpraktiker verordnete, Medikamente befragt werden.

Abhängigkeitsgefahren

Medikamente mit Abhängigkeitsgefahr dürfen nur in zeitlich kurz abgesteckten Bereichen angewendet werden (z.B. Benzodiazepine, Clomethiazol (evtl. nur stationär)).

Das Abhängigkeitspotential von Arzneimitteln wird oft erst im Laufe längerer Anwendungszeiträume erkannt. Mit der Suchtgefahr der in den 70er-Jahren eher als harmlos eingestuften Benzodiazepine müssen sich heute die Ärzte intensiv auseinandersetzen; kann es uns evtl. morgen ähnlich mit den Zopiclonen gehen? – erfahrene Suchtspezialisten befürchten dies!

Hilfsstoffe, wie Alkohol in Lösungen, sind in der Lage Rückfälle von trockenen Alkoholikern zu provozieren. In der Laienwerbung werden Stärkungsmittel angeboten, dessen hoher Alkoholgehalt den Anwendern oft nicht bekannt ist. Gerade bei älteren, oft weiblichen Menschen entstehen so Alkoholabhängigkeiten. Ähnlich ist die Anwendung z.B. von Sekt als „Kreislaufmittel" einzustufen.

Patienteninformierung: Beipackzettel etc.

Die Ausführlichkeit der Beipackzettel begünstigt vor allem durch die Nebenwirkungshinweise die Angst vor einem Arzneimittel. Auch ein ausführliches Arzt-Patienten-Gespräch mit Erwähnung bzw. Wichtung von Nebenwirkungen vor der Verordnung kann häufig die entsprechende Patientenskepsis nicht ausreichend beseitigen. Das bereits eingelöste Medikament wird gar nicht oder nur zu kurz, z.B. bis zum Verschwinden von Symptomen, eingenommen. Allgemeine Warnhinweise bzw. kritische Darstellungen von Medikamenten in den Medien verunsichern Patienten gelegentlich so stark, dass sie ihre Medikamente umgehend absetzen ohne ihre Ärzte zu fragen.

Fall 1
Durch Absetzen von Flecainid nach einem warnenden Bericht in der Tageszeitung hatte eine 72-jährige Patienten mit Rhythmusstörungen Lown IV b das Präparat an einem Freitag Abend abgesetzt; in der Nacht von Sonntag auf Montag kam es zu einer zerebralen Ischämie durch ein Wiedereintreten der Rhythmusstörung.

Kritik erfährt dann häufig noch die Ärzteschaft über die auch wegen schlechter Compliance bzw. „abschreckender Beipackzettel" entstehenden Arzneimittel-Müllberge, deren Wert bis zu 10% der gesamten Arzneimittelkosten betragen soll.

Information der Ärzte über Pharmaka

Die Informationsqualität über Pharmaka kann wegen der finanziellen Einflüsse der Pharmaindustrie evtl. leiden; Abhängigkeiten von Referenten und Meinungsbildnern sind wegen großzügig bemessener Honorare nicht auszuschließen. Auch die Methode der Arzneimittel-Anwendungsbeobachtungen kann leicht nicht indizierte Therapiewechsel auslösen. Das Pharmasponsoring von Fortbildungsveranstaltungen, Selbsthilfegruppen und Verbänden wie der „Hochdruck-Liga", „Gastro-Liga", etc. ist undurchsichtig.

Besonderheiten des deutschen Gesundheitswesens

Koordinationsmängel wirken sich besonders ungünstig bei der Pharmakotherapie aus; im Falle einer zusätzlich noch unzureichenden patientenseitigen Arzneimitteldokumentation sind Doppelverordnungen und Interaktionen nicht selten. Der freie Gebrauch der Krankenversichertenkarte ohne Koordinierung z.B. durch Hauärzte, ist ein Hauptgrund für diese Problematik; neben der potentiellen Gesundheitsgefährdung entsteht hier auch ein großer Kostenschub.

Besondere Wünsche der Patienten, z.B. geweckt durch Medikamenten-Werbung oder Berichte zu Medizinthemen in den Medien, können auch verstärkt werden durch das Druckmittel der freien Arztwahl. Möglicherweise werden gegen medizinische Erkenntnis wenig sinnvolle Verordnungen zur Befriedigung von Patientenbedürfnissen (mit dem Ziel den Patienten nicht zu verlieren) getätigt.

Der finanzielle Haftungsdruck auf die verordnenden Ärzte durch Richtgrößen könnte neben einer Rezeptierung vor allem preisgünstiger Präparate sogar den totalen Therapieverzicht bewirken.

3.2 Substanzbezogene Komplikationen und Ursachen

Unerwünschte Arzneimittelwirkungen (UAW)

Eine unerwünschte Arzneimittelwirkung (UAW) ist eine Reaktion, die dem Empfänger schadet und unbeabsichtigt ausgelöst wird. Sie tritt bei Dosierungen auf, die beim Menschen für die Prophylaxe, Diagnostik und Therapie gegeben werden. Eine UAW ist per se nicht durch Fehlverhalten des Verordners begründet. Aufgrund von UAW kann es zu unterschiedlich schweren Komplikationen kommen, deren Verlauf tödlich, lebensbedrohlich, bzw. mit ausgeprägten Symptomen oder mit geringer Ausprägung ist. Neben den vorhersehbaren, meist dosisabhängigen und eher harmlosen Nebenwirkungen (Typ A) gibt es die eher nicht vorhersehbaren, nicht dosisabhängigen mit gelegentlich schweren Komplikationen. Nach den Ursachen werden Nebenwirkungen unterteilt in toxische, immunologische, solche im engeren Sinne aufgrund der pharmakologischen Eigenschaften und Ideosynkrasien.

Komplikationen werden nach Ursachen und Fehlern weiter differenziert, um deren Präventionsmöglichkeiten besser konkretisieren zu können (Mutschler et al 2001, Forth et al 2001)

Interaktionen

Bereits oben dargestellte Komplikationen sind bei Kombinationen von Medikamenten noch eher zu befürchten. Hier nimmt die Gefahr mit zunehmender Anzahl unterschiedlicher Arzneimittel zu; mit der linearen Zunahme der Medikamentenanzahl (1, 2, 3, 4, …) nehmen die UAW etwa logarithmisch zu (1, 4, 8, 16, …). (Mutschler et al 2001)

Im Jahr 2001 kam es zum „Lipobay-Skandal". Der Cholesterinsynthesehemmer (Cerivastatin) wurde hier trotz eindeutiger Warnungen im Beipackzettel, die Kombination mit Gemfibrozil zu vermeiden, weltweit für ca. 100 Patienten zum tödlichen Verhängnis vor allem infolge Rhabdomyolyse. (Klose und Schwabe 2002).

Besonders verheerend können Komplikationen auch bei Kombination von Herzrhythmus beeinflussenden Medikamenten sein. Die gemeinsame Anwendung von Betablockern und Puls verlangsamenden Calciumantagonisten wie Verapamil, können zu höhergradigen Blockbildern und Bradykardien bis zum Herzstillstand führen. Sogar die Kombination von Betablockerhaltigen Augentropfen kann diese schweren Komplikation bewirken.

Die häufigsten schwerwiegende Komplikationen entstehen bei der Therapie mit gerinnungsbeeinflussenden Substanzen, wie z.B. durch Überdosierungen von Dicoumarole (wie Marcumar®) mit der Folge starker Blutungsgefahren; Probleme entstehen auch durch sehr wechselnde Nahrungsaufnahme (Quantität/Qualität → Vit-K-Antagonismus!) (Stäubli 2001).

Applikationsart und -ort

Applikationsart und -ort eines Pharmakons erzeugen besonders bei längerfristiger Anwendung gelegentlich spezifische Komplikationen. Allergien und lokale Unverträglichkeitsreaktionen sind eventuell die Folge;. z.B. können im Bereich des oberen Gastrointestinalbereiches bei nicht ausreichend schnellem Herunterschlucken und Nachspülen einer Flüssigkeit häufiger Verätzungen des Ösophagus auftreten, z.B. durch Doxycyclin und Allendronat. Schlechte Verträglichkeiten existieren besonders bei ASShaltigen Präparaten, Eisenzubereitungen und nicht stereoidalen Antirheumatika. Schwerste Komplikationen wären hier ulceröse Veränderungen im Magen-Darm-Trakt mit Blutungen oder Perforationen in Brust- oder Bauchraum. Bei fehlender Mundspülung nach Cortison-Inhalation treten besonders bei langzeitgem Gebrauch orale Mykosen auf.

Varianz von Bioverfügbarkeit und Pharmakokinetik

Durch Veränderungen der Bioverfügbarkeit bzw. Pharmakokinetik eines Arzneimittels, möglicherweise ausgelöst durch eine andere Ernährung, Obstipation, Diarrhoe oder Erbrechen, kann zu erheblichen Wirkunterschieden führen. Sowohl zu schnelle als auch zu langsame Freisetzungsgeschwindigkeiten beeinflussen die Verträglichkeit und Effektivität eines Medikaments; besonders dramatisch kann dies bei der Blutdruck, Herzrhythmus bzw. Blutzucker beeinflussenden Therapie sein. Diese Probleme bei der Pharmakotherapie könnten ohne Verschulden der „Rezepteschreiber" durch die gesetzliche „Aut-idem-Regelungen" entstehen; die Möglichkeit wechselnder Generika mit ggf. unterschiedlichen pharmakokinetischen Eigenschaften wäre die Erklärung.

Dosierungsunterschiede in Abhängigkeit von Alter und Begleiterkrankungen

Besonders in Abhängigkeit von Alter und Begleiterkrankungen (Leberschaden, Niereninsuffizienz, …) müssen Änderungen bei der Dosierung berücksichtigt werden. Konkrete Empfehlungen gibt es selten bei o. g. Patientengruppen vor allem deswegen, weil Arzneimittelprüfungen in der Regel bei Gesunden mit einem bis 65 Jahre durchgeführt werden (Kochen 1998).

3.3 Hausärztlich induzierte Komplikationen

Fehlverordnung bzw. Missachtung von Kontraindikationen

Bei spezifischen Indikationen verbietet sich die Verwendung spezieller Medikamente. Hier seien beispielsweise die Amoxicilline bei einer „Tonsillitis" auf dem Boden einer Mononucleose wegen des Exanthems nach ca. 8 Tagen zu erwähnen. Schwerwiegendere oft tödliche Komplikationen entstehen z.B. bei Anwendung von Verapamil (i.v.) bei Tachykardien in Folge eines WPW-Syndroms (MSD 2000).

Die erneute Applikation eines Präparates bei bekannter Allergie kann auch zu schwersten Reaktionen, bis hin zum anaphylaktischen Schock, führen. Hier seien das häufig verordnete Penicillin, Novaminsulfon oder Diclofenac genannt. Die Komplikationen treten schwerer bzw. schneller bei parenteraler als bei oraler Anwendung auf.

Einige für Erwachsene normal verträgliche Arzneimittel sind für Kinder kontraindiziert in der Regel wegen spezifischer Probleme (z.B.: Einlagerung von Doxycyclin in den Zahnschmelz, mit Erhöhung der Kariogenität und Gelbverfärbung der Zähne; extrapyramidale Symptomatik (Masseterkrampf) durch Metoclopramid).

Bei antriebsarmen, depressiv Erkrankten wird es als Kunstfehler angesehen, ein antriebssteigerndes Antidepressivum ohne zeitgleiche (leichte)

Sedierung z.B. vorübergehend mit einem Benzodiazepin durchzuführen. Ärzte die diesen Fehler machten wurden schon bei Suizid des Behandelten rechtskräftig verurteilt.

Probleme/Fehler bei der Wahl von Applikationsart und -ort.

Hier sei beispielhaft die bis heute noch häufig praktizierte Applikation von intramuskulär angewendeten nicht stereoidalen Antiphlogistika, auch mehrmals in Folge, erwähnt. Die Arzneimittelkommission der Deutschen Ärzteschaft hat schon darauf hingewiesen, nur im akuten Fall einmalig die i.m. Applikation von nicht steroidalen Antiphlogistika zu wählen und anschließend eine enterale Applikationsform (oral, rektal) zu wählen. Die Komplikationsgefahr besteht in schwereren bzw. schneller eintretenden allergischen Reaktionen bei parenteraler Anwendung bzw. Spritzenabszesse. (Fischer 2002, Arzneimittelkommission der deutschen Ärzteschaft Köln 2001).

Probleme/Fehler bei der Kommunikation

Patienten sind eventuell nicht ausgiebig und vollständig auf kontraindizierende Vorerkrankungen bzw. Vor-/Begleit-Medikationen befragt worden.

In der Arzt-Patienten-Kommunikation werden Ängste der Patienten vor einer medikamentösen Therapie zu wenig berücksichtigt; Folgen wären bei Nichtbeseitigung u. U. Noncompliance. Ein nicht individuell auf den jeweiligen Patienten ausgerichtetes Gespräch (Wortwahl z.B. zu viele Fremdworte, Schriftliches, Empathie, …) verschlechtert den Therapieerfolg. Besonders schwierig ist die Kommunikation und eine eventuelle Arzneimittelverordnung bei Patienten, die versuchen häufiger „milde Medikamente" auch bei schweren Erkrankungen zu bekommen bzw. „schnell wirksame" bei fehlender Indikation (z.B. Antibiotika bei Virusinfekten).

Ein weiterer Problembereich ist die „wortlose Aushändigung" von Rezepten ohne Einnahmeempfehlung, bzw. fehlende Erläuterungen zu möglichen unerwünschten Arzneimittel-Wirkungen, Einnahmezeitpunkten, -häufigkeiten und -dauer sowie wünschenswerten Begleitmaßnahmen.

Probleme/Fehler bei der Dokumentation

Durch fehlende, mangelhafte oder unübersichtliche Dokumentation in den Patientenakten – klassisch oder mittels EDV – können oben beschriebene Interaktionen und unerwünschte Arzneimittelwirkungen etc. ausgelöst werden. Besonders verhängnisvoll können Reexpositionen von Allergie auslösenden Medikamenten, besonders parenteral (z.B. Penicillin, Diclofenac), sein.

Die Dokumentation über Medikamentenverordnungen, Allergien („cave") etc. ist möglicherweise arztseitig lückenhaft und nicht zeitnah/schnell

verfügbar. Eine unübersichtliche Zuordnung von Verordnung und Diagnose ermöglicht keine ausreichende Erkenntnis über Indikation, Einnah-
mezeitraum etc. einer gewählten Therapie.

Mangelhafte Kontrolle des bestehenden Medikamentenplanes besonders bei chronisch Kranken mit mehreren Arzneimitteln (patientenseitig,
häusliche Pflege, Altenheim, ...) können Ursache von Komplikationen
sein; Komplikationen könnten durch länger bestehende Doppelverordnungen, bzw. Überdosierungen entstehen. (Robert-Koch-Institut 2001)

Probleme/Fehler bei der Praxisorganisation

Verwechslung von verordneten bzw. direkt vom Arzt angewendeten Arzneimitteln kann mit gefährlichsten, gelegentlich sogar tödlichen Komplikationen einhergehen. Bci der Verordnung sind Verwechslungen bei der
Schnittstelle Patient-Arztpraxis wahrscheinlich auch auf Grund von Hör-
oder Lesefehlern nicht ganz zu vermeiden. Durch die weiter zunehmenden
maschinenlesbar ausgedruckten Rezepte werden Lesefehler durch Apotheken weiter vermindert.

Bei der Anwendung von Arzneimitteln in der Praxis, z.B. intravenös
bzw. intramuskulär zu applizierenden Ampullen kommen vereinzelt tödliche Komplikationen in die Schlagzeilen („Kalium statt Valium"). Im hausärztlichen Bereich tritt dieser Fehler im Vergleich zu Intensivstationen sehr
selten auf, Verwechslungen bei Hyposensibilisierungslösungen in Bezug
auf Namen bzw. Verdünnungsgrad können ebenso folgenschwer enden.

Compliance-Probleme

Die „Einnahmetreue" (Compliance) von Patienten hat starken Einfluss
auf die Effizienz einer Arzneimitteltherapie. Mit zunehmender Anzahl von
verschiedenen Arzneimitteln und mit der Häufigkeit der Einnahmen pro
Tag nimmt die Compliance ab. Neben der Arzt-Patient-Beziehung spielt
der Geschmack eines Arzneimittels z.B. bei Kindern eine große Rolle.

Compliance-Probleme verstärken sich besonders durch unterschiedliches Aussehen und Verändern von Arzneimitteln. Gerade bei Langzeitthe-
rapien – oft ein ganzes Praxisleben lang – sollte auf eine kontinuierliche
Arzneimitteltherapie mit nur dringend erforderlichen Änderungen geachtet werden. Durch Krankenhausaufenthalte und Spezialarztkonsile werden
bisherige Verordnungsmuster oft zu schnell verändert z.B. durch Einführung von gelegentlich nur marginal veränderten Analogpräparaten. Richt-
größendruck und „Aut-idem-Regelungen" fördern außerdem häufigeres
Wechseln zu billigeren Generika und Reimport-Präparaten.

Neben primären Compliance-Problemen können konkrete Missverständnisse und Verwechslungen durch Änderungen der Medikation entstehen.

4 Verhinderung von Komplikationen

Allgemeine Komplikationen

Gezielte Befragungen des Patienten nach allen, auch nur gelegentlich eingenommenen Medikamenten, auch die vom Heilpraktiker oder Apotheker
empfohlenen, kann helfen Komplikationen zu vermindern (vollständige
Medikamenten-Anamnese).

Bei Suchtgefährdeten, besonders Alkoholkranken, ist auf die Zusammensetzung von (flüssigen!) Medikamenten zu achten und die Patienten
darauf hinzuweisen, dass jeder Verordner zur Vermeidung von Problemen
seine spezifischen Aspekte zur Vorgeschichte kennen sollte. Bei sämtliche
Beruhigungs-, Schlaf- und Schmerzmitteln ist auf deren Suchtgefahr hinzuweisen; besonders Dosisänderungen sollten immer in Absprache mit
dem Arzt erfolgen. Eine bekannte Allergie auf Medikamente birgt eine höhere Gefahr für Kreuzallergien und andere, oft auch angstbedingte „Nebenwirkungen".

Eine zum Beipackzettel etc. ergänzende Patienteninformierung von
Seiten der Ärzte, evtl. auch schriftlich, hat in Bezug auf Komplikationen
präventive Effekte (s. u.).

Die Information an Ärzte über Probleme durch Pharmaka und eventuelle neu eingetretene Besonderheiten müsste über eine Bundesbehörde
zeitnah und verlässlich allen verordnenden Ärzten – am besten über neue
Medien – mitgeteilt werden oder bei Aktualisierung einer Medikamenten-
Datenbank umgehend berücksichtigt werden.

Finanzielle Haftung verordnender Ärzte bei korrekter Indikation ist im
Vergleich zur übrigen Welt einmalig in Deutschland; zur wirtschaftlichen
Verordnungsweise können in zweifelhaften Fällen nur Einzelfallprüfungen,
aber keine Heckenschnittmethoden, umgesetzt werden. Außerdem sind
pharmaökonomische Aspekte bei Verordnung teurerer Medikamente zu
berücksichtigen (Einsparung evtl. von stationären Maßnahmen …). Eine
prozentuale finanzielle Beteiligung[3] der Kassenpatienten hat nach ausländischen Erfahrungen einen insgesamt kostenreduzierenden Effekt; soziale
Härten müssten über soziale Einrichtungen erfolgen. Die verordnenden
Ärzte würden so ohne Kostendruck mit kostenbewussten Patienten fast
nur unter qualitativen Aspekten Arzneimittel auswählen können.

Substanzeigene Komplikationen

Vermehrte ärztliche Aufklärung der Patienten über mögliche unerwünschte Arzneimittelwirkungen (evtl. mit ergänzendem Schriftmaterial) und
Sensibilisierung zur Erkennung von frühen Veränderungen können Probleme bzw. Komplikationen vermindern helfen.

---

[3]   Zuzahlung prozentual zum Arzneimittelpreis, Aufpreis auf den Preis der preisgünstigsten Präpa-
      rate einer Generika-Gruppe (incl. Analogpräparate), …

Bei der Erforschung von Arzneimitteln sind obligatorisch die Menschen mit veränderten Leistungen in Bezug auf den Pharmastoffwechsel etc. (Kinder, Senioren, …) nicht wie bisher auszuschließen, sondern obligatorisch z.B. zur altersadaptierten Dosisfindung einzubinden. Der Varianz von Bioverfügbarkeit bzw. Pharmakokinetik sollte durch möglichst gleichartige und kontinuierliche Verordnungen, besonders bei der Langzeitversorgung, Rechnung getragen werden; Medikamentenwechsel, auch innerhalb einer Substanzgruppe (Generika-Änderungen, z.B. auch durch „Aut-idem-Regelung"!), sind weitestgehend zu vermeiden um Komplikationen zu verringern.

Hausärztlicherseits induzierte Komplikationen vermeidet man insbesondere durch schnelle Aktualisierung aber auch Verminderung der Datenmenge zur Pharmakotherapie. Übersichtliche Informationsmöglichkeiten z.B. zu Indikationen, Komplikationen, Interaktionen, Applikationsart- und –ort im Rahmen der Pharmakotherapie sind von neutraler Seite optimiert zur Verfügung zu stellen sowie entsprechend vom Arzt regelmäßig zu nutzen und umzusetzen.

Dokumentation

Eine umfassende, leicht zu bedienende Computersoftware mit Medikamentenanamnese (Verordnungsdatum, Dosierungen, „Cave", …) und „intelligentem System" (Abgleich von pharmakologischen Interaktionen, auch Kontraindikationen z.B. Allergien, Ulcus-Anamnese, …) könnte Komplikationen erheblich vermindern; Verordnungsfehler träfen durch Dokumentationsoptimierung und „Verträglichkeitsprüfung" seltener auf.

Hier sind die Pharma- und Software-Hersteller gefordert!

Zur Vermeidung von Hör- und Lesefehlern sollte weitestgehend auf schriftliche Kommunikation ausgewichen werden (deutliche Schrift, am besten maschinengefertigt/maschinenlesbar).

Praxisorganisation

Verwechslungen bei Arzneimittelvorbereitungen zur Applikation in der Praxis sollten wegen ihrer Folgenschwere mit hohem Sicherheitsgrad ausgeschaltet werden. Schon bei der Auswahl der in der Praxis vorhandenen Arzneimittelzubereitungen (inkl. Hausbesuchs- und Notfallkoffer) sollten potentiell hoch gefährliche, wenn überhaupt, nur unter größten Vorsichtsmaßnahmen vorgegangen werden. Ampullen besonders zur intravenösen bzw. intramuskulären Applikation sind so vorzubereiten, dass die Substanz in der Spritze eindeutig durch Anlage/Ankleben der Originalampulle zu identifizieren ist (s. a. Kap. Hyposensibilisierung). Für alle nachvollziehbar müssen Vorbereitungen für ärztliche Maßnahmen im Sinne der Qualitätssicherung nach internen Arbeitsanweisungen bzw. Checklisten erfolgen. (Robert-Koch-Institut 2001)

Kommunikation

Frühzeitig, schon während des Medizinstudiums, sollten speziell Informa-tion, Beratung und Aufklärung bei der Arzneimittelverordnung erlernt und trainiert werden (s. a. Kap. hausärztliche Beratung, Kommunikation IV.2). Nach Indikationsstellung einer Arzneimittel-Therapie ist der Patient zunächst über das Ziel einer solchen zu informieren, über die individuellen Aspekte zu beraten und im Sinne einer „informierten Entscheidung"(in-formed consent) aufgeklärt das weitere Vorgehen aktiv mit zu entschei-den.(Hornung 1996, Perleth 1999)

Im Zusammenhang mit Neuverordnungen oder Änderungen bei der Medikamentenverordnung ist das regelmäßige Durchlaufen bestimmter Punkte bei der Arzt-Patienten-Kommunikation anzuraten. (Tabelle 2)

Tabelle 2. Ärztliche Patienteninformierung bei der Medikamentenverordnung

– Zielvorstellung des Arztes dem Patienten mitteilen(besonders bei Neu-/Erstverord-
   nung)
– Warum wird Medikament gebraucht? (Indikation)
– Woran wird Wirkung gesehen/gemerkt (Patient/Arzt)?
– Mit welchen unerwünschten Arzneimittelwirkungen (UAW) kann/muss man rechnen?
– Was passiert bei Aus-/Weglassen des Medikament?
– Wie lange muss das entsprechende Medikament eingenommen werden („5 Tage"
   oder „bis man 100 Jahre alt ist")?
– Wie häufig muss das Präparat eingenommen werden, in welchem Zeitabstand zu
   Mahlzeiten, etc.?

Bei „Kontrollterminen" im Rahmen einer Pharmakotherapie ist die Wirk-samkeit bzw. Verträglichkeit der Medikamente, die eingehaltene Dosierung und die tatsächliche, auch regelmäßige Einnahme des jeweiligen Präparates zu hinterfragen. Nicht selten werden aus o. g. Ängsten Dosierungen nicht eingehalten bzw. „Pillen erst gar nicht genommen".

Der Behandlungsprozess mit Überprüfung einer erwarteten Pharma-wirkung ist in Abständen zu wiederholen. Bei Ausbleiben der gewünsch-ten Erfolge dann ist Ursachenforschung erforderlich; als Gründe kommen z.B. Noncompliance, Alkohol-/Medikamenten-Abusus oder auch eine nicht zutreffende Diagnose infrage (Ausbleibende Blutdrucksenkung bei unerkannter Nierenarterienstenose z.B.).

Bei akuten Anlässen (z.B. akuter Infekt) ist die Beratung des Patienten nach oben dargestelltem Vorgehen zu empfehlen. Neben der medikam-entösen Therapie bietet sich die Information auch über nichtmedikamentöse Maßnahmen häufig an. In der Praxis bewähren sich ergänzende schriftliche Medien. Infozepte (z.B. Harnwegsinfekt, s. Abb 1), Flyer, Patientenbrief oder individuelles Schriftstück auf einem „klassischen Blankorezept" (DIN A 6, hochkant, Arztdaten oben) erscheinen sehr geeignet (NHG 1997).

Bei chronischen Krankheiten sollte mit dem Patienten gemeinsam flexi-bel schriftlich kommuniziert werden. Von der Arztpraxis verfasste Verord-nungspläne bieten meistens gute, die Einnahmesicherheit unterstützende

Dr. med. Thomas Lichte
Dr. med. Margret Bucklitsch
Fachärzte für Allgemeinmedizin
Lindenstr. 10 27389 Lauenbrück
Tel. 04267/14 80 Fax 04267/14 14

HARNWEGSERKRANKUNG

O ....x..... Tabl.
  Regelmäßig für .... Tage.

O Nach Einnahme des Medikamentes 3 Std.
  wenig trinken, danach bis zur nächsten
  Einnahme viel trinken (**2–3 Liter/Tag**).

O Nach 3 Tagen Urinkontrolle in der Praxis.
  (**Urinabgabe in der Praxis**). Bei fehlender
  Besserung Praxisbesuch früher.

O Keine übertriebene Hygiene, Vorsicht
  mit Slipeinlagen, Intimsprays meiden,
  Duschen besser als Vollbäder, nach
  sexueller Aktivität → Wasserlassen!

O Viel trinken, immer in Ruhe (**sitzend**)
  Blase vollständig entleeren.

Abb. 1. Infozept „Harnwegserkrankungen"

Informationen; Verordnungen sollten aber auch auf Seiten der Hausarztpraxis vollständig dokumentiert sein(s. o.). Patienten verfassen teils eigene
Pläne, bei denen z.B. eine tabellenartige Dokumentation zu Gunsten einer
Liste mit Einnahmen – unterteilt nach Tageszeit und untereinander aufge-
schrieben – der Vorzug gegeben wird. (Petermann 1997)

Bei interkurrenten Ereignissen chronisch Kranker sind o.g. Verfahren
zu nutzen, bei Neuverordnung bzw. Veränderung der bestehenden Medikation bieten sich folgende Möglichkeiten an: der Verordnungsplan ist anzupassen oder alternativ ein neuer EDV-Ausdruck über aktuelle Medikation
auszudrucken. Eine Aktualisierung in der Praxis-EDV geschieht meistens
automatisch, die Patientenakte (bei häuslicher Pflege oder im Altenheim)
muss auf den neuesten Stand gebracht werden und der Patient evtl. zu
Korrekturen in seinen Dokumentationen (Arztbuch, Ringbuch, ...) motiviert werden.

In schriftlichen Kurzinformationen (Infozept, ...) können für häufig in
der hausärztlichen Praxis vorkommende Beratungsergebnisse die Einnahmesicherheit steigernde Empfehlungen für Patienten verfasst werden. Beispielsweise seien hier die Wichtigkeit der 10-tägigen Einnahmedauer von
Penicillin bei der Angina tonsillaris (mit Begründung und Nachsorgeempf-
fehlungen) oder die Beschreibung der sachgerechten Anwendung von Augentropfen bei der eitrigen Konjunktivitis mit begleitenden Hygienemaß-
nahmen erwähnt (Lichte 1999).

Compliance

Complianceverbesserung ist am ehesten zu erreichen durch:

- Einbeziehung des Patienten in die therapeutische Entscheidung
- Nachfrage und eventuelle Einbindung von Fremdverordnungen
- Übersichtlichen Verordnungsplan mit Berücksichtigung der patienteneigenen Fähigkeiten und Wünsche
- Vorbereitung der Medikamente (Stellen durch Angehörige in Tagesdosen/Wochenfächern, Kontrolle durch Pflegekräfte, ...
- Individuelle Abpackung durch Apotheken (wie z.B. in Dänemark)
- Seltenen Wechsel der Medikamente (Generika, Reimporte, ... bes. beim Wechsel Hausarzt – andere Ärzte (Spezialärzte, Krankenhaus))
- Anwendung von Präparaten mit nur wenigen Einnahmen pro Tag; Begrenzung der unterschiedlichen Präparate (optimal bis höchstens 4; evtl. Nutzung von Kombinationspräparaten) (Rönsberg 1993)

Aus-, Weiter- und Fortbildung

Neue Wege, von der Realität der Anforderung her, müssen beschritten werden. Sie stellen sich vor allem durch die hohe Zahl multimorbider Patienten in der Hausarztpraxis. Hier kommt es darauf an, eine Prioritätenbildung vorzunehmen, die sowohl an morbiditätsbezogenen (Prognose, Beschwerlichkeit) als auch an pharmakotherapeutischen Aspekten (Wahrscheinlichkeit einer Wirkung (NNT), eines Risikopotential (NNH)) orientiert ist. Diese spezifisch hausärztliche Anforderung wurde bisher eher unzureichend bei der Entwicklung von Leitlinien, Stufenschemata u. Ä. berücksichtigt. (Hornung 1996)

Zur Aus-, Weiter- und Fortbildung müssten vermehrt neutrale Informationsmöglichkeiten für Ärzte zur Verfügung gestellt werden; beispielsweise seien das „Arznei-Telegramm" und der „Arzneimittelbrief" erwähnt. Besonders für Hausärzte sind umfassende, möglichst pharmaneutrale Informationen dringend erforderlich; hier sei der Bereich Interaktionen, Kontraindikationen und Patienten-Selbstmedikationen herausgehoben (Hahn 1997, Schneider und Richling 2002).

Im Zeitalter eingeschränkter finanzieller Ressourcen müssen Innovationen (unter gesamtökonomischen Aspekten) kritisch eingesetzt und auf Reimport-, bzw. preisgünstigste Generika-Produkte – auch wegen Compliance-Problemen – vorsichtig umgestellt werden.

Den Nutzen einer bereits lange diskutierten „Positivliste" kann man bei Betrachtung umliegender Gesundheitssysteme zunächst nur mit Zurückhaltung abwarten, da man die Probleme erst bei Anwendung im deutschen Bereich erkennen kann. Die Substitution negativ beurteilter, sogenannter milder wirkender Präparate kann sich als schwierig (evtl. neue UAW) und kostenträchtig erweisen.

Literatur

Arzneimittelkommission der deutschen Ärzteschaft Deutscher Ärzteverlag Köln – AkdÄ (2002) Evidenzbasierte Therapieleitlinien, Deutscher Ärzteverlag, Köln

Arzneimittelkommission der deutschen Ärzteschaft Köln (2001) Arzneiverordnungen in der Praxis – AVP: Degenerative Gelenkerkrankungen 2. Aufl, Deutscher Ärzteverlag, Köln

Fischer GC (2002) Allgemeinmedizin – Diclofenac i. m. bei Lumbago. Niedersächsisches Ärzteblatt 9: 25–6

Forth W, Henschler D, Rummel W (2001) Allgemeine und spezielle Pharmakologie und Toxikologie, 8. Aufl, Urban und Fischer, München

Hahn J-M (1997) Checkliste Innere Medizin. Thieme Verlag, Stuttgart New York

Hansis ML, Hansis DE (2000) Der ärztliche Behandlungsfehler. Ecomed, Landsberg

Hornung WP (1996) Kooperative Pharmakotherapie. Dt Ärztebl 93: A-1465-68

Klose G, Schwabe U (2002) Lipidsenkende Mittel In: Schwabe U, Paffrath D (Hrsg) Arzneiverordnungs-Report 2002. Springer, Berlin

Kochen (1998) Allgemein- und Familienmedizin. Hippokrates Verlag, Stuttgart

Lichte T, Lichte C, Fischer GC (1999) Das Infozept – Die optimierte schriftliche Kommunikation in der Arztpraxis. Z Allg Med 75: 563–567

MSD Manual (2000) Urban & Fischer, München Jena

Mutschler E, Geisslinger G, Kroemer HK, Schäfer-Korting M (2001) Arzneimittelwirkungen. Lehrbuch der Pharmakologie und Toxikologie. Wissenschaftliche Verlagsgesellschaft mbH, Stuttgart

NHG 1997 (Nederlands huisartsen genootschap) Patient Education Leaflets and Patient Information Letters aus: The Quality system of the Dutch GPs 3. Practice Management and Patient Education Dutch College of General Practitioners P. O. Box 3231 NL- 3502 GE Utrecht 1997

Petermann F (1997) Patientenschulung und Patientenberatung, Hogrefe-Verlag für Psychologie, Göttingen

Robert-Koch-Institut (2001) Medizinische Behandlungsfehler. Gesundheitsberichterstattung des Bundes Heft 04/01

Rönsberg GW (1993) Compliance, Qualitätsmaßstab der Arzt-Patienten-Beziehung. Z Allg Med 69: 557–562

Schneider D, Richling F (2002) Arzneimittel A-Z Checkliste. Thieme, Stuttgart New York

Stäubli M (2001) Komplikationen in der inneren Medizin. Z ärztl Fortbildung Qual Sich 7: 485–488

2.2 Psychosomatische Grundversorgung
Christa Doerr

Zusammenfassung

Angesichts eines tiefgreifenden demografischen Wandels mit Zunahme von Multimorbidität und chronischen Krankheitsverläufen prägt eindimensionales, meist somatisch ausgerichtetes Denken und Handeln noch allzu häufig den hausärztlichen Praxisalltag während der „bio-psycho-soziale" Behandlungsansatz viel zu selten Anwendung findet. Demzufolge werden einerseits psychische Krankheitsaspekte in der Primärversorgung nicht rechtzeitig erkannt und andererseits somatische Komorbiditäten bei psychischen Erkrankungen übersehen. Mangelnde kommunikative Kompetenz sowie Unkenntnis häufiger Abwehr- und Gegenübertragungsphänomene können zu tiefgreifenden Störungen der Arzt-Patienten-Beziehung führen. Stärker als bisher sollten gesundheitsfördernde Ressourcen in Verantwortung der Patienten in partnerschaftlich erarbeitete Behandlungskonzepte einbezogen werden.

1 Kurzdarstellung des Verfahrens

Erst 1987 wurde die psychosomatische Grundversorgung (PSGV) als ergänzende Maßnahme zu den Psychotherapieverfahren in die Psychotherapierichtlinien und damit in den Leistungskatalog der gesetzlichen Krankenkassen (GKV) aufgenommen. Unter der Annahme, einer ursächlichen Beteiligung psychischer Faktoren am komplexen Krankheitsgeschehen wird diese Maßnahme inzwischen von etwa der Hälfte der niedergelassenen Ärzte abgerechnet.

Das Verfahren beinhaltet die verbale oder übende Basistherapie psychischer, funktioneller und psychosomatischer Erkrankungen durch den primär somatisch orientierten Arzt und gegebenenfalls die Indikationsstellung zur ambulanten oder stationären Psychotherapie.

Die Technik der verbalen Intervention stellt eine besondere Form der ärztlichen Gesprächsführung dar und wird deutlich von der Psychotherapie abgegrenzt. Es soll ein symmetrischer Dialog zwischen Partnern „auf gleicher Augenhöhe" hergestellt werden, „in dem Erkenntnisprozesse beider Gesprächspartner miteinander oszillieren, ohne dass nach Möglichkeit die Entscheidungskompetenz des Patienten beeinträchtigt wird."

Zu den übenden Verfahren zählen das autogene Training, progressive Muskelrelaxation nach Jacobson sowie hypnotherapeutische Verfahren.

Mit der Einführung der PSGV wurden folgende Zielvorstellungen auf Seiten der Ärzte verbunden:

– Die möglichst frühzeitige differentialdiagnostische Klärung komplexer Krankheitsbilder
– Das Erkennen der ätiologischen Verknüpfung psychischer und somatischer Krankheitsfaktoren und die Gewichtung ihrer pathogenen Bedeutung.
– Das Erstellen einer Gesamtdiagnose, wenigstens in hypothetischer Form als „Verdacht auf." (Faber 1999)

Für die Patienten versprachen sich die Initiatoren:

– Die Anregung der Introspektion
– Die Vermittlung von Einsichten in psychosomatische Zusammenhänge des Krankheitsgeschehens
– Das Erkennen der Bedeutung krankmachender persönlicher Konflikte
– Den Aufbau von Bewältigungsfähigkeiten

Neben kommunikativer Kompetenz, dem Wissen um bio-psycho-soziale Zusammenhänge und der Anwendung definierter Techniken beinhaltet die Psychosomatische Grundversorgung eine spezielle Haltung gegenüber Patienten mit psychischen, funktionellen und psychosomatischen Erkrankungen. Es kommt hierbei darauf an, Vorstellungen und Erwartungen des Patienten an die Behandlung, seine subjektive Krankheitstheorie, seine Ressourcen und Bewältigungsfähigkeiten auf dem jeweiligen sozialen Hintergrund zu klären und ein gemeinsames Behandlungskonzept auszuhandeln.

2 Typische und häufige Indikationen

Auch wenn die PSGV inzwischen in die Weiterbildungsordnung der meisten Fachgebiete Eingang gefunden hat, ist sie gerade für die Allgemeinmedizin, will sie ihrem Anspruch, Beziehungsmedizin zu sein, gerecht werden, einer der wichtigsten Grundbausteine.

Bei genauer Betrachtung findet man bei hausärztlich betreuten Patienten wesentlich häufiger psychische Störungen als bisher angenommen: abhängig von Studiendesign und verwendeten Diagnosekriterien (s.u.) schwanken die Angaben zwischen 25 und weit über 40% (Kerek-Bodden et al 2000). Die Wahrscheinlichkeit, im Laufe des Lebens eine Depression zu erleiden, liegt für Männer bei etwa 12% und für Frauen bei 26%. In einer repräsentativen Bevölkerungsstichprobe fand sich ein Morbiditätsrisiko für Depression von 17 Prozent (Schauenburg 2002).

Überlagerung durch somatische Begleiterkrankungen und bei Patienten wie bei Ärzten verbreitete Ängste vor dem Stigma einer psychischen Erkrankung erschweren bis heute eine rechtzeitige Diagnosestellung und geben dem gerne zitierten Vorwurf, Hausärzte seien nicht in der Lage, psychische Erkrankungen zu erkennen, immer wieder Nahrung (Wittchen et al 2001).

Die Definitionen im ICD-10 sind oft nicht in der Lage, die hausärztliche Alltagsrealität zu erfassen: Krankheiten werden nicht erkannt oder nicht ausdrücklich benannt, da hausärztliche Patienten trotz hoher Gesamtbeeinträchtigung aufgrund ihrer Multimorbidität oft nicht alle Diagnosekriterien fachpsychiatrischer Krankheitsdefinitionen erfüllen.

Um die *Diagnostik psychischer Störungen* in der Primärversorgung zu erleichtern, wurde unlängst von einer internationalen Arbeitsgruppe das Kapitel F der ICD-10 zum ICD-10 PHC mit nur noch 25 Kategorien zusammengefasst und mit entsprechenden Behandlungsleitlinien versehen (Croudace et al 2003).

Parallel dazu hat die WHO ein Fortbildungsprogramm mit einer Basisbroschüre zum theoretischen Hintergrund der jeweiligen Störung entwickelt, versehen mit differentialdia- gnostischen Tabellen und Tafeln, mit Therapierichtlinien sowie Patientenbroschüren zu den sechs wichtigsten und häufigsten psychischen Erkrankungen in der Allgemeinpraxis: depressive Erkrankungen, Angsterkrankungen, Neurasthenie, somatoforme Störungen, Alkoholabhängigkeit und Schlafstörungen. (WHO 1996)

3 Typische verfahrensbezogene Komplikationen/ strukturelle Defizite

Die Weiterbildung in der PSGV durch Fachpsychotherapeuten, die kaum noch somatisch tätig sind, führt zu einer Überbetonung psychiatrischer oder psychosomatischer Krankheits- vollbilder, während die im hausärztlichen Alltag allgegenwärtigen bio-psycho-sozialen Zusammenhänge in ihren Auswirkungen auf Arzt und Patient zu wenig Beachtung finden.

Überdies haben falsche honorarpolitische Anreize bewirkt, dass sich viele Ärzte aus dem Anbieterkreis für Entspannungsverfahren zurückgezogen haben. Durch die Aufnahme dieser Verfahren in den GKV-Leistungskatalog ist es Ärzten im Gegensatz zu anderen „Anbietern" nicht mehr möglich, solche Kurse als Privatleistung anzubieten. Konsequenz dieser Politik ist inzwischen das Fehlen eines flächendeckenden Angebots an qualifizierten Entspannungskursen!

Die heckenschnittartige Budgetierung aller PSGV-Leistungen im Rahmen von Honorarverteilungsmaßstäben erschwert die Akzeptanz der Verfahren bei den Kollegen und behindert ihren intensiveren Einsatz im Praxisalltag.

Fehlende hausärztliche Steuerungsfunktion

Welche Auswüchse unkoordiniertes „Doktor-hopping" unter dem Deck-
mantel der freien Arztwahl in Kombination mit somatischer Fixierung und
einem reduktionistischem Behandlungskonzept bei Ärzten und Patienten
annehmen kann, zeigt das folgende Beispiel

Fall 1
Ein mittlerweile 50jähriger Patient berichtet anlässlich einer weiteren
stationären Aufnahme über 40 bei ihm während der letzten 20 Jahre
durchgeführte Operationen vom Scheitel bis zur Sohle. Nicht ein einziger
seiner zahlreichen Behandler, allesamt hochqualifizierte Spezialisten eigener Wahl habe jemals eine biografische Anamnese erhoben, geschweige
denn die autoaggressiven Aspekte seines Leidensweges angesprochen.

Hausärztlich induzierte Komplikationen

Spaltung von Körper und Seele

Auf dem Boden einer einseitig naturwissenschaftlich orientierten Denk -und
Arbeitsweise führt die Sorge vieler Ärzte, eine schwerwiegende organische
Erkrankung nicht rechtzeitig zu erkennen, oft zu somatischer Überdiagnostik, bis schließlich ein bei fast jedem Menschen zu findender „Webfehler"
als angebliche Krankheitsursache bearbeitet wird und von psychosozialen
Krankheitsaspekten ablenkt. (Auto-)Aggressive Aspekte redundanter Diagnostik und invasiver Eingriffe werden wechselseitig agiert und sind nicht selten Ausdruck von Burn-out beim Arzt. Das patientenseitig empfundene Defizit an Kommunikationsbereitschaft und -fähigkeit vieler Ärzte verdeutlicht
das folgende Zitat:
    „Mein Hausarzt ist sehr tüchtig, er hat alle modernen Geräte und ich habe
volles Vertrauen zu ihm, aber reden kann ich mit ihm nicht, dazu hat er viel zu
wenig Zeit, er ist ständig im Stress. Wenn ich reden möchte, gehe ich zum Psychotherapeuten, der hört mit wenigstens zu".
    Folge ist, dass der Patient unkoordiniert eine oder mehrere therapeuti-
sche Nebenbeziehungen eingeht und der Hausarzt in bezug auf psychosoziale Krankheitszusammenhänge weiter im Dunkeln tappt.

Einseitige Fixierung auf psychische Diagnosen führt leicht zum Übersehen einer somatischen Erkrankung

Fall 2
Eine 45 jährige, stark übergewichtige Patientin versucht durch eine drasti-
sche Gewichtsreduktion ihre Ehe zu retten. Als der Partner sie trotz aller
Bemühungen schließlich verlässt, passen fortdauernde Inappetenz, weitere

Gewichtsabnahme und zunehmende Schwäche ebenso wie der soziale Rückzug gut in das Bild einer reaktiven Depression und werden nicht weiter untersucht. Als die Patientin später mit einem Ileus ins Krankenhaus eingewiesen wird, kommen bei weit fortgeschrittenem Pankreaskarzinom nur noch palliative Maßnahmen in Betracht.

Fehlerhafte Verknüpfung gleichzeitig vorhandener psychischer und somatischer Befunde

Fall 3

Eine 50-jährige technische Angestellte mit dem Anspruch, alles im Griff zu haben, führt mit ihrem psychisch kranken Partner eine hochproblematische Wochenendehe. Trotz voller Berufstätigkeit hält sie ihre halbwüchsigen Kinder unselbständig.

Sie klagt über Symptome einer psychovegetativen Erschöpfung, hyperventiliert und macht sich Vorwürfe, dass sie ihre Aufgaben nicht mehr bewältigen kann. Ohne Verständnis für psychosomatische Zusammenhänge fordert sie aggressiv die umgehende Beseitigung ihrer Beeinträchtigungen.

Sie präsentiert ein buntes Kaleidoskop somatischer Symptome: gastrointestinale Beschwerden, multiple Schmerzsyndrome des Bewegungsapparates, Hypertonie, rezidivierende Bronchitiden, Angstsyndrom mit Hyperventilation, Schlafstörung, Müdigkeit und Antriebslosigkeit. Kurzzeitige Besserung stellt sich nur nach widerwillig akzeptierter hausärztlich verordneter Arbeitsunfähigkeit ein.

Im Rahmen der psychosomatischen Grundversorgung wird allmählich ein Zusammenhang zwischen der psychosozialen Situation und dem Auftreten von Symptomen erarbeitet. Die Freundschaft zu einem langjährigen Kollegen entwickelt sich, zunächst unter „Schonung" des Ehemannes und der Kinder, allmählich zu einer haltgebenden Liebesbeziehung.

Nach einer Rehabilitationsmaßnahme mit neu gewonnenen psychosomatischen Einsichten, aber ohne ernsthaften Veränderungswillen wieder zu Hause, stolpert sie kurz darauf im Garten auf ebener Erde und zieht sich einen komplizierten Kniebinnenschaden mit Hospitalisation, langfristiger Arbeitsunfähigkeit und körperlicher Hilflosigkeit zu. Die Erfahrung: „meine Familie überlebt auch ohne mich, ich kann ihnen etwas zumuten, ohne dass sie zusammenbrechen" stabilisiert sie psychisch. Sie erkennt die Grenzen der eigenen Belastbarkeit jetzt früher. Es gelingt ihr, sich vom Ehemann offiziell zu trennen, die Kinder loszulassen und die neue Beziehung öffentlich zu leben.

Zur Freude der Hausärztin wendet sie ihre neu erworbenen psychosomatischen Kenntnisse auch auf die unter der Belastung des Hausumbaus neu auftretenden Symptome Schwitzen, Tachykardie und Schlafstörung an.

Die „sicherheitshalber" veranlasste Schilddrüsenhormonbestimmung ergibt eine behandlungsbedürftige Hyperthyreose; diese Diagnostik stabilisiert die Arzt-Patienten-Beziehung nachhaltig.

Unsicherheit des Hausarztes im Umgang mit psychischen Erkrankungen

Einerseits erfolgt oft eine unreflektierte Überschätzung der eigenen Fähigkeiten nach dem Motto: „reden können wir doch alle, eine zusätzliche Ausbildung ist überflüssig, ich mache meine eigene Psychotherapie".

Da der Erwerb kommunikativer Kompetenz in der ärztlichen Aus -und Weiterbildung bisher zu kurz kommt, wird in Hausarztpraxen oft zu wenig zugehört, aneinander vorbeigeredet, werden Patienten mit Floskeln wie „das verstehe ich gut" oder direktiven „Ratschlägen" traktiert.

Andererseits resultiert aus dieser Unsicherheit eine oft übereilte und unvorbereitete Überweisung zum Facharzt, ohne die Auswirkungen auf den Patienten ausreichend zu reflektieren. Dieser fühlt sich stigmatisiert, abgeschoben, vom Hausarzt nicht ausreichend darüber informiert, was ihn nun erwartet und ist innerlich gar nicht zu einem Wechsel bereit oder in der Lage.

4 Verhinderung von Komplikationen

Gegenseitiges Vertrauen und der Wille zur partnerschaftlichen Zusammenarbeit sind wichtige Voraussetzungen einer guten und tragfähigen Beziehung zwischen Arzt und Patient. Eine klare Rollendefinition, welche die Kompetenz des Patienten für die eigene Person herausfordert, sein Wissen, seine Vorlieben, Ängste, Befindlichkeiten und Lebensgewohnheiten akzeptiert und ihm Teilhabe an Entscheidungen über die eigene Gesundheit und Mitverantwortung für den Therapieerfolg zuschreibt, erleichtert beiden Partnern den Umgang miteinander.

Von Anfang an empfiehlt sich ein bio-psycho-soziales Vorgehen unter der Annahme einer multifaktoriellen Beschwerdegenese. „Was fehlt diesem Patienten, warum und auf welchem lebensgeschichtlichen Hintergrund kommt er mit dieser Beschwerde ausgerechnet jetzt zu mir in die Praxis?"

Leidensdruck, Beeinträchtigungsschwere sowie ein möglicher Krankheitsgewinn –auch im sozialen Kontext – sind zu thematisieren und im Therapiekonzept zu berücksichtigen.

Einer unbewussten Symptomverschlimmerung, um häufige Arztkontakte zu rechtfertigen, kann durch Vergabe regelmäßiger, fester Termine vorgebeugt werden.

Die Erfolgsaussichten einer Überweisung zur ambulanten oder stationären Fachpsychotherapie sind um so größer, je sorgfältiger der Patient auf diesen Schritt vorbereitet wurde und je höher seine Veränderungsbereitschaft ist.

Subjektive Krankheitstheorie

Vorstellungen der Patienten zur Krankheitsentstehung sowie seine Behandlungserwartungen bestimmen maßgeblich die Arzt -Patienten Beziehung und damit auch den weiteren Krankheitsverlauf. (Barry et al 2000). Diese Wünsche und Phantasien können sich um so unübersichtlicher und widersprüchlicher gestalten, je komplexer das Krankheitsgeschehen ist (Katon et al 2001). Sie stellen eine oft unerkannte Ursache mangelnder Compliance und wiederholten Arztwechsels mit allen bekannten negativen Folgen dar.(Jackson und Kroenke 2001).

Für den Hausarzt ist es daher wichtig, möglichst frühzeitig und umfassend Kenntnis über diese Hintergründe zu erlangen, um sie in seine Überlegungen und Interventionen einbeziehen zu können (Cravitz 2002).

Benennen psychischer Diagnosen

Das Fehlen organischer Befunde sollte an Stelle des üblichen „Sie haben nichts" als positives diagnostisches Kriterium für eine somatoforme Störung benannt werden.

Die Frage: „Was steckt hinter Ihrer Sorge" an Stelle von „Sie brauchen keine Sorge haben" signalisiert dem Patienten, dass er mit seinem Anliegen ernstgenommen wird.

Fall 4

Frau F, Hausfrau (44) kommt 1 Woche nach einer unfallbedingten Thoraxprellung – am Auto entstand Totalschaden – vom Facharzt zurück. „Das bisschen Rückenschmerzen kann mich doch nicht so fertig machen! Ich liege den ganzen Tag auf dem Sofa, bringe nichts zustande und weine, sobald mich jemand anspricht! Aber ich bin doch gar nicht schwer verletzt, was ist bloß mit mir los?"

„Doch, Sie sind im Augenblick sehr krank, Sie haben neben den Prellungen auch noch eine akute Belastungsstörung". Das Benennen der weiteren typischen Symptome, Ansprechen der erlebten existenziellen Bedrohung und die Versicherung, dass die psychischen Beschwerden eine völlig normale, vorübergehende Reaktion darstellen, entlasten die Patientin sofort spürbar, sie kann in der folgenden Nacht zum ersten Mal wieder durchschlafen.

Ressourcenorientiertes Arbeiten

Mit seinem „Salutogenesekonzept" stellt Aaron Antonovski (1987) in Abgrenzung zum bekannten pathogenetischen Denkansatz mit strenger Unterscheidung zwischen Gesundheit und Krankheit und der Benennung pathogener Einflussfaktoren ein Modell vor, in dem sich Menschen ständig auf einem Kontinuum zwischen Gesundheit und Krankheit bewegen.

Die Fähigkeit, Belastungen zu bestehen, bezeichnet Antonovski als „Sense of Coherence" und unterteilt sie in die drei Hauptaspekte: Comprehensibility, Manageability und Meaningfulness- (Bengel et al 1998). Hierzu wurde ein entsprechendes Messinstrument entwickelt (Antonovski 2002).

Persönliche Ressourcen entscheiden jeweils darüber, ob, in welche Richtung und mit welcher Intensität sich eine Belastung im Einzelfall auswirkt. Sie können einem weiten Feld entspringen, im soziokulturellen Umfeld, persönlichen Beziehungen, besonderen Fähigkeiten, Intelligenz oder körperlicher Konstitution begründet sein.

Erkennen und Benennen individueller gesundheitsfördernder Kräfte sowie deren Einbeziehung in ein therapeutisches Gesamtkonzept können dazu beitragen, angesichts körperlicher, seelischer und sozialer Belastungen auftretende Gefühle von Hilflosigkeit und Ohnmacht zu reduzieren. Die Erfahrung, selber etwas Sinnvolles zur Verbesserung der eigenen Situation beitragen zu können, hebt das oftmals recht angeschlagene Selbstwertgefühl, und bedingt dadurch einen Gewinn an Lebensqualität und Gesundheit.

Lernen, mit der Krankheit zu leben

In Anerkennung der Begrenztheit ärztlichen Handelns ist es oftmals nötig, die vom Patienten vehement vorgetragene Forderung „mach mir das weg" zurückzuweisen und damit der Versuchung zu widerstehen, die Idealisierung, („Sie sind meine einzige Rettung, ich habe soviel Gutes über Sie gehört") der unweigerlich die Entwertung („Sie sind genauso unfähig wie alle meine bisherigen Ärzte") folgt, und die dann oft Anlass für einen Arztwechsel ist, zu übernehmen.

Das Angebot einer langfristigen Begleitung und die Option, z.B auf der Basis eines Symptomtagebuches gemeinsam mit dem Patienten ein individuelles Konzept zur Krankheitsbewältigung zu erarbeiten, kann dabei vor einem Absturz in Hoffnungslosigkeit bewahren.

Gegenübertragung

In Situationen von Krankheit oder Hilflosigkeit werden oft frühkindliche Beziehungsaspekte wiederbelebt und auf den Arzt übertragen. Unbewusst setzen Patienten das Handeln des Arztes mit dem Verhalten früher Bezugspersonen aus ihrer Erinnerung gleich und reagieren in der therapeutischen

Situation den alten Mustern entsprechend. Kenntnisse dieser Mechanismen und Bewusstmachen der eigenen Reaktionen hierauf (Gegenübertragung) bewahren den Arzt vor unbewusstem Agieren, tragen dazu bei, das Patientenanliegen besser zu verstehen und bieten eine gute Grundlage für ein therapeutisches Gespräch (Hughes und Kerr 2000).

Sehr hilfreich ist dabei die regelmäßige Teilnahme an einer Balintgruppe, in der „unter der Leitung eines anerkannten Balintgruppenleiters von den Teilnehmern Patientinnen und Patienten vorgestellt werden, mit denen es zu Problemen gekommen ist oder solche sich abzeichnen. Im freien kollegialen Gespräch, in freier Assoziation und Phantasie wird die Arzt/Patient-Beziehung von den Gruppenteilnehmern beschrieben und eine Beziehungsdiagnose erstellt. Es entsteht dadurch ein erweitertes Bild der problematischen Beziehung, welches später einen veränderten, meist hilfreichen Zugang zum Patienten ermöglicht." (Balint 1964)

Respektieren von Grenzen

Jeder Patient hat das Recht, seinen persönlichen Weg im jeweils individuellen Rhythmus und selbstgewählter Geschwindigkeit zu gehen, wir dürfen ihn nicht durch eigene subjektive Theorien überfordern. Unsere Aufgabe im Rahmen der Psychosomatischen Grundversorgung besteht vielmehr darin, Hilfsangebote in kleinen überschaubaren Schritten (manageability) zu machen, ohne Druck auszuüben. Dazu gehört auch, das Nein-Sagen eines Patienten bisweilen als persönlichen Entwicklungsschritt zu deuten, anstatt sich mit dem Gefühl persönlicher Entwertung aus der Arzt-Patientenbeziehung gekränkt zurückzuziehen oder die eigene Wut auszuagieren.

Auf welch schmalem Grat zwischen Nähe und Distanz, aktivem Eingreifen und abwartendem Begleiten wir uns dabei im Rahmen der Psychosomatischen Grundversorgung oftmals bewegen, zeigt das abschließende Beispiel, das mir eine Kollegin aus dem großen Erfahrungsreichtum ihrer langjährigen Landarztpraxis berichtete.

Fall 5
Als Herr C. innerhalb der Gemeinschaftspraxis zu ihr wechselte, hatte sie den Eindruck, „er möchte lieber zur Mutter", sprach das Thema jedoch, einem inneren Impuls folgend, nicht an. Vaterlos in enger Bindung an seine Mutter, die später in seinem Beisein an Asthma verstarb, aufgewachsen, litt er sehr unter den Folgen eines kriegsbedingten Lungenschusses.

Die oft notwendige „Asthmaspritze" wurde jeweils von der Ärztin „zelebriert", sie nahm sich viel Zeit für ihn. Manchmal begann er dann, währenddessen zu plaudern: über seine Arbeit, seine Hobbies und den Familienalltag. Obwohl er sich in dieser Situation jeweils angenommen und gut aufgehoben zu fühlen schien, spürte die Kollegin dennoch immer eine gewisse emotionale Distanz.

> Kurz, nachdem sie sich aus der Praxisarbeit zurückgezogen hatte, traf dieser Patient sie bei der Gartenarbeit an, kam auf sie zu und berichtete unaufgefordert und zutraulich von sehr persönlichen Dingen, massiven Ehekonflikten sowie einer lange zurückliegenden Affäre.
> Seine Abschiedsworte sind ihr bis heute unvergesslich: „Ich möchte mich nachträglich bei Ihnen bedanken, dass Sie mich damals immer angehört haben und niemals nachgefragt haben, wenn es mir schlecht ging".

Literatur

Antonovski A (1987) The salutogenetic perspective: toward a new view of health and illness. Journal of Mind-Body Health 4:47–55

Antonovski A (2002) The sense of coherence.A historical and future perspective. Israel Journal of Medical Sciences 32:170–178

Balint M (1964) Der Arzt, sein Patient und die Krankheit. 4. Aufl, Ernst Klett, Stuttgart

Barry CA, Bradley CP, Britten N, Stevenson FA, Barber N (2000) Patients' unvoiced agendas in general practice consultations: qualitative study. BMJ 320(7244):1246–1250

Bengel J, Strittmatter R, Willmann H (1998) Was erhält Menschen gesund? Antonovskys Modell zur Salutogenese. Bundeszentrale für gesundheitliche Aufklärung (Hrsg) Forschung und Praxis der Gesundheitsförderung, Bd 6

Cravitz RL (2002) Measuring patients expectations and requests. Annals of Internal Medicine 139(9):881–888

Croudace T, Evans J, Harrison G, Sharp DJ, Wilkinson E, McCann G et al. (2003) Impact of the ICD-10 Primary Health Care (PHC) diagnostic and management guidelines for mental disorders on detection and outcome in primary care: Cluster randomised controlled trial. Br J Psychiatry 182(1):20–30

Faber F, Haarstrick R (1999) Kommentar Psychotherapie-Richtlinien: Urban & Fischer

Hughes P, Kerr J (2002) Transference and countertransference in communication between doctor and patient. Advances in Psychiatric Treatment 6:57–64

Jackson JL, Kroenke K (2001) The effect of unmet expectations among adults presenting with physical symptoms. Ann Intern Med 134(9 Pt 2):889–897

Katon W, Sullivan M, Walker E (2001) Medical symptoms without identified pathology: relationship to psychiatric disorders, childhood and adult trauma, and personality traits. Ann Intern Med 134(9 Pt 2):917–925

Kerek-Bodden H, Koch H, Brenner G, Flatten G (2000) Diagnostic spectrum and treatment requirements of general practice clients. Results of the ADT Panel of the Central Institute of National Health Insurance Management. Z Arztl Fortbild Qualitätssich 94(1):21–30

Schauenburg H (2002) Psychotherapie der Depression. AWMF-Leitlinien[Nr.051/023]. 2002. Leitlinien der (DGPM)(DGPT)(DKPM)(AÄGP)

WHO (1996) Guidelines for mental disorders in primary care ICD-10, chapt V, Primary Care Version. Hans Huber, Bern

Wittchen HU, Hofler M, Meister W (2001) Prevalence and recognition of depressive syndromes in German primary care settings: poorly recognized and treated? Int Clin Psychopharmacol 16(3):121–135

2.3 Krankheitsgewinn
Martin Momburg

Zusammenfassung

Krankheitsgewinn stellt heute, jenseits seiner Facetten der neurotischen Konflikt-vermeidung vor allem ein sozialmedizinisch und ökonomisch ernsthaftes Problem dar. Vom Hausarzt fordert der Patient im Sinne des sekundären Krankheitsge-winns Bescheinigungen überwiegend für eine Arbeitsunfähigkeit im Kontext von Arbeitslosigkeit und dem krankheitsbedingten frühzeitigen Ausstieg aus dem Ar-beitsleben. Dadurch entstehen für den Hausarzt typische Konfliktsituationen, da er sich einerseits der Gemeinschaft gegenüber verpflichtet sieht, andrerseits aber angesichts gängiger Praxis im medizinischen und sozialen Versorgungssystem oft kaum Möglichkeiten hat, die Durchsetzung der Ziele des Patienten zu verhindern. Krankheitsgewinn muss deshalb möglichst früh erkannt werden. Dann kann es ge-lingen, durch die systematische Offenlegung der Situation und ihrer Konsequen-zen für den Patienten Krankheitsgewinn als fehlleitend zu erkennen. Dazu muss der Hausarzt die Faktoren kennen, die im Allgemeinen und in seinem eigenen Ver-halten therapeutische Maßnahmen stützen und Einsicht beim Patienten fördern.

1 Krankheitsgewinn: Definitionen – Problemstellung

Der Begriff „Krankheitsgewinn" steht für die aus der „Krankheit erzielba-re Befriedigung und etablierte sich als allgemeine Bezeichnung für den Vorteil, den ein kranker Mensch aus der Tatsache zieht, dass er krank ist". Der *„primäre Krankheitsgewinn"* besteht „in den inneren Vorteilen, die der kranke Mensch aus seinen (neurotischen) Symptomen zieht: Das Symp-tom wird zwar als unangenehm erlebt, erlaubt es dem Kranken jedoch, noch unangenehmeren Konflikten aus dem Weg zu gehen. Der *„sekundäre Krankheitsgewinn"* besteht in den äußeren Vorteilen, die der kranke Mensch nachträglich aus bestehenden Symptomen ziehen kann: Zum Beispiel er-fährt er von seinen Mitmenschen mehr Beachtung und Zuwendung, oder aber er erhält eine Rente, weil er nicht mehr arbeiten kann. (Psychologie-Fachgebärdenlexikon: Krankheitsgewinn, 2003).

Krankheit kann immer Aspekte eines Vorteils für den Kranken beinhal-ten. Meistens aber wird der Nachteil krank zu bleiben, vom Vorteil gesund zu werden, schnell überholt und es entsteht kein fixierter Krankheitsgewinn. Oft wird in der hausärztlichen Praxis der Krankheitsgewinn erst konstatiert, wenn er persistierend alle therapeutischen Bemühungen neutralisiert hat und die Behandler in einem Gefühl der Insuffizienz zurücklässt.

Das Phänomen Krankheitsgewinn findet sich heute verborgen in den klinisch-diagnostischen Leitlinien zum ICD-10 (1991) F 68: Entwicklung körperlicher Symptome aus psychischen Gründen und andere Persönlichkeits- und Verhaltensstörungen (F 68.12).

In diesem Beitrag soll verdeutlicht werden, dass „Krankheitsgewinn" als potentielle Komplikation jeder medizinischen Behandlung aufzufassen ist, auch dann wenn eine „gute" Arzt–Patienten-Beziehung sich aufgebaut hat. Der Begriff greift die ärztliche Beobachtung auf, dass es Menschen gibt, die, gegen vernünftige Erwartungen ihrer Behandler, nicht von ihrer Krankheit lassen wollen, wenn ein für sie attraktiverer Gegenwert mit der Genesung verloren gehen könnte. Das mit diesem Begriff gemeinte fixierte Verhalten entspricht einer Krankheitsfehlverarbeitung.[1]

Für ein rationales ärztliches Handeln in der Allgemeinmedizin ist daher eine Klärung der Erscheinungen des Phänomens „Krankheitsgewinn" notwendig, die kritisch die Risiken ärztlicher Interventionen beleuchtet, das Phänomen zu unterhalten oder zu verstärken.

2 Epidemiologie

Zur Häufigkeit von Krankheitsgewinn liegen keine verlässlichen Daten vor. Gewisse Hinweise ergeben sich aus der Tatsache, dass Krankheitsgewinn als Verstärker von Neurosen gilt, an denen 12 bis 25% der Bevölkerung irgendwann im Laufe ihres Lebens leiden (Hartung 1998).

Nach Schätzungen werden in Deutschland ca. 5,5% aller Berentungen/ Pensionierungen nach Krankheit durch neurotische Arbeitsstörungen vor dem Rentenantrag ausgelöst.

---

[1] Analogbegriffe zwischen „Begehrungsneurose" und „Rentenneurose" werden dem offensichtlichen Problem des Patienten sehr oft nicht gerecht. Dennoch findet „Krankheitsgewinn" auch in der Rechtsprechung Beachtung.
„*Unfallneurose*" und „*Begehrensneurose*" sind etablierte Begriffe in der Rechtsprechung geworden. Gemeint ist entsprechend der o. g. Definition ein nach Unfällen oder anderen entschädigungspflichtigen Verletzungen auftretendes zwanghaftes Streben nach einer objektiv nicht gerechtfertigten Rente oder Abfindung (BGH 6, 12.11.85).

3 Die Bedeutung von Krankheitsgewinn für den Hausarzt

Fall 1
Männlicher Patient, 59 Jahre alt, Landwirt, jetzt Maschinenmeister. Zuletzt wegen belastungsabhängigem pseudo-radikulären LWS-Syndrom, Gonarthrosebeschwerden und chronischem Tinnitus häufiger AU. Wegen drohender EU-Berentung wird eine stationäre Rehabilitation über den Rentenversicherungträger eingeleitet. Dort liest der Hausarzt im Abschlussbericht:

„Im Rahmen einer Psychotherapie während der stationären Rehabilitation thematisierte der Patient verschiedene Symptome, durch die er sich nicht belastbar fühle. So äußert er regelmäßig seinen Wunsch, wieder berufstätig zu sein, er fühle sich aber gleichzeitig der Berufsausübung überhaupt nicht gewachsen. Speziell erlebe er den Stress und Ärger seit Übernahme des Betriebes durch 3 Juniorchefs als nicht aushaltbar und „kränkend". Er habe häufig versucht sich, mit Hilfe von Adumbran zu beruhigen. Außerdem fühle er sich im Banne seiner Erziehung. Gerade die Anforderungen seiner Eltern an ihn hätten dazu geführt, rastlos zu arbeiten.... Entsprechend wurden von therapeutischer Seite mehrfach kognitiv-verhaltenstherapeutische Ansätze zur Neubewertung der Arbeitssituation und zur entsprechenden Stressreduktion eingebracht. Der Patient konnte diese Anregungen in seinem rigiden Reaktionsmuster aber nicht aufnehmen. So verblieb es bei seiner Darlegung, wieder in den Beruf zurückkehren zu wollen, dies aber gesundheitlich nicht verkraften zu können.

Die belastungsabhängigen pseudo-radikulären LWS-Syndrom- und Gonarthrosebeschwerden konnten während der Reha-Maßnahme gebessert werden. Im Abschlussgespräch erwähnt der Patient weiter, dass ihn am meisten während der Arbeit die Kundengespräche belasteten. Er beklagt seine Affektlabilität („es sei nicht normal, dass ihm ständig die Tränen in den Augen stünden").

Als es um die endgültige Einschätzung der Leistungsfähigkeit ging, wurden nach Ansicht der Behandler das „Rentenbegehren" des Patienten und seine Krankheitsfehlverarbeitung deutlich.

Trotz dieser Fehlverarbeitung scheint aus Kliniksicht der Patient „... nur noch unter 2 Stunden arbeitsfähig zu sein".

Falldiskussion: Dieser Schluss wirkt nicht plausibel. Die Berentung wäre ja eine Belohnung für die Krankheitsfehlverarbeitung. Hier wird geradewegs eine Unheilbarkeit unterstellt. Wenn auch bei der aktuellen Arbeitsmarktlage ein Arbeitsplatzwechsel kaum Chancen hat, ist die medizinische Schlussfolgerung dennoch falsch. Das Beispiel verdeutlicht zudem, dass schon die Rehabilitation, die dem Zweck einer Aufrechterhaltung oder Wiedererlangung von Arbeitsfähigkeit dienen soll, eine verfehlte Maßnahme war.

Wenn die o.g. Konstruktion stimmt, sollte man erwarten, dass nun die Therapiechancen nach der durch die chronischen Erkrankungen begründeten Frühberentung für den Hausarzt steigen, und die „Krankheitsfehlverarbeitung" ein Ende hat. Das Gegenteil soll oft der Fall sein.

Für eine Arbeitsunfähigkeit, den krankheitsbedingten frühzeitigen Ausstieg aus dem Arbeitsleben, für die Anerkennung bestimmter Nachteilsausgleiche nach dem Schwerbehindertengesetz, für die Höhe einer Entschädigung nach Verletzung durch Dritte benötigt und fordert der Patient ärztliche Bescheinigungen ein. Der Hausarzt gerät hier leicht in einen schon von Weizsäcker (1930) beschriebenen Konflikt: „Wenn die Sozialversicherung überhaupt ihren Sinn behalten soll, so muss auch für solche Personen, die an einer Erkrankung ihres Willens oder ihres Gesundheitsgewissens leiden, etwas anderes geschehen, als entweder die endlose Ausbezahlung einer Rente oder die runde Ablehnung".

Wegen der relativ hohen Arbeitslosigkeit sieht sich der Hausarzt gerade heute z.B. immer wieder mit dem Wunsch arbeitsloser Patienten oder solcher, denen Arbeitslosigkeit unmittelbar bevorsteht, nach einer Krankmeldung konfrontiert, die hier einen finanziellen Vorteil für den Patienten bringt (Vgl. auch Kap. 4.6 „Der arbeitslose Patient").

Das gefällige Mitagieren des Hausarztes i. S. der Ansprüche des Patienten kann sich später als großer Fehler erweisen. Zuerst als Anwalt seiner Interessen verstanden, wird sich der Patient später enttäuscht abwenden, wenn in der rechtlichen Auseinandersetzung gesteigerte Ansprüche an den Wahrheitsgehalt ärztlicher Befunde dazu führen, dass sich der Hausarzt von der weiteren Unterstützung zurückziehen muss. Diese Gefahr wird verstärkt durch die Angst, den Patienten zu verlieren, die heute für viele Praxen angesichts der wirtschaftlichen Bedrohung besteht. Der Hausarzt hätte zwar die sozialmedizinisch und volkswirtschaftlich bedeutsame Chance, zu sachgerechten Entscheidungen beizutragen, andrerseits aber verwehrt ihm die im System geübte Praxis wirksame Möglichkeiten, den sekundären Krankheitsgewinn etwa durch Frührente zu verhindern: In nicht nachvollziehbarem Umfang werden im Sinne einer unaufhaltsamen Eigendynamik seitens der zuständigen Träger, aber auch von ärztlicher Seite entsprechende Bewilligungen – nach hausärztlichem Eindruck ohne differenzierte Einzelfallbewertung – ausgesprochen. Der Hausarzt ist es vor allem, der dann auch sieht, dass die negativen Folgen solcher Fehleinstufungen noch ganz andere Dimensionen erreichen können: Ist die Frührente erst einmal durchgesetzt, beginnen bald die teilweise beträchtlichen Probleme, einen neuen Lebensstil zu finden und der drohenden Sinnentleerung zu entgehen. Nicht selten sind Familienzerrüttung, depressive Phasen, soziales Abgleiten oder Alkoholmissbrauch die Folge.[2]

---

[2] Analog zu diesen Beispielen kann ein „Entschädigungsgewinn" (durch Geldleistungen) im Rahmen der Anerkennung einer Pflegestufe nach dem Pflegeversicherungsgesetz über komplexe Mechanismen bei Betroffenen und Angehörigen verhindern, dass Rehabilitationsmaßnahmen zur Verringerung der Pflegebedürftigkeit erfolgreich sein werden.

Einige weitere Beispiele zeigen die Vielfalt der Versorgungsbelastung für den Hausarzt beim Problem Krankheitsgewinn, das entschieden mehr Phänomene umfasst als nur ein soziales Begehren. So spielt Krankheitsgewinn bei folgenden Krankheiten eine soziale Rolle:

Angststörungen (DGKJP Leitlinien), Epilepsie im Kindesalter (Schuler, 2003), Narkolepsie des Erwachsenen (Wiegand, 2003), Therapieversager bei durch Medikamente induziertem Dauerkopfschmerz (Göbel et al 1999), MCS (Multiple Chemical Sensitiviy) (Birbaumer, 1998)

Fall 2
Die 58 jährige Finanzbuchhalterin hatte den Hausarzt bisher wegen gelegentlicher akuter kurzer Krankheitsepisoden konsultiert und erscheint nun wegen diffuser wechselhafter, vorwiegend im Schulterbereich lokalisierter Schmerzen und allgemeinem Unwohlsein. Der Hausarzt erfährt, dass sie seit Insolvenz der Firma, in der sie in maßgeblicher Position tätig war, arbeitslos ist. Er erfährt ferner, dass sie wegen der Beschwerden bereits eine Reihe von Fachspezialisten aufgesucht hatte, von denen einer endlich die nach ihrer Auffassung ausschlaggebende Diagnose einer erhöhten Empfindlichkeit gegen Umweltgifte herausgefunden habe. Nachdem in ihrem Wohngebiet Hochspannungsleitungen neu verlegt wurden und ein Windmühlen-Park geplant wird, informiert und mobilisiert die Patientin Bewohner ihres Umfeldes wegen der vermeintlich drohenden Gesundheitsgefahren und ist bald zur Sprecherin einer Bürgerbewegung gegen die geplanten Maßnahmen geworden. Nun sucht sie beim Hausarzt Unterstützung in diesem Anliegen und Linderung ihrer Beschwerden.

Falldiskussion: Diese Situation lässt dem Hausarzt kaum noch Spielraum die Patientin von der Fehldeutung ihrer eigenen Beschwerden abzubringen, da der Krankheitsgewinn, hier in Form einer neuen „Lebensaufgabe", wie von der Patientin selbst bezeichnet, große Befriedigung bringt. Ihre Glaubwürdigkeit in der Gruppe, die aus der eigenen Stigmatisierung und somit als lebendes Beispiel für die auf ihre Umgebung übertragenen Befürchtungen fungiert, wäre mit einer erfolgreichen Behandlung oder gar der Einsicht, dass die Krankheit andere Gründe hat, verloren.

Ohne die Deutung der Patientin zu hinterfragen, wird zunächst eine krankengymnastische Behandlung eingeleitet. Der Hausarzt rechnet damit, dass die intensive Beschäftigung der Patientin mit ihrer neuen Aufgabe allmählich immer weniger Raum für die Krankheit lässt und diese sich somit „von selbst" erledigt.

4 Die Konsequenzen für den Haus- und Familienarzt – Rationaler Umgang mit Krankheitsgewinn

Abgesehen von den o.g. Auswirkungen der Sozialgesetzgebung bzw. deren Handhabung liegen bisher kaum Erkenntnisse zu der Frage vor, in welcher Weise die (haus-)ärztliche Behandlung dazu beiträgt, dass die Komplikation Krankheitsgewinn entsteht.

Neuere Studien zur Placebo/Nocebo-Phänomenologie (Momburg u. Fischer 1997 u. 2003) zeigen, dass das Phänomen Krankheitsgewinn nicht nur eine Fehlverarbeitung des Patienten selbst ist, sondern dass es in einem „triangulären Raum" zwischen behandelndem Arzt, dem Patienten selbst und seiner jeweiligen Einbettung in zum Teil widersprüchliche Anforderungen der Sozialsysteme an den Arzt, den Patienten als Kranken einerseits und andererseits als sozialen Menschen existiert.

Den entscheidenden Zugang dabei bildet die Patienten-Arztbeziehung. Sie wird deshalb als mögliches Risiko, die therapeutische Wirksamkeit der eingesetzten Behandlungsverfahren negativ zu beeinflussen, hinterfragt.

„Krankheitsgewinn" als Schadens – Phänomen in der therapeutischen Wirkung

Die Klärung der Frage nach den Bedingungen der individuellen Antwort i.S. einer Schädigung mit der Behandlung wie beim Krankheitsgewinn, ist nur möglich in einer Fokussierung auf den konkreten individuellen subjektiven Patienten, in seiner konkreten Beziehung zu seinem individuellen subjektiven Arzt, in dem speziellen Umfeld genau dieser einmaligen Krankheitserlebens- und Krankheitssituation.

Abgesehen von genetischen Faktoren sind eine bestimmte positive Erwartung und Vertrauen, besonders auch die Erinnerung an frühere Behandlungen und ein diese Erwartungen unterstützendes oder auch vernachlässigendes Verhalten des Arztes von Bedeutung. Hierzu gehören z.B. auf Seiten des Patienten seine Erwartungen, Hoffnungen und Ängste, das Vertrauen gegenüber dem Arzt und der Medizin oder seine erlebte Selbstwirksamkeit. Seitens des Arztes lassen sich „Helfer-Pathologie" oder Empathie-Mangel als negative und Wärme, Ermutigung sowie Information und Wege zur Einordnung des Geschehens in des Patienten Erfahrungswelt als die Therapie verstärkende Faktoren nennen. Nicht unterschätzt werden darf die Bedeutung, welche von der rituell besetzten Umgebung medizinischer Settings wie technische Ausstattung, Medikamente, Geräte in der Hand des Arztes, Räume und Reputation ausgehen.

5 Wege zur Verhinderung der Komplikation Krankheitsgewinn

Im Folgenden soll versucht werden, Möglichkeiten des Hausarztes aufzuzeigen, die geeignet erscheinen, Krankheitsgewinn zu verhindern bzw. zu mindern. Der Beitrag greift auf die bisherigen Ausführungen über Therapie verstärkende und Therapie mindernde Einflüsse zurück. Es finden sich inhaltliche Bezüge zum Kapitel II. 2.2 Psychosomatische Grundversorgung.

Der Krankheitsgewinn entsteht dadurch, dass das Leiden sich als das kleinere Übel darstellt gegenüber den dadurch gewonnenen Vorteilen. Krankheit wird somit instrumentalisiert. In paradoxer Weise wird aus dem Übel eine erträgliche Einschränkung, die der Patient bereit ist, auf sich zu nehmen. Er „braucht" aus seiner Sicht die Krankheit, um ein anderes Ziel, jenseits von Fragen der Gesundheit zu erreichen. Hausärzte beobachten hier oftmals, dass die Patienten gegenüber ihren eigenen Fähigkeiten resignieren und sich vom Leben im allgemeinen in ungerechtfertigter Weise benachteiligt sehen. Mangelndes Sozialprestige, frustrierende Erlebnisse in der Arbeitswelt, Enttäuschung in persönlichen Beziehungen verlangen scheinbar nach einer Art „ausgleichender Gerechtigkeit". Was das Schicksal oder die Gesellschaft nicht gewährt, so der Fehlschluss des Patienten, muss man sich eben auf andere Weise „holen". Hinter der Komplikation „Krankheitsfixierung" verbirgt sich vieles an unverarbeitetem Leid, an Zurückweisung und Enttäuschung, aber auch das mangelhafte Vermögen, mit den Problemen des Lebens angemessen umzugehen. Unzählige Beispiele besonders von Frauen jenseits des 50 Lebensjahres, die nach einer Scheidung durch Krankheit eine Art „Wiedergutmachung" über Unterhaltszahlung suchen, zeigen die Verselbständigung unaufgearbeiteter Lebenskrisen und die fehlleitende Rolle der Medizin dabei.

Krankheitsgewinn ist schwer seitens des medizinischen Versorgungssystems zu verhindern. Gerade Hausärzte jedoch haben hier relativ gute Chancen: Sie kennen den Patienten, seine Lebensperspektiven und -Ziele und seine Art mit (Gesundheits-)Problemen umzugehen. Es ist die anspruchsvolle Aufgabe, bereits bei den kleinsten Anzeichen einer sich verselbständigenden Krankheitssituation mit dem Patienten über seine Erwartungen und Wünsche an das Leben zu sprechen. Im günstigsten Falle gelingt es, die Krankheit als Scheinlösung für andere Probleme zu „enttarnen" und dem Patienten angemessene Wege der Hilfe zu eröffnen.

Erforderlich ist aber auch therapeutische Härte, wenn ein Missbrauch des gesundheitlichen und sozialen Versorgungssystems offenkundig wird. Hier muss der Hausarzt seinem Patienten unmissverständlich klarmachen, dass ein Missverständnis vorliegt und die medizinische Sachlage nicht geeignet ist, die Zielsetzungen des Patienten z.B. eine Frühberentung (s.o.) (vgl. auch Kapitel 1.1.9 Rückenschmerzen) zu rechtfertigen. Diese sozialmedizinisch so entscheidende Chance des Hausarztes wird leider durch

den freien Zugang zum Fachspezialisten behindert bis vereitelt. Gerade
Patienten mit Krankheitsgewinn suchen über vielfältige Arztkontakte ihre
Krankheitshypothese zu unterstützen. Unausweichlich kommt es so zu
vielfältiger Diagnostik, es entstehen weitere (Neben-)Diagnosen mit entsprechenden Behandlungen und der Patient verharrt in dem Bewusstsein,
krank zu sein.

Folgende Einflussfaktoren sind besonders geeignet, in einer therapeutischen Beziehung im persönlichen Gespräch mit dem kranken Menschen angesprochen zu werden.

– Lebensziele und -Erwartungen
– Vertrauen, Hoffnung, Glauben bezüglich der eigenen Gesundheit und
  der Medizin (Health beliefs)
– Erfahrungen mit medizinischen Behandlungen
– Krankheitsentschädigung (Gratifikation) versus Krankheitsgewinn
– Krankheitsbewältigung (Coping), Empfindung der Selbstwirksamkeit,
– Regressionsfähigkeit, Suggestibilität, Entspannungsfähigkeit, Reduktion
  von Angstpotential,
– Kooperationsbereitschaft dem therapeutischen Konzept zu folgen (Com-
  pliance versus Non-Compliance)

Der Therapeut sollte sich auch jene Kontextfaktoren, die von ihm selbst
ausgehen, in der Beziehung zum Patienten reflektierend vergegenwärtigen
und sich um deren Optimierung bemühen.

Kritische Überprüfung der eigenen Beziehung zum Patienten

– mangelnde Führung?
– fehlende Beruhigungsfähigkeit – fehlendes Hoffnungsangebot?
– Informationsfehler – mangelnde Aufklärung?
– Unaufmerksamkeit – mangelnde Sorgfalt – zu wenig Zeit?
– keine „Wärme" – fehlende Empathie?
– nicht zuhören – Interesselosigkeit?

Diese Vorgehensweise erlaubt, von Interventionsmethoden unabhängige,
aber ergänzende positiv oder negativ gerichtete Einflussfaktoren auf die
therapeutische Wirksamkeit einer ärztlichen Handlung zu erkennen.
  Ihre konkrete Verwendung als gemeinsam zu betrachtende Elemente,
die beide Partner der Beziehung bewerten können, hebt sie von der bloßen
Faktorqualität für ein „irgendwie funktionierendes" Heilprinzp in die Realität zwischenmenschlicher Kommunikation.

Literatur

BGH 6. Zivilsenat, Datum: 12.11.1985, Az: VI ZR 103/84) In: http://ruessmann.jura.uni-sb.de/rw20/Haflung/hiic8.htm

Birbaumer N, Bock K-W (1998) Multiple Chemical Sensitivity: Schädigung durch Chemikalien oder Nozeboeffekt Deutsches Ärzteblatt 95(3): A-91

Deutsche Gesellschaft für Psychotherapie, Leitlinien, Ärztliche Begutachtung in der Psychosomatik, http://www.uni-duesseldorf.de/WWW/AWMF/ll/psytm022.htm

Deutsche Gesellschaft für Kinder- und Jugendpsychiatrie und Psychotherapie (Hrsg) (2000) Leitlinien zur Diagnostik und Therapie von psychischen Störungen im Säuglings-, Kindes- und Jugendalter. Deutscher Ärzte Verlag, Köln

Ermann M, (1995) Psychotherapeutische und psychosomatische Medizin, Manual 17, Kohlhammer-Verlag, Stuttgart, 93

Gesundheitsbrockhaus, http://www.aponet.de/gesundheitsbrockhaus/index.php?werk_id=bgesundheit&artikel_id=begehrens

Göbel K, Graf-Baumann T, Zenz M, Haag G, Baar H, Grotemeyer K-H, Pfaffenrath V, Ribbat M-J, Diener H-C (1999) Prophylaxe und Therapie des medikamenteninduzierten Dauerkopfschmerzes Therapieempfehlung der Deutschen Migräne- und Kopfschmerzgesellschaft. Schmerz 13:52–57

Hartung T (1998) http://www.uni-konstanz.de/FuF/Bio/zfbm/lehre/Einfuehrung_II/geistige.html

Huber H (Hrsg) (1991) Internationale Klassifiktation psychischer Störungen. Huber, Bern Göttingen Toronto

Momburg M, Fischer G (1997) The Problem of Placebo and therapeutic effectiveness or the „Hunger for healing – engima" 10 Hypotheses. http://www.symposion.com/MediChart/englisch/index.htm

Momburg M, Fischer G (2003) Rationales ärztliches Handeln in der Allgemeinmedizin zwischen Evidenz-basierter Medizin, Compliance und Placebophänomenen http://www.symposion.com/MediChart/index.htm

Psychologie-Fachgebärdenlexikon: Krankheitsgewinn. http://www.sign-lang.uni-hamburg.de/Projekte/PLex/PLex/lemmata/K-Lemma/Krankhei.htm

Schuler B, Epilepsie – Medizinische Aspekte http://www.isb.bayern.de/bf/chronischkrank/epilepsie4.html

Weizsäcker von V (2000) In: Stein R (2000) http://www2.tagesspiegel.de/archiv/2000/11/13/ak-ws-9976. html

Wiegand M http://www.isb.bayern.de/bf/chronischkrank/epilepsie4.html

2.4 Patienten mit somatoformen Störungen
Beate Rossa

1 Kennzeichnung der Patientengruppe

Somatoforme Störungen sind körperliche Funktions- und Befindensstörungen psychischen Ursprungs. „Das Charakteristikum der somatoformen Störungen ist die wiederholte Darbietung körperlicher Symptome in Verbindung mit hartnäckigen Forderungen nach medizinischen Untersuchungen trotz wiederholter negativer Ergebnisse und Versicherung der Ärzte, dass die Symptome nicht körperlich begründbar sind" (Dilling et al 1993). Die betroffenen Patienten sind zumeist nicht bereit, über eventuelle psychische Ursachen ihrer Beschwerden zu sprechen, auch dann nicht, wenn eine enge zeitliche Beziehung der Symptome zu belastenden Lebensereignissen wie Verlusten, Problemen oder Konflikten besteht. Regelrechte somatische Untersuchungsergebnisse können die Patienten jedoch langfristig nicht beruhigen oder heilen. Hieraus resultiert oft eine Störung der Beziehung zwischen Arzt und Patienten mit häufigem Arztwechsel und Chronifizierung des Krankheitsbildes. Die Beschwerden sind vielfältig und können alle Organsysteme betreffen (vgl. ICD-10, F 45.0 – 45.8).

2 Epidemiologie

Somatoforme Beschwerden sind in der Bevölkerung außerordentlich häufig. Bei einer Gesamthäufigkeit psychogener Erkrankungen von 26% sind ca. 12% der erwachsenen Allgemeinbevölkerung davon betroffen mit klinisch signifikanter Beeinträchtigung des Befindens. Sie verlaufen unbehandelt in mehr als zwei Drittel der Fälle chronisch. In weniger als einem Drittel erfolgt eine Spontanremission (Schepank 1987, Franz 1997).

3 Häufigkeit in der Allgemeinmedizinischen Praxis

Es wird geschätzt, dass etwa 25% aller Anliegen in der allgemeinmedizinischen Praxis somatoforme Störungen betreffen, oft im Rahmen eines multiplen somatoformen Syndroms mit durchschnittlich mindestens vier verschiedenen somatoformen Beschwerden (Tress et al 1997).

4 Typische Anlässe der Behandlung

Der Hausarzt sieht diese Patienten in der Sprechstunde, beim Hausbesuch und im Notdienst. Letzteres gilt vor allem für unklare, bedrohlich anmutende Krankheitszustände mit starken Schmerzen und/oder Funktionsstörungen, wie z.B. Herz-Kreislauf-Beschwerden, Atemnot und Bauchschmerzen. Somatoforme Störungen verbergen sich in der Allgemeinarztpraxis hinter unterschiedlichen *Konsultationsanlässen* (Kruse et al 1998), z.B.

– Beschwerden im Skelett, Muskel- und Bindegewebe bei 18%,
– Beschwerden in den Atemorganen bei 17%,
– Beschwerden in den Verdauungsorganen bei 13%,
– Beschwerden im Kreislaufsystem bei 7,3%,
– unspezifische Allgemeinsymptome bei 5%,
– primär seelische Symptome bei 3% aller Patienten mit somatoformen Störungen.

5 Beschreibung der Versorgungsaufgabe und Interventionsmöglichkeiten

Dem Hausarzt kommt eine Schlüsselfunktion dabei zu, Somatisierungsstörungen bereits in ihren Anfängen zu erkennen und ihre Chronifizierung zu verhindern. Hierin liegt nicht nur eine grosse Chance, persönliches Leid zu reduzieren und Mitmenschen zu einem Reifungsprozess zu verhelfen, der ihre gesamte Lebensperspektive betrifft. Es geht auch um mögliche Einsparungen im Gesundheitswesen, die in erheblichem Maße durch unnütze und letztlich schädliche Maßnahmen entstehen. Hausärztliche Interventionen wurden bisher außerordentlich variabel gehandhabt. Inzwischen liegen jedoch zur Behandlung dieser Patienten allgemeinärztliche Behandlungsempfehlungen (Lichte und Rossa 2001) und verbindliche Leitlinien (Henningsen et al 2002) vor. Angesichts der erheblichen Bedeutung zur Verhinderung von Komplikationen sind die konkreten Interventionsschritte in Tabelle 1 und die Indikationen zur Überweisung zur Psychotherapie in Tabelle 2 zusammengefasst.

Tabelle 1. Hausärztliche Diagnostik und Therapie bei somatoformen Störungen

Interventionsschritte für Diagnostik	Interventionsschritte für Therapie
1. *Sofortiger Ausschluss vitaler Gefährdung*	1. *Ernstnehmen der Beschwerden durch* entsprechende ärztliche Haltung und „aktives Zuhören"

Tabelle 1 *(Fortsetzung)*

Interventionsschritte für Diagnostik	Interventionsschritte für Therapie
2. *Geplanter, zeitlich geraffter Ausschluss körperlicher Erkrankung durch:* – Körperbezogene Anamnese – Körperliche Untersuchung – Zusatzdiagnostik: Labor, apparative Diagnostik, ggf. Teamwork mit Spezialisten	2. *Verständliche, gleichzeitige Information über:* – Positive psychosomatische und negative somatische Befunde sowie Diagnose. – Kritische Bewertung somatischer Bagatellbefunde. – Abbau von Angst und Entlastung der Arzt-Patienten-Beziehung.

3. *Erkennung und Nachweis einer somatoformen Störung durch:*
– Psychosoziale Anamnese:
  – Aktuelle Auslösesituation der Beschwerden,
  – störungsunterhaltende Faktoren,
  – bisherige Lebensgeschichte,
  – schulischer und beruflicher Werdegang,
  – jetzige Lebenssituation in Partnerschaft, Familie, Beruf und Freizeitgestaltung,
  – psycho-soziale Probleme, Belastungen und Beeinträchtigungen.
– Wahrnehmung der szenischen Information.
– Erhebung des psychischen Befundes.
– Wahrnehmung der Übertragungs- und Gegenübertragungsgefühle bei der Arzt-Patienten-Begegnung.
– Ergänzendes Fragebogenscreening, z.B. SCL-90-R (Franke 1995).
	3. *Aufstellen und Durchsprechen eines zeitlich und inhaltlich gestuften Behandlungsplans:*
	– Eigene gesundheitsfördernde Aktivitäten nutzen: Meiden von schädlichen Genußmitteln, körperliches Training, gesunde Ernährung, Stressabbau, kreative Freizeitgestaltung …
	– Regelmäßige, beschwerdenunabhängige Termine.
	– Psychosomatische Grundversorgung:
	  – Gespräche über Zusammenhänge zwischen Symptomatik und Problemen in Lebensgeschichte bzw. aktueller Lebenssituation
	  – Entspannungstechnik erlernen und üben
	  – Unterstützung bei der selbständigen Überwindung von Problemsituationen.
	– Aktive Physiotherapie, z.B. Krankengymnastik.
	– Angebot eines interaktiven Erklärungsmodells der Beschwerdenentstehung, z.B. „chronischer Rückenschmerz durch anhaltende muskuläre Verspannung bei psychischer Anspannung".
	– Erweiterung des interaktiven Krankheitsverständnisses zu einem psychosomatischen Erklärungsmodell.
	– Medikamente nur bei dringendem Bedarf in der akuten Phase kurzfristig, ausreichend dosiert, z.B. zur Linderung von Schmerzen. Gefahr: Nebenwirkungen, allergische Reaktionen, Medikamentenabhängigkeit, Chronifizierung und somatische Fixierung ohne wirkliche Heilung.

4. *Krankheitstheorie des Patienten erfragen*	4. *Ambulante/stationäre Psychotherapie bei Bedarf*

Tabelle 1 *(Fortsetzung)*

Interventionsschritte für Diagnostik	Interventionsschritte für Therapie
5. *Erneuter Ausschluss organischer Erkran-kung:* – Bei plötzlich veränderten Beschwer-den, – Vermeiden wiederholter oder nicht streng indizierter apparativer diagnos-tischer Maßnahmen auf Wunsch des Patienten – wegen Gefahr der Selbstschädigung, Chronifizierung und somatischen Fixierung.	5. *Hausärztliche Langzeitbetreuung und Begleitung bei eingetretener Chronifi-zierung* – Primärärztliche, hausärztliche und familienärztliche Behandlung – Psychosomatische Grundversorgung – Teamwork mit Spezialisten – Koordination aller medizinischen Maßnahmen.
6. *Ermittlung von sozialmedizinischen Fol-gen* der Beschwerden, z.B. Arbeitsunfä-higkeit, Reha-Maßnahmen, Rentenantrag, Arbeitslosigkeit, Sozial-gerichtsverfahren.	6. *Aktive Unterstützung der sozialen Rein-tegration* statt Förderung von sekundä-rem Krankheitsgewinn durch Langzeitarbeitsunfähigkeit, Kuren, Rente…

Tabelle 2. Indikation zur ambulanten oder stationären Psychotherapie bei Patienten mit somatoformen Störungen (Henningsen et al 2002)

Indikationskriterien für ambulante Psychotherapie	Indikationskriterien für stationäre Psychotherapie
1. Hoher Leidensdruck durch Schwere der Symptomatik	1. Notwendigkeit eines multimodalen the-rapeutischen Vorgehens unter Nutzung verschiedener Verfahren, z.B. verbaler und körperorientierter Verfahren
2. Beschwerdenpersistenz trotz 6-monati-ger psychosomatischer Grundversor-gung in der Hausarztpraxis	2. Beschwerdenpersistenz trotz 6-monati-ger ambulanter Fachpsychotherapie
3. Arbeitsunfähigkeit von mehr als 4 Wochen Dauer	3. Arbeitsunfähigkeit von mehr als 3 Monaten Dauer oder andere Gefähr-dungen der Berufs- und Erwerbsfähig-keit
4. Verdacht auf zusätzliche akute psychi-sche Störungen oder stark beeinträchti-gende biographische Belastungsfaktoren	4. Komorbidität, z.B. mit einer Persönlichkeitsstörung oder einer komplizierenden körperli-chen Erkrankung
5. Behandlungskomplikationen durch interaktionelle Probleme zwischen Pati-enten und Arzt	5. Motivationsaufbau und Vorbereitung einer ambulanten Langzeitpsychothera-pie
6. Patient selbst wünscht ambulante Psy-chotherapie.	6. Behinderung ambulanter Psychothera-pie durch körperliche Funktionsstörung, z.B. Gehstörung.

6 Fallbeispiele

Ein Patientenbeispiel soll den Werdegang eines Patienten mit einer Somatisierungsstörung einschließlich hausärztlicher Behandlungsmöglichkeiten exemplarisch verdeutlichen.

Fall 1

Beschwerdenbezogene Anamnese: Klaus, 34 Jahre alt, berichtete beim Allgemeinarzt: Er leide seit 6 Jahren zunehmend unter vielen Beschwerden, besonders unter Schwitzen, Erschöpfungszuständen, Kurzatmigkeit bei Belastung, Druck auf der Brust und hinter den Augen, Husten, Muskelschmerzen und Neigung zu Durchfall. Oft sei er schon früh kaputt aufgewacht und konnte seiner Arbeit nicht nachgehen. Davor habe er 7 Jahre lang an Rückenschmerzen gelitten, ohne dass krankhafte Befunde festgestellt wurden. Nichts habe ihm bisher gegen die Beschwerden geholfen, auch Medikamente hätten nichts gebracht.

„Ich habe mich deshalb bereits bei verschiedenen Hausärzten und Spezialisten untersuchen lassen. Niemand hat jedoch bisher irgendwelche Erkrankungen feststellen können. Sie sagten alle, dass sie bei mir nichts finden könnten. Ich sei körperlich vollkommen gesund. Keiner hat mir bisher geglaubt und mich ernst genommen. Einer sagte, er sei auch oft erschöpft. Ein anderer stempelte mich als Simulant ab. Der Dritte hat gesagt, es sei psychosomatisch. Nun soll ich auf die psychische Schiene abgeschoben werden, aber ich bin doch nicht verrückt. Ich merke doch, dass da irgend etwas mit mir nicht in Ordnung ist. Dann war ich bei zwei Heilpraktikern, aber die konnten mir auch nicht helfen. Frau Doktor, ich möchte bei Ihnen nochmals richtig gründlich durchgecheckt werden. Vielleicht können Sie bei mir ja etwas finden. Sie sind meine letzte Hoffnung. Ich weiß wirklich nicht, was ich sonst noch unternehmen soll." Klaus wirkte wegen seiner Beschwerden außerordentlich besorgt.

Da seine Beschwerdenschilderung die diagnostischen Kriterien einer Somatisierungsstörung erfüllte (vgl. Tabelle 1), wurde die beschwerdenbezogene Anamnese ergänzt durch eine *Psychosomatische Anamnese.*

Kindheit und Herkunftsfamilie: Klaus sei im Elternhaus zusammen mit einer 7 Jahre älteren Schwester aufgewachsen. Als er 4 Jahre alt war, ließen sich die Eltern scheiden. Klaus blieb bei der Mutter, die nach kurzer 2. Ehe erneut geschieden wurde. Mutter und Schwester seien häufig depressiv gewesen. Es sei ihnen schlecht gegangen, so dass er bereits frühzeitig als Kind Trost und Stütze sein mußte. Das sei bis heute so, was ihn sehr belaste. Wenn er es nicht schaffe, seien sie unzufrieden und machten ihm Vorwürfe.

Beruflicher Werdegang: Realschulabschluß, abgeschlossene Lehre als Elektromechaniker, seit 13 Jahren im Beruf tätig mit viel Überstundenarbeit, etwa 5 x jährlich arbeitsunfähig. Er habe Angst, deshalb seine Arbeit zu verlieren.

Partnerschaft: 9 Jahre lebte er mit einer Freundin zusammen. In diesem Zeitraum entwickelte sich sein Rückenschmerzleiden parallel mit zunehmenden Problemen durch finanzielle Ansprüche der Partnerin, die er durch Überstundenarbeit zu erfüllen versuchte. Dennoch habe es ihn schwer getroffen, als sich seine Freundin vor 6 Jahren von ihm trennte. Zu diesem Zeitpunkt begannen seine jetzigen Beschwerden. Er könnte sich aber nicht vorstellen, dass seine Beschwerden etwas damit zu tun hätten.

Körperliche Untersuchung:
Es fanden sich lediglich Verspannungen der Schulter-Nacken-Rückenmuskulatur als Ausdruck einer chronischen Anspannung auf der Leistungsebene bei sonst regelrechtem Ganzkörperstatus.

Krankheitstheorie des Patienten, Auswirkungen der Beschwerden auf seine private und berufliche Situation und psychischer Befund:
Klaus befürchtete, Krebs zu haben, zumal sein Vater vor 3 Jahren an Lungenkrebs verstorben war. Er hat sich deshalb aus allen Geselligkeiten zurückgezogen und blockt ab, wenn er für andere arbeiten soll. Er kann sich dadurch mehr schonen, ohne die anderen durch eine Ablehnung ihrer Wünsche kränken zu müssen. In der Firma reiße er sich allerdings zusammen. Er ziehe zur Zeit durch, auch mit Überstunden aus Angst vor Kündigung.

Der psychische Befund war unauffällig ohne Hinweise auf Psychose oder Suizidtendenzen.

Fragebogenscreening: Erhöhte Werte für Somatisierung im SCL-90-R (Franke 1995).

Die ergänzende somatische Zusatzdiagnostik berücksichtigte die bereits umfassend durch Voruntersucher erhobenen Untersuchungsbefunde und war regelrecht.

Diagnose: Somatisierungsstörung F 45.0 nach ICD-10

Folgender gestufter Behandlungsplan wurde mit dem Patienten vereinbart und durchgeführt:

- Verständliche Information über die Untersuchungsergebnisse mit gleichrangiger Behandlung von negativen somatischen und positiven psychosomatischen Befunden.
- Führen eines Beschwerdentagebuches, in welchem der Patient Beschwerden und auslösende Situationen festhielt.
- Regelmäßige, beschwerdenunabhängige Gespräche im Rahmen psychosomatischer Grundversorgung in 2-wöchigem Abstand, um dem Patienten immer wieder die Zusammenhänge von Überforderung (aus Angst vor Verlust der Arbeit bzw. von Liebe naher Bezugspersonen) und seinen Körperbeschwerden zu verdeutlichen.
- Chronische Überforderung vermeiden und Sport treiben
- „Nein" sagen lernen und ggf. daraus entstehende Konflikte klären
- Erlernen und Üben einer Entspannungstechnik, z.B. Autogenes Training

– Vermeidung häufigen Arztwechsels
– Keine Medikamenteneinnahme
– Information, dass bei Beschwerdenpersistenz von über 6 Monaten
oder bei Arbeitsunfähigkeit von über 4 Wochen eine ambulante Psy-
chotherapie erfolgen sollte. Diese wurde nicht erforderlich, da der
Patient inzwischen beschwerdefrei war.

Falldiskussion: Die anamnestisch aufgrund der typischen diagnostischen
Kriterien (vgl. Tabelle 1) bereits vermutete Diagnose einer Somatisierungsstörung konnte bestätigt werden durch psychosomatische Anamnese
und Fragebogenscreening. Als Ursache für die Entwicklung der Somatisierungsstörung sind eine inadäquate Bewältigung von Verlusterlebnissen
naher Bezugspersonen (Freundin, Vater) und damit verbundene Verlust-
und Versagensängste anzunehmen. Hieraus resultierte eine Neigung, sich
chronisch am Arbeitsplatz sowie im privaten Umfeld zu überlasten aus
Angst vor Arbeitsplatzverlust bzw. Ablehnung und Liebesverlust. Das Patientenbeispiel soll darüber hinaus zeigen, dass eine adäquate Behandlung
von Patienten mit Somatisierungsstörungen durchaus auch dann erfolgversprechend ist, wenn sich, wie hier, im Vorfeld bereits *Komplikationen*
eingestellt hatten, z.B.

– das bisherige Fehlen einer adäquaten Diagnose trotz bzw. wegen aus-
schließlicher, kostenintensiver somatischer Überversorgung
– häufiger Arztwechsel mit Störung von Arzt-Patienten-Beziehungen und
fehlendem therapeutischen Bündnis
– Therapieresistenz mit Chronifizierung der Beschwerden
– Symptomwechsel von einer anhaltenden somatoformen Schmerzstörung zur Somatisierungsstörung
– beginnende soziale Probleme in Familie und Beruf mit Rückzugsten-
denzen.

7 Komplikationen

1. Fehlende Diagnose oder Fehldiagnose mit Übersehen der somatoformen Störung

Sie wird gebahnt durch „somatische Überversorgung" bei fehlender psychosomatischer Diagnostik sowie durch häufigen Behandlerwechsel. Der
Patient wird fälschlicherweise informiert, „dass er nichts habe" oder es
wird eine somatische „Verlegenheitsdiagnose" gestellt, die jedoch die Ursache und das Ausmaß der Beschwerden nicht begründet. Somatoforme
Störungen können auch verwechselt werden mit Simulation, Aggravation
oder „eingebildeter Krankheit". Häufig ist der Betroffene dann so frustriert, dass er nach einer „Behandlerodyssee" Hilfe bei Heilpraktikern
sucht, die dann ebenfalls erfolglos bleibt.

2. Störung der Arzt-Patienten-Beziehung und des therapeutischen Bündnisses

Die Arzt-Patienten-Beziehung wird gestört durch die Enttäuschung darüber, dass es nicht gelingt, jeweils den anderen von der eigenene Sicht der Störung zu überzeugen. Der Patient versucht weiterhin, den Arzt trotz zumeist vieler Voruntersuchungen zu überzeugen, dass er körperlich krank sei und fordert weitere körperbezogene Diagnostik und Therapie. Der Arzt dagegen ist nicht bereit, dieses unbegrenzt zu gewähren, weshalb der Patient immer wieder den Arzt wechselt. Gibt der Arzt, z.B. aus Zeitmangel oder aus Angst, den Patienten zu verlieren, dessen Wünschen nach immer mehr nicht indizierter Diagnostik nach, trägt er seinerseits zur Chronifizierung bei, ohne dem betreffenden Patienten damit wirklich zu nützen. Ein Heilungsverlauf kann dadurch nicht eingeleitet werden. Dieser unerwünschte Verlauf wird durch eine „freie Arztwahl" zusätzlich gefördert. Zu vermeiden sind Verhalten und Maßnahmen, die vom Patienten als Bestrafung erlebt werden könnten, eine unvorbereitete Überweisung zum Psychotherapeuten, das Nichteinbeziehen der Körpersymptomatik in die Therapie sowie eine ausschließliche Behandlung mit Psychopharmaka ohne Gesprächsbegleitung und Berücksichtigung strenger Ordinationskriterien.

3. Langjährige Therapieresistenz mit Chronifizierung und Symptomwandel

Das Nichterkennen der Diagnose durch den Arzt oder Nichtanerkennen der Diagnose durch den Patienten bahnen den Weg in die Chronifizierung der Beschwerden, oft auch zum Symptomwandel, der dann wieder neue Diagnostik hervorruft und sich oft in wirkungslosen, symptomatischen Maßnahmen erschöpft. Ein wichtiger Behandlungsfehler besteht darin, die Krankheit selbst oder die Chronifizierungsneigung zu bagatellisieren.

4. Gefahr des Einmündens in Multimorbidität

Chronische somatoforme Störungen kombinieren sich häufig mit anderen körperlichen und psychischen Störungen. Sie führen dann zu einer möglichen Gefährdung, wenn zusätzlich auftretende, akut bedrohliche Erkrankungen nicht erkannt werden, weil der Patient als „psychisch Kranker" eingestuft bzw. nicht ernst genommen wird. Das gilt auch für chronische Schmerzsyndrome des Bewegungsapparates, bei denen Fehlbelastung, Fehlhaltung, Verspannung der Muskulatur, Degeneratives Syndrom oder Malignom sich kombinieren können mit Angst, Depressivität und anhaltender somatoformer Schmerzstörung. Bei schweren Verläufen sind häufig zusätzlich negative Kindheitserlebnisse, Scheidung, Partnerprobleme, Persönlichkeitsstörungen und Suchtentwicklung (Medikamente, Alkohol, Nikotin) nachweisbar. Sie erschweren die Behandlung und verschlechtern die Prognose.

5. Soziale Komplikationen

Somatoforme Störungen weisen eine enge Beziehung zur Lebensgeschichte und der aktuellen Lebenssituation des Patienten auf. Die Betroffenen
fühlen sich oft in ihrem privaten und beruflichen Alltag durch ihre Beschwerden eingeschränkt. Sie erwarten deshalb vom Arzt entlastende Maßnahmen, wie Arbeitsunfähigkeitsbescheinigung, Kuren oder Berentung. Von
Partner und Familie wünschen sie Hilfe bei der Bewältigung der alltäglichen Aufgaben, Verständnis und besonders liebevolle Zuwendung, was jedoch oft bereits primär gestört war. Im weiteren Verlauf verstärkt sich eine
allgemeine Rückzugstendenz aus dem sozialen Leben. Statt dessen fokus-
siert sich der Betroffene auf Arztbesuche, Behandlungsmaßnahmen und
Beschäftigung mit der Krankheit als Lebensinhalt.

8 Verhinderung der Komplikationen

Angesichts der Vielfalt von Art, Intensität und Häufigkeit der Beschwerden, des Verlaufes und der Komplikationsmöglichkeiten bei Patienten mit
somatoformen Störungen ist ein frühzeitiges, strukturiertes diagnostisch-
therapeutisches Vorgehen des Hausarztes in enger Kooperation mit spezialistischen ärztlichen und nichtärztlichen Behandlern unumgänglich.

*Ein umfassendes Behandlungskonzept zur Vermeidung von Komplikationen
berücksichtigt:*

- Ein stufenweises ärztliches Handeln entsprechend der Leitlinien.
- Die Ermittlung und den Einbezug möglicher ursächlicher und chronifi-
  zierender Faktoren in das Krankheitskonzept und die Behandlung.
- Ermittlung und ggf. Abbau von Risikofaktoren für eine Chronifizie-
  rung, wie z.B.
  - Konflikte und Überlastung im beruflichen und privaten Umfeld,
  - selbstunsichere, zu ängstlicher Körperbeobachtung neigende Per-
    sönlichkeit,
  - Mißverhältnis zwischen eigenem Leistungsvermögen und Leistungs-
    anspruch mit ehrgeizigem Karrierestreben,
  - Ängste durch miterlebte Organerkrankung im persönlichen Umfeld,
  - Ärger, mit den Beschwerden nicht ausreichend ernst genommen
    worden zu sein,
  - soziale Desintegration durch hohe Arbeitsunfähigkeitszeiten.
- Kooperation mit einem Psychiater beim Übergang in einen anderen
  psychogenen Bewältigungsmechanismus, z.B. Sucht, Psychose.
- Kooperation mit körperorientierten Spezialisten bei Verdacht auf zu-
  sätzliche somatische Erkrankung, bes. bei Multimorbidität.
- Zusammenarbeit mit Krankenkassen und sozialen Einrichtungen.
- Nutzung der Hausarztpraxis als Koordinationsstelle.

Wenn Komplikationen verhindert werden sollen, muß auch der Patient unbedingt zur aktiven Mitarbeit motiviert werden. Er muß bereit und fähig sein, psychische Ursachen seiner körperlichen Störung zu erkennen und zu überwinden. Das kann sowohl in der Hausarztpraxis im Rahmen psychosomatischer Grundversorgung als auch durch ambulante oder stationäre Psychotherapie erfolgen. Hier muß der Hausarzt imstande sein, seinen Patienten immer wieder zu motivieren und fachgerecht zu beraten. Er hat aufgrund seiner langjährig gewachsenen Beziehung zum Patienten, des besonderen Vertrauensverhältnisses und der immer wieder stattfindenden Patientenkontakte im Rahmen der hausärztlichen Basisversorgung die besten Voraussetzungen, langfristig therapeutisch *im heilsamen Sinne Einfluß zu nehmen durch:*

–   Die sorgfältige, aber nicht wiederholende Diagnostik von Beschwerden, die intensive Information des Patienten über Befunde und die Erarbeitung eines gemeinsamen Therapiekonzeptes
–   Psychosoziale Grundversorgung zur Beseitigung von Störfaktoren in der aktuellen Lebenssituation mit Aufbau von Zuversicht, Freude und Sinnfindung, ggf. unter Einbezug von Partner und Familie
–   Empfehlung von allgemeinem Körpertraining und Entspannungstechnik, evtl. in Gruppen
–   Stimmungsstabilisierende Medikation kurzzeitig begleitend bei Bedarf
–   Wiederholte Motivationsversuche zur Psychotherapie und Information über Therapiemöglichkeiten in Wohnortnähe.

Nicht jeder Patient mit somatoformen Störungen ist jedoch zu einer solchen Behandlung, besonders zu einer Psychotherapie, bereit oder in der Lage. Hier muß der Behandler lernen zu akzeptieren, dass nicht jeder Patient geheilt werden kann und dass es manchmal „erträglicher" sein kann, Körperbeschwerden zu erleiden, als sich z.B. mit Enttäuschungen, Ängsten oder Verlusten auseinandersetzen zu müssen. Patienten mit chronifizierten somatoformen Störungen benötigen einen hohen Aufwand an Zeit und Mitteln im Rahmen eines meist multimodalen Langzeittherapiekonzeptes in Kombination mit sozialen Maßnahmen, wie z.B. berufliche Rehabilitation und Hilfen zur besseren Integration in sozialen Gruppen (Beruf, Partnerschaft, Familie, Sportverein, Kirchgemeinde…). Nachteilige soziale Folgen der Erkrankung wie Langzeitarbeitsunfähigkeit, Berentung, Vereinsamung und Pflegebedürftigkeit sind nicht immer zu vermeiden. Der „gute" Hausarzt zeichnet sich dadurch aus, dass er diese oft frustrierenden, bereits seit früher Kindheit belasteten und in ihrer Kommunikationsfähigkeit gestörten Patienten dennoch immer wieder anhört, akzeptiert und langzeitig verständnisvoll-unterstützend begleitet, ohne sich dabei vom Patienten zu unsinnigen Maßnahmen überreden zu lassen. Hierzu benötigt jedoch auch er gelegentlich Hilfe. Bei häufigen Frustrationen durch „Rückfälle des Patienten in eine somatische Krankheitstheorie" erweist sich ein reflektierter Umgang mit eigenen Affekten in einer Balintgruppe als nützlich. Die Reflektion von Gegenübertragungsgefühlen ermöglicht es dem Behandler, sich besser in den Patienten einzufühlen, ihn daraufhin anzusprechen und ihm dadurch zu helfen, eigene unangenehme Gefühle wahrzunehmen. Dieses Verständnis für den Patienten verstärkt dessen Bereitschaft, aktiv bei der Krankheitsbewältigung mitzuwirken. Hierdurch wird wiederum der Arzt ermutigt, den sehr zeitaufwendigen Patienten langzeitig weiter zu betreuen. So können im Laufe der Zeit Vertrauen und ein kurativ wirksames therapeutisches Bündnis zwischen Arzt und Patienten wachsen.

Literatur

Dilling H, Mombour W, Schmidt MH (Hrsg) (1993) Internationale Klassifikation psychischer Störungen, ICD-10, Kapitel V (F). Klinisch-diagnostische Leitlinien. Huber, Bern Göttingen Toronto

Franz M (1997) Häufigkeit und Verlauf von Befindlichkeitsstörungen. Münchener Medizinische Wochenschrift 139(46):29–33

Franke G (1995) SCL-90-R. Die Symptom-Checkliste von Derogatis–Deutsche Version–Manual. Beltz Test GmbH, Göttingen

Henningsen P, Hartkamp N, Loew T, Sack M, Scheidt C, Rudolf G (2002) Somatoforme Störungen, Leitlinien und Quellentexte. Schattauer, Stuttgart

Kruse J, Heckrath C, Schmitz N, Alberti L, Tress W (1998) Somatoforme Störungen in der hausärztlichen Praxis. In: Rudolf G, Henningsen P (Hrsg) Somatoforme Störungen. Schattauer, Stuttgart, 119 –131

Lichte T, Rossa B (2001) „Ich habe viele Beschwerden" (Somatoforme Störung) In: Rossa B (Hrsg) Kursbuch Allgemeinmedizin. Projektverlag, Bochum, 155–164

Schepank H (1987) Psychogene Erkrankungen der Stadtbevölkerung. Eine epidemiologisch-tiefenpsychologische Feldstudie in Mannheim. Springer, Berlin Heidelberg New York

Tress W, Kruse J, Heckrath C, Schmitz N, Alberti L (1997) Der psychosomatische Patient beim Hausarzt – Ergebnisse einer Felduntersuchung. In: Franz M, Tress W (Hrsg) Psychosomatische Medizin – Ankunft in der Praxis. VAS-Verlag, Frankfurt

2.5 Notfälle

Martin Schneider, Georg Schneider

Zusammenfassung

Zusammenfassend lassen sich folgende Thesen formulieren:
- Das enge Netz an Praxen niedergelassener (Allgemein-)Ärzte in unserem Land ermöglicht es, dass ärztliche Maßnahmen im Notfall, neben dem Einsatz des öffentlichen Rettungs- und Notarztdienstes, zu einem frühen Zeitpunkt einsetzen können.
- Die Weiterbildungsordnung und Veränderungen der studentischen Ausbildung in den letzten Jahren sehen eine gründliche Ausbildung in der Notfallmedizin vor.
- Allgemeinarzt und Notarzt können im Notfall als gleichberechtigte Partner ergänzend zusammenarbeiten, die Patientenversorgung kann so optimiert werden.
- Der geregelte Einsatz des Allgemeinarztes im Notfall setzt voraus, dass seine Erreichbarkeit und Einsatzbereitschaft während des Dienstes sichergestellt ist. Zudem muss für diese Fälle eine definierte Notfallausrüstung einsatzbereit vorgehalten werden.
- Durch eine fundierte theoretische und praktische Aus-, Weiter- und Fortbildung im Teilbereich der Notfallmedizin und regelmäßige gemeinsame Fallsimulationen mit dem Praxis- und Rettungsdienstpersonal können Schwachstellen der Versorgung im Vorfeld aufgearbeitet und mögliche spätere Komplikationen im Realeinsatz vermieden werden.
- Bei der angespannten Finanzsituation in unserem Gesundheitssystem kann der frühzeitige Einsatz von Allgemeinärzten (Hausärzten) in Notfallsituationen zu einer Kostensenkung beitragen.

1 Einleitung

An der Versorgung von Notfallpatienten sind die Allgemeinärzte durch ihre Teilnahme am *Ärztlichen Notfalldienst* auch über ihre eigentliche Praxistätigkeit hinaus beteiligt. Insbesondere in ländlich strukturierten Gebieten wird der Hausarzt auf Grund nicht zu leugnender Versorgungsschwierigkeiten des öffentlichen Rettungs- und Notarztdienstes (Stadt-Land-Gefälle der sog. Eingreifzeiten) auch bei Notfällen in einem hohen Prozentsatz zuerst konsultiert. Neben diesem System besteht ein durch Ländergesetze geregelter *öffentlicher Rettungsdienst*.

In der Notfallmedizin stehen primär nicht das Krankheitsbild, nicht die Diagnose des Grundleidens, die mit den einfachen Hilfsmitteln oft gar nicht ermittelt werden kann, im Vordergrund, sondern die aus Symptomen und Syndromen abgeleiteten Merkmale einer Lebensbedrohung, aus denen sich gleichzeitig die Ansatzpunkte für gezielte, aber außerklinisch auch begrenzte Sofortmaßnahmen ergeben. Der Sicherung und Kontrolle der Vitalfunktionen *Atmung*, *Kreislauf* und *Bewusstsein* kommt dabei eine besondere Bedeutung neben den weiteren Aufgaben zu. Zur Verinnerlichung einer strukturierten Vorgehensweise bei der Notfallversorgung wurden von den Fachgesellschaften entsprechende Algorithmen entwickelt.

2 Häufige Notfallsituationen und deren Behandlungsverfahren in der Hausarztpraxis

In einer eigenen Untersuchung an über 6500 Patienten lag im Beobachtungszeitraum von einem Jahr der Anteil an durchgeführten Notfallbehandlungen bei 3,7% (240 Patienten, Durchschnittsalter 55 Jahre). Andere Untersuchungen gehen davon aus, dass je nach Größe und Leistungsspektrum mit etwa 4–8 Notfällen mit lebensbedrohlicher Schwere im Jahr pro Praxis gerechnet werden kann.

Die notfallmedizinische Tätigkeit im Rahmen der täglichen Praxis wird im ländlichen Bereich anders aussehen und umfangreicher sein als in der Großstadt, beim Allgemeinarzt naturgemäß sehr viel häufiger als beim Facharzt. Eine vermehrte Inanspruchnahme bei Notfällen fand jeweils an den Wochenenden statt. Von den genannten 240 Patientenversorgungen wurden 220 (92%) im Rahmen von dringlichen Besuchen durchgeführt, auf die Praxis entfielen lediglich 20 Notfallversorgungen. Die häufigsten Gründe für die Notfallbehandlungen waren *Brustschmerzen*, *Herzrhythmusstörungen*, *Kreislaufregulationenstörungen*, *Atemnot*, *Schwindel*, *Bewusstseinsstörungen*, *akuter Bauchschmerz* und *Stürze*.

Nach durchgeführter Erstversorgung wurden 55% der Patienten zur Weiterbehandlung stationär in ein geeignetes Krankenhaus eingewiesen. Die restlichen Patienten wurden ambulant versorgt, bei 2/3 dieser Untergruppe wurde mindestens ein Folgebesuch durchgeführt.

Die orientierende Patientenuntersuchung und die einfachen Methoden der Wiederbelebung bei akuten Störungen der Vitalfunktionen müssen von jedem Arzt beherrscht werden. Weitergehende Forderungen sind unrealistisch, denn der Kollege, der mit seiner Arzttasche zum Kranken oder Verletzten gerufen wird verfügt nicht über die personellen, apparativen und technischen Möglichkeiten eines klinischen Teams. Änderungen in der Aus-, Fort- und Weiterbildung der letzten Jahre und in der Vorhaltung benötigter Materialien (z.B. Notfallkoffer) haben hier sicher auch zu einem Wandel in der Effektivität der Notfallbehandlung durch niedergelassene Ärzte beigetragen. Weiterhin wird die Effizienz der Versorgung wesentlich verbessert, wenn der Arzt einen gut funktionierenden Rettungsdienst anfordern kann.

Neben der peripheren Venenpunktion und intravenösen Medikamentengabe im Notfall erhält der Patient primär medizinischen Sauerstoff über eine
Nasenbrille. Eine Venenpunktion sollte im Notfall frühzeitig durchgeführt
werden, um sich das Problem der schwierigen Venenpunktion bei zunehmender Notfallschwere zu ersparen. Der internistische Notfall erfordert
Kenntnisse in der EKG-Diagnostik. Mit der Gerätebedienung, vor allem
auch mit der Defibrillation, muss der Arzt vertraut sein. Zu bedenken ist,
dass mit der 3-Punkt-Ableitung über Klebeelektroden im Notfall nur eine
orientierende Rhythmusdiagnostik möglich ist. 12-Kanal-Geräte werden
mittlerweile bereits auf vielen arztbesetzten Rettungsmitteln vorgehalten.
Kenntnisse in der Beatmung ohne und mit weiteren Hilfsmitteln (GUE-
DEL-Tubus, Beatmungsbeutel, etc.) sowie die endotracheale Intubation
sollten beherrscht werden. Auch die Anwendung neuerer Formen der Me-
dikamentenapplikation sollten bekannt und somit anwendbar sein (z.B.
endobronchiale Adrenalingabe bei Reanimation). In den sicher seltteneren
chirurgischen Notfallsituationen kommen weitere praktische Anforderungen hinzu. Zur Vermeidung von Gefäß-, Nerven- und Weichteilschäden
empfiehlt es sich, bereits frühzeitig nach angemessener Analgesie die ge-
schädigte Extremität zu reponieren und dann möglichst achsengerecht zu
schienen. Entsprechendes Schienenmaterial steht in den Rettungsfahrzeu-
gen zur Verfügung (z.B. Vakuum-, Luftkammer- und HWS-Schienen). Zum
Transport des Notfallpatienten sind in den Fahrzeugen mittels hydrauli-
scher Tragetische verschiedene Lagerungsarten möglich. Hier gilt es, nach
Absprache mit den betreuenden Rettungsassistenten, die notwendige Lage-
rungsart festzulegen. In Abhängigkeit vom Patientenzustand ist dessen
Transportbegleitung durch den erstversorgenden Arzt, bei Bedarf und/oder
der Notwendigkeit zur Durchführung erweiterter Maßnahmen durch den
Notarzt, erforderlich.

3 Typische Komplikationen bei der Versorgung von Notfallpatienten

Bewusstseinsstörungen

*Häufige Krankheitsbilder: Hypotone Kreislaufregulationsstörung (Orthostase,
Vasovagale Synkope), schwerer Volumenmangel, Krampfanfall, Hypo- oder Hy-
perglykämie, Apoplexie, intracranielle Blutung*
Die Notfallmeldung „plötzliche Bewusstseinsstörung" wird in der Re-
gel zu einem dringlichen Besuch des Patienten führen. In Kenntnis der
Krankenvorgeschichte sollte frühzeitig abgewogen werden, ob zusätzliche
Hilfe wahrscheinlich erforderlich sein wird (ggf. Alarmierung Rettungs-
und/oder Notarztdienst). Beim bewusstlosen Patienten liegt generell eine
Gefährdung der Vitalfunktion Atmung vor, da es durch den verminderten
Muskeltonus der Zungengrund- und Rachenmuskulatur zu einer Atem-
wegsverlegung kommen kann. Die Aspiration von rücklaufendem Magen-

inhalt stellt eine zusätzliche Gefahr dar. Eine der ersten Aufgaben beim Bewusstlosen ist es, die Atemwege durch Überstrecken des Kopfes und Anheben des Unterkiefers frei zu machen. Falls erforderlich ist der Mund-Rachenraum von Erbrochenem oder Gebissteilen zu befreien. Dem Notfallpatienten sollte medizinischer Sauerstoff über eine Nasenbrille oder Gesichtsmaske zugeführt werden, bei insuffizienter Eigenatmung sollte eine Beutel-Masken-Beatmung mit Sauerstoffgabe über einen Reservoirbeutel durchgeführt werden. Je nach Ausbildung und Ausstattung des Hausarztes stellt die endotracheale Intubation den Goldstandard zur Sicherung der Atemwege dar. Wenn ein Krampfereignis stattgefunden hat oder anamnestisch bekannt ist, sollten Bissverletzungen von Lippen und Zunge durch Einlage eines GUEDEL-Tubus vermieden werden. Die Blutzuckerbestimmung gehört zur obligatorischen Versorgung jedes Bewusstseinsgestörten. Durch Gabe von Glucose bei vermuteter oder bestätigter Unterzuckerung kann die Notfallsituation rasch abgewendet werden. Schwierig ist die gezielte neurologische Diagnostik im Notfall. Neben schweren Schlaganfällen können sich hinter einer Bewusstlosigkeit auch alle Arten intracranieller Blutungen oder Raumforderungen verbergen. Die Gabe blutverdünnender Medikamente sollte in diesen Situationen unterbleiben. In einigen Fällen kann die Höhe des Blutdruckes, z.B. bei einer hypertensiven Krise, Hinweise geben. Wichtig für den Hausarzt ist, jeden bewusstseinsgestörten Patienten unter Sicherung der Vitalfunktionen vor und während des Transportes in ein geeignetes Krankenhaus mit der Möglichkeit zur sofortigen Durchführung einer craniellen Computertomographie bringen zu lassen. In der Regel ist die Begleitung durch den Notarzt erforderlich und verbessert die Sicherheit des Patienten.

Akute Störungen der Atmung

Häufige Krankheitsbilder: Asthmaanfall, Status asthmaticus, Infektexacerbierte COLD, schwere Pneumonie, Spontanpneumothorax

Akute Störungen der Atmung werden vom Patienten oder dessen Angehörigen rasch als bedrohlich empfunden und führen dann meist zur Vorstellung beim Hausarzt oder zu einer Besuchsanforderung. Der Betroffene sollte angeleitet werden, die Atemhilfsmuskulatur von Schultergürtel und Brustkorb einzusetzen. Meist wurden bereits vorhandene Dosier-Aerosole vom Patienten angewandt. In Abhängigkeit von Blutdruck und Herzfrequenz können beim Asthmatiker oder COPD-Patienten neben Kortikoiden weitere bronchialerweiternde Medikamente, insbesondere Theophyllin, gegeben werden. Mögliche Nebenwirkungen wie Hypotonie und Herzrhythmusstörungen müssen berücksichtigt werden, da sich hieraus bei vorgeschädigten Patienten weitere Komplikationen entwickeln können. Falls möglich, sollte zur Beurteilung der Sauerstoffversorgung des Patienten eine Pulsoxymetrie durchgeführt werden. Die niedrig dosierte Gabe von medizinischem Sauerstoff kann erfolgen. Das weitere Vorgehen ist abhängig vom erhobenen Auskultationsbefund, der vergleichend über beiden

Lungen erhoben werden sollte. Kompliziert ist diese Maßnahme bei Emphysempatienten mit einem sogenannten Fassthorax oder einem krankheitsbedingt erheblich reduziertem Atemzugvolumen. Diese Situationen erschweren auch die Beurteilung möglicher pneumonischer Infiltrationen. Bei schlechtem Allgemeinzustand und nur zögerlichem Beschwerderückgang unter der gewählten Therapie sollte die Indikation zur Röntgenuntersuchung der Brustorgane großzügig gestellt werden. Zu bedenken ist in dieser Situation auch, dass insbesondere intravenös applizierte Medikamente nur eine begrenzte Wirkdauer haben und der Patient somit unter Umständen in kurzer Zeit erneut wieder unter erheblicher Atemnot leiden kann. Die Möglichkeiten und Grenzen der hausärztlichen Versorgung werden auch dadurch bestimmt, welchen Umfang die mitgeführte Notfallausrüstung des Arztes hat.

Bei plötzlich einsetzender Atemnot bisher gesunder Patienten, einseitig aufgehobenem Atemgeräusch und hypersonorem Klopfschall bei der Perkussion, sollte ein Pneumothorax rasch ausgeschlossen werden. Die unverzügliche Anlage einer Thoraxdrainage ist hierbei im Vergleich zum Spannungspneumothorax Unfallverletzter nicht unmittelbar erforderlich, sie kann nach schonendem Transport ins Krankenhaus und durchgeführter Röntgendiagnostik erfolgen.

Möglich abwendbar gefährlicher Verlauf bei akuten Atemstörungen: Durch eine Sedierung agitierter Patienten mit Bezodiazepinen kann eine bestehende Atemdepression verstärkt werden. Falls diese im Einzelfall dennoch erforderlich ist, sollte der fraktionierten Gabe des kurzwirksamen Midazolam vor dem langwirkenden Diazepam der Vorzug gegeben werden. Vorsicht ist zudem bei der hochdosierten Gabe von medizinischem Sauerstoff bei Patienten mit bekannter chronischer Atemwegserkrankung (z.B. COPD) geboten, hier erfolgt im Gegensatz zum Gesunden die Steuerung des Atemantriebes über den Sauerstoffgehalt des Blutes. Wird dieser durch externe Sauerstoffgabe deutlich erhöht, kann sich der Atemantrieb vermindern. Der ateminsuffiziente Patient bedarf einer ärztlichen Begleitung während des Transportes zur stationären Weiterbehandlung.

Notfälle bei Herz-Kreislauf-Erkrankungen

Häufige Krankheitsbilder: Herzrhythmusstörungen, dekompensierte Herzinsuffizienz, hypertensive Krise, Lungenödem, kardiogener Schock, Angina pectoris, Herzinfarkt, tiefe Beinvenenthrombose, arterieller Gefäßverschluss, Herz-Kreislauf-Stillstand

Von akuten Erkrankungen des Herz-Kreislauf-Systems sind meist ältere und bereits vorgeschädigte Patientinnen und Patienten betroffen. Der behandelnde Hausarzt hat den Vorteil, dass er bei seiner Konsultation bereits Kenntnisse bezüglich der Krankenvorgeschichte und aktuellen Medikation besitzt. Mögliche Komplikationen bei der Akutbehandlung lassen sich so bereits reduzieren (z.B. Vermeidung der Gabe von Betablockern bei Asthmatikern, keine ASS-Gabe bei antikoagulierten Patienten mit akutem Koronarsyndrom etc.). Die symptombezogene Notfalluntersuchung umfasst neben der Messung von Puls und Blutdruck die Auskultation von Herz und Lungen sowie die Inspektion der Extremitäten (periphere Ödeme, Pulsstatus, Umfangsdifferenzen, Wadendruckschmerz, Hautveränderungen?). Falls möglich, sollten ein Notfall-EKG zur Rhythmusdiagnostik abgeleitet und die periphere Sauerstoffsättigung bestimmt werden. Die Schwere des Krankheitsbildes kann somit bereits außerklinisch eingegrenzt werden. Insbesondere bei vorerkrankten oder gar polymorbiden Patienten muss bedacht werden, dass auch als diskret eingestufte Verschlechterungen in kurzer Zeit zu erheblichen Störungen der Herz-Kreislauf-Funktion auf Grund der nur geringen Reserven führen können. Die beabsichtigte Therapie sollte sich an dieser Kenntnis orientieren. Verbleibt der Patient in seiner häuslichen Umgebung, sollte ggf. ein Folgebesuch zur Kontrolle vorgeseher werden. Die Einweisung zur stationären Behandlung sollte generell in Absprache und mit Zustimmung des Patienten bzw. seiner Angehörigen erfolgen. Patientenverfügungen oder der durch die Hausarztfunktion bekannte Wille des Patienten sollten bei der Wahl der Therapiemaßnahmen wenn irgend möglich berücksichtigt werden.

Fall 1
Anamnese: Gegen 16.00 Uhr kommt eine 52jähriger männlicher Patient erstmalig in die Sprechstunde. Er meldet sich mit den Beschwerden „Übelkeit und Erbrechen" bei der Arzthelferin an.

Befund: Beim Erstkontakt im Sprechzimmer sitzt der Patient in altersentsprechendem AZ und EZ mit rosigem Hautkolorit. Er klagt über seit einer Stunde bestehendem Erbrechen mit Übelkeit. Bei ihm in der Straße sei zur Zeit auch in jedem Haus ein Bewohner mit Magen-Darm-Infekt. Auch in der Praxis wurde eine deutliche Steigerung der Patientenzahl mit Magen-Darm-Infekten in den letzten Tagen beobachtet. Die körperliche Untersuchung ergibt einen unauffälligen Abdominalbefund in allen vier Quadranten, die Nierenlager sind frei, Dysurie wird verneint. Der Blutdruck beträgt 120/80, Puls 80/min., rhythmisch. Die Herztöne sind rein. Beide Lungen sind frei belüftet ohne pathologische Atemgeräusche. Beschwerden im HNO-Trakt und Schmerzen werden verneint, Vorerkrankungen bestehen keine. Einzig auffällig bei der körperlichen Untersuchung ist eine schweißig-kalte Haut.

Weitere Diagnostik: Urin-Status und BZ-Messung sind normwertig. Bei dem Patienten wird noch ein EKG geschrieben. Dieses zeigt unerwartet eine signifikante ST-Strecken-Hebung in den Ableitungen III und aVF sowie deutliche ST-Negativierungen in den Ableitungen I, aVL und V2 (s. Abbildung).

Diagnose: Akuter Myokardinfarkt

Therapie: Zugang mit 500 ml Ringer-Lactat-Lösung langsam i.v., Injektion von 500 mg Aspisol und 5000 I.E. Heparin i.v.. Zusätzlich erhält der Patient 4 l Sauerstoff über Nasensonde und wird mit 2,5 mg Diazepam i.v. sediert. Die Vitalparameter werden überwacht. Nach Notruf wird der Patient mit dem Rettungswagen in Notarztbegleitung in die 15 km entfernte Kardiologie transportiert. Der Transport ist komplikationslos, einmalig werden 2,5 mg Diazepam zur Sedierung sowie Morphin nach-injiziert, das Monitoring läuft weiter.

Weiterer Verlauf: Unmittelbar nach Ankunft in der Kardiologie erhält der Patient einen Linksherzkatheter. In gleicher Sitzung wird eine 95%ige RIVA-Stenose mit einem Stent versorgt, eine weitere Stenose wird er-folgreich dilatiert. 90 Minuten nach Aufsuchen der Praxis wird der Pati-ent vom Kathetertisch auf die Überwachungsstation in stabilem Zu-stand verlegt.

Abwendbar gefährlicher Verlauf: Erkennen der vegetativen Begleitsymp-tomatik mit Blässe und schweißig-kalter Haut. Einordnung der Abdomi-nalsymptomatik mit Oberbauchbeschwerden nicht als „Gastroenteritis", sondern als mögliches kardiales Akutereignis.

Wird der Allgemeinarzt zu einem Patienten mit Herz-Kreislauf-Stillstand gerufen, so hat er unverzüglich mit den Basismaßnahmen der Reanimation zu beginnen (Beatmung und Herzdruckmassage im Verhältnis 2:15). Ein Defibrillator zur Behandlung von Kammerflimmern dürfte im Regelfall nicht vor Eintreffen des Rettungsdienstes zur Verfügung stehen. Ist eine ent-sprechend fortgebildete Arzthelferin dabei, können weitere Maßnahmen wie die Beutel-Masken-Beatmung, Anlage eines Venenzuganges oder die endo-tracheale Intubation durchgeführt werden. Die Maßnahmen werden bis zur Ablösung durch den Rettungsdienst fortgeführt. Ziel der Reanimation ist dabei die Wiederherstellung einer suffizienten Herz-Kreislauf-Funktion bei Patienten, die insbesondere einen plötzlichen Herztod erlitten haben. Die Wiederbelebung bereits vorerkrankter älterer Patienten sollte im Ein-zelfall vor Beginn der Maßnahmen kritisch hinterfragt werden.

Möglich abwendbar gefährlicher Verlauf: Bereits bei dem Verdacht auf ein kardiales Notfallereignis sollten intramuskuläre Injektionen strikt unter-bleiben. Neben Veränderungen bei der Enzymdiagnostik kann es bei einer erforderlichen Lysetherapie zu Blutungskomplikationen im Bereich der Punktionsstelle kommen. Morphin hat als gut wirksames Analgetikum beim Herzinfarkt auch eine sedierende Wirkung. Nicht immer ist zusätzlich die Gabe eines Benzodiazepins mit der schon genannten Gefahr einer (u.U. auch kumulativen) Atemdepression erforderlich. Das Zeitfenster für die definitive Versorgung von Infarktpatienten mit PTCA oder Lyse beträgt etwa drei Stunden. Es sollte daher in entsprechenden Situationen rasch gehandelt und auf ausgedehnte Diagnostik verzichtet werden, wenn das klinische Bild einer instabilen AP oder eines Herzinfarktes vorliegt. Mit Notarztbegleitung erfolgt der Transport in ein geeignetes Krankenhaus. Die früher propagierte „prophylaktische" Lidocain-Infusion zur Vermeidung ventrikulärer Rhythmusstörungen wird nicht mehr durchgeführt. 500 mg Acetylsalicylsäure und 5000 Einheiten Heparin sollten frühzeitig intravenös gegeben werden. Die außerklinische Gabe von 300 mg Clopidrogel (4 Tabletten Plavix® oder Iscover®) wird uneinheitlich diskutiert und kann wegen möglicher Blutungskomplikationen bei kardiochirurgischen Notfalleingriffen derzeit nicht empfohlen werden.

Bei der körperlichen Untersuchung des Patienten sollte auch auf die Zeichen einer tiefen Beinvenenthrombose geachtet werden. Geklärt werden muss bzgl. der Therapie und einer möglichen ambulanten Behandlung, ob die Thrombose nach proximal über das Knie hinausgeht. Kann diese Entscheidung vor Ort nicht getroffen werden, so ist der Patient liegend mit einem Kompressionsverband bis zur Leiste und nach Gabe von 5000 Einheiten Heparin iv. zur Diagnostik und Therapie (u.U. auch OP-Möglichkeit zwecks Embolektomie berücksichtigen) weiterzuleiten. Fehlende Pulse und kalte blasse Haut einer Extremität mit Schmerzen sollten an einen arteriellen Gefäßverschluss denken lassen, der rasch einer gefäßchirurgischen Intervention zugeführt werden sollte. Zum Erhalt einer Restdurchblutung sollte die Extremität auf dem Transport herabhängen.

Gastroenterologische Notfallsituationen

Häufige Krankheitsbilder: Obere oder untere akute gastrointestinale Blutung, Ulcus ventriculi/duodeni mit V. a. Perforation, akute Pankreatitis, akute Cholecystitis, Ösophagusvarizenblutung

Eine Differenzialdiagnostik der genannten Krankheitsbilder ist im Notfall ohne die Durchführung erweiterter diagnostischer/endoskopischer Maßnahmen nicht möglich. Die betroffenen Patienten sind rasch einer entsprechend ausgerüsteten Klinik zuzuführen. Eine großzügige Volumensubstitution sollte erfolgen, da insbesondere jüngere Patienten auch größere Blutverluste mittelfristig ohne wesentliche Veränderungen von Blutdruck und Herzfrequenz kompensieren können. Besonders zeitkritisch und für den Patienten akut lebensbedrohlich sind Ösophagusvarizenblutungen. Sondenmaterial steht im Notarztwagen/Notarzteinsatzfahrzeug häufig zur Verfügung, die Anwendung bedarf allerdings gewisser Vorkenntnisse und Erfahrung. Die frühzeitige Labor- und Kreuzblutabnahme bei Anlage der ersten venösen Zugänge ist im weiteren Verlauf hilfreich.

Fall 2
Anamnese: Vormittags um 11.00 Uhr kommt ein 29-jähriger Patient in die Sprechstunde und bittet um eine Rezept über Loperamid-Kapseln und Paracetamol-Tabletten. Er habe seit einem Tag Durchfall und Bauchschmerzen. Vor unterschreiben des Rezeptes wird der Patient kurz ins Sprechzimmer gebeten.

Befund: Die Untersuchung des Patienten auf der Liege zeigt eine deutliche Abwehrspannung im linken unteren und oberen Quadranten des Abdomens. Die Peristaltik ist regelrecht, beide Nierenlager sind frei,

Dysurie wird verneint. Mehrmals seien seit dem Vortag schleimige Durchfälle aufgetreten mit Bauchkrämpfen. Lunge und Herz-Kreislauf-System sind bei der orientierenden Untersuchung ohne pathologischem Befund. Eine erneute Palpation des Abdomens bestätigt die zuvor erhobenen Befunde. Es besteht kein Fieber.

Diagnose: Akute linksseitige abdominelle Beschwerden mit peritonealer Reizung

Weiteres Vorgehen: Der Patient wird über die Notwendigkeit einer klinischen Vorstellung informiert. Diese wird durch telefonische Rücksprache mit dem diensthabenden chirurgischen Kollegen im Kreiskrankenhaus organisiert. Parallel wird noch eine Blutentnahme durchgeführt, die Röhrchen werden zur Klinik mitgegeben. Der Patientenwunsch nach einem Rezept wird abgelehnt, nach erneuter Aufklärung ist der Patient bereit, sich zumindest in der Klinik vorzustellen.

Weiterer Verlauf: Nach entsprechender radiologischer und laborchemischer Diagnostik wird in der Klinik die Diagnose einer perforierten Sigmadivertikulitis gestellt. Der Patient wird operiert mit Anlage eines Anus praeter. Dieser soll nach sechs Monaten zurückverlegt werden. Zwischenzeitlich ist der Patient gut in die Stomaversorgung eingewiesen und wieder arbeitsfähig.

Abwendbar gefährlicher Verlauf: Anstreben des persönlichen Arzt-Patienten-Kontaktes zur Herbeiführung einer im Notdienst wenigstens symptomorientierten Untersuchung und somit Feststellung der dringlichen chirurgischen Mitbehandlungsnotwendigkeit.

Notfälle bei geriatrischen und Patienten mit antikogulativer Behandlung

Insbesondere geriatrische oder demente Patienten stellen erhöhte Anforderungen an die Wachsamkeit und Sorgfalt des behandelnden Arztes bei anzunehmenden Notfallsituationen. Eine Anamnese ist meist nur schwer zu erheben, die Angaben des Patienten über bestehende Beschwerden sind häufig vage und unpräzise. Die orientierende Kontrolle/Untersuchung der wesentlichen Organ- und Vitalfunktionen muss durchgeführt werden, hierbei sollte die Blutzuckerbstimmung nicht vergessen werden. Auf klinische Zeichen einer Exsikkose ist zu achten.

Die Zahl der antikoagulierten Patienten hat auf Grund der gestiegenen Lebenserwartung und veränderter Behandlungskonzepte zahlreicher internistischer Krankheitsbilder in den letzten Jahren stetig zugenommen. Dies führt zwangsläufig auch zu einer Zunahme der therapiebedingten Blutungskomplikationen. Bei offensichtlichen Blutungen ist eine konsequente Blutstillung, z.B. mittels Anlage eines Druckverbandes, durchzuführen. Nach Stürzen, auch nur fraglichen Wesensveränderungen bzw. neurologischen Auffälligkeiten oder dem V. a. ein Blutungsgeschehen (urologisch, gynäkologisch oder gastroenterologisch) sollte großzügig eine stationäre Abklärung angebahnt werden. Im eigenen Patientengut der letzten Jahre sahen wir drei antikoagulierte Patienten mit intracranieller Blutung nach Bagatellverletzungen!

Fall 3

Anamnese: Von den Angehörigen eines 78jährigen Patienten wird um einen Hausbesuch gebeten. Der Patient sei am Vortag aus dem Bett gefallen und nun heute so unsicher auf den Beinen. Der Patient nimmt bei langjährig bestehendem Vorhofflimmern ein Cumarinpräparat nach Quick (INR) sowie eine antihypertensive Medikation ein.

Befund: Der Mann ist ansprechbar und kreislaufstabil bei vorbekannter absoluter Arrhythmie. Äußere Verletzungszeichen finden sich nicht, die oberen Extremitäten werden normal koordiniert. Bereits das Hinstellen fällt sehr schwer, es findet sich ein stuffeliges kleinschrittiges Gangbild mit erheblicher Unsicherheit.

Diagnose: V. a. akute Kleinhirnischämie bzw. –blutung bei Sturz am Vortag.

Weiteres Vorgehen: Der Pat. wird zur weiteren Diagnostik und Therapie in das nächste Akutkrankenhaus mit Computer tomographie (CT) eingeliefert. Dort bestätigt sich der Verdacht auf eine Kleinhirnblutung.

Weiterer Verlauf: Nach nur kurzem stationären Aufenthalt wird der Pat. zur neurologischen Frührehabilitation weiterverlegt und erholt sich nahezu vollständig. Die orale Antikoagulationstherapie wurde nach dem Ereignis beendet, eine mehrmonatige sc.-Gabe eines niedermolekularen Heparins schloss sich an.

Abwendbar gefährlicher Verlauf: Kenntnisnahme von der bestehenden oralen Antikoagulationstherapie und somit Schaffung der Möglichkeit zur Einordnung der neurologischen Symptomatik als mögliche Blutungskomplikation.

Notfälle bei Kindern

Häufige Notfallsituationen: Fieberkrampf, Fremdkörperaspiration, Pseudokrupp-Anfall, Epiglottitis

Durch seine haus- und familienärztliche Tätigkeit ist der Allgemeinarzt in der täglichen Praxis häufig mit der Behandlung von Kindern betraut. Dennoch darf die psychologische Belastung bei Notfällen in dieser Altersgruppe nicht unterschätzt werden. Wenn auch der Kindernotfall eine relativ seltene Situation darstellt, so erfordert er doch Kenntnisse und praktische Fertigkeiten, die über die Versorgung Erwachsener hinausgehen.

Komplikationen lassen sich vermeiden, wenn bestimmte Handlungsweisen aus Sicherheitsgründen beachtet werden: Bei der Erstmanifestation eines (Fieber-) Krampfes sollte eine stationäre Überwachung und weiterführende Diagnostik eingeleitet werden. Vor Ort sollte symptomatisch mit fiebersenkenden Suppositorien und bei Bedarf mit rektal zu verabreichenden Benzodiazepinen zur Krampfdurchbrechung/Hebung der Krampfschwelle therapiert werden. Die Messung des Blutzuckers ist auch hier obligatorisch.

Bei akuter Atemnot sind die Kinder mit erhöhtem Oberkörper oder auf dem Arm der Mutter zu lagern. Die Eltern können auch bei Vorliegen der notwendigen Selbstdisziplin zu einer erheblichen Beruhigung des Kindes beitragen und sollten schon deshalb mit in die Versorgung einbezogen werden. Der akute Pseudokrupp-Anfall entwickelt sich meist auf dem Boden eines vorausgehenden Virusinfektes und ist an der typischen Klinik zu erkennen. Eine wesentliche Temperaturerhöhung besteht meist nicht, die Kinder wirken mäßig krank. Mit Inhalation feucht-warmer Luft (z.B. im Badezimmer mit angestellter Heizung und laufender heißer Dusche …) und rektaler Kortikoidgabe ist die Situation meist außerklinisch zu beherrschen. Alternativ kann das betroffene Kind mit gebrauchsfertiger Infectokrupp®-Lösung als Epinephrinpräparat oder verdünntem Adrenalin inhalieren. Anders ist die Lage bei einer akuten Epiglottitis: Das Notfallbild ist viel seltener und entwickelt sich auf dem Boden eines bakteriellen Atemwegsinfektes mit hohem Fieber und deutlich reduziertem Allgemeinzustand des Kindes. Die Situation ist unbehandelt für das erkrankte Kind lebensbedrohlich. Unbedingt zu vermeiden ist bei dieser Erkrankung eine Manipulation/Inspektion des Mund-Rachenraumes, da hierdurch ein weiteres Anschwellen des Kehldeckels provoziert werden kann (Cave: Erstickungsgefahr!). Der Transport sollte mit Notarztbegleitung in eine vorinformierte Kinderklinik durchgeführt werden.

Bei der Aspiration von Fremdkörpern (häufig Erdnüsse oder kleinere Spielzeugteile), die unter Umständen sogar zur Verlegung eines Hauptbronchus führen können, ist analog zu verfahren. Nur bei kompletter Verlegung der Atemwege sind außerklinisch Versuche zur Fremdkörperentfernung unter laryngoskopischer Sicht bzw. die Anwendung des HEIMLICH-Mannövers oder Schläge zwischen die Schulterblätter bei nach vorn gebeugtem Kind indiziert.

Chirurgische Notfälle

Häufige Notfallsituationen: Akutes Abdomen (z.B. Gallenblasenentzündung oder Appendicitis), Extremitätenfrakturen, Kompartment-Syndrom, Stromunfall, Verbrennungen und Verbrühungen, Thoraxtrauma, stumpfes Bauchtrauma, Schädel-Hirn-Trauma, Wirbelsäulenverletzung, Polytrauma

Zur Vermeidung von Komplikationen in chirurgischen Notfallsituationen ist es erforderlich, möglichst genaue Angaben über den Unfallmechanismus und die damit verbundene Gewalteinwirkung auf den Körper des Patienten zu erhalten. Verkehrsunfälle, Stürze aus größerer Höhe, vermutete Wirbelsäulenverletzungen und stark blutende Wunden führen heute meistens zur primären Alarmierung des Rettungs- und Notarztdienstes, der Hausarzt im insbesondere städtischen oder dicht besiedelten Versorgungsbereich wird mit dieser Patientengruppe nur selten konfrontiert. Stumpfe Bauch- und Brustkorbverletzungen führen dahingegen häufig auch zur Erstvorstellung beim Hausarzt. Aufgabe der erforderlichen gründlichen körperlichen Untersuchung ist es, bedrohliche Verletzungen wie z.B. einen Pneumothorax oder die Mitverletzung von Bauchorganen nach stumpfer Gewalteinwirkung rasch zu erkennen und einer definitiven Versorgung zuzuführen. Bei meist als banal angesehenen Sportverletzungen im Bereich der Extremitäten muss im Einzelfall ein Kompartmentsyndrom als Verletzungskomplikation ausgeschlossen werden.

Fall 4

Anamnese: Im kollegialen Vertretungsdienst ruft gegen 23.00 Uhr ein Landwirt an, dem am Mittag von einem Zuchtbullen gegen den Unterarm getreten worden sei. Gebrochen sei wohl nichts, er habe am Nachmittag normal zupacken können. Seit mehreren Stunden seien jetzt doch Schmerz und eine deutliche Schwellung des Unterarmes aufgetreten.

Befund: Der Pat. wird zur Untersuchung in die Praxis gebeten. Der rechte Unteram ist massiv angeschwollen bei harter Konsistenz. Es findet sich keine Wunde. Die periphere Motorik von Handgelenk, Hand und Fingern ist intakt. Kribbelparaesthesien in den Langfingern werden angegeben. Radialis- und Ulnarispuls sind mit dem Taschendoppler im Seitenvergleich nur schwer darstellbar.

Diagnose: Auf Grund der Anamnese und des aktuellen Befundes wird der V. a. ein akutes Kompartment-Syndrom am Unterarm rechts gestellt.

Weiteres Vorgehen: Nach telefonischer Rücksprache erfolgt die sofortige stationäre Einweisung in die nächstgelegene Klinik für Unfall-, Hand- und Wiederherstellungschirurgie zur sofortigen OP.

Weiterer Verlauf: Noch am Aufnahmetag wird die großzügige Spaltung der radialen und ulnaren Muskelfaszien mit Einlage von Drucksonden-rezeptoren durchgeführt. Eine mehrwöchige Behandlung bis zum vollständigen Wundverschluss sowie intensive physiotherapeutische Maßnahmen schließen sich an. Arm und Hand des Landwirtes sind mittlerweile wieder ohne Einschränkung zu benutzen.

Abwendbar gefährlicher Verlauf: Der Zusammenhang zwischen dem Tiertritt am Mittag und der Armschwellung mit Kribbeln der Finger musste erkannt werden. Nur so konnte rasch das vermutete Kompartment-Syndrom therapiert werden. Zeitverzögerungen bis zur OP durch Salbenauftragung, Hochlagerung, Kühlung und evtl. Anlage eines Kompressionsverbandes können schlimmstenfalls zum Verlust der Gliedmaße führen.

Bauchbeschwerden, auch akut aufgetretene, sind ein weiterer häufiger Behandlungsanlass in der Hausarztpraxis. An Werktagen kann neben der körperlichen symptombezogenen Untersuchung und ggf. Sonographie auch auf die Durchführung von erzeiterten Laborwertbestimmungen zur Verifizierung der Erkrankung zurückgegriffen werden. Nachts und an den Wochenenden steht ein Labor überwiegend nicht zur Verfügung. Insbesondere in diesen Situationen muss die klinische Untersuchung des Abdomens das weitere Vorgehen bestimmen. Bei erheblicher Druckschmerzhaftigkeit, Temperaturanstieg, reduziertem Allgemeinzustand oder Zeichen einer peritonitischen Reizung ist die umgehende Vorstellung in einer chirurgischen Fachabteilung zur Mitbeurteilung und ggf. Therapieeinleitung zur Vermeidung von Komplikationen erforderlich. Eine ungezielte symptomatische Schmerzmittelgabe birgt erhebliche Gefahren und verschleiert eine sich anbahnende Verschlechterung des Krankheitszustandes.

Verbrennungen und Verbrühungen werden initial bis zum Eintritt einer Schmerzlinderung gekühlt und dann steril verbunden. Zur Abschätzung der Größenausdehnung steht die Neuner-Regel nach WALLACE zur Verfügung. Bei einer Beteiligung von Händen, Füßen, Gesicht oder Genitalbereich sowie einer Ausdehnung von über 20–25% beim Erwachsenen bzw. 10–15% beim Kind ist eine fachchirurgische Mitbehandlung –in der Regel stationär– neben einer gezielten Volumensubstitution erforderlich.

Insbesondere auch bei Stromunfällen ist der notwenige Eigenschutz zu berücksichtigen.

Sonstige (seltenere) Notfallsituationen

Mögliche Krankheitsbilder: Gynäkologische Notfälle wie drohende Geburt, EPH-Gestose, Vena-Cava-Kompressionssyndrom, Hodentorsion, Vergiftungen, allergischer Schock, akuter Rückenschmerz (DD: Aortenaneurysma)

Bei den meisten dieser Krankheitsbilder ist eine definitive Versorgung hausärztlicherseits nicht durchführbar, die Patienten müssen einer stationären Behandlung zugeführt werden. Im Vordergrund der Erstversorgung steht erneut die Sicherung der Vitalfunktionen, das Anlegen eines venösen Zugangs zur Infusions- und Medikamentengabe sowie die Transportorganisation –möglichst nach Voranmeldung– in eine geeignete Zielklinik. Bei Vergiftungen können frühzeitig weitere Informationen und Behandlungsmaßnahmen über eine Vergiftungszentrale telefonisch erfragt werden. Giftreste, Medikamentenblister und Erbrochenes sollten asserviert und dem Patienten mitgegeben werden. Die erforderlichen Maßnahmen des Eigenschutzes (z.B. Vermeidung von Hautkontakt bei bestimmten Chemikalien) sollten strengstens beachtet werden um eine Eigenschädigung zu vermeiden.

Rasches präklinisches Handeln erfordert der allergische Schock, der sowohl durch Insektenstiche oder Nahrungsmittel als auch iatrogen durch z.B. die Injektion von NSAR ausgelöst werden kann. Neben großzügiger Volumengabe (je nach Kreislaufsituation kristalloide oder kolloidale Lösungen) sollten möglichst zeitnah ein Antiallergikum und H1- und H2-Blocker injiziert werden. Adrenalin sollte verdünnt bereitgehalten werden und bei ausgeprägter Schocksymptomatik frühzeitig fraktioniert eingesetzt werden. Als Kortisonpräparat mit allerdings erst verzögert nach circa 15–20 Minuten einsetzender Wirkung kann je nach Körpergewicht des Patienten und Schwere der Reaktion 250–500–1000 mg Solu-Decortin® zur Anwendung kommen. Die engmaschige Kontrolle der Vitalfunktionen ist erforderlich.

Rückenschmerzen, auch als Akutsituation, stellen häufige Behandlungsanlässe in der Hausarztpraxis dar. Bei seit längerer Zeit bestehenden Beschwerden und nur geringem Therapieansprechen sollte an die Möglichkeit des Vorliegens eines Bauchaortenaneurysmas gedacht werden. Die klinische Untersuchung mit Palpation des Abdomens und eine orientierende sonographische Untersuchung können diesen Verdacht rasch verifizieren oder entkräften. Wir haben in den letzten Jahren zwei Patienten mit einem gedeckt perforierten Bauchaortenaneurysma gesehen, die wegen heftiger Rückenschmerzen in die Praxis kamen bzw. einen Hausbesuch angefordert hatten.

Eine Hodentorsion bzw. das entsprechende klinische Bild mit dem V. a. eine Torsion sollte innerhalb von vier bis spätestens sechs Stunden einer operativen Revision zugeführt werden, da nur so irreparable Schäden des Hoden zu vermeiden sind.

4 Hausärztlich induzierte Komplikationen

Das mögliche Komplikationspotential bei der hausärztlichen Versorgung von Notfällen lässt sich in die folgende Bereiche untergliedern:

– Fehlende eigene Aus- und Fortbildung
– Fehlende materielle Ressourcen für die Notfalltherapie
– Fehlende Aus- und Weiterbildung des medizinischen Assistenzpersonals
– Fehlende logistische Einbindung in die Rettungskette zur Verkürzung des „Therapiefreien Intervalls"
– Komplikationen nach/durch hausärztliche Behandlungsmaßnahmen

Wie bereits oben dargestellt, ist der Notfall im Rahmen der Hausarzttätigkeit zwar selten, dennoch aber keine Seltenheit. Das Problem der Notfallsituation ist, dass sie als zeitkritisch für das weitere Wohlergehen/die Gesundheit des Patienten anzusehen ist. Dies unterscheidet sie im Besonderen von anderen seltenen Behandlungsanlässen in der Hausarztpraxis. Durch die eigene Fort- und Weiterbildung muss der Arzt in der entsprechenden Situation jederzeit in der Lage sein, dieses Wissen und die notwendigen praktischen Fertigkeiten am Patienten umzusetzen. Fehlende Notfallausrüstungen in der Praxis bzw. zur Mitnahme bei dringlichen Besuchsanforderungen limitieren die Patientenversorgung ebenfalls wesentlich. Ihre Anschaffung darf sicher nicht unter den wirtschaftlichen Gesichtpunkten einer Amortisierung betrachtet werden, sie sind vielmehr unabdingbare Voraussetzung für die Bewältigung der Aufgaben, die viele Patienten –insbesondere in ländlichen Regionen- an „ihren" Hausarzt stellen: Die rasche und suffiziente Versorgung auch in Notfallsituationen.

Bei der Bewältigung einer Notfallsituation stößt der Arzt *allein* schnell an die Grenzen zwischen dem allein Machbaren und dem in der jeweiligen Situation eigentlich medizinisch unumgänglich Notwendigen. In regelmäßigen *praxisinternen Weiterbildungen* sollten deshalb bereits frühzeitig mögliche Notfallereignisse und deren spezifische Behandlungen gemeinsam von Arzt und Arzthelferinnen theoretisch und auch praktisch erarbeitet werden. Diese gemeinsame Vorbereitung hilft, unnötige Hektik, Missverständnisse und Komplikationen im Realeinsatz zu reduzieren. Zudem helfen diese Übungen beim Überwinden der anfangs oft bestehenden Ängste und Unsicherheiten im Umgang mit Notfällen.

Für die Wartung und Neubestückung der erforderlichen Materialien sollte eine Arzthelferin gewonnen werden, um auch diese und im weiteren ihre Kolleginnen für die Notfallmedizin zu sensibilisieren.

Tabelle 1. Aspekte zur Vermeidung von Komplikationen bei der Notfallversorgung

> – Sind die Batterien in Diagnostikleuchte, Ohrenspiegel und Laryngoskop noch leistungsstark genug?
> – Sind Ersatzbatterien und -birnen vorhanden und wo werden sie gelagert?
> – Sind die Klebeelektroden für das EKG noch klebfähig oder nach längerer Lagerung bereits angetrocknet und stehen Einmalrasierer zur Entfernung von Brusthaaren zur Verfügung?
> – Ist breites braunes Pflaster zur Fixierung von Venenverweilkanülen bei schwitzenden Patienten vorhanden?
> – Ist auf der Sauerstoffflasche noch genügend Restdruck und sind genügend Sauerstoffbrillen vorhanden?
> – Ist die Telefonnummer der Rettungsleitstelle allen Mitarbeitern bekannt und in Telefonnähe ablesbar?
> – Wird der Defibrillator regelmäßig auf Funktionstüchtigkeit überprüft und kann er angewendet werden?
> – Ist die Versorgung von Notfallpatienten in einem speziellen Behandlungszimmer vorgesehen?
> – Stehen die notwendigen Materialien in diesem Raum kurzfristig zur Verfügung?
> – Wer informiert die übrigen Patienten in der Praxis über die unweigerliche Wartezeitverlängerung durch die Versorgung eines Notfalls?
> – Sind die individuell erforderlichen Notfallmedikamente in ausreichender Anzahl bevorratet und haltbar?
> – Existiert eine „Checkliste" zur Überprüfung von Bestand und Funktion der Notfallausrüstung?
> – Ist die Einweisung neuer Praxismitarbeiterinnen in die Notafallversorgung organisiert?
> – Muss der Rettungsdienst zur Praxis eingewiesen werden (Treppenhaus oder Fahrstuhl öffnen?)?
> – Werden Notfallversorgungen gemeinsam reflektiert und ggf. das Versorgungskonzept angepasst?

Die Arzthelferinnen sollten wie der Hausarzt über die örtlichen und angrenzenden Strukturen und Aufgaben des Rettungs- und Notarztdienstes informiert sein, um auch diese Unterstützung bei Bedarf nutzen zu können. Zu empfehlen ist die direkte persönliche Kontaktaufnahme zur örtlichen Rettungswache bzw. Leitstelle, gemeinsame Fortbildungen können so angebahnt bzw. diskutiert werden. Die gegenseitige Kenntnis des Anderen erleichtert zudem häufig die erforderliche vertrauensvolle und kollegiale Zusammenarbeit in mitunter hektischen Einsatzsituationen.

Das „*Therapiefreie Intervall*" ist ein eigenständiger Prognosefaktor beim Outcome nach Herz-Kreislauf-Stillstand oder Polytraumatisierung. Je kürzer diese Zeitspanne bis zum Beginn erster lebensrettender Maßnahmen gehalten werden kann, um so größer ist die Wahrscheinlichkeit einer kompletten Wiederherstellung des Patienten. In städtischen und damit meist dicht besiedelten Regionen wird der Hausarzt bei diesen Einsatzsituationen nur eine untergeordnete Rolle neben dem öffentlichen Rettungsdienst spielen. Im ländlichen Versorgungsbereich kann allerdings gerade der Hausarzt durch das in unserem Land etablierte recht enge Netz der Praxen niedergelassener Vertragsärzte zu einer meist deutlichen Reduzierung der Zeitspanne bis zum Therapiebeginn beitragen.

Auch in der Hausarztpraxis kommen Untersuchungs- und Therapieverfahren zur Anwendung, von denen eine schon im voraus bekannte höhere Rate an Notfallkomplikationen ausgeht. In Kenntnis dieser Situation können sich somit der Arzt und sein Personal auf bestimmte Ereignisse vorbereiten, deren Behandlung besprechen und üben und eventuell notwendige Materialvorhaltungen durchführen. Zu nennen sind in diesem Zusammenhang die Durchführung von Belastungs-EKGs mit einer erhöhten Inzidenz für das Auftreten von Herzrhythmusstörungen sowie Desensibilisierungsbehandlungen mit der Folge möglicher allergischer (Schock-) Reaktionen. Die Durchführung beider Maßnahmen setzt übrigens Kenntnisse der Reanimation sowie die Vorhaltung erforderlicher Notfallgeräte (u. a. für die Beatmung und Durchführung der Defibrillation) voraus.

5 Verhinderung der Komplikationen bei der hausärztlichen Versorgung von Notfällen

Die Tätigkeiten des Arztes in der Notfallversorgung erfordern neben soliden theoretischen Kenntnissen auch praktische Fertigkeiten zur Behandlung oder Verminderung eingetretener Schäden. Hierbei ist zu berücksichtigen, dass –in der Regel bis zum Eintreffen weiterer Rettungsmittel- neben eng begrenzten personellen Möglichkeiten auch nur eine Grundausstattung an erforderlichen Gerätschaften mitgeführt und dann bedient werden kann. Der Zugriff auf erweiterte Ressourcen verbessert die präklinische Patientenversorgung oftmals zusätzlich. Aus diesem Grund sind beim Allgemeinarzt auch genaue Kenntnisse über die personelle und medizinisch-technische Ausstattung der eingesetzten Rettungsmittel in seinem Versorgungsbereich von Bedeutung.

Die Dringlichkeit eines Arztbesuches oder der Anforderung zu einem sofortigen Hausbesuch kann im Regelfall mit Hilfe eines Indikationskataloges (Tabelle 2) annähernd auf ihren Notfallcharakter hin eingeschätzt werden. Im kurzen persönlichen (Telefon-) Gespräch zwischen Arzt und Patienten/Angehörigen kann zudem fast immer geklärt werden, ob eine akute Notfallsituation bei dem Patienten vorliegt. Auch die Kenntnis und Persönlichkeitsstruktur des Anrufers sind bei der Einschätzung der Dringlichkeit von Bedeutung.

Tabelle 2. Indikationskatalog für dringlichen Haus-/Arztbesuch

1. Bewusstseinslage	nicht ansprechbar, verwirrt
2. Kreislauf	a) akuter Brustschmerz
	b) Pulslosigkeit
	c) starke Blutung
3. Atmung	a) akute/entstehende Atemnot
	b) Atemstillstand
4. Schmerz	a) akuter Abdominalschmerz
	b) ungewöhnlich heftiger Kopfschmerz
	c) akuter Extremitätenschmerz
5. Verletzungen	a) schwere Extremitätenverletzung
	b) V. a. Wirbelsäulenverletzung
	c) Schädel-Hirn-Verletzung
	d) Schwere Bauch- und Brustkorbverletzungen
	e) Großflächige Verbrennung, Verbrühung, Verätzung
	f) Elektrounfälle
	g) Vergiftungen
	h) Ertrinkungsunfälle
	j) Selbsttötungsversuche
	k) Verkehrs-/Betriebsunfälle
6. Gynäkologische Notfälle	z.B. starke Blutungen, beginnende Geburt
7. Sonstige Notfälle	z.B. Kindernotfälle, Neurologisch-psychiatrische Notfälle

Die frühzeitige Alarmierung des Rettungs- und Notarztdienstes über die zuständige Leitstelle (Notruf 112) bei gegebener Indikation hilft ebenfalls, das *„Therapiefreie Intervall"* möglichst kurz zu halten. Treffen Haus- und Notarzt am Einsatzort aufeinander, so sollte die Zusammenarbeit von gegenseitiger Wertschätzung und kollegialer Zusammenarbeit gekennzeichnet sein.

Bei der Zusammenstellung, Wartung und Pflege der eigenen Notfallausrüstung in Praxis und PKW hat es sich als sinnvoll erwiesen, diese nach einer vorher zusammengestellten Checkliste abzuarbeiten. Der Arzt wird so mit der eigenen Ausrüstung vertraut, die teilweise ja nur sehr selten zur Anwendung kommt. In der Praxis sollten die Handlungsabläufe bei Notfällen mit den Arzthelferinnen besprochen und ebenfalls in einer Art Algorithmus festgelegt werden. Gerade die gemeinsame Übung der erforderlichen Maßnahmen hilft, Schwachstellen in der Logistik (z.B. Standort eines Notfallkoffers, Defibrillators oder der Notfallmedikamente) aufzudecken. An Übungspuppen kann der Arzt Maßnahmen wie die Intubation, Anlage peripher-venöser und intraossärer Zugänge, Herz-Druck-Massage und sogar eine komplexe Traumaversorgung realitätsnah einüben. Bei den meisten Rettungsdiensten wird dieses Material vorgehalten und auf Anfrage zur Verfügung gestellt. Die Zahl der Angebote an theoretischen Fortbildungsveranstaltungen hat in den letzten Jahren auch auf regionaler Ebene kontinuierlich zugenommen.

Literatur

Alexander K, Daniel WG, Diener H-C et al (1999) (Hrsg) Thiemes Innere Medizin. Georg Thieme
    Verlag, Stuttgart New York
Bertschat F-L (1988) Präklinische Notfallmedizin. Leitsymptome und Behandlung, de Gruyter,
    Berlin New York
Bickley LS (2000) (Hrsg): Bates' großes Untersuchungsbuch. Georg Thieme Verlag, Stuttgart New
    York
Deutsche Gesellschaft für Allgemeinmedizin (DEGAM) und Bundesärztekammer (1995) (Hrsg)
    Kursbuch Allgemeinmedizin. Texte und Materialien der Bundesärztekammer zur Fortbildung
    und Weiterbildung, Köln
Hamm H (1991) Geschichte und Entwicklung des Faches Allgemeinmedizin. Der Praktische Arzt
    28: 12–20
Hempelmann G, Adams HA, Sefrin P (1999) (Hrsg) Notfallmedizin. ains Band 3, Georg Thieme
    Verlag, Stuttgart New York
Johanniter-Unfall-Hilfe e.V. Indikationskatalog für die Alarmierung und den Einsatz des Notarztwa-
    gens in Hessen
Kochen MM (1992) (Hrsg) Allgemeinmedizin. Hippokrates Verlag, Stuttgart
Kosanke B, Liebold R (1989) Arzt in freier Praxis, 9. überarbeitete Aufl, Deutscher Ärzte-Verlag.
    Köln
Kötter S, Schneider M (2002) Einsatzbericht Thorakale Messerstichverletzung. 1. Workshop Ret-
    tungsmedizin Arbeitsgemeinschaft Notfallmedizin e.V. Paderborn
Kühn D, Luxem J, Runggaldier K (1998) (Hrsg) Rettungsdienst. Urban & Schwarzenberg, Mün-
    chen Wien Baltimore
Netter FH (2000) Netters Innere Medizin. Georg Thieme Verlag, Stuttgart New York
Schmidbauer W, Bubser H (2002) Einsatz des Larynxtubus während einer präklinischen Reanima-
    tion. Der Notarzt 18: 266–268
Schneider G (2000) Errichtung eines Notarztstandortes im ländlichen Bereich unter Leitung einer
    allgemeinmedizinischen Gemeinschaftspraxis. Inaugural-Dissertation. Westfälische Wilhelms-
    Universität, Medizinische Fakultät, Münster
Schneider G, Aechter J, Schneider M (1994) Reanimationsergebnisse im ländlichen Bereich. 28.
    Kongress der DEGAM, Würzburg
Schneider M (1995) Aufgaben der Allgemeinmedizin im Bereich der Notfallmedizin. Inaugural-
    Dissertation. Westfälische Wilhelms-Universität, Medizinische Fakultät, Münster
Schneider M (2003) Einsatzbericht Oberarmamputation nach Verkehrsunfall. 2. Workshop Ret-
    tungsmedizin Arbeitsgemeinschaft Notfallmedizin e.V. Paderborn
Schneider M, Hesse E, Wahle K (1993) Notfallmedizinische Aspekte in der Allgemeinmedizin. 27.
    Kongress der DEGAM, Saarbrücken
Schneider M, Schneider G, Althaus M, Kötter S (1994) Hilfe für den Notfall: Allgemeine Notfall-
    karte. 28. Kongress der DEGAM, Würzburg
Schneider M, Schneider G, Kesselmeier P, Kötter S, Krois M, Kias H-J (2002) Der Massenanfall
    von Verletzten (MANV) im ländlichen Einsatzgebiet – Möglichkeiten und Grenzen der ärztlichen
    Primärversorgung. Intensivmedizin und Notfallmedizin 39(1): I/50
Sturm E (1984) Die Niederlassung als Allgemeinarzt, 7. überarbeitete Aufl, Deutscher Ärzte-Ver-
    lag, Köln
Weisbach W-R (1991) Hausbesuch im Wandel. Deutscher Ärzte-Verlag, Köln
www.agn-online.de (Arbeitsgemeinschaft Notfallmedizin e.V. Paderborn)
www.anr.de (Arbeitskreis Notfallmedizin und Rettungswesen der LMU München)
www.awmf-online.de (Arbeitsgemeinschaft der Wissenschaftlichen Medizinischen Fachgesellschaften)
www.band-online.de (Bundesvereinigung der Arbeitsgemeinschaften Notärzte Deutschland)
www.degam.de (Deutsche Gesellschaft für Allgemeinmedizin und Familienmedizin e.V.)

2.6 Kleine Traumatologie
Ulf Jajes

Zusammenfassung

Grundsätzlich haben sich die chirurgischen Tätigkeiten in der Haus- bzw. Allgemeinarztpraxis in den letzten Jahren zunehmend verringert. Insbesondere angesichts des verschärften Kostendrucks auf der einen aber auch hinsichtlich juristischer Konsequenzen auf der anderen Seite halten sich viele Allgemeinärzte auf diesem Gebiet zurück. So beschränkt sich das Arbeitsgebiet höchstens noch auf die sog. „Kleine Chirurgie/Traumatologie", wenngleich auch hier vielfältige Komplikationsmöglichkeiten drohen und die ärztliche Tätigkeit finanziell nicht einmal kostendeckend honoriert wird. Dennoch sind kleinere Eigriffe, wenn lege artis durchgeführt, im Hinblick auf die Patientenzufriedenheit und -bindung als erweiterte Serviceleistung bzw. zur Grundversorgung, aber auch zu einer Erhöhung der ärztlichen Motivation, aufgrund der Freude an diesen Tätigkeiten nützlich.

Zur Vermeidung von Komplikationen ist eine ausreichende Aufklärung, der Hinweis, sich bei Beschwerden rasch wieder vorzustellen und die rechtzeitige Weiterleitung an entsprechende Spezialisten notwendig.

Abweichend zu anderen Kapiteln wird im Folgenden das Verfahren jeweils kurz dargestellt, erläutert, typische Indikationen und Komplikationen werden genannt und mit Fallbeispielen belegt. Es werden Hinweise zur Verhinderung dieser Komplikationen gegeben. So soll ein Überblick über das, was heute noch in einer Allgemeinpraxis möglich ist, entstehen.

Alltägliche Verletzungen

Typische, oft nach Bagatelltrauma entstandene, Verletzungen, die noch immer zunächst dem Allgemeinarzt vorgestellt werden. Bei allen offenen Verletzungen sollte der Tetanusschutz geprüft und bei bereits erfolgter Grundimmunisierung wieder aufgefrischt werden. Bei unklarer Impf-Anamnese aktive und passive Immunisierung. Zur Kontrolle sollten die Patienten kurzfristig wieder angesehen werden. Insbesondere ist auf sofortige Vorstellung bei Komplikationen (z.B.: Fieber, Pochen, starker Schwellung, Somnolenz) aufmerksam zu machen. Bei Verletzungen die unter das D-Arzt-Verfahren fallen, gegebenenfalls Erstversorgung und dann Weiterleitung.

Schürfwunden

Bei oberflächlichen Schürfungen wird lokal desinfiziert. Anschließend offene trockene Wundbehandlung. Bei tiefen Schürfungen und Ablederungen zunächst Wundreinigung, Verband mit Fettgaze und Jodsalbe. Ein täglicher Verbandswechsel sollte durchgeführt werden.
Abheilung im allgemeinen komplikationslos.

Schnittwunden

Zunächst Untersuchung der Wunde, Wundreinigung, Prüfung von Durchblutung, Motorik und Sensibilität, sowie der Intaktheit der Sehnen. Bei Unklarheiten chirurgische, insbesondere handchirurgische Vorstellung. Bei Finger- und Handverletzungen sofort Schmuckstücke wegen der Schwellneigung entfernen. Bei starken Schmerzen zur gezielten Inspektion Lokalanästhesie.

Glatte saubere Schnittwunden werden durch Adaptation der Wundränder primär versorgt. Hierzu stehen neben der Naht mit nicht resorbierbarem Faden (z.B. Prolene), Steristrips oder Histoacrylkleber zur Verfügung. Fäden werden nach ca. 10 Tagen, bei Kindern, sowie am Kopf und im Gesicht, etwas früher gezogen. Auf vollständige Entfernung bei nicht resorbierbaren Fäden ist zu achten. Reste könne zu Granulomen oder Infekten führen.

Eine offene Wundbehandlung muß bei verschmutzten tiefen Wunden erfolgen. Ferner immer, wenn Infektionszeichen vorliegen, oder die Wunde schon älter ist (>6–8 Stunden). Bei Infektion einer genähten Wunde Fäden entfernen und offene Weiterbehandlung. Bei Abszedierung inzidieren und desinfizieren. Versorgung mit Jodsalbe und Fettgaze. Gegebenenfalls Drainage und/oder Leukase-Kegel einlegen. Täglicher Verbands- und Drainagewechsel, eventuell Reinigungsbäder.

Komplikation: ausbleibende Besserung, Allgemeinsymptomen im Sinne einer Sepsis oder Phlegmone. Hier erfolgt Weiterbehandlung in der Chirurgie.

Nach offener Wundbehandlung ist eine sekundäre Wundnaht zur Verkürzung der Heilungszeit möglich. Voraussetzung ist die Bildung von gut durchblutetem Granulationsgewebe und blande Wundverhältnisse. Der Nahtabstand sollte größer sein als bei der Primärnaht.

Komplikation: Eine wichtige Komplikation ist die trotz aller Vorsicht übersehene Sehnenverletzung. Deswegen ist der Verbandswechsel am Folgetage mit Funktionskontrolle notwendig.

Bißwunden

Diese werden, ebenso wie Wunden von potentiell kontaminierten Instrumenten, offen behandelt. Sehr wichtig ist eine frühzeitige und ausreichende Ruhigstellung bei allen infizierten Wunden. Bei Haustieren Tollwutstatus prüfen! Bei Verdacht mit der Immunisierung beginnen. In Einzelfällen kann eine Exzision der Wunde und Adaptation der Wundränder nach gründlicher Spülung durchgeführt werden. Menschenbisse dürfen nicht unterschätzt werden, es sind schwerste Verläufe möglich. Es muß Ruhigstellung und rechtzeitige antibiotische Therapie sowie eine intensive und engmaschige Verlaufskontrolle erfolgen, gegebenenfalls rasche chirurgische Weiterleitung.

Komplikation: Ausweitung einer Infektion

Fall 1
Eine den dementen Ehemann pflegende Frau wurde beim Herausnehmen der Zahnprothese in den Zeigefinger gebissen. Obschon sich die Verletzung (keine Nerven-, Sehnen- oder Knochenläsion) im ersten Anschein zunächst als nicht sehr schwerwiegend darstellte, wurde sie doch umgehend fachärztlich chirurgisch behandelt und antiseptisch und antibiotisch versorgt. Im Verlauf entstand trotzdem eine den ganzen Arm erfassende Phlegmone mit beginnender Sepsis. Nur unter intensivster Behandlung konnte letztlich die Extremität gerettet werden.

Kopfplatzwunden

Ausgiebige Inspektion und insbesondere auch Palpation (dabei Ausschluß weiterer Verletzungen HWS, Kalotte, Mundhöhle, Augen, Gehörgang). Evt. ist auch die Rasur der Haare erforderlich (Augenbrauen nicht rasieren). Wundnaht mit durchgreifenden Stichen. Sprühverband oder Tupfer einknüpfen. Insbesondere bei Kindern und bei Platzwunden im Gesicht ist das Kleben mit Histoacryl und Steristrips eine bewährte Methode.

Prellungen

Ein wichtiges Beispiel in diesem Zusammenhang ist die Schädelprellung: Eine Commotio oder Kalottenfraktur müssen ausgeschlossen werden können. Keine Bewußtseinstrübung, keine Übelkeit, keine Stufenbildung, kein Schädelkompressionsschmerz, höchstens Kopfschmerzen – dann erfolgt nur Wundversorgung und Verlaufskontrolle, wenn möglich – Beobachtung durch Bezugsperson sowie die Verordnung eines Analgetikums. Nur bei Verdacht auf eine Kalottenfraktur sollte konventionelles Röntgen erfolgen, das bei allen anderen Fragestellungen keine über die klinische Untersuchung hinausgehende Information liefert; bei Schädel-Hirn-Traumen stationäre Abklärung und Blutungsausschluß mittels CT. Die Möglichkeit der Entwicklung eines subduralen Hämatoms muß bei schwereren Traumen stets bedacht werden – symtomfreies Intervall! Bei ambulanter Verlaufskontrolle sollte immer eine ausgiebige Aufklärung der Angehörigen über Verhaltensmaßregeln erfolgen.

Komplikation: Bei alkoholisierten Patienten darf bei einer noch so eindrucksvollen äußerer Blutung eine innere Verletzung bzw. Commotio nicht übersehen werden.

Fall 2
Eine 78jährige Patientin war umgeknickt und mit dem Kopf gegen die Wand geschlagen. Es erfolgte Einweisung wegen des Verdachtes auf Apoplex, da flüchtige hemiparetische Symptome beobachtet wurden. Dort zunächst unauffälliges CCT der bis dahin völlig selbständigen und mobilen Patientin, auch im Verlauf der nächsten Tage keine eindeutige Veränderung des Gesamtzustandes. Kurz vor der Weiterleitung in die Reha - Vigilanzminderung. Ein erneutes CCT zeigte jetzt ein subdurales Hämatom. Nach neurochirurgischer Therapie allmähliche Rekonvaleszenz ohne Residuen.

Falldiskussion: Es soll auf das symptomfreie Intervall bei der intracraniellen Blutung hingewiesen werden.

Bei *Prellungen der Extremitäten* sollte nach Ausschluß einer Fraktur symptomatisch (abschwellendes Gel, elastischer Verband, Schmerzmedikation) behandelt werden: Die Kompression mit elastischem Verband ist wegen der Schwellung wichtig!

Komplikation im Zusammenhang mit Unterschenkel/armtraumen ist das Kompartmentsyndrom. Dabei handelt es sich um eine akute Minderdurchblutung innerhalb einer Muskelloge durch Zunahme des Gewebsdruckes (durch Frakturhämatom/Muskelödem). Dadurch bedingt sind neuromuskuläre Ausfälle und Gewebshypoxie. Bei Erkennung bzw. Verdacht sollte sofort die stationäre chirurgische Therapie eingeleitet werden.

Bei *stumpfen Bauchtraumen* muß ebenfalls immer an innere Blutungen gedacht und im Verlauf intensiv kontrolliert werden. Hierbei sei insbesondere an die zweizeitige Milzruptur erinnert.

Bei *Rippenprellungen* tritt wegen der Periostempfindlichkeit regelmäßig sofort ein starker Schmerz auf. Es folgt ein relativ beschwerdefreies Intervall. Aufgrund der Hämatom-Resorption folgen nach einigen Tagen wieder stärkere Beschwerden – symptomatische Behandlung mit Analgetika.

Komplikation ist der übersehene Pneumo- oder Hämatothorax, oder gar ein Perikarderguß. Daher frühzeitig radiologische Diagnostik. Der Patient will bei den bisweilen erheblichen Schmerzen Gewißheit!

Distorsionen

Am häufigsten sind Finger (Anpralltrauma beim Ballsport), Hand-, Knie- und Sprunggelenk (Supinationstrauma) betroffen. Geprüft wird die Bandfestigkeit und die Aufklappbarkeit des Gelenks. Beim Sprunggelenk auch den Talusvorschub prüfen. Bei einer Distorsion findet sich keine vermehr-te laterale Aufklappbarkeit im Seitenvergleich. Die Indikation zur Rönt-genaufnahme ist großzügig zu stellen – bei Instabilität auch gehaltene Auf-nahmen wegen der kleinen knöchernen Bandausrisse, die eine intensivere Behandlung der Distorsion erforderlich machen. Anleiten zum normalen Gehen, therapeutisch abschwellende Maßnahmen und Analgesie, gegebe-nenfalls Antiphlogistika. Immer Schonung für einen gewissen Zeitraum mit Hilfe ruhigstellender und elastischer Verbände – Tape-Verbände ge-statten eine unterstützte Weiterbenutzung des Gelenkes – praxisgerecht die Schienung mittels Tapes zweier Finger gegeneinander bei Verletzung der Mittel- und Endgelenke – (Watte in den Interdigitalspalt!).

Eher häufig sind Bandrupturen im Bereich des oberen Sprunggelenkes. Dies ist nur in Ausnahmefällen eine OP-Indikation. Ansonsten konservati-ve Behandlung mit Innenschuhorthese (Aircast-Schienung oder laterale Unterschenkelstützschiene) bis zur Beschwerdefreiheit für mehrere Wo-chen. Anschließend Tape-Verband, Sportverbot für 6 Wochen.

Luxationen und Frakturen

Obwohl diese Verletzungsarten in jedem Alter vorkommen können, gibt es eine Häufung bei alten und hochbetagten Menschen, aufgrund deren Oste-openie und Osteoporose. Luxationen treten gehäuft an Schulter- und Ellen-bogengelenk auf, Frakturen mit einer gewissen Häufung des Handgelenkes und des Schenkelhalses, subkapitale Oberarmfrakturen, Schlüsselbein-, El-lenbogen- und Mittelhandfrakturen. Als Erstversorgung erfolgt vorsichtige Schienung, Ruhigstellung und wenn möglich Hochlagerung, Kühlen und ausreichend gute Analgesie, Weiterleitung in die chirurgische Versorgung.

Komplikationen: Zu übersehen sind eingekeilte Schenkelhalsfrakturen, eine Wirbelfraktur und die Beckenringfraktur.

Fall 3
Beim Hausbesuch bei einer 80jährigen Patientin, die am Bett hinunter auf den Boden gerutscht war, werden Schmerzen in beiden Beinen haupt-sächlich in der rechten Hüfte angegeben. Kurz vorher war wegen PRIND ein stationärer Aufenthalt notwendig gewesen – deswegen noch schlechte Mobilität. Beide Hüften sind mit einer TEP versorgt, Rö Becken o.B. Un-ter dem Verdacht einer Prothesenlockerung wurde ein Szintigramm ange-fertigt, was letztlich eine LWK1 Fraktur erbrachte. Damit konnten die Beschwerden erklärt, die Patientin gut behandelt werden.

Falldiskussion: Verkompliziert wurde die Suche nach der Schmerzursache durch einen früheren Schmerzmittelabusus. Die Fixierung auf Schmerzmit-tel wurde auch jetzt nach zunächst unauffälligem Röntgenbefund vermu-tet. *Merke*: Bei alten Menschen kann auch ein inadäquates Trauma zu Frakturen führen.

Die *Klavikulafraktur* wird durch Fixation im Rucksackverband behandelt. Im allgemeinen ist keine chirurgische Therapie erforderlich. An regelmäßige Kontrollen und ein Nachspannen des Verbandes, so dass er immer straff sitzt, ist zu denken.

Bei *Zehenfrakturen* (dig.2–5) Tapeverband für 3–4 Wochen, bei Luxationen Reposition in Oberst'scher Leitungsanästhesie. Tupfer mit Puder zwischen den Zehen und Analgesie bedenken.

Bei *Luxationen* sollte ein rascher vorsichtiger Repositionsversuch unternommen werden, um Gefäß-Nerven-Schäden zu vermeiden, sonst chirurgische Weiterleitung. Bei der Schulter ist zu unterscheiden zwischen traumatischer und habitueller Luxation. Letztgenannte kann schon bei banalen Bewegungen auftreten oder auch durch den Betroffenen selbst ausgelöst werden. Nach Sturz auf die Hand oder bei abduziertem Arm kommt es in der Regel zu einer Luxation des Humeruskopfes nach vorne. Tritt der Kopf nur bis auf den Pfannenrand spricht man von Subluxation. Der Patient hat ein Instabilitätsgefühl.

Bei Kleinkindern (ruckartiges Hochziehen an der Hand) ist die *Radiusköpfchensubluxation* eine relativ häufig auftretende Verletzung. Dabei springt das Radiusköpfchen teilweise aus dem Lig. anulare. Das Kind greift nicht mehr nach Spielzeug. Bei klassischer Anamnese und freier Beweglichkeit nach Reposition im Ellenbogengelenk ist ein Röntgenbild nicht erforderlich. (Reposition durch Daumendruck auf das Radiusköpfchen unter maximaler Supination und gleichzeitiger Beugung im Ellenbogengelenk).

Fall 4
Während der Besuchstour wurden wir eilig zu einer älteren Patientin gerufen, die bei Glatteis auf die rechte Schulter gestürzt war. Sie hatte stärkste Schmerzen, Bewegungen im Schultergelenk nicht möglich. Die orientierende Inspektion und Palpation zeigte eine infraglenoidale Luxation. Die Repositon des Humeruskopfes in die Gelenkpfanne gelang unter Zug und Adduktion des Oberarmes, wobei die Faust als Hypomochleon diente. Die Schmerzen sistierten sofort.

Falldiskussion: Es ist eine subjektive Entscheidung und von der Erfahrung des Behandlers abhängig, ob ein Repositionsversuch ohne Röntgendiagnostik unternommen werden soll, Röntgen-Diagnostik und eventuell MRT nachholen!

Nach einer solchen Luxation sollte für eine Woche die Nachbehandlung im Gilchrist-Verband, danach Krankengymnastik erfolgen. Nach Subluxation und habituellen Luxationen keine Ruhigstellung, sondern funktionelle KG.

Strecksehnenabriß

Beim typischen Strecksehnenabriß (z.B. Mittelfinger Endglied beim Bettenmachen) wird konservativ mittels Stack'scher Schiene behandelt. Eine chirurgische Therapie ist nicht erfolgreicher.

Komplikation: Die typische Komplikation ist das zu frühe Entfernen der Schiene, so dass noch keine ausreichende Stabilität gegeben ist. Die Schiene sollte für ca. 6 bis 8 Wochen belassen werden.

Verbrennungen

Nur kleine Verbrennungen und Verbrühungen (Herd, Fettspritzer, Wasserdampf, Auspuff) werden ambulant versorgt. Ab ca. 5% bei Kindern, sonst ab10% der Körperoberfläche handelt es sich um stationär zu versorgende Verletzungen. Initial immer reichlich mit fließendem Leitungswasser kühlen. Anschließend Flammazine Verband und engmaschige Wundkontrollen.

Komplikation: Dies sind natürlich Infektionen der großen Wundfläche, denen man rechtzeitig mit gezielter Antibiose begegnet.

Inzisionen

Es gibt eine Vielzahl von Gründen für Inzisionen, die letztlich das Ziel haben, Beschwerden zu lindern und Heilungsprozesse zu förden. Im folgenden werden daher nur wieder in der allgemeinärztlichen Praxis häufige Beispiele genannt.

Ein *periproktitischer Abszeß* ist ein hochakutes, sehr schmerzhaftes Geschehen. Es kommt zu zunehmenden Schmerzen beim Stuhlgang und Sitzen, Hautrötung/überwärmung im Bereich des schmerzhaften derben Tumors. Wenn der Abzeß fluktuiert, erfolgt nach Desinfektion und Lokalanästhesie (Chloraethyl) eine Stichinzision mit dem Skalpell, wobei sich das eitrige Sekret entleert und dem Patienten bereits Erleichterung zuteil wird. Anschließend Verband und der Rat zu täglich mehrfachem Ausduschen– keine Salben oder Antibiotika.

Die *Perianalthrombose* entsteht durch starkes Pressen beim Stuhlgang, Kraftsport, der Entbindung oder durch starken Druck von außen (Radfahren).Es handelt sich um einen plötzlich auftretenden prall elastischen extrem schmerzhaften Knoten am äußeren Analrand. Bei der Perianalthrombose besteht die konservative Therapie in anästhesierenden Salben und Zäpfchen, worunter die Beschwerden nach ca. 2–3 Stunden durch Resorption des Hämatoms nachlassen. Häufig bleibt eine Mariske zurück.

Bei starken Beschwerden sollte in jedem Fall kurz in Linksseitenlage (angezogene Beine) eventuell mit Oberflächenanästhesie inzidiert werden. Dadurch wird unmittelbar Entlastung geschaffen. (Haut mit anästhesierendem Gel vorbehandeln), den Thrombus exprimieren oder herausziehen.

Kein Wundverschluß – meist nur geringe Nachblutung; hohe Rezidiv-
rate. Empfehlung: Nach dem Stuhlgang mit lauwarmem Wasser abdu-
schen, möglichst wenig mechanische Irritation.

Komplikation: Seltene Komplikationen sind eine länger anhaltende Si-
ckerblutung.

Eine wichtige Indikation zur Inzision besteht bei *Stichverletzungen.* Oft
bestehen heftige Schmerzen, Rötung und Schwellung. Bei der Nagelstich-
verletzung besonders der Fußsohle sollte die Wunde eventuell in Oberflächenanästhesie aufgeschnitten werden. Auf eine ausgiebige Lokalanästhesie muß verzichtet werden, um die Infektion nicht weiter im Gewebe zu
verteilen. Neben Desinfektion sollte eine Antibiotikagabe (z.B. Penicillin
G i.m.) obligat sein. An die Tetanusprophylaxe ist zu denken.

Fall 5
Ein junger Mann hatte in einen rostigen Nagel getreten. Die Fußsohle
ist bereits entzündet, geschwollen und sehr schmerzhaft. Nach Lokal-
desinfektion und Oberflächenanästhesie wird die Wunde mit einem
Scherenschlag erweitert, Reinigung mit einprozentiger Wasserstoffsu-
peroxydlösung. Der Patient erhält neben einer Penicillin Injektion einen
Verband mit Antiseptikum – Arbeitsruhe. In den Folgetagen regelmäßige Wiedervorstellung zum Verbandwechsel. Problemlose Abheilung.

Komplikation: Eine denkbare Komplikation wäre bei nicht oder unzureichend aufgeschnittener Wunde ein in der Tiefe verbleibender Infektions-
herd, der zur Phlegmone und zum möglichenVerlust von Teilen der Extremität führen kann.

Bei der *Paronychie* und beim *Panaritium* handelt es sich meist um bakterielle Sekundärinfektionen nach Bagatellverletzungen der Finger (z.B. bei
der Maniküre). Bei der Paronychie ist der Nagelfalz oder der Nagelwall eit-
rig entzündet, beim Panaritium ist der Finger in unterschiedlicher Tiefe eit-
rig entzündet. Blutsenkung und Leukozyten können erhöht sein, zum Ausschluß einer Knochenbeteiligung sollte geröntgt werden. Eine Ausbreitung
entlang den anatomischen Strukturen bis in den Knochen ist möglich.

Bei Panaritium und Paronychie ist daher ein konservatives Vorgehen (Ri-
vanolumschläge, Jodbad/verband, Debridement, Ruhigstellung mit Finger-
schiene) nur in wirklich unkomplizierten Fällen indiziert. Bei der Paronychie wird der Nagelwall ansonsten vorsichtig abgeschoben und inzidiert
und der Nagel etwas reseziert. Beim Panaritium muß fachärztlich chirurgisch vorgegangen werden.

Beim *subungalen Hämatom* handelt es sich um die typische Quetschver-
letzung der Finger oder Zehen (z.B. Hammerschlag). Es kommt zur Hä-
matomverfärbung unter dem intakten Nagelbett, pochendem rasch zunehmendem Spontanschmerz, der bei Druck auf das Nagelbett erheblich
verstärkt wird. Zum Ausschluß einer Sehnenbeteiligung immer Beuge- und
Strecksehnen prüfen.

Bei einem kleinen Nagelhämatom wird der Nagel mit einer mittleren Kanüle oder dem Skalpell trepaniert. Unter Drehbewegung wird der Nagel durchstoßen, so dass sich ein Teil des Hämatoms entleeren kann. Dadurch ist die Druckenlastung geschaffen, der Schmerz läßt rasch nach. Jodsalbe und straffer Verband mit sterilen Kompressen.

Beim totalen, das ganze Nagelbett betreffende, Nagelhämatom gibt es unterschiedliche Handlungsansätze: oft wird der Nagel belassen und lediglich für Druckentlastung gesorgt.

Oder es wird eine Nagelextraktion, Hämatomentfernung und erneute Fixierung des Nagels vorgenommen.

Komplikationen: Bei diesen Nagelverletzungen besteht die Möglichkeit einer begleitenden Nagelkranzfraktur, daher sollte bei totalem Nagelhämatom (in jedem Fall bei persistierenden Beschwerden) geröntgt werden.

2.7 Hyposensibilisierung
Karl Mayer

Zusammenfassung

In der Hausarztpraxis nehmen die allergischen Erkrankungen in der Häufigkeit einen der vorderen Plätze ein. Rund 80% aller ganzjährigen Asthmapatienten sind auf Milben sensibilisiert. Für die Praxis sind die anaphylaktische Reaktion (Typ I) mit den Aeroallergenen und die verzögerte Allergie (Typ IV) als Kontaktekzem relevant. Nicht zu vergessen sind auch die iatrogenen Schäden, wie sie durch Medikamente (NSAR, Plasmaexpander) zu anaphylaktoiden Reaktionen führen.

Die spezifische Immuntherapie SIT (Hyposensibilisierung) ist eine der Therapiesäulen, die in der Praxis unter gewissenhafter Einhaltung der Sicherheitsstandards durchgeführt werden kann. Schwerwiegende Komplikationen bis hin zu Todesfällen können vermieden werden, wenn die Kollegen fachlich und logistisch in der Lage sind einen lebensbedrohlichen Schock zu behandeln. Eine enge Zusammenarbeit mit Allergologen, Umweltmedizinern, Pneumologen etc. ist zu empfehlen. (Klimek et al 1999)

1 Kurzdarstellung der Hyposensibilisierung

Bei den IgE-vermittelten Allergien, das sind die häufigsten Formen in der Praxis, handelt es sich um Sofortreaktionen auf allergene Stimuli wie Pollen, Milben oder Insekten etc. Statistiken weisen für diese Typ I-Allergien bis zu 17% von allen Allergien aus. Im Gegensatz zur Normalsituation entwickeln Allergiker keine Toleranz gegen diese sonst harmlosen Proteine.

Während eine saisonale Rhinokonjunctivitis im Säuglingsalter praktisch niemals beobachtet wird, ist die Inzidenz derselben in den folgenden Jahren so hoch, dass im Alter zwischen 2 und 15 Jahren von einer ständig ansteigenden Periodenprävalenz auszugehen ist.

Fall 1

Ein 16 jähriger kommt erneut in die Sprechstunde mit Schnupfen und beklagt seine häufig auftretenden Infekte. Recidivierende Sinubronchitiden sind in der Kartei vermerkt. Auf Befragen werden Niesanfälle angegeben, die Röntgenuntersuchung der Nasennebenhöhlen ergibt Polypen in beiden Kieferhöhlen. Die Lungenfunktion ist unauffällig.

Blutuntersuchung: BKS 21 mm/Std., Leucos: 10500/mm3, Hb: 12,2 g%, Eosinophile: 9%, sonstiges Diff.BB. unauffällig, Gesamt IgE: 220 IU/l.

Nach Weglassen des Antihstaminikum ergibt die am Umterarm durchgeführte Pricktestung bei Hausstaubmilben eine Quaddel von 4 mm Durchmesser mit Pseudopodien. Die Hyposensibilisierung beginnt nach individueller Herstellung der Lösung mit subcutaner Injektion in 1–2 wöchigen Intervallen zunächst in Form einer Grundbehandlung über 12 Wochen.

Wesentlich ist zur Vermeidung von Komplikationen eine streng subkutan erfolgende Injektion wobei die Kanüle unter wiederholter Aspiration um 360 Grad gedreht werden sollte, um eine Gefäßverletzung sicher auszuschließen. Nach Injektion muss der Patient 30 Minuten unter Aufsicht in der Praxis bleiben, um bei einer evtl. auftretenden Schocksymptomatik sofort bekämpfen zu können. Intensive sportliche Betätigung, Alkohol, schwere Mahlzeiten sowie lange heiße Bäder sollten am Injektionstag vermieden werden, um ein vorzeitiges Freisetzen des Präparates aus dem Depot zu vermeiden. Systemische Nebenwirkungen treten nur in 0,1% auf, sind dann aber häufig schwerwiegend. Nach wöchentlichen Injektionsintervallen bis zum Erreichen der Höchstdosis erfolgt die Fortsetzungsbehandlung ca. alle 4 Wochen über 2–3 Jahre.

Die Therapie beruht auf drei Säulen: Allergenkarenz, Hyposensibilisierung und medikamentöse Therapie. Die subtile Anamnese ist eine conditio sine qua non, darauf baut die Pricktestung auf. In manchen Fällen untermauern Eosinophilenbestimmung neben der IgE-Antikörperbestimmung unspezif. und spezifisch das Ergebnis. Bei widersprüchlichen Ergebnissen kann der Provokationstest in Konjuncitiven oder Nasenschleimhäuten verifizieren oder falsifizieren. Bei perennialen Allergien wie Hausstaubmilben ist der Provokationstest besonders wertvoll.

Bei der Hyposensibilisierung oder subkutanen spezifischen Immuntherapie wird versucht, durch stufenweise ansteigende Verabreichung des spezifischen Allergens das Immunsystem umzuprogrammieren, nämlich von einer allergischen Immunität zur Toleranz. Diese Umstimmung sollte über einige Jahre durchgeführt werden. Die Erfolgsquote hängt weitgehend vom Allergen ab (Tabelle 1). Die lokale Immuntherapie, d.h. orale, sublinguale und nasale Applikationsform zeigt bisher vielversprechende Ergebnisse, ist jedoch wissenschaftlich noch nicht voll etabliert (Wahn 1998). Bei der Immunisierung gegenüber Medikamenten spricht man auch heute noch von der Desensibilisierung.

Bei Verdacht auf Nahrungsmittel- und Medikamentenallergien sollte ein Spezialist hinzugezogen werden.

Tabelle 1. Relevante Allergene

Relevante Allergene			
Allergene	Teste	Hypo-sensibilisierung durch	Prognose bei Hypo-sensibilisierung
Pollen (Bäume, Gräser, Kräuter)	Prick evtl. Provokation	Hausarzt	ca. 80–90%
Milben	Prick evtl. Provokation	Hausarzt	ca. 70–80%
Tiere	Prick	Hausarzt	ca. 65–75%
Schimmelpilze	Intracutan	Allergologen	ca. 60–70%
Bienen, Wespen	Intracutan	Allergologen (stationär)	ca. 95%

2 Typische und häufige Indikationen der Hyposensibilisierung

Entscheidend ist der Nachweis der Allergie *und* seiner klinischen Relevanz. Es handelt sich um IgE-vermittelte Sofortallergien, z.B. gegen Bienen- oder/und Wespengift mit systemischen Reaktionen, starke allergische Rhinitiden und evtl. Konjunctivitiden, ausgelöst durch Inhalationsallergene wie Pollen, Hausstaubmilben, Schimmelpilze und ggf. Tierepithelien. Auch ein beginnendes, mildes exogen – allergisches Asthma bronchiale kommt in Frage.

Eine Hyposensibilisierung gegen Tierepithelien sollte nur in Sonderfällen durchgeführt werden wie es bei Patienten mit Asthma durch aggressive und fast ubiquitäre Katzenallergene vorkommt.

Die Karenzmöglichkeiten sollen vorher immer ausgeschöpft sein. Es ist bekannt, dass die Erfolge bei Asthma um so besser sind, je jünger der Patient und je milder die Erkrankung ist. Hyposensibilisierungen mit Nahrungsmitteln sind derzeit noch kein standardisiertes und etabliertes Therapieverfahren.

3 Verfahrensbezogene Komplikationen

Verfahrensbezogene Komplikationen treten selten auf, können aber schwerwiegender Art sein, u. U. mit Notarzteinsatz. Deshalb ist das Procedere mit subtiler Anamnese über gewissenhafte Testung, evtl. Provokation usw. exakt einzuhalten. Auch die Berücksichtigung der Kontraindikationen hilft Komplikationen zu vermeiden, sie hilft auch Nebenwirkungen dieser Therapiemethode zu reduzieren.

Fall 2

Eine 27 jährige kommt im zweiten Jahr zur Subcutanspritze; Komplikationen sind bisher nicht aufgetreten. Trotz Namensvergleich, strikter Einhaltung der Dosis nach subtiler Dokumentation und dem üblichen Procedere kommt es ca. 3 Minuten später zu Übelkeit mit Erbrechen und Luftnot. Sofortiges Anlegen des Stauschlauches mit Kompression oberhalb der Injektionsstelle, Adrenalin-Injektion. Die Patientin wird ins Sprechzimmer geschleift, auf eine feste Unterlage gelegt, Zugang gelegt usw. Behandlung wie im Schockstadium III. Eine Helferin hat schon den Notarztwagen gerufen, die Patientin rutscht ab ins Stadium IV.

Die Komplikationen, die bei der Hyposensibilisierung auftreten können, sind in lokale und systemische aufzuteilen. Während die Lokalreaktion entweder lediglich als eine Rötung oder eine Schwellung imponieren kann, ist die Allgemeinreaktion in 4 Stadien einzuteilen. Stadium IV kann als Schockstadium mit manifestem Versagen der Vitalfunktionen (Atem- und Kreislaufstillstand) gesehen werden. Als Notfallmaßnahme ist dann evtl. eine Reanimation mit Intubation, Beatmung und externer Herzdruckmassage notwendig. Natürlich hat dazu die gesamte Palette der Notfalltherapie verfügbar zu sein. (Müller-Werdan 2000)

Bei der Hyposensibilisierung sind verständlicherweise auch *Kontraindikationen* zu berücksichtigen:

Tabelle 2. Relative und absolute Kontraindikationen bei der SIT

– irreversible Atemwegsobstruktion (FEV 1 trotz adäquater Pharmakotherapie unter 70% des Soll-Wertes)	– kardiovaskuläre Erkrankung mit erhöhtem Risiko von Nebenwirkungen nach Adrenalingabe (außer bei Insektengiftallergie)
– schwere Erkrankungen des Immunsystems (Autoimmunerkrankungen, Immundefizienzen)	– schwerwiegende Erkrankungen (Leberfunktionsstörung, Niereninsuffizienz)
– persistierendes bzw. unzureichend behandeltes Asthma bronchiale	– Therapie mit ß-Blockern (auch Augentropfen)
– Beginn der Hyposensibilisierung in der Gravidität	– Schilddrüsenüberfunktion
– Tumorleiden	– Multiple Sklerose
– Therapie mit ACE-Hemmern	– unzureichende Compliance

Sind Betablocker im Einzelfall zwingend erforderlich, so kann eine SIT trotzdem erfolgen, jedoch ist eine evtl. notwendig werdende Adrenalintherapie dann möglicherweise weniger effektiv. Fatale Reaktionen fanden sich vermehrt bei Asthmaexacerbationen, unangemessener Dosissteigerung trotz starker Begleitreaktion bei der letzten Injektion, potenzielle Allergenbelastung und unvorsichtigem Wechsel auf neue Produktionscharge. Daher sollte vor jeder neuen subkutanen Injektion gefragt werden nach:

- geänderter oder neuer Medikamenteneinnahme
- Impfungen (Intervall v. 2 Wochen notwendig)
- Infekten
- bei Asthmapatienten Peak flow-Kontrolle
- Symptome wie Schnupfen, Husten usw.
- lokale Reaktionen

Evtl. auftretende systemische Reaktionen sind umso gefährlicher je früher sie nach der Hyposensibilisierung auftreten. Nach 30 Minuten ist die Gefahr wesentlich geringer wobei als Regel gelten kann, dass bei subtiler Berücksichtigung der o.g. Faktoren Allgemeinreaktionen extrem selten sind (Grevers und Röcken 2001). Bei Asthmapatienten ist größte Vorsicht angezeigt, weshalb auch nur beginnendes oder leichtes Asthma bronchiale als Indikation in Frage kommen sollte.

4 Hausärztlich induzierte Komplikationen

Die Hyposensibilisierung setzt zunächst eine ausführliche Anamnese, dann einen Pricktest und ggf. einen Provokationstest zur Diagnosestellung voraus. Dann ergibt sich eine prognoseorientierte Indikationsstellung. Erst danach erfolgt evtl. die Hyposensibilisierung.

In jedem dieser einzelnen Schritte können durch fehlende Informationen, Versäumnisse in der Befragung, Übermittlungsfehler usw. auftreten, die zum Scheitern des Erfolgs oder sogar zu einer Symptomverschlechterung führen.

Inkomplette Beratung, zu später Therapiebeginn, Etagenwechsel d. allergischen Reaktion können als Ursache ins Feld geführt werden.

Als Regel gilt auch, nicht während der Gravidität mit einer spezifischen Immuntherapie zu beginnen. Üblicherweise sind die allergischen Erscheinungen während der Schwangerschaft auch entweder ganz verschwunden oder fast weg, so dass der Beginn nach der Entbindung genügt.

Komplikationen sind auch vorprogrammiert, wenn die Kontraindikationen nicht bedacht werden, d.h. eine exakte Indikationsstellung muß vorliegen. Dabei steht die *Allergenkarenz* soweit möglich an erster Stelle. So ist bei vielen Tierhaarallergien wie Pferden, Vögeln usw. das „Sich-trennen" von diesen Tieren notwendig, während das Problem bei Katzen damit noch nicht gelöst ist. Eine ausführliche Diskussion mit dem Allergiker hierüber ist unbedingt notwendig.

Bei Pollenallergikern ist ein Aufenthalt im Hochgebirge oder an der See symptommindernd, während bei Milben Bekämpfungsmaßnahmen vor Ort mit Matratzenüberzügen, ggf. Pollenschutzfiltern, Entfernung von Teppichen etc. neben der Injektionstherapie beachtet werden müssen, um keine Dekompensation des Immunsystems zu riskieren. Symptomverschlechterungen bis hin zum Schock treten dann seltener auf.

Als gravierende Komplikation ist eine nicht in den Griff zu bekommende Allgemeinreaktion bei der Therapie zu sehen. Inkorrekte Technik, inkomplette Schockapotheke oder ein unprofessionelles Praxisteam sind Gründe. Natürlich ist die Wartezeit von 30 Minuten unter Aufsicht nach der Hyposensibilisierung eine conditio sine qua non.

Auch im praktischen Umgang bestehen Fehlermöglichkeiten z.B. beim Ablesen des Pricktestes, wenn nicht bestimmte medikamentenfreie Intervalle berücksichtigt werden. (Tabelle 3). Mehr als 3 Allergene sollten nicht kombiniert werden, da dann kein guter Therapieerfolg zu erwarten ist. Natürlich dürfen saisonale und pereniale Allergene dabei nicht kombiniert werden. Eine strikt einzuhaltende Titrierung mit verwechslungsfreier Dokumentation ist notwendig. Die Kühlkette muss mit vorgegebenen Temperaturbereichen konsequent eingehalten werden, das Tiefgefrierfach darf dafür allerdings nicht genutzt werden.

Eine ausführliche situationsadäquate und der Persönlichkeit angemessene Beratung ist Voraussetzung für einen guten Erfolg ohne Komplikationen.

Tabelle 3. Pharmakaeinfluss auf Pricktest (modifiziert nach Kapp et al. 2002)

Medikament	Applikationsform	freies Intervall
– **Antihistaminika**	innerlich	5 Tage
	äußerlich	1 Tag
– **Psychopharmaka** (Antihistamin-Effekt)	innerlich	5 Tage
– **Cromoglycat, Nedocromil**	topisch	–
– **Kortikosteroide**		
– Kurzzeit, hochdosiert	innerlich	1 Woche
– Kurzzeit, < 50mg Prednisolon	innerlich	3 Tage
– Langzeit, hochdosiert	innerlich	3 Wochen
– Langzeit, < 20mg Prednisolon	innerlich	3 Wochen
– **Kortikosteroid-Externa**	äußerlich	–
– **ß$_2$-Symthomimetika**	innerlich	1 Tag

Literatur

Allergie Manual (1999) Berufsverband Deutscher Allgemeinärzte. Kybermed, Emsdetten
Grevers G, Röcken M (2001) Taschenatlas der Allergologie, Thieme Verlag, Stuttgart New York
Kapp A et al (2002) Hyposensibilisierung in Klinik und Praxis. ComMed, Basel
Klimek L et al (1999) Spezifische Immuntherapie-Hyposensibilisierung. Thieme Verlag, Stuttgart New York
Müller-Werdan U, Werden K (2000) Der Internist – Artikel Anaphylaxie und Allergie. Springer Verlag, Berlin Heidelberg New York
Therapeutische Umschau, Heft 5/2001, Allergien, Huber, Bern
Wahn U et al (1998) Orale und sublinguale Hyposensibilisierung bei allergischen Atemwegserkrankungen. Dt Ärztebl 95(36)

2.8 Risiken und Komplikationen der Manuellen Medizin

Toni Graf-Baumann

Zusammenfassung

Manualmedizinische Manipulationen an der HWS in Rotation und bis in die Endstellung reichend bergen ein gewisses Risiko von Dissektionsverletzungen der A.vertebralis in sich. Dieses Risiko besteht grundsätzlich bei Vorhandensein gewisser prädisponierender Faktoren auch im Hinblick auf spontane Bewegungen, die geeignet sind, derartige Verletzungen hervorzurufen.

Es kann infolge der Dissektionsverletzung zu schweren, lebensbedrohlichen Insulten und bleibenden Infarkten im vertebrobasilären Versorgungsgebiet kommen.

Nach Ringelstein und anderen Autoren sind dabei Menschen besonders gefährdet, die Strukturanomalien des Bindegewebes, insbesondere fibromuskuläre Dysplasien, aufweisen, was vom Manualmediziner nicht im voraus erkannt werden kann.

Für den Manualmediziner sollten daher Patienten/innen mit lange andauernder ungeklärter Schwindelanamnese und plötzlich einschießendem halbseitigem Nackenschmerz Anlaß zu differenzierter Anamnese, weitergehender Risikoausschlußdiagnostik ggf. Überweisung zum Neurologen zur bildgebenden Diagnostik geben.

Für den erfahreneren Manualmediziner kann bei bestehenden Verdachtsmomenten die Manipulation eine relative Kontraindikation bedeuten, für den unerfahrenen ist sie allemal eine absolute Kontraindikation.

Selbstverständlich muß die Einhaltung der Grundprinzipien beachtet werden:
- die Erhebung einer lückenlosen Anamnese
- eine gründliche allgemeine und gezielte manualmedizinische Untersuchung zur Stellung der Behandlungsindikation und zum Ausschluß von Kontraindikationen, ggf. erforderlichen Spezialuntersuchungen
- Röntgenaufnahmen von angemessener Aktualität, i. d. R. in 2 Ebenen, in Abhängigkeit vom Krankheitsbild weitere bildgebende Verfahren
- die diagnostische Probemobilisation (Probezug) vor einer Manipulation
- die korrekte Durchführung der Manipulationsbehandlung (nur am entspannten und korrekt gelagerten Patienten nach der Probemobilisation und nur aus gehaltenem Tiefenkontakt und gehaltener Vorspannung mit einem schnellen Impuls, geringer Kraft und kurzem Weg; eine sich verstärkende Nozireaktion und auftretender Schmerz müssen zum Abbruch des Behandlungsversuches führen)
- die Aufklärung, insbesondere über die Risiken, sowie die nachvollziehbare und sorgfältige Dokumenation

Dieses Thema wurde von den Herausgebern angeregt, da die Manuelle Medizin mit dem Diktum der Gefährlichkeit lebt. In der manuellen Diagnostik und Therapie nicht weitergebildeter Hausärzten soll die Meinungsbildung erleichtert werden in Kenntnis der zu diesem Thema vorliegenden Literatur.

1 Definitionen

Die Manuelle Medizin befasst sich im Rahmen der üblichen diagnostischen und therapeutischen Verfahren in erster Linie mit reversiblen Funktionsstörungen am Haltungs- und Bewegungssystem.

Sie benutzt dabei alle manuellen diagnostischen und therapeutischen Techniken an der Wirbelsäule und an den Extremitätengelenken, die zur Auffindung und Behandlung dieser Störungen dienen.

In Deutschland ist derzeit noch der Begriff „Chirotherapie" Synonym der internationalen Bezeichnung „Manuelle Medizin". Er ist als Zusatzbezeichnung in der Weiterbildungsordnung und in der Gebührenordnung für Ärzte verankert.

Die Manuelle Medizin besteht aus:

1. Der Manuellen Diagnostik d.h. der Funktionsanalyse an den Strukturen des Bewegungssystems (Suche nach Ort und Art der Funktionsstörung).
2. Den folgenden Behandlungstechniken
   1. Weichteiltechniken
   2. Mobilisation
   3. Manipulation
   4. Neuromuskuläre Therapien NMT (Behandlung der Muskulatur und/ oder Mobilisation der Gelenke unter Ausnutzung der neurophysiologischen Mechanismen)
   5. Stabilisierende neuromuskuläre Therapie
   6. Osteopathische Techniken

Im Unterschied dazu sprechen wir von Chiropraktik d.h. Handgrifftechniken, die von Nichtärzten mit unterschiedlicher Ausbildung ausgeübt werden z.B. den Doktors of Chiropractice (DC) in den USA, Australien und weiteren Ländern. (Baumgartner et al 1993)

In Deutschland wurden bis heute ca. 14.000 Ärzte/innen in der Manuellen Medizin weitergebildet, in der Schweiz ca. 1500, in Österreich ca. 1000.

Bestimmte Verfahren der Manuellen Therapie können von entsprechend weitergebildeten Ärzten an entsprechend weitergebildete Physiotherapeuten/innen per Verordnung delegiert werden.

Manipulationen an der Wirbelsäule stellen ärztliche Heileingriffe dar und sind daher nicht delegierbar.

Die Weiterbildung in der Manuellen Therapie sind in den Empfehlungen der Spitzenverbände der GKV im Rahmen der Zulassungserweiterungen gemäß 3 124 Abs. 2 und 4 SGB V geregelt.

2 Aufgaben und Zielsetzungen der Manuellen Medizin in der hausärztlichen Praxis

Jeder vierte Patient in der Hausarztpraxis kommt mit Beschwerden aus dem Bewegungssystem – die Frauen sind überrepräsentiert. Sie kommen mit Symptomen aus dem gesamten Bewegungssystem, bei jeder vierten Patientin sind psychosoziale Beschwerden im Hintergrund zu eruieren. Die Männer haben überwiegend Beschwerden aus dem Kopf-Hals-Bereich, weisen in einem hohen Prozentsatz Infekte und zu 30 Prozent erhöhte Blutdruckwerte auf. Bei zwei Dritteln dieser Patienten aus dem Formenkreis der Bewegungsstörungen kann manuelle Diagnostik und Therapie zum Einsatz kommen. (Hesse 1993)

Das Ziel bei der Beratungsursache „Störung aus dem Bewegungssystem" ist immer vordergründig die Beseitigung der Störung (Schmerzen, Bewegungseinschränkung), ohne zu vergessen, den dahinter liegenden Konflikt zu recherchieren (Was geht Ihnen im Kopf herum? Wer sitzt Ihnen im Nacken? Was lastet auf Ihren Schultern? Was bricht Ihnen das Rückgrat?) oder den begleitenden Infekt zu behandeln.

3 Risiken und typische verfahrenbezogene Komplikationen

Extremitäten

Risiken und Komplikationen bei Behandlungen an den Extremitäten sind nicht bekannt.

Wirbelsäule

Verletzungen hirnversorgender Halsgefässe gehören zu den Komplikationen der Manuellen Medizin – zumindest aufgrund von rechtskräftigen Urteilen des OLG Stuttgart, Urteil vom 20.2.1997 (14 U 44/96) und des OLG Hamm, Urteil vom 24.10.2001 (3 U 123/00) – auch *Bandscheibenvorfälle* im Bereich der LWS, die klinisch- neurologisch zunächst stumm, durch einen manualmedizinischen Eingriff im Segment oder auch in benachbarten Segmenten aktiviert werden und die einen operativen Eingriffen notwendig machen können, gehören dazu.

(Aus der Urteilsbegründung (BGB §§ 823, 847): Der durch einen Bandscheibenvorfall vorgeschädigte Patient muß vor einer Chirotherapie darüber aufgeklärt werden, daß dieser Eingriff zu Komplikationen führen kann, die eine Bandscheibenoperation unver-meidbar machen. Dies gilt auch für die Verordnung medizinischer Trainingstherapie.)

Die bislang in 2 Kasuistiken beschriebenen *Phrenicusläsionen* mit Zwerchfell-Lähmungen nach Manipulationsbehandlungen an der BWS sind nicht als Komplikationen der Manuellen Medizin einzuordnen, sondern als Gelegenheitsursachen bzw. tatsächliche Behandlungsfehler.

Spezielle Epidemiologie von Dissektionsverletzungen hirnversorgender Halsgefässe

Frumkin und Baloh (1990) beschreiben 18 Fälle von Wallenberg-Syndromen nach chiropraktischen Manipulationen an der HWS. Sie gehen davon aus, daß die Dissektionsverletzungen im vertebrobasilären Bereich aufgrund von Manipulationsbehandlungen an der HWS im ärztlichen Bereich ausreichend bekannt und beschrieben wurden. In der Chiropraktoren-Literatur würden diese Zusammenhänge zwar akzeptiert, aber es sei davon auszugehen, daß bei den betroffenen Patienten/innen meist prädisponierende Faktoren vorhanden gewesen seien und die Gefahr von den Ärzten überschätzt würde. In keinem der beschriebenen Fälle lagen nach Recherchen dieser Autoren erkennbare Risikofaktoren vor, legt man die bildgebende Diagnostik mit Angiographie und NMR zugrunde. Das Alter der betroffenen Patientengruppe lag zwischen 28 und 55 Jahren, dabei waren 9 Frauen und 8 Männer.

Frisoni, Anzola (1991) publizierten eine Literaturübersicht über vertebrobasiläre Ischämien nach chiropraktischen Manipulationen, aber auch nach Spontandissektionen. Danach haben seit 1980 in der einschlägigen Literatur insgesamt 17 internationale Arbeits-gruppen über 39 schwere neurologische Schädigungen infolge derartiger Dissektionsverletzungen berichtet.Das Alter der hier beschriebenen Patienten/innen lag zwischen 20 und 58 Jahren, darunter waren 20 Frauen und 19 Männer.

Dvorak, Loustalot, Baumgartner, Antinnes (1993) berichteten über das Ergebnis einer unter den Mitgliedern der Schweizerischen Ärztegesellschaft für Manuelle Medizin durchgeführten Fragebogenaktion über die Häufigkeit von Komplikationen nach Manipulationsbehandlungen an der HWS. Erfasst wurden 150.450 derartige Manipulationsbehandlungen, bei denen außer vorübergehenden leichteren und mittelschweren Komplikationen wie Schwindel oder kurzzeitigem Bewusstseinsverlust keine irreversiblen ernsthaften neurologischen Komplikationen beschrieben wurden. Das Alter der Patientengruppe lag bei durchschnittlich 38,2 Jahren.

Peters, Bohl, Thömke und Kallen (1995) berichten über Kasuistiken und diskutieren in diesem Zusammenhang auch anhand der Literatur mögliche Prädispositionsfaktoren.

Als solche werden genannt:

- Cystic or mucoid medial degeneration (mediolytic arteriopathy)
- Fibromuscular dysplasia
- Marfan syndrome (autosomal-dominant vererbte, generalisierte Bindegewebskrankheit mit variabler Expressivität)
- Ehlers-Danlos syndrome (relativ seltenes erbliches Syndrom einer Kollagendysplasie, die sich als Bindegewebsschäche an Haut, Muskulatur, Gelenken und Gefäßen manifestiert)
- möglicherweise noch andere Faktoren bislang unbekannter Art

Hurwitz, Aker, Adams, Meker und Shekelle (1996) stellen eine vergleichende Untersuchung von Komplikationen nach verschiedenen Behandlungsmethoden an der HWS an.

Sie fanden eine Inzidenz von 5–10 vertebrobasilären Komplikationen auf 10.000.000 Manipulationen, 3–6 schwere andere neurologische Zwischenfälle und 3 Todesfälle auf 10.000.000 Manipulationen.

Im Vergleich dazu werden 3.2 schwere gastrointestinale Komplikationen (Blutungen, Perforationen) auf 1000 Fälle einer Behandlung cervikaler Symptomatik mit nichtsteroidalen Antiphlogistika beschrieben. Auf 1000 chirurgische Eingriffe an der HWS kommen 15.6 neurologische Komplikationen bei 6.9. Todesfällen.

Senstad, Leboeuf-Yde, Borchgrevink (1997) beschreiben Häufigkeit und Art von Komplikationen nach Manipulationen an der HWS bei 4712 derartigen Behandlungen an 1058 Patienten/innen.

Sie fanden in 53% kurzzeitige Beschwerden wie Schwindel, Nausea etc., in 12% Kopfschmerzen, 11% Müdigkeit und 10% „ausstrahlende Beschwerden", aber keine irreversiblen ernsthaften neurologischen Komplikationen.

Nach Graf-Baumann (1997) kam es seit Einführung entsprechender Dokumentationen der Deutschen Gesellschaft für Manuelle Medizin im Jahr 1991 zu 146 erfassten, mittelschweren bis schweren Zwischenfällen im zeitlichen Zusammenhang mit Manipulationen an der HWS. Laut einer Statistik der Kassenärztlichen Bundesvereinigung werden jährlich etwa 14 Millionen Manipulationsverhandlungen an der Wirbelsäule – nur bei gesetzlich Krankenversicherten – durchgeführt. Nach dem derzeitigen Stand der medizinischen Wissenschaften ist von einer Komplikationsrate von 1 : 400 000 bis 1 : 200 000 aufzugeben.

Bei den schweren Zwischenfällen liegt die Inzidenz bei 1: 1.4 Millionen.

Vergleicht man diese Zahlen mit den Zwischenfallshäufigkeiten anderer konservativer oder gar operativ-invasiver Verfahren, so relativiert sich das tatsächliche Risiko manualmedizinischer Manipulationen an der HWS.

Tabelle 1 zeigt, daß der Prozentsatz dieser Risiken im Vergleich zu denen der wesentlichen Fächer im niedergelassenen und klinischen Bereich verhältnismäßig gering ist:

Tabelle 1. Gesundheitsberichterstattung des Bundes Heft 04/2001, Robert Koch Institut – Statistisches Bundesamt BRD, S. 8

– Allgemeinmedizin	5,5%
– Innere Medizin	8,6%
– Gynäkologie/Geburtshilfe	14,0%
– Orthopädie	15,2%*
– Chirurgie	39,0%

* davon Chirotherapie 0,14%

Medizinrechtliche Aspekte

Die wachsende Zahl von Arzthaftpflichtverfahren vor Gerichten und den Gutachter- und Schlichtungsstellen der Ärztekammern in diesem Zusammenhang, leider aber auch von einseitig bzw. schlecht recherchierten spektakulären Presseberichten über Komplikationen nach manueller Therapie, die nicht selten auf fachlich unzureichende Kenntnisse von manual-medizinisch nicht weitergebildeten Ärzten – insbesondere Neurologen – zurückzuführen sind, weist möglicherweise dennoch auf eine höhere Dunkelziffer hin. Bei Fragebogenerhebungen ist das Verschweigen von Komplikationen durch die befragten Therapeuten nicht auszuschließen. Andererseits ist es denkbar, daß der Zusammenhang zwischen der manualmedizinischen Manipulation und dem Eintritt einer schweren Komplikation, insbesondere der Verletzung hirnversorgender Arterien, durch ein beschwerdefreies Intervall nicht erkannt wird (Schilgen, Graf-Baumann 1997).

Aus juristischer Sicht ging man bislang davon aus, daß es sich bei einer Dissektion der A.vertebralis im Zusammenhang mit einer manualmedizinischen Manipulation an der HWS zwar um eine sehr seltene, aber trotzdem für diesen Eingriff typische Komplikation handelt, die somit einer vorherigen Risikoaufklärung bedarf. Diese Zusammenhänge wurden im Rahmen der sog. *Bingener Empfehlungen* von der Deutschen und der Schweizerischen Gesellschaft für Manuelle Medizin und anderen veröffentlicht.

Für die Praxis stellen sich folgende Fragen

1. Sind Risikofaktoren z.B. eine fibromuskuläre Dysplasie für eine Dissektion der A.vertebralis anamnestisch oder klinisch erfaßbar?
2. Um welche Riskofaktoren geht es, was ist gesichert? (s. Tabelle 2.)

Es gibt derzeit keine bekannten anamnestischen oder klinischen Faktoren, die das Vorliegen einer der oben bereits genannten Risikofaktoren (Peters et al 1995) erkennen lassen. *Die besondere Vorsicht bei Manipulationen der HWS bei allgemeiner Hypermobilität, insbesondere bei Frauen bis zum mittleren Lebensalter ist ein verbreiteter Erfahrungswert.* Es liegen jedoch derzeit keinerlei Erkenntnisse zur Sensitivität oder Spezifität solcher möglicher Risikofaktoren vor (Schilgen, Graf-Baumann 1997).

Tabelle 2. Ursachen einer Dissektion der A. vertebralis

– **Gesicherte Risikofaktoren**
Bekannte hereditäre Bindegewebserkrankungen (z.B. Ehlers-Danlos Typ IV, Marfan-Syndrom)

– **Ungesicherte Risikoassoziation**
Fibromuskuläre Dysplasie, Migräne, Homocysteinurie, orale Kontrazeption

– **Ursachen traumatischer Dissektionen**
Kopftrauma, Halswirbelfraktur, direkte Gefäßverletzung, Strangulation oder Erhängen

– **Iatrogene Ursachen**
Chiropraktische Manöver mit heftiger und abrupter Extension der HWS, Angiographie, Angioplastie, Kopfüberstreckung bei Intubation

(entnommen aus: [Hamann, Siebler, von Scheidt: Schlaganfall, ecomed Verlag 2002])

3. Welche Rolle spielt eine unsachgemäß durchgeführte Manipulation bei derartigen Läsionen?
4. Handelt es sich bei Dissektionsverletzungen hirnversorgender Arterien im Zusammenhang mit manualmedizinischen Manipulationen bei deren nachweislich korrekter Durchführung um eine Gelegenheitsursache – im rechtlichen Sinne um einen schicksalhaften Verlauf – oder um einen Behandlungsfehler?

Dazu bedarf es zunächst der genaueren Betrachtung der Inzidenzrate von Dissektionsverletzungen hirnversorgender Halsgefässe generell:
Die genaue Inzidenz von Dissektionen aller hirnversorgender Arterien ist nicht bekannt. Aufgrund einer Inzidenzrate von Dissektionen der A.carotis interna von 2,6/100.000 Einwohner/pro Jahr in den USA wird eine Schätzung von ca. 1000–2000/Jahr in Deutschland abgeleitet (Stroke 1993). Die Dissektion ist die zweithäufigste Hirninfarktursache bei Pat. unter 45 Jahren, mit einem Anteil von 10–20% in dieser Altersgruppe. Manifestationsalter: Kindesalter bis ca. 65 (spontane D.) (Die neurologische Literatur hält eine hohe Dunkelziffer asymptomatischer oder oligosymptomatischer Patienten mit Dissektion hirnversorgender Arterien für wahrscheinlich.)

Tabelle 3. Lokalisation der Dissektionen

Eingefäßdissektion: ca. 80%
– A. carotis interna: 2/3 aller Dissektionen hirnversorg. G. ca. 2–3 cm distal der Bifurkation bis hin zum Eintritt in die Schädelbasis
– A. vertebralis: ca. 1/3 aller Dissektionen hirnversorg. G. Meist im Bereich der distalen Atlasschleife, seltener im proximalen Vertebralisabschnitt
– Selten A. carotis communis

Multigefäßdissektionen: 15–20% in wechselnder Kombination und Anzahl bis hin zu Dissektionen aller 4 hirnversorgenden extracraniellen Arterien (Hamann, Siebler, von Scheidt: SCHLAGANFALL, ecomed Verlag 2002)

Klinische Symptomatik

Zur klinischen Symptomatik von Dissektionsverletzungen hirnversorgender Halsgefässe werden folgende Befunde beschrieben:

1. Einseitige Nacken- oder Kopfschmerzen mit ipsilateralem Horner-Syndrom oder Hirnnervenausfall sind ein spezifisches Warnsymptom für eine akute *Carotisdissektion* und in ca. 20% aller Patienten bereits initial vorhanden. Transitorische ischämische Attacke-Symptomatik, insbesondere Amaurosis fugax und Aphasie sind typisch!
2. Schwindel, Übelkeit, Zeigeataxie und Gangunsicherheit sind typisch für Vertebralisdissektionen! (Hamann, Siebler, von Scheidt: SCHLAGANFALL, ecomed Verlag 2002)

Geht man davon aus, daß die von Peters, Bohl, Thömke und Kallen (1995) (s.o.) genannten Risikofaktoren tatsächlich eine wesentliche Rolle bei der Entstehung von Dissektionsverletzungen an hirnversorgenden Gefässen spielen, bedarf es auch der genaueren Betrachtung der vorhandenen Literatur zu den sog. Spontandissektionen.

Spontandissektionen

Griewing, Kaufmann und Kessler (1997) berichten über zwei Fälle von Dissektionen hirnversorgender Arterien im Freizeitsport.

Fall 1
Ein 39-jähriger bis dahin gesunder Patient bemerkt eine Stunde nach einem Kurztriathlon-Wettkampf zunächst ein Taubheitsgefühl der linken Gesichtshälfte und im Verlauf weiterer zwei Stunden eine Lähmung des linken Armes, weniger auch des linken Beines. Der Sportwettbewerb sei für ihn routinemässig verlaufen, nur beim Wechsel vom Fahrradfahren zum Laufen habe sich der Verschluß des Fahrradhelms an der rechten Halsseite verkantet. Er habe an dem Verschluß mehrfach heftig zerren müssen, bis er geöffnet werden konnte.
   Bei Aufnahme in die neurologische Klinik sechs Stunden nach Beendigung des Wettkampfes klagt der Patient über rechtsseitige Kopfschmerzen. Die neurologische Untersuchung zeigt eine zentrale Fazialisparese links, eine leichtgradige Armparese links und eine Hypästhesie der linken Gesichtshälfte und des linken Armes. Im CT stellen sich ischämische Infarkte im Versorgungsgebiet der A.cerebri media rechts dar. Die Magnetresonanz-Angiographie ergibt den Verdacht einer Abgangsstenose der A.carotis interna rechts.
   Ultraschalldiagnostisch zeigt sich der Befund einer distal der Karotisbifurkation gelegenen langstreckigen Stenose der A.carotis interna. Bei der Duplexsonographie wird in dieser Arterie ein sog."falsches Lumen" als Hinweis auf eine Einblutung in die Gefäßwand im Sinne eines Dissekats nachgewiesen. Auch angiographisch bestätigt sich der Verdacht einer Karotisdissektion. Eine Antikoagulationstherapie mit intravenöser Heparinisierung über 7 Tage und anschließend über 6 Monate eine Cumaringabe führt zu einer vollständigen Rückbildung der klinischen Symptomatik. Auch die Ultraschallkontrollen zeigen bis auf einen minimalen Restbefund eine vollständige Rekanalisation der A.carotis interna.

Fall 2
Mourad et al. (1997) berichten über den Fall einer 36-jährigen bislang immer gesunden Frau, die nach einem 30-minütigen Telefongespräch rechtsseitige Nackenschmerzen und einen ipsi-lateralen pulsatilen Tinnitus verspürt habe. Bei fehlenden vaskulären Risikofaktoren bestätigen

CT, Dopplersonographie und Kernspintomographie die Diagnose einer extrakraniellen rechtsseitigen Dissektion der A.carotis interna. Das Lumen der Arterie wurde durch ein intramurales Hämatom nahezu vollständig verschlossen. Nachdem eine konstitutionelle oder erworbene systemische Arterienerkrankung ausgeschlossen worden war, behandelte man die Patientin drei Monate mit Antikoagulantien. Der Nackenschmerz dauerte ca. 20 Stunden, der pulsatile Tinnitus etwa 2 Tage. Bei einer kernspintomographischen Kontrolluntersuchung einige Wochen nach dem Ereignis wurde eine vollständige Rekanalisation der A.carotis festgestellt.

Die Erklärung für das Ereignis gab eine Analyse der näheren Umstände. Die Patientin hatte während der gesamten Dauer des Telefongespräches gebügelt und das schnurlose Telefon zwischen der rechten Schulter und dem maximal zur Seite geneigten Kopf eingeklemmt. Diese verkrampfte Haltung musste, so die Autoren, zur Dissektion der A.carotis geführt haben.

Diese und andere publizierte Beispiele zeigen, daß offensichtlich auch Dissektionen der Halsgefässe möglich sind, die nicht auf mechanische Traumatisierungen zurückzuführen sind.

Nach Ringelstein (1997) ist *der mechanische Verschluß einer der beiden Vertebralarterien während endgradiger Kopfrotation mit einer Prävalenz von unter 10% bei jungen (!) Menschen physiologisch.* Wird der Kopf z.B. extrem bis in die Endstellung nach rechts rotiert, was vor allem bei Jugendlichen mit elastischem Gewebe bis zu 90 Grad und darüber möglich ist, wird die linke A.vertebralis im Foramen costotransversarium des Querfortsatzes des Atlas vorgestreckt und scharfkantig abgeknickt. Extreme Rotationsbewegungen können zum kompletten Verschluß der Vertebralarterie führen, was i.d.R. harmlos ist, wenn die Bewegung langsam erfolgt.

Dabei wird nach Ringelstein (1997) normalerweise die gegenseitige Vertebralarterie kompensatorisch hyperperfundiert, was seine Arbeitsgruppe durch dopplersonographische, systematische Untersuchungen belegen konnte. Hingegen soll es bei abrupten Bewegungen zu Verletzungen der Vertebralarterie kommen können. Daher sei es auch verständlich, warum gerade bei jüngeren Menschen, insbesondere bei Frauen mit ihrem lockeren Bindegewebe, dehnungsbedingte Verletzungen der Lamina interna der A.vertebralis in Atlashöhe durch abrupte, vor allem rotierende Bewegungen ausgelöst werden könnten. Dies treffe auch auf die durch manualmedizinische Manipulationen an der HWS herbeigeführten Dissektionsverletzungen zu.

Abrupte Rotationsbewegungen in Endstellung der HWS können demnach zu Verletzungen der A.vertebralis führen. In der Regel kommt es zu Einrissen der Lamina interna und damit zur Bildung von Dissektionen. Nach Einriß der Lamina interna bildet sich zunächst eine sog. Lefze, das strömende Blut hebt die Lamina interna von der Lamina media ab, es entsteht ein Vertebralisverschluß, der meist noch keine oder noch reversible Insulte auslöst, jedoch häufig zu einem heftigen, pulsierenden Schmerz im Nacken der betroffenen Seite führt. Dieser Schmerz – so wiederum Ringelstein (1997) – kommt dadurch zustande, daß sich die zahlreichen Äste der A.vertebralis in der Okzipitalregion wegen des distalen Verschlusses abrupt erweitern und lokal einen pochenden Dehnungsschmerz hervorrufen. Das Blut wühle sich dann innerhalb von Minuten, Stunden oder mehreren Tagen (!) innerhalb der Wand der A.vertebralis weiter nach distal, finde später Anschluß an das wahre Lumen und spüle Embolien in den Basilariskreislauf, was zu schwersten Insulten führen könne. Es könne sodann zu embolischen Verschlüssen einzelner Kleinhirnarterien, der Basilararterie selbst, häufig der Basilarisspitze und einer oder beider Okzipitalarterien kommen.

Das resultierende klinische Spektrum reicht von

– flüchtigen Hirnstammsymptomen mit Dysarthrie, gerichtetem Schwindel, Nystagmus, Doppeltsehen, perioraler (Hemi-)Taubheit, Schluckstörungen, Zungenlähmung, Hörstörungen über
– sensomotorische Hemiparesen, Hemianopsie bis hin zur
– Tetraplegie, kortikalen Blindheit, Atemlähmung, Locked-in-Syndrom und Exitus.

Das Ergebnis hängt davon ab, wo die Embolie stecken bleibt, welches Kaliber sie hat, und ob und wie schnell sie sich ggf. spontan auflöst.

Die Dissektionen können sich innerhalb von Stunden bis Tagen rasch verändern.

Wenn sich die Lefze der Lamina interna wieder an die Lamina media angelegt hat, kann das Gefäßlumen in kürzester Zeit voll rekanalisiert sein. Häufig findet man dann nach Ringelstein et al. angiographisch im Frühstadium nur noch Spuren der Dissektion in Form abrupter Kalibersprünge oder sog. Pseudoaneurysmen.

Prädisponierende Faktoren (heutiger Kenntnisstand)

Aufgrund einer genetischen Besonderheit des Kollagenaufbaues, die sich in Überstreckbarkeit der Gelenke (Ehlers-Danlos-Syndrom) oder zusätzlich ausgeprägtem Hochwuchs und Arachnodaktylie (Marfan-Syndrom) äußern kann, oder in anderen Fällen auf der mukoiden Mediadegeneration (Peters et al 1995) oder einer genetisch verursachten Bindegewebskrankheit, der fibromuskulären Dysplasie, beruht und meist klinisch inapparent bleibt, gibt es einen derzeit nicht näher definierbaren Anteil von Menschen, die bereits durch Bagatelltraumen sog. Spontandissektionen der A.carotis interna oder der A.vertebralis entwickeln (Müllges et al 1992).

Eine besonders fatale Situation kann sich dann ergeben, wenn das spontane Dissekat der A.vertebralis aus den bereits geschilderten Gründen Nackenschmerzen auslöst, die ähnlich denen eines zervicookzipitalen oder zervikalen Syndroms geschildert werden und wo sich nicht selten bei der manuellen Funktionsdiagnostik entsprechende Befunde an der HWS feststellen lassen, und demzufolge eine manualmedizinische Schmerzbehandlung in Form einer Manipulation oder Mobilisation mit Impuls an der HWS erfolgt. In einem solchen Fall wird quasi in ein bestehendes Dissekat hineinmanipuliert, wodurch es zu einer Mobilisierung thrombotischen Materials kommt.

Werden solche Patienten/innen manualmedizinisch an der HWS manipuliert, ist das Risiko einer Gefäßverletzung extrem höher, was gleichermaßen für die A.carotis interna und die A.vertebralis gilt. (Muller und Burton 1966, Smith et al 1974, Peters et al 1995, Lee et al 1995, Ringelstein 1997)

Eine wirksame Risikoausschlußdiagnostik, die im praktischen Alltag problemlos und kostengünstig anwendbar wäre, existiert derzeit nicht.

Gesicherte Erkenntnisse über

- Weg und Bewegungsausmaß (Extension, Flexion, Rotation, Traktion)
- Kraft
- Zeit

die eine Dissektionsverletzung hirnversorgender Halsgefässe wahrscheinlich machen, existieren nicht.

Diese Feststellung ist von zentraler Bedeutung, da insbesondere von neurologischer Seite nicht selten von einem „automatischen" Kausalzusammenhang zwischen einer vorausgegangenen Manipulationsbehandlung an der HWS ausgegangen wird, obwohl zunächst nichts anderes besteht als ein möglicher zeitlicher Zusammenhang, der zwischen unmittelbar und bis zu 6 Wochen danach eingeordnet wird.

Ein rechtskräftig entschiedenes Urteil des OLG Düsseldorf zeigt in eindrucksvoller Weise, daß eine 4 Wochen nach einer chirotherapeutischen Behandlung durchgeführte spontane ruckartige Rotations- und Retroflexionsbewegung der HWS des betroffenen Patienten in einem Restaurant die den Hirnstamminfarkt auslösende Dissektion beider Vertebralarterien verursacht hat.

Vor allem sportmedizinische Studien ergaben, daß in der Folge erheblich gravierender biomechanischer Einflüsse auf die Kopf-/Nackenregion keinerlei Dissektionsverletzungen hirnversorgender Halsgefässe berichtet werden.

Diese zeigen eindrucksvoll, wie wenig wir tatsächlich über die o.g. Traumatisierungskriterien hirnversorgender Halsgefässe wissen.

Im Rahmen großer multizentrischer Studien zu Kopf- und Nackenverletzungen im Sport (Fußball, Rugby, American Football, Eishockey, Hand-

ball) wurden die sehr detaillierten Dokumentationsunterlagen über Sport-
verletzungen u.a. in Zusammenarbeit mit der International Ice Hockey
Federation, dem FIFA Medical Assessment and Research Center und der
Medizinischen Kommission des IOC ausgewertet.

Trotz sprichwörtlich sichtbarer Traumatisierungen im Sinne von head
to head, elbow to head, knee/foot to head, boards to neck and head con-
tacts etc. mit biomechanisch extremen Wegen, großer bis sehr großer
Krafteinwirkung und im Unterschied zur Manipulation deutlich längeren
Bewegungszeiten von Kopf und Nacken wurde in keiner dieser Sportarten
über Dissektionsverletzungen hirnversorgender Halsgefässe berichtet. (Aubry
et al 2002)

Eindrucksvolle Videoanalysen im Zusammenarbeit mit dem Institut für
Risiko-Analytik und -Einschätzung an der Universität Leicester unter der
Leitung von Prof. Fuller belegen diese Tatsachen.

Das sog. head banging, eine seit Jahren übliche ekstatische Tanzart in
Diskotheken, bei der über lange Zeiträume extreme Bewegungen mit Nacken und Kopf durchgeführt werden, hat nach einer Befragung des Süd-
westdeutschen Fernsehens 1994 bei Neurologen keinerlei Hinweise auf
Dissektionsverletzungen hirnversorgender Halsgefässe ergeben.

Auch die Schleudertraumata bedürfen unter diesem Gesichtspunkt der
Hinterfragung, da dabei ebensowenig Dissektionsverletzungen hirnversorgender Halsgefässe berichtet werden.

4 Verhinderung von Komplikationen

Es ist unbestritten, daß Dissektionsverletzungen hirnversorgender Halsgefässe durch unsachgemäß durchgeführte Manipulationsbehandlungen an
der HWS entstehen können.

Die Deutsche Gesellschaft für Manuelle Medizin hat bereits 1994 in
den bereits oben erwähnten sog. Bingener Empfehlungen klare Richtlinien
zur Risikoausschlußdiagnostik, Aufklärung, Dokumentation und Qualitätssicherung in der Manuellen Medizin/Chirotherapie erarbeitet und publiziert. Ein weiterer Workshop dazu im Juli 2003 in Frankfurt/Main hat
deutlich gemacht, daß die Verletzung eines gesunden hirnversorgenden
Halsgefäßes durch eine lege artis durchgeführte Manipulation nicht möglich ist! Gemeinsam mit dem bekannten Medizinrechtler Prof.Dr. Walter
Weissauer wurde ein Aufklärungsbogen entwickelt, der inzwischen bereits
in der 4. Auflage erscheint.

Die DGMM befasst sich darüber hinaus ständig mit der Dokumentation und Aufarbeitung solcher Zwischenfälle.

Da sich Dissektionsverletzungen hirnversorgender Halsgefässe leider
auch bei Einhaltung der größtmöglichen ärztlichen Sorgfalt nicht vollständig ausschließen lassen, kommt *der eingehenden Anamnese hinsichtlich vorher-
gegangener Ereignisse, die zu einer Spontandissektion mit zunächst klinisch-neuro-
logisch weitgehend stummem Verlauf geführt haben können, größte Bedeutung zu.*

Die eingehende Anamnese, die vorgeschriebene Risikoausschlußdiagnostik, insbesondere die sog. Probebehandlung (Probezug) und eine kritische Indikationsstellung für eine Manipulationstechnik an der HWS sind ebenso obligatorisch wie die Risikoaufklärung und die Dokumentation.
Besonders hervorzuheben sind anamnestische Warnhinweise z.B. auf vorherige Traumatisierungen oder eine gravierende Änderung des Kopf-/Nackenschmerz-Charakters. Insbesondere ein plötzlich einschießender halbseitiger Hinterhauptschmerz, bedeutet eine absolute Kontraindikation für die Manipulationsbehandlung

Literatur

Aubry M, Cantu R, Dvorak J, Graf-Baumann T, Johnston K, Kelly J, Lovell M, McCrory P, Meeuwisse W, Schamasch P (2002) Recommendations for the improvement of safety and health of athletes who may suffer concussive injuries. Br J Sports Med 36: 3–7

Baumgartner H, Dvorak J, Graf-Baumann T, Terrier B (1993) Grundbegriffe der Manuellen Medizin. Springer, Heidelberg

Dvorak J, Loustalot D, Baumgarner H, Antinnes J (1993) Frequency of complications of manipulation of the spine. European Spine Journal 2: 136–139

Frisoni G B, Anzola G P (1991) Vertebrobasilar Ischemia after Neck Motion. Stroke 22: 1452–1460

Frumkin L R, Baloh R W (1990) Wallenberg's syndrome following neck manipulation. Neurology 40: 611–615

Graf-Baumann T, Schilgen M (1997) Vertebralisläsion und Chirotherapie an der Halswirbelsäule – praktische Konsequenzen. Manuelle Medizin 5: 249–253

Graf-Baumann T, Wienke A (1995) Qualitätssicherung, Aufklärung und Dokumentation in der Manuellen Medizin/Chirotherapie. Manuelle Medizin 1: 29–31

Griewing B, Kaufmann U, Kessler Ch (1997) Dissektion hirnversorgender Arterien beim Freizeitsport. Dtsch. Z Sportmedizin 48/1: 14–18

Gesundheitsberichterstattung des Bundes Heft 04/2001, Robert Koch Institut – Statistisches Bundesamt BRD, 8

Hamann, Siebler, von Scheidt (2002) Schlaganfall, ecomed Verlag, Landsberg

Hesse E (1993) Manuelle Medizin in der hausärztlichen Versorgung. Vortragsmanuskript, FAC-Jahrestagung, Bad Kissingen

Hurwitz E L, Aker P D, Adams A H, Meeker W C, Shekelle P G (1996) Manipulation and Mobilization of the Cervical Spine. Spine 21/15: 1746–1760

Lee K P, Carlini W G, McCormick G F, Albers G W (1995) Neurologic complications following chiropractic manipulation: A survey of California neurologists. Neurology 45: 1213–1215

Mourad J J (1997) Carotid-artery dissection after a prolonged telephone car. New England Journal of Medicine 336: 516

Müllges W, Ringelstein E B, Leibold M (1992) Non-invasive diagnosis of internal carotid artery dissection. J Neurol Neurosurg Psychiatr 55: 98–104

Muller M R, Burton R (1996) Stroke following chiropractic manipulation of the spine. Jama 2: 189–190

Peters M, Bohl J, Thömke F, Kallen K-J, Mahlzahn K, Wandel E, Meyer zum Büschenfelde K-H (1995). Neurology 45: 2284–2286

Report (1997) Dissection of the Arteria carotis. Lancet 350: 866

Ringelstein E B (1997) Dissektionen der A.vertebralis durch chirotherapeutische Behandlung: Eine unterschätzte Gefahr. Manuelle Medizin 5: 240–245

Senstad O, Leboeuf-Yde Ch, Borchgrevink Ch (1997) Frequency and characteristics of side effects of spinal manipulative therapy. Spine 22/4: 435–441

Smith R A, Estridge M N (1974) Neurologic complications of head and neck manipulations. Jama 3: 130–134

2.9 Therapeutische Lokalanaesthesie (TLA)
Karl Mayer

Zusammenfassung

Therapeutische Lokalanästhesie (TLA) ist eine effektive nebenwirkungsarme Behandlung bei akuten und chronischen Schmerzzuständen; in Allgemeinpraxen vor allem angewendet bei Myogelosen, periartikulären Schmerzen, Narbenschmerzen, Neuralgien etc. Die Algesiologen haben heute die TLA-Behandlung zum Schwerpunkt ihres Behandlungsarsenals gemacht. Die Therapie funktioneller Störungen mittels TLA führt noch häufiger zum Erfolg, wenn die Kooperation gepflegt wird mit anderen Disziplinen wie manueller Medizin, Physiotherapie, Akupunktur. Komplikationen sind abgesehen von sehr seltenen Unverträglichkeitsreaktionen der Lokalanaesthetika und bei fachgerechter Injektionstechnik als Ausnahme anzusehen.

1 Kurzdarstellung

Der gezielte Umgang mit Lokalanaesthetika ist fester Bestandteil besonders bei Schmerzzuständen aller Art und Erkrankungen des Bewegungsapparates. Schätzungsweise 40–60% der Patienten mit rheumatischen Erkrankungen werden mit alternativen Behandlungsverfahren therapiert. Bei 10% aller Patienten einer hausärztlichen Praxis wurde ein myofasziales Schmerzsyndrom als Ursache der Konsultation verantwortlich gemacht.

Die Vermeidung einer Chronifizierung von Schmerzen gehört zu den Prioritäten ärztlichen Handelns, zumal das Wissen um irreversible somatische Veränderungen im Nervensystem nicht hinreichend bekannt ist.

Therapeutische Lokalanaesthesie kann nur wirksam sein bei subtiler Diagnostik des Ursprungs der nozizeptiven Störung. Dazu ist im Prinzip als Diagnostikum die Palpation am wichtigsten, d.h. zunächst berühren, um allodyne Regionen zu erkennen, dann fühlen und tasten, drücken um die Lokalisation einem Derma-, Myo- oder Sklerotom zuordnen zu können. Seitenvergleich und Untersuchung von Funktionsketten (HWS-Schulter-Hand-Syndrom) führen zum „Begreifen" der Erkrankung. Einfaches Locus dolendi-Stechen mit Infiltration eines Irritationszentrums mittels Lokalanaesthetikum ist nicht zu empfehlen, zumal abwendbar gefährliche Verläufe wie Arteriitis temporalis, Frakturen, Metastasen etc. vorher schulmedizinisch ausgeschlossen werden müssen, also eine korrekte Diagnose in jedem Fall erforderlich ist. Gleichgültig um welche Methode es sich handelt, immer ist das Medium ein Lokalanaesthetikum mit seinen vielfältigen Wirkungen: schmerzausschaltend, antihistaminisch, antihyperergisch, antiphlogistisch und membranstabilisierend (Tilscher und Eder 1989). In Tabelle 1 sind die wichtigsten Kennzeichen festgehalten (Diener und Maier 1997, Zenz und Jurna 1993).

Tabelle 1. Physikochemische und pharmakologische Eigenschaften gebräuchlicher Lokalanaesthetika

	Substanz	Konzen-tration	Latenz	Potenz	Toxizi-tät	Wirk-dauer	Lipidlös-lichkeit
Ester LA:	Procain	1–2%	mittel	1	1	0,5–1 h	0
Amid LA:	Bupivacain	0,25–0,5%	mittel	16	16	4–8 bis 16–20 h	++
	Lidocain	0,5–1%	schnell	2–4	2–4	1–2 h	+
	Mepivacain	0,5–1%	schnell	3–4	2–3	1,5–2 h	(+)
	Prilocain	0,5–1%	schnell	3–4	2–4	1–2 h	(+)

2 Darstellung typischer und häufiger Indikationen des Verfahrens, vor allem in der Hausarztpraxis

Unter den vielen Anwendungsmöglichkeiten dieser Methode (Übersicht) soll die Behandlung der aktivierten Gonarthrose näher erläutert werden. 2–3 x wöchentlich wird jeweils eine subcutane Quaddel an den inneren u. äußeren Gelenkspalt gesetzt mit z.B. 0,2 ml Bupivacain 0,25% und 0,5 ml dieses Lokalanaesthetikums in die Kniekehle infiltriert um Nutrition und nervale Versorgung zu optimieren. Entweder die Schmerzen werden kurzfristig gravierend oder es tritt eine Besserung über eineinhalb Tage ein, somit ist der Effekt in der Regel anhaltender als die lokalanaesthetische Wirkung (12 h). Nach 6–8 Sitzungen hält die positive Wirkung der Injektionstrias dann bereits 4–6 Tage an. Verständlicherweise wird durch diese therapeutische Lokalanaesthesie keine Schlittenprothese des Kniegelenkes überflüssig, sondern die Funktionseinheit Kniegelenk wird optimiert und damit zumindest häufig passager schmerzfrei. Es ist eine Initialtherpie im Segment, die stabilisierenden präventiven Maßnahmen vorausgeht. (z.B. Einlagen, Schuhsohlenerhöhungen etc.)

Myofasciale Schmerzsyndrome spielen in der Hausarztpraxis wie eingangs erwähnt quantitativ eine große Rolle (Kokemohr 2000). Vor allem junge Ärzte sind bei Leistenschmerzen, die weder durch Hernien, Coxalgie oder L4-Syndrome hervorgerufen werden, ratlos. Das häufig bei Fußballern auftretende Gracilissyndrom ist als Insertionstendopathie am oberen Schambeinast (Periostitis pecten ossis pubis) einer mehrmaligen

Injektionstherapie sehr gut zugänglich, wenn bestimmte Regeln eingehalten werden, besonders für „versteckte" Regionen. Ähnliche Zielstrukturen der TLA sind:

- Myogelose (BWS)
- Tendomyotischer Maximalpunkt
- Sehnenansatzpunkt (Epicondylitis humeri)
- Ligamentärer Maximalpunkt (Fingergelenke)
- Myofaszialer Triggerpunkt (Fascienlücken-pseudoradik. Symptome)

Fall 1

Eine 58 jährige Patientin frequentiert seit einigen Wochen die Praxis wegen ziehender Schmerzen im rechten Oberschenkel. Unter der Annahme einer ischialgiformen Symptomatik werden NSAR-Präparate ebenso erfolglos verabreicht wie Myotonolytika und Reizstromtherapie. Bei einer erneuten Untersuchung fällt eine quer über den Oberschenkel verlaufende ca. 35 cm lange Nabe auf, die mit Xylocain von mehreren Seiten untergespritzt wird. Beim nächsten Besuch umarmt die Patientin den Hausarzt, weil sie schlagartig für eine knappe Woche schmerzfrei war.

Diese Therapie wurde noch 2–3 x wiederholt bis die Beschwerden endgültig beseitigt waren. Jede Stelle des Organismus kann durch einen früher abgelaufenen oder noch vorhandenen Prozess bzw. Reiz- nicht nur entzündlicher sondern auch chemischer, physikalischer oder traumatischer Art- zum pathogenen Störfeld werden und über eine Irritation des Vegetativums an jeder anderen Stelle des Körpers (!) die mannigfaltigsten Krankheitsprozesse im Sinne eines Herd-Störfeldgeschehens auslösen.

3 Typische verfahrensbezogene Komplikationen

Nach Tilscher und Eder (1989) liegen die Komplikationen der TLA bei 0,03%. Dies ist im Vergleich zur NSAR-Behandlung gleichgültig ob oral oder parenteral außerordentlich *gering*.

Die typischen Komplikationen können eingeteilt werden in solche, die *vom Lokalanaesthetikum ausgehen* und denjenigen, die durch eine *falsche Technik* zustande kommen. Bei erstem sind es vor allem die allergischen Reaktionen, die bei Verwendung der Lokalanaesthetika auf Esterbasis häufiger vorkommen. Lokale Rötungen bis zu anaphylaktischen Reaktionen (Schockstadium IV) sind möglich. Auch Herzrhythmusstörungen können somit auftreten.

Die technisch bedingten Komplikationen entstehen *bei intraneuraler Injektion*. Diese äußert sich durch einen ausstrahlenden Nervenschmerz, der sofort vom Patienten durch ein starkes Zucken oder Schmerzäußerung beantwortet wird. Noch längere Zeit später sind Kausalgien möglich. Bei

Stellatumblockaden sind intrapleurale Injektionen und somit auch die Induktion eines *Pneumothorax* gegeben. Sehr *schmerzhaft* sind auch *subperiostale Flüssigkeitsdepots*, die jedoch durch Zurückziehen der Kanüle bei Knochenkontakt vermieden werden können. Die bei der Gelenktherapie angewandten Dosen des Lokalanaesthetikums sind gering.

Besondere *Vorsicht* ist bei der *intraarteriellen Injektion am Kopf* geboten, da es hier zu schwereren Durchblutungsstörungen kommen kann.

Die üblichen *Kontraindikationen* für Injektionen sind zusätzlich zu berücksichtigen, z.B. *Marcumareinnahme, Hautveränderungen* im Injektionsbezirk, steriles Arbeiten etc. (Flöter 1998, Gross 1988).

4 Hausärztlich induzierte Komplikationen

Jeder Weiterbildungsassistent ist überrascht von der realen Häufigkeit von Problemen in der Hausarztpraxis, die therapeutische Optionen für die TLA (Neuraltherapie [Barop 2001, Dorsch 1980/1981,]) bieten.

Bei *Nichteinhaltung der Desinfektionsregeln* vor allem im Rahmen der intraartikulären Injektion können *besonders bei Diabetikern Entzündungen* auftreten, die ggf. eine chirurgische Intervention notwendig machen. *Ganglienblockaden oder intravasale Injektionen* erfordern eine *kritische Beurteilung der Verkehrstauglichkeit*. Hier helfen kurzfristige Ruhepausen Probleme zu minimieren. Die Benutzung von *Ampullen statt Flaschen* (zur mehrmaligen Entnahme von Injektionslösung) ist aus hygienischen Gründen und damit auch wegen Fortfalls von Stabilisatoren, wie z.B. Parabene, zwingend zu empfehlen. (Flöter 1998, Gross 1988)

5 Verhinderung von Komplikationen

Natürlich stellt jede Infiltrationstherapie de jure eine Körperverletzung dar, die des gut informierten Einverständnisses des Patienten bedarf. Neben dem zu erwartenden Nutzen sind auch mögliche Behandlungsalternativen sowie methodenimmanente Komplikationen zu benennen.

Die allermeisten Komplikationen sind vermeidbar, wenn nach dem Prinzip, das Lokalanaesthetikum zur rechten Zeit in der richtigen Menge und Konzentration an den im Moment einzig richtigen Ort genau zu plazieren, gehandelt wird. Gute anatomische Kenntnisse sind ebenso eine conditio sine qua non wie das physiologische Denken in Funktionsketten. Die zielgerichtete kunstgerechte Injektionstechnik hat auch hygienische Kautelen zu berücksichtigen. Alle Injektionen sollten langsam erfolgen, um evtl. notwendige Korrekturen zu ermöglichen bevor größerer Schaden eintritt. Vor allem im Kopfbereich muss die Spritze vor der Injektion um 360 Grad, bei häufigen Aspirationen, gedreht werden, um eine Gefäßinjektion zu vermeiden. Patienten mit „Nadelangst" sind möglichst im Liegen und in Anwesenheit einer Assistenz zu behandeln. Vor Infiltration muss Ausschluss einer fraglichen Allergie durch Befragung bzw. eventuelle intraku-

Tabelle 2. Übersicht über typische Behandlungsmöglichkeiten der TLA/Neuraltherapie (modif. nach Kokemohr 2000)

Injektionsart	Erkrankungsbeispiele	mögl. Komplikationen
Rezeptorblockade	traumat. Bandläsion Insertionstendinopathie	Haematom Periostitis
Blockade eines peripheren	Blockade d. N. Medianus beim	intraarterielle Injektion
Nerven	Carpaltunnelsyndrom	Kausalgie
Blockade der Spinalnervenwurzel	Herpes zoster Kombinationen von KHK mit serieller Wirbel-Gelenkblockierung	Kausalgie
Blockade vegetativer	Stellatumblockade bei z.B.	Pneumothorax
Ganglien	a) Sudeck-Syndrom b) Cephalgien c) Hörsturz	

tane Test-Quaddel mit dem verdünnten Lokalanaesthetikum erfolgen. Die Berücksichtigung der Kontraindikationen genau wie bei allen anderen Injektionen ist selbstverständlich.

Als nicht sicher vermeidbar gelten: Irritationen nervaler Strukturen mit nachfolgender Neuralgie, Gefäßverletzungen mit Haematomen und Blutungen, Pleuraverletzungen, mit Pneumothorax, vasovagaler Kollaps sowie vorübergehende Lähmung.

Literatur

Barop H (2001) Taschenatlas der Neuraltherapie nach Huneke. Hippokrates, Stuttgart
Diener HCh, Maier Ch (Hrsg) (1997) Das Schmerztherapie-Buch. Urban&Schwarzenberg, München Wien Baltimore
Dorsch P (1980) Lehrbuch der Neuraltherapie nach Huneke. Haug Verlag, Heidelberg
Dorsch P (1981) Wissenswertes über die Neuraltherapie nach Dr. Huneke. Haug Verlag, Heidelberg
Flöter T (Hrsg) (1998) Grundlagen der Schmerztherapie. Medizin&Wissen, München
Gross D (1988) Therapeutische Lokalanästhesie. Hippokrates, Stuttgart
Kokemohr H (2000) Praxis der therapeutischen Lokalanästhesie und Neuraltherapie. Springer, Berlin Heidelberg New York
Tilscher H, Eder M (1989) Infiltrationstherapie. Hippokrates, Stuttgart
Zenz M, Jurna I (1993) Lehrbuch der Schmerztherapie. Wissenschaftliche Verlagsgesellschaft mbH, Stuttgart

2.10 Komplementärmedizin
Martin Konitzer

Zusammenfassung

Komplementärmedizin bezeichnet eine Vielzahl von Verfahren, die als ergänzend zu standardisierten Therapieformen anzusehen sind. Problematisch ist das Selbstverständnis vieler dieser Verfahren insofern, als sie sich eben nicht nur als Therapieformen wie Akupunktur, Homöopathie, Misteltherapie begreifen, sondern z.T. übergreifende Ansprüche stellen („Traditionelle chinesische Medizin TCM", „klassische" Homöopathie, „die" anthroposophische Medizin). Diesen Ansprüchen haben sich allgemeinmedizinische Anwender abgrenzend und relativierend zu stellen, indem sie therapeutisch – diagnostische Standards des Fachs und allgemeinmedizinische Erkenntnisse zur Arzt-Patienteninteraktion nicht außer acht lassen. Komplikationen können sich in dreifacher Hinsicht ergeben: übermäßige Wertschätzung komplementärer Medizin mit Vernachlässigung des diagnostischen und therapeutischen „state of the art"; Nebenwirkungen die im Verfahren selbst begründet sind; interaktive Missverständnisse hinsichtlich des Sinns einer Therapie.
Ist die erste Komplikationsursache ohnehin nicht mit allgemeinärztlichem Berufsverständnis vereinbar, so sind doch die beiden anderen weiter diskussionswürdig, was anhand zweier Fallbeispiele geschieht.

1 Kurzdarstellung

Man sollte sich darüber klar werden, dass komplementäre Verfahren erheblichen Anlass zu Missverständnissen in der Arzt-Patienten-Interaktion geben können. Das hat historische Gründe. So entstammen die drei gängigsten deutschen Verfahren der komplementären Medizin (Homöopathie, Kneipp-Verfahren, Anthroposophie) der paracelsischen Tradition, obwohl die Begründer Hahnemann, Kneipp und Steiner dies z.T. heftig bestritten haben. Die historisch-kritische Forschung der Komplementärmedizin spricht auch von einer „sympathetischen Tradition": über das Verhältnis der Ähnlichkeit zwischen Krankheit und Heilmittel („simile"), der Auffassung von der Natur als pflanzlicher Apotheke mit Arzneimittel"bildern", der Betonung der körpereigenen Heilkräfte ergeben sich sehr dichte therapeutische Interaktionsabläufe in der Anwendung. Problematisch sind in diesem Zusammenhang begriffliche Unschärfen z. B von „Misteltherapie" als „Homöopathie" im Patientenverständnis oder der Verkürzung des Allgemeinarztes mit „Zusatztitel Naturheilkunde" zum „Naturheilkundler". Hier ist der Allgemeinarzt zur Klärung des Stellenwertes der Verfahren in seinem Berufsbild gehalten – insbesondere im Hinblick auf Wirksamkeit und erhoffte Nebenwirkungsfreiheit.

2 Typische und häufige Indikationen

Besonders chronisch Kranke (Schmerz- und Tumor-Patienten) suchen nach „erfolglosen klassischen Therapien" Spezialisten wie Ärzte für Naturheilverfahren bzw. Homöopathie auf. Aber auch Kritiker und Skeptiker der Schulmedizin suchen ihre Heilung bzw. Besserung von Leiden in der Komplementärmedizin.

Bei der Schmerzkrankheit gelingt es häufiger auch im Sinne des Placebo-Effektes Linderungen zu erreichen. Die Eigenmaßnahmen nach enttäuschender Therapie mit stark wirksamen, aber oft nicht nach Vorschrift regelmäßig eingenommenen Medikamenten („wegen der Nebenwirkungen") erfolgen mit vermeintlich nebenwirkungsfreien Naturheilmitteln nach Medienberichten bzw. Apothekenberatung. Bei ausbleibendem Erfolg wird dann der o. g. Spezialist für die „natürliche" Verfahren aufgesucht.

Bei „aufgegebenen Tumorpatienten" nach ausgereizter klassischer Therapie mit „Stahl, Strahl und Medikamenten" gibt häufig der behandelnde Arzt die Empfehlung zu alternativen Therapien, am häufigsten zur „Misteltherapie".

Bei Akupunkturverfahren scheinen die Erfolge auch in Deutschland bei Lumbalgien, Schmerzen bei Gonarthrose und Kopfschmerzen den Sinn der Indikation zu bestätigen.

3 Typische verfahrensbezogene Komplikationen

Aufgrund der Bedeutungsproblematik der komplementären Verfahren ist besonders ein Gesichtspunkt zu beachten, den bereits Kerner (1843) betont hat: die individuelle Indikation der Verfahren. Aufgrund der speziellen Bedeutung dieser Verfahren für den Patienten kann es zu keiner „seriellen" Anwendung der Verfahren kommen, sondern nur zu einer interaktiv dicht abgestimmten Indikationsstellung. Dies beinhaltet auch das Moment eines Selbstschutzes des komplementäre Verfahren anwendenden Allgemeinarztes. Nicht selten wird – psychodynamisch ausgedrückt – in einer Art von Arzt-Patienten-Kollusion, die die Möglichkeit eines komplementären Verfahrens überbewertet, die Anwendung dieses Verfahrens vor die weitere Diagnostik gestellt.

Komplikationen der Komplementärmedizin ergeben sich auf zwei Ebenen: Zum einen als biologische Komplikation isolierter Organläsion oder Schädigung des gesamten Organismus, zum anderen als psychosoziale, interaktive Komplikation, die sich dann aufgrund der benannten Merkmale von interaktiven Komplikationsmöglichkeiten in standardisierten Therapieformen unterscheidet.

(Verschlechterung unter Akupunkturtherapie, allergische Reaktion bei Misteltherapie, Symptomverschiebung bei homöopathischer Therapie).

4 Hausärztlich induzierte Komplikationen

Ein Allgemeinarzt sieht sich in der Anwendung komplementärer Verfahren als serieller Anwender eines wie auch immer als wirkmächtig verstandenen Verfahrens. Er kann die Verfahren nicht relativieren im Hinblick auf ihre Angemessenheit angesichts der Problematik und des Schicksals eines bestimmten Patienten.

(Paravasate bei Mistelinfusion, Stichläsionen bei Akupunktur, kontraindizierte Gabe von alkoholischen homöopathischen Dilutionen bei entzogenen Alkoholikern etc.).

5 Verhinderung von Komplikationen

Stichwortartig lassen sich die Voraussetzungen für eine weitgehend komplikationsfreie Anwendung komplementärer Verfahren in der Allgemeinpraxis aufgrund der angeführten theoretischen Voraussetzungen wie auch der Fallbeispiele folgendermaßen zusammenfassen:

– Bewusstwerdung über die sympathetische Tradition, in der man als Allgemeinarzt und Anwender komplementärer Verfahren steht.
– Relativierung einer vermeintlich – möglicherweise auch naturwissenschaftlich begründbaren – Wirkmächtigkeit eines Verfahrens.
– Klarheit über die semantische Unschärfe der einzelnen Verfahren aus Patientensicht („Homöopathie" kann für einen Patienten sehr wohl „Misteltherapie" bedeuten).
– Bewusstwerdung der Überschneidung verschiedener Verfahren aufgrund ihrer Tradition.
– kritische Reflexion der angeblichen „Nebenwirkungslosigkeit"
– Berücksichtigung der Möglichkeiten organischer Läsionen wie bei konventionellen Verfahren auch.

6 Fallbeispiele

Mit Bedacht wurden daher zwei Fallbeispiele für Komplikationen ausgewählt. Im ersten Beispiel geht es um eine interaktive Problematik im Zusammenhang mit einer Akupunkturindikation, ist doch diese Therapieform gegenwärtig die häufigste komplementäre Schmerztherapie. Im zweiten Fall geht es um eine manifeste Nebenwirkung bei Misteltherapie.

Akupunktur

Fall 1
Ein 78-jähriger Patient mit Zustand nach Hirninfarkt (1992) kommt
mit linksseitigem Schmerzsyndrom der oberen und unteren Extremität in
die Sprechstunde. Er berichtet von einem „Thalamusschmerz" sowie einer Ohrakupunktur zur Schmerzlinderung, die den Schmerz aber nur verschlimmert habe.
Klinischer Befund: In der orientierenden neurologischen Untersuchung kein Anhalt für die typischen Zeichen eines Thalamussyndroms
(kausalgieformes Schmerzbild, Thalamushand), Pyramidenbahnzeichen
(Babinski) beidseits positiv.
Technische Befunde: Vor Beginn einer seitens des Patienten gewünschten Weiterführung der Akupunktur als Körperakupunktur Durchführung
eines cranialen NMR: vasculäre Encephalopathie mit rechtsseitigem late-
rodorsalem Hirnstamminfarkt, kein Anhalt für Thalamusinfarkt.

Falldiskussion: Die Abklärung der anscheinend über Jahre mitgeschlepp-
ten Fehldiagnose eines Thalamusschmerzes relativiert auch im Nachhinein
die Indikation der stattgehabten Ohrakupunktur. Legt der Thalamusschmerz
als sozusagen „Archetyp" eines therapierefraktären Krankheitsbildes schnell
die Indikation eines alternativen Verfahrens – und hier ist Akupunktur als
Verfahren der Schmerztherapie natürlich angezeigt – nahe, so entfällt diese
Indikation ebenso rasch angesichts eines Hirnstamminfarkts.

Ungeachtet der schmerztherapeutischen Indikation von Akupunktur als
Ohr- oder Ganzkörperakupunktur bei zentralnervösem Schmerzsyndrom
(Thalamusschmerz, pontiner Schmerz etc.) ergab sich in diesem Falle eine
interaktive Problematik. Dem Patienten war mittels der bildgebenden Abklärung nicht nur die Eintrittskarte für die erwünschte Akupunkturtherapie genommen worden, die Sinnhaftigkeit einer Akupunkturtherapie war
für den Patienten insgesamt infrage gestellt, da die erste Akupunktur nicht
geholfen hatte und vor Beginn einer möglichen zweiten Akupunktur auch
noch nachgewiesen wurde, dass die Indikation, unter der eine Akupunktur
durchgeführt wurde und weiter durchgeführt werden sollte, diagnostisch
nicht haltbar war. Es kam zum kurzfristigen Kontaktabbruch.

Komplikationen der Akupunktur

Komplikationen auf körperlicher Ebene

- „Erstverschlimmerung"
- Verschlechterung der Symptome längerfristig (Ernst 2001)
- Stichverletzung (Ernst 2001)
- Infektionen (Ernst 2001)

Komplikationen auf kommunikativer Ebene

- Mangelnde diagnostische Abklärung (siehe Fallbeispiel)
- Unangemessenheit der Indikation (siehe Fallbeispiel)
- Kontaktabbruch durch Patienten (siehe Fallbeispiel)

Anthroposophische Medizin

Fall 2
Eine 43-jährige Patientin stellt sich vor, bei der im März 1999 nach Entfernung eines hochmalignen ausgedehnten zystischen Mamma-Karzinoms der linken Brust eine hochdosierte Chemotherapie mit Bestrahlung durchgeführt wurde. Nach Bestrahlung und Chemotherapie ist es zu einer massiven Anämie, Leukozytopenie, Schädigung der Schleimhäute und Immunsuppression mit gehäufter Infektanfälligkeit gekommen. Die Patientin hatte daher seitens ihres anthroposophischen Arztes wenige Wochen vor der Vorstellung beim Allgemeinarzt mit einer subkutanen Mistelinjektionstherapie (Iscador, Weleda) begonnen.
Klinischer Befund: Patientin depressiv und adynam, Schleimhäute des Rachenring diffus gerötet, cervicale Lymphknotenschwellungen.
Technische Befunde: Im erweiterten Immunblutbild deutliche Minderung der reifen T-Zellen mit 418/µl (Normwert 600-3200), T-Helferzellen mit 221/µl deutlich erniedrigt (Norm 350-2200), Anämie mit Hämoglobin von 10,5.
Angesichts der kurzfristig zurückliegenden Zytostase und Radiatio und der deutlich immunsupprimierten Situation der Patientin Entscheidung für eine intravenöse Mistelgesamtextrakttherapie mittels ISOREL M (Wirtsbaum Apfel, nach anthroposophischer Indikation bei weiblichen Genitaltumoren angezeigt). Hierbei Einsatz des anthroposophischen Schaukelschemas mit dreimaliger Infusion pro Woche unter jeweiliger Steigerung um zwei Ampullen. Nach der fünften Infusion mit nunmehr zehn Ampullen zunächst subjektives Unwohlsein mit diffusem Kribbelgefühl, sodann Rötung des Gesichts, diffuse Schwellung und Rötung auch im Bereich der oberen Extremität beiderseits. Bei Verdacht auf sich anbahnende Anaphylaxie Abbruch der Infusion und sofortige Gabe von Tavegil unter Bereitschaft einer weiteren möglichen i.v.-Gabe von Soludecortin 1 g. Unter Tavegil Abklingen der Symptomatik und nach noch zweistündiger Beobachtung in der Praxis Entlassung nach Hause.

Falldiskussion: Für die Mistel werden entsprechend Ernst (2001) zahlreiche Komplikationsmöglichkeiten beschrieben. Neben der Wirkungsverminderung von Antikoagulantien sind dies insbesondere Unverträglichkeitsreaktionen bis hin zu einer Anaphylaxie. Im Falle der beschriebenen Patientin konnte das Geschehen gut beherrscht werden, es ergab sich sodann aber die Frage nach einer Fortführung der Therapie. Um weiteren

Komplikationen aus dem Wege zu gehen, wurde der Patientin seitens des behandelnden Allgemeinarztes ein homöopathisch aufbereitetes Mistelpräparat infundiert, da – unter dem Gesichtspunkt einer von der Patientin gewünschten „intensiven" Immunmodulation nur diese Möglichkeit offen blieb. Bei genauerer Betrachtung mag es sich hier um ein *Attributionsproblem* handeln. Die Weiterführung der Therapie durch ein wiederum subkutan injiziertes Mistelpräparat hätte der Patientin nicht die Empfindung einer „intensiven" Therapie vermittelt, das Risiko einer Mistelgesamtextraktinfusion nach dem stattgehabten Ereignis war andererseits in ärztlicher Verantwortung nicht tragbar.

Komplikationen der Misteltherapie

Komplikationen auf körperlicher Ebene

– Anaphylaxie (Fallbeispiel)
– Paravasat als generelles Injektionsrisiko
– Infektion als generelles Risiko bei i.v., i.m., s.c. Gabe von Medikamenten
– Toxische Wirkung, Nebenwirkungen (Ernst 2001)

Komplikationen auf kommunikativer Ebene

– Misteltherapie als „Homöopathie" und somit „nebenwirkungsfrei"

7 Allgemeine Schlussfolgerungen

Die komplementären Verfahren nehmen innerhalb der Allgemeinmedizin aufgrund der spezifischen historischen Konstellationen ihres Entstehens eine Sonderstellung ein. Dieser historische Aspekt sollte allgemeinärztlicherseits weiter gewürdigt werden, da sich Komplikationen im komplementärmedizinischen Bereich in der Allgemeinmedizin eher als interaktive Probleme denn als organischmedizinisch-technische Probleme darstellen.

Naturheilverfahren als Komplementärmedizin werden von Patienten gerne als nebenwirkungsfreie Medizin mit pflanzlichen Arzneimitteln gewünscht; unter den häufigst verordneten Phytopharmaka finden sich positiv monographierte Phytopharmaka wie Johanniskraut, Sägepalmenextrakt, Brennessel, Ginkgo, etc.; damit ist eine Entschärfung der Diskussion um die Verordnungsfähigkeit solcher Medikamente bereitet.

Die organmedizinische Komplikationsproblematik für einen großen Teil der auch allgemeinmedizinisch geübten komplementären Verfahren wird umfassend durch Edzard Ernst (2001) dargestellt. Die Möglichkeit interaktiver Komplikationen in der Anwendung komplementärer Verfahren in der Allgemeinmedizin ist ansatzweise von Annie Mitchell und Maggie Cormack (1998) beschrieben.

Literatur

Ernst E (2001) Desktopguide to complementary and alternative medicine. An evidence based approach. Mosby, London

Mitchell A, Cormack M (1998) The therapeutic relationship in complementary healthcare. Churchill-Livingstone, London

3 Komplikationen bei spezifisch hausärztlichen Aufgaben

In den bisherigen Kapiteln zeigt sich eine erhebliche Schnittmenge mit der Tätigkeit von Fachspezialisten. In den folgenden Abschnitten dagegen geht es um eine exklusive Rolle der Hausärzte. Ein Bereich, der quasi namensgebend für unsere gesamte Tätigkeit geworden ist, ist die umfangreiche Hausbesuchs-Tätigkeit.

Hier wird die besondere Verantwortung und auch Gestaltungsmöglichkeit des Hausarztes deutlich. Nicht zuletzt hier liegt auch ein Großteil des Prestiges des Allgemeinarztes, der in Notlagen oder bei Gebrechlichkeit des Patienten zur Begleitung zur Verfügung steht.

Auf die Funktion des „Familienarztes" (englisch: family doctor) wird im Folgenden besonders eingegangen wie auch auf das Thema der Lebenszeit-Begleitung oder „Langzeit-Versorgung". Hier liegen Wurzeln des allgemeinmedizinischen Grundverständnisses, hier wie auch in der spezifisch „hausärztlichen Beratung" ist unsere Identität begründet.

Dass es auch in diesen Bereichen Komplikationen gibt, ist das Thema der folgenden Kapitel.

3.1 Die hausärztliche Beratung
Ralf Rohde-Kampmann

Zusammenfassung

Dieses Kapitel vermittelt den hohen Stellenwert der Beratung und der Kommunikation in der hausärztlichen Praxis anhand konkreter Fallbeispiele. Wir stellen die häufigsten Fallstricke und typische Komplikationen im Arzt-Patienten-Gespräch, sowie Strategien zu deren Vermeidung vor. Sie lernen Studienergebnisse evidenzbasiert und verständlich zu kommunizieren. Dadurch werden partnerschaftliche Entscheidungsprozesse ermöglicht. Systematische Hilfestellungen für eine gelungene Patientenberatung werden dargestellt.

1 Kennzeichen und Bedeutung der hausärztlichen Beratung

Die Beratung ist der entscheidende Anteil des Arzt-Patienten-Prozesses, in dem medizinische evidenzbasierte Erkenntnis in eine für den Patienten verständliche, plausible, und in ihren Konsequenzen nachvollziehbare Wirklichkeit und Anschauung transformiert wird. Nach der Beratung sollten Patienten in der Lage sein, gemeinsam mit ihren Ärzten für ihr spezifische Lebenssituation sachgemäße Entscheidungen über das weitere Vorgehen zu treffen.

Die kommunikativen Fähigkeiten bilden als Beziehungselement eine wichtige Komponente jeder Therapie und tragen damit direkt zur Genesung bei. Die Kritik unzufriedener Patienten richtet sich in der Regel nicht gegen die mangelnde technische Kompetenz ihrer Ärzte, sondern gegen deren kommunikative Schwierigkeiten (Cartwright 1964, Reynold 1987). Unzufriedene Patienten empfinden Ärzte als wenig umgänglich und fühlen sich bezüglich ihrer Untersuchungsergebnisse und das Wesen ihrer Erkrankungen unzureichend informiert (Ley 1983).

Gerade Missverständnisse spielen in der Primärversorgung eine wesentliche Rolle (siehe Tabelle 1) Über deren genaue Häufigkeit gibt die Literatur leider nur begrenzt Auskunft.

Tabelle 1. Die häufigsten Missverständnisse in der Primärversorgung nach Britten et al (2000)

Kategorien von Missverständnissen in Bezug auf Verschreibungen	Patienteninformationen sind dem Arzt nicht bekannt	Arztinformationen sind dem Patienten nicht bekannt	Widersprüchliche Informationen gegeben	Nichtübereinstimmung über die Ursache von Nebenwirkungen	Mangelnde Kommunikation über die Entscheidung des Arztes	Beziehungsfaktoren
z.B. Patient hat falsche Vorstellungen zur Indikation eines Medikaments	Patient erwähnt relevante medizinische Fakten nicht, meint der Arzt wüsste von diesen. Arzt weiß nicht von der Angst des Patienten vor Antibiotika. Arzt weiß nichts von der Laienmedikation die der Patient nimmt. Arzt weiß nichts von der eigenständigen Dosisänderung der Medikation	Der Patient versteht die Medikamentenwirkung nicht richtig. Beispiel: Er glaubt die Inhalation von Steroiden schützt vor Bronchitis. Patient möchte informiert werden, der Arzt realisiert das nicht, oder glaubt der Patient wolle dieses nicht, oder er würde die Information nicht verstehen.	Der Patient bekommt verschieden Empfehlungen aus unterschiedlichen Quellen. z.B.: Hausarzt und Krankenhausarzt empfehlen verschiedene Dosierungen eines Medikamentes	Der Arzt akzeptiert nicht die Sichtweise des Patienten über Nebenwirkungen eines Medikamentes, weil im Praxiscomputer fälschlicherweise dokumentiert ist, dass das Medikament erst seit 2 Tagen eingenommen wird.	Patient versteht, erinnert oder akzeptiert nicht die Verschreibung eines Medikamentes, weil er vermutet der Arzt hätte keine Diagnose gefunden.	Patient nimmt an Verschreibungen wären notwendig, weil der Arzt diese nicht absetzt. Aber der Arzt möchte nicht die Kompetenz des vorbehandelnden Kollegen anzweifeln. Patient nimmt Medizin ein, obwohl dieses nicht mehr notwendig ist, weil er fürchtet sonst in Zukunft nicht optimal behandelt zu werden.

Alle Missverständnisse haben mit mangelnder Beteiligung der Patienten am Entscheidungsprozess zu tun. Es stehen gegenwärtig mindestens 3 verschiedene Beratungs- und Entscheidungsstile für die Behandlung der Patienten zur Verfügung.

1. der paternalistische Stil: bevorzugt von Ärzten, die kurze Beschreibungen der körperlichen Symptome direkt in diagnostische und therapeutische Kategorien übersetzen, unabhängig von der Erlebenswelt der Patienten. Es wird das Beste für den Patienten angenommen, ohne dessen Sichtweisen und Interessen zu erfragen.
2. der patienteninformierte Stil: Patienten sind aktiver beteiligt in der Definition der Beratungsursache und in die spätere Behandlung. In der Reinform ist die Aufgabe des Arztes relevantes medizinisches Wissen über Behandlungsmöglichkeiten, deren Risiken und Vorteile zu liefern, so daß der Patient eine informierte Entscheidung treffen kann.
3. der geteilte Stil: Patienten und Ärzte treten in eine interaktive Beziehung. Ein Behandlungsverfahren wird passend zur Patientenwelt (Werte und Präferenzen) gemeinsam gewählt. Der Arzt schafft eine offene Atmosphäre in welcher Patienten ihre Beratungsursachen kommunizieren können. Während des Informationsaustausches kann der Arzt den Patienten besser verstehen und ihm Vor- und Nachteile von Behandlungsverfahren nahe bringen. So kann ein beiderseitiges Vertrauensverhältnis aufgebaut werden.

Das aktuelle Vorgehen ist natürlich weit entfernt von theoretischen idealtypischen Vorstellungen und viele Kollegen kombinieren Teile aus verschiedenen Modellen in der täglichen Arbeit.

2 Darstellung typischer und häufiger Indikationen des Verfahrens, vor allem in der Hausarztpraxis

Für die allgemeinmedizinische Arbeitsweise gelten Besonderheiten, deren wissenschaftliche Aufarbeitung teilweise noch in den Kinderschuhen steckt.

Besonderheiten allgemeinmedizinischer Entscheidungsprozesse

- Krankheit hat mehrere Dimensionen (medizinisch, psychisch, soziokulturell etc.). Die festgestellten Patientenprobleme sind sehr individuell nach den einzelnen Bedürfnissen der Patienten zu lösen.
- Die Patienten-Arzt-Beziehung erschließt den Zugang zum Patienten und ist von zentraler Bedeutung in der Allgemeinmedizin.
- Medizindiagnostisches Vorgehen kann eingesetzt werden, auch um das Vertrauensverhältnis aufzubauen und einen Zugang zu Patienten zu finden.

– Das Krankheitsspektrum ist sehr weit und kann oft nicht mit einfachen Diagnosen, sondern auch mit Zustands- oder Prozessdeskriptionen beschrieben werden.
– Die Patientenrolle kann wechseln und sowohl aktiv teilnehmend mit Einfluss auf die zu treffenden Entscheidungen, als auch passiv sein.
– Die Zeit-Dimension reicht von der schnellen Entscheidungsfindung im Notfall bis zum abwartenden Offenlassen über Wochen und Monate.
– Das Prinzip der Verlaufsbeobachtung und das Ziel einer starken Mitbestimmung der Patienten sind vorherrschend.
– Die Feststellung des individuellen Hilfebedarfes unter Berücksichtigung der Gesamtpersönlichkeit und deren Ressourcen führen zu individuellen Therapien.
– Die Übertragbarkeit allgemeiner wissenschaftlich empfohlener Strategien auf den Einzelfall ist dadurch eingeschränkt.

3 Typische verfahrensbezogene Komplikationen

3.1 Unzureichende Information des Patienten

Viele Patienten sind nicht in der Lage, ärztliche Entscheidungen nachzuvollziehen oder gar selbst im eigenen Behandlungsfall den von ihnen gewünschten Weg zu wählen, da ihnen hierzu die Verständnisgrundlagen fehlen und sie häufig von falschen Vorstellungen ausgehen. Zu dieser Komplikation tragen verschiedene Ursachen bei:

3.1.1 Unverständliche Arztsprache

Die Sprache dient als primäres Werkzeug der Arzt-Patienten-Beziehung. Der fachliche Wissensvorsprung des Arztes erweist sich leider häufig als schwerwiegende Verständigungshürde. Für den Patienten, der in der Regel nicht auf fundiertes medizinisches Wissen zurückgreifen kann, ein fast unlösbares Problem. Als Folge zeigt sich ein fehlleitendes Verständnis vieler Patienten mit teilweise gravierenden negativen Auswirkungen wie mangelhafte Compliance, Krankheitsfixierung, unangemessene Ängste oder Überversorgung. Eine Komplikation muss dann angenommen werden, wenn der Patient keine klare Vorstellung hat hinsichtlich:

– Krankheitsschwere und –Prognose
– Krankheitsdauer und -Verlauf (chronisch, rezidivierend, einmalig)
– Krankheitsursachen
– Zweck, Durchführung und Verlauf der Therapie einschließlich möglicher (zu erwartender) Nebenwirkungen

3.1.2 Prinzip einer nicht sicheren, sondern nur wahrscheinlichen Wirkung einer Therapie oder einer Diagnostik wird nicht verstanden

Aus anerkannten Studien abgeleitete Erfahrungen über die Trefferwahrscheinlichkeit einer Therapie stehen im Gegensatz zu den Vorstellungen vieler Patienten, die sich gleichsam „sicher" durch eine präventive Behandlung vor einem schwerwiegenden Krankheitsereignis geschützt sehen. Sie müssen deshalb im Sinne einer wahrheitsgemäßen Darstellung des therapeutischen Erfolgs dem Patienten vermittelt werden.

Fall 1
Ein Patient mit arterieller Hypertonie im Grenzbereich kommt in die Praxis, weil der Nachbar eine Tablette zur Verhütung eines Myokardinfarktes bekommen hat. Der Patient wünscht nun auch diese Behandlung. Er fand im Internet eine Studie (Australian Trial), die belegt, dass durch Einnahme eines Medikamentes tödliche kardiovaskuläre Ereignisse um 54% reduziert werden konnten.

Falldiskussion: Die Studienergebnisse in der Vierfeldertafel sehen folgendermaßen aus:

Kardiovaskuläre Ereignisse	Raten pro 1000 Behandlungsjahre Verum, Placebo	Reduktion in %	Differenz der Raten
Insgesamt	**17,2** **24,5**	30%	7,3
tödliche	**1,7** **3,7**	54%	2,0

Eine 54% Reduktion aller tödlichen Ereignisse klingt zunächst beeindruckend. Für den Patienten muss der tatsächliche Nutzen aber erst dargestellt und kommuniziert werden. Dabei lässt sich bei der Nutzenbetrachtung zunächst festhalten:

1. Die meisten Patienten bekommen auch unbehandelt kein Ereignis (75,5 in der Placebogruppe)
2. Trotz Behandlung bekommt ein Teil der Behandelten ein Ereignis (17,2)
3. Von 100 über 10 Jahre Behandelten wurden 7,3 vor einem kardiovaskulären Ereignis bewahrt, 92,7 wurden allerdings umsonst behandelt, ein tödlicher Ausgang wird für 2 von 100 verhindert, 98 werden diesbezüglich über 10 Jahre umsonst behandelt.
4. Um ein tödliches Ereignis zu verhindern müssten 100/2= 50 Patienten über 10 Jahre behandelt werden (number needed to treat),

5. 93 von 100 Patienten werden über 10 Jahre umsonst behandelt, weil sie entweder unbehandelt verschont geblieben oder trotz Behandlung erkrankten[2]

Mit diesen Informationen zu der Studie entscheidet sich der Patient nach Beratung über die möglichen Nebenwirkungen gegen das Medikament und für eine Gewichtsreduktion und Bewegungstherapie.

3.1.3 Mangelhafter Hinweis auf Warnsignale

Fall 2
Frau G. kommt freitags wegen eines Harnwegsinfektes in die Praxis. Der Arzt verschreibt Trimethoprim mit dem Hinweis in 3 Tagen wäre alles wieder in Ordnung. Am Samstag entwickelt die Patientin Fieber und Flankenschmerzen, sucht aber nicht den diensthabenden Notarzt auf, weil Sie sich medikamentös ausreichend versorgt fühlt, denn ihr Arzt hat ihr gesagt das Antibiotikum bekämpfe die Bakterien und in drei Tagen wäre Sie wieder gesund. An dieser Stelle zieht die Patientin einen abwendbar gefährlichen Verlauf aufgrund des großen Vertrauens zum behandelnden Arzt nicht in Erwägung. Frau G. hatte bisher keine Erfahrungen mit Harnwegsinfekten und hält den jetzigen Verlauf für normal. Sie kann die Gefährlichkeit der sich entwickelnden Nierenentzündung nicht erkennen. Die Zusatzinformation: *„Das Antibiotikum bekämpft die häufigsten Keime, die für einen Harnwegsinfekt verantwortlich sind. Aber in ganz seltenen Fällen kann es sich um besonders aggressive Keime handeln, die immun gegen dieses Medikament sind. Dann kann es zur Ausbildung einer Nierenentzündung kommen. Deshalb müssen Sie, auch wenn es unwahrscheinlich ist, dass dieses eintritt, die Warnsignale Fieber und Flankenschmerzen beachten. Falls am Wochenende Fieber und/oder Flankenschmerz auftreten, oder die Beschwerden nicht eindeutig rückläufig sind, suchen Sie bitte sofort einen Arzt auf."* hätte der Patientin wahrscheinlich eine ausgeprägte Komplikation erspart und den behandelnden Arzt nur wenige Sekunden Zeit gekostet.

Falldiskussion: Patienten müssen grundsätzlich über naheliegende Komplikationen und abwendbar gefährliche Verläufe verständlich informiert werden. Insbesondere ist zu verdeutlichen, beim Auftreten welcher Erscheinungen in jedem Fall erneut ärztlicher Rat zu suchen ist.
    Besonders bei einem notärztlichen Einsatz, wo in der Regel keine Verlaufsbeobachtung durch den Arzt möglich ist, gilt diese Anforderung. Hier muss sich der Arzt besonders sorgfältig vergewissern, dass der Patient ihn auch wirklich verstanden hat und dies dokumentieren. Wie Fälle der Schlichtungsstelle der norddeutschen Ärztekammern zeigen, bestehen hier häufige ärztliche Versäumnisse.

3.2 Somatische Fixierung

(vgl. hierzu auch Kap. II. 2.4)

Fall 3

Herr G. kommt in die Praxis, weil er sehr beunruhigt über eine seit 14 Tagen bestehende Müdigkeit ist. Der Patient beschreibt weitschweifig seine Müdigkeit und erwähnt am Ende des Gespräches noch weitere Symptome wie häufiges Unwohlsein, deutliches Wahrnehmen des Herzschlages, Ziehen in sämtlichen Gelenken, aber nicht immer und Konzentrationsprobleme. Er fragt wie diese Symptome entstanden sein könnten und in welchem Zusammenhang sie stehen. Der mitbehandelnde Internist, Orthopäde und Rheumatologe habe seine Probleme nicht lösen können und das Studium seiner zahlreichen Gesundheitsbücher helfe auch nicht weiter. Der Arzt schlägt einen Ganzkörpercheck im Rahmen des Check up 35 vor. Zusätzlich wird die Schilddrüsenserologie abgenommen und die BSG überprüft. Die BSG beträgt „20/40", im EKG findet sich ein Rechtsschenkelblock. Der Hausarzt hält eine weitere Abklärung des ängstlichen Patienten zu seiner Beruhigung für sinnvoll und überweist den Patienten auch zu seiner eigenen Entlastung zum Kardiologen, der dann Termine für eine Langzeitblutdruckmessung, Langzeit-EKG, Belastungs-EKG, und Herzechokardiographie empfiehlt, weil man das unbedingt abklären müsse. Gleichzeit erwähnt er, dass eine erhöhte BSG Zeichen für ein Krebsleiden sein kann, was unbedingt ausgeschlossen werden muss. Der Patient ist nun verängstigter als vorher, hat Angst an Krebs erkrankt zu sein und wartet auf die apparative Bestätigung eines schwerwiegenden Herzfehlers, der nur durch Zufall dank seiner zuverlässigen Ärzte festgestellt wird. In der Gefühlswelt des Patienten entsteht der Eindruck schwerwiegend erkrankt zu sein, obwohl die Wertigkeit der Daten erhöhte BSG, Rechtsschenkelblock und das Symptom Müdigkeit objektiv betrachtet weder wegweisend noch hinweisend auf eine schwerwiegende Erkrankung sind.

Falldiskussion: Das Symptom Müdigkeit wird als gelegentlich empfundene Befindlichkeitsstörung in Bevölkerungsumfragen bei ca. 31% der Befragten > 16 Jahren angegeben und ist weder pathognomonisch noch hinweisend auf eine schwere Erkrankung. Die häufigste Ursache für Müdigkeit sind seelische Erkrankungen oder Erschöpfungssyndrome. Das Symptom Müdigkeit korreliert auch nicht mit einer erhöhten Wahrscheinlichkeit an einem Malignom erkrankt zu sein. 5% der Blutsenkungserhöhungen sind nicht erklärbar, und die BSG ist kein Krankheitsindikator, denn eine normale BSG schließt weder nicht entzündliche Organerkrankungen, Funktionsstöungen von Organen noch Neoplasien aus. Auch der Rechtsschenkelblock ist in der Regel kein Grund zur Besorgnis. Diese Fakten müssen dem Patienten rechtzeitig mitgeteilt werden, um eine Somatisierung zu verhindern. Eine somatische Fixierung lässt sich bereits im Erstgespräch mit Patienten erkennen. (siehe Tabelle 2)

Tabelle 2. Anamnestische Hinweise auf drohende oder eingetretene somatische Fixierung (nach Grol 1985)

– Unklare weitschweifige Schilderung
– Langfristig bestehende Beschwerden
– Neue Beschwerden am Gesprächsende
– Bezug auf Medien oder medizinische Literatur
– Krankheit im Umfeld
– Wunsch nach genauester Erläuterung
– Häufiges Vorbringen funktioneller Beschwerden
– Große Vielfalt der Beschwerden in kurzer Zeit
– Viele Überweisungen zu verschiedenen Fachärzten
– Umfangreiche Facharztbefunde

3.3 Fehletikettierung, unangemessenes Krankheitsbewusstsein

Diese Komplikation ist potenzieller Bestandteil jeder Diagnoseeröffnung und sollte vom Hausarzt als beratungsimmanente Realität stets mitgedacht werden. Im internationalen Schrifttum werden hiezu mit dem Begriff „Labelling" die psychologischen und sozialen Folgen bezeichnet, die sich allein aus der Nennung einer Krankheit, aus der „Etikettierung" gegenüber dem Kranken ergeben.

Das Phänomen wurde eingehend in amerikanischen Studien der späten 70er und frühen 80er Jahren untersucht. Studien beschreiben Effekte bei Erwachsenen und Kindern. Wird z.B. fälschlicherweise ein organischer Herzfehler diagnostiziert, entwickeln die entsprechend „etikettierten" Kinder die gleichen Veränderungen ihres körperlichen und sozialen Verhaltens wie Kinder, bei denen tatsächlich ein Herzfehler vorliegt (Bergmann und Stamm 1967).

3.4 Widersprüchliche Beratung durch verschiedene Fachkollegen

Diese Gefahr besteht besonders bei unkoordinierter Inanspruchnahme unterschiedlicher Spezialisten durch den Patienten. Sie kann jedoch durchaus auch bei gezielter Überweisung und intermittierender stationärer Behandlung auftreten. Welchen Schaden widersprüchliche Angaben durch Behandelnde für den Patienten bedeuten können, geht daraus hervor, dass es zur befriedigenden Krankheitsverarbeitung wesentlich darauf ankommt, das Geschehen deuten und für sich selbst erklären zu können. Dieser Strukturgewinn ermöglicht Distanz und erhöht die Sicherheit gegenüber der Krankheit und dem nicht von ihr betroffenen Leben. Um so fataler sind die Verunsicherungen, die sich aus uneinheitlichen gar widersprüchlichen Erklärungen ergeben. Probleme entstehen für den Patienten vor allem aus einer unterschiedlichen Bewertung der Krankheitsprognose und Krankheitsschwere. Verunsichernd wirken natürlich auch divergierende Angaben zur Therapie, wenn z.B. von einem Arzt verordnete Medikamente durch einen anderen ohne ausreichende Erläuterung abgesetzt werden.

Vielleicht wird es uns Ärzten noch gelingen, bei der Weiterleitung eines Kranken neben den medizinischen Sachverhalten auch dessen Beratungsstand, Vorstellungen und Verständnis mitzuteilen, damit die Folgeberatungen hieran anknüpfen können.

4 Verhinderung der Komplikationen

Versorgung der Patienten mit adäquaten Information und Beteiligung des Patienten sind Kernstücke des patientenzentrierten Ansatzes der Gesundheitsversorgung. Um den Behandlungsnutzen zu maximieren sollten Ärzte Patienten klare evidenzbasierte Erklärungen der Sachverhalte und ihrer Interpretationen geben.

Ärzte müssen gut informiert über diagnostische Methoden, die Ursachen von Krankheit, Prognose, Behandlungsoptionen und Präventivstrategien sein. Aber nur Patienten wissen über ihre Erfahrung von Krankheit und ihre sozialen Umstände, Gewohnheiten, Benehmen, Einstellungen zu Risiko, Werten und Vorlieben. Beide Arten des Wissens werden gebraucht, um Krankheiten erfolgreich zu behandeln, und die zwei Parteien müssen bereit werden, Information zu teilen und Gemeinschaftsentscheidungen zu treffen. (Coulter 2002)

Tabelle 3. Werkzeuge, um Patienten zur Entscheidungsfähigkeit zu befähigen nach Coulter (2002)

– Erkennen Sie die Sachkenntnis, Werte und Vorlieben der Patienten
– Bieten Sie informierte Wahlmöglichkeit, nicht passive Zustimmung an
– Ausbildung in gemeinsamer Entscheidungsfindung
– Evidenzbasierte Entscheidungshilfen für Patienten
– Öffentliche Ausbildung in der Fähigkeit Studien evidenzbasiert zu interpretieren
– Patienten Zugang zu elektronischen Gesundheitsmedien wie z.B. Internetanbieter ermöglichen
– Umfragen der Erfahrung der Patienten zu den priorisierten Qualitätsverbesserungen
– Offenheit und Einfühlungsvermögen bei Patienten (oder Eltern) nach medizinischen Fehlern
– Öffentlicher Zugang zu vergleichenden Daten über Qualität der ärztliche Versorgung und Outcomeparameter

Das zentrale Problem bleibt die Umsetzung von Forschungsergebnissen in praktisches Handeln.

Selbst unter Idealbedingungen stehen für Diagnostik und Therapie im Durchschnitt nur 9 Minuten pro Konsultation zur Verfügung. Ob er will oder nicht, jeder Allgemeinmediziner wird also durch unabänderliche Umstände gezwungen rasch zu beraten und zu diagnostizieren. Dieser Herausforderung müssen sich Allgemeinmediziner stellen, weil es sich um allgemeinmedizinische Spezifika handelt. Hier gilt es, die relativ häufigen Kontakte deutscher Patienten zur Hausarztpraxis als Chance für eine systematisierte und stufenweise aufgebaute Beratung so zu nutzen, dass ein optimales Ergebnis resultieren kann.

Die Praxisverhältnisse dürfen nicht als Zwänge empfunden werden, die Ärzte davon abhalten, eine bessere Medizin auszuüben. Während der Beratung existieren sehr viele verschiedene Facetten und Zielrichtungen. Ein Anhalt für typische Fragen, die sich Patienten stellen findet sich bei Fischer (1993):

Tabelle 4. Patientenfragen nach Fischer (1993)

- Was habe ich? (Diagnose bzw. Erläuterung der Störung)
- Woher kommt es? (Kausale medizinische und ggf. erweiterte Erklärung) Patienten erleben das Offenbleiben dieser Frage als sehr unbefriedigend und irritierend.
- Wie ist es einzuschätzen? (Prognose, Dauer, evtl. Komplikationen und Gefahren)
- Was muss getan werden? (Therapie, wann wirksam? Woran ist Wirksamkeit zu erkennen? Eventuelle Nebenwirkungen)
- Was habe ich selbst zu tun? (Maßnahmen wie Schonung, Ernährung etc.)
- Was bin ich bereit dafür zu tun? (z.B. Umstellung von Lebensgewohnheiten)
- Wer hilft mir weiter? (Zuständigkeit und weitere ärztliche Bereitschaft, Krankenhaus, sonstige Helfer)
- Was ist wenn...? (Wann ist der Arzt zu rufen, was ist zu tun bei plötzlichen Krankheitsbegleiterscheinungen wie Fieber, Schmerzen o. ä., Ansprechen von Befürchtungen der Patienten)
- ggf.: Wie kann ich in Zukunft derartigen Beschwerden vorbeugen?

Im angelsächsischen Sprachraum wird besonderer Wert auf die Beratungsinhalte bezüglich der informierten Entscheidungsfähigkeiten der Patienten gelegt. Die folgende Tabelle zeigt welche Fragen sich Patienten beantworten können müssen, um gute Entscheidungen mit ihren Ärzten über das weitere Vorgehen treffen zu können.

Tabelle 5. Häufige Fragen der Patienten, modifiziert nach Coulter (1999)

Häufige Fragen der Patienten

- Was verursacht das Problem?
- Bin ich alleine? Wie lässt meine Erfahrung sich mit der anderer Patienten vergleichen?
- Gibt es irgend etwas, das ich selbst tun kann, um das Problem zu lösen?
- Was ist der Zweck der Tests und Untersuchungen?
- Was sind die verschiedenen Behandlungsoptionen?

Tabelle 5 *(Fortsetzung)*

Häufige Fragen der Patienten
– Was ist der Nutzen der Behandlung?
– Was sind die Risiken der Behandlung?
– Ist es wesentlich, eine Behandlung für dieses Problem zu haben?
– Bessert die Behandlung die Symptome?
– Wie lange braucht es, sich zu erholen?
– Was sind die möglichen Nebenwirkungen?
– Welche Wirkung hat die Behandlung auf meinen Gefühlen und Emotionen?
– Welche Wirkung hat die Behandlung auf meinem Geschlechtsleben?
– Wie beeinflusst es mein Risiko der Krankheit zukünftig?
– Wie kann ich mich für die Behandlung vorbereiten?
– Was kommt im Krankenhaus auf mich zu?
– Wann kann ich nach Hause gehen?
– Was müssen meine Behandler wissen?
– Was kann ich tun, um meine Regeneration zu beschleunigen?
– Was sind die Optionen für meine Rehabilitation?
– Wie kann ich erneutes Auftreten oder zukünftige Krankheit verhindern?
– Wo kann ich weitere Informationen über das Problem oder die Behandlungen bekommen?

Literatur

Bergman AB, Stamm S J (1967)The morbidity of cardiac non-disease in school children. N Engl J Med 276:1008

Britten N, Stevenson FA, Barry, GA (2000) Misunderstandings in general practice prescribing decisions: qualitative study. BMJ 320: 484–488

Cartwright A (1964) Human relations and hospital care. Routledge u Kegan, London

Coulter A (2002) After Bristol: putting patients at the centre. BMJ 324:648–651

Fischer G C (1993) Hausärztliche Beratung. In: Fischer G C, Schug S, Busse V, Krause F, Schlopsnies W (Hrsg) Allgemeinmedizin. Springer, Berlin Heidelberg New York, 152

Grol R (1985) Die Prävention somatischer Fixierung. Springer, Berlin Heidelberg New York

Ley P (1983) In: Pendleton D, Hassler J (ed) Doctor-patient-communication. Academic Press, London, 89–107

Mader F H, Weißgerber H (1993) Allgemeinmedizin und Praxis. Springer, Berlin Heidelberg New York

Reynold M (1987) No news is bad news: Patients views about communication in hospital. BMJ 1:1673

Richards M, Coulter A (1999) Education and debate, sharing decisions with patients: is the information good enough? Editorial BMJ 318:318–322

3.2 Hausbesuche
Heinz-Peter Romberg

Zusammenfassung

In Deutschland gehören Hausbesuche zum Standard umfassender ärztlicher Betreuung. Dabei sind 90% präventiven Charakters und damit planbar. Komplikationen beziehen sich häufiger auf Notfallbesuche. Hier können mangelhafte Anamnese, eingeschränkte technische Diagnostik und Unterlassen von Krankenhaus-Einweisung eine wesentliche Rolle spielen. Unbekannte Patienten im Akutfall umfassend zu beurteilen, setzt Erfahrung und gründliches Vorgehen voraus. Bei den Routine-Hausbesuchen entstehen Komplikationen durch falschen Umgang mit den Zeitressourcen des Arztes.

1 Definition

Als „Behandlungen außerhalb der Praxisräume des Arztes" beschreibt der Bundesmantelvertrag für die kassenärztliche Tätigkeit die Hausbesuche. Die Zahl von „Notfall-Hausbesuchen" (siehe Tabelle1) ist aber mit circa 10% der Gesamtzahl der Besuche eher gering (Heuer 2002). Der überwiegende Teil der Hausbesuche sind geplante Besuche bei chronisch kranken Patienten, vor allem bei Hochbetagten zu Hause oder im Altersheim (Dryden 1996). Mit den Patienten und den versorgenden Angehörigen bzw. Pflegepersonal werden je nach den Erfordernissen, die Besuchsabstände vom Hausarzt festgelegt (meistens 2 bis 4 Wochen).

2 Häufigkeit von Hausbesuchen

86% der Patienten haben einen Hausarzt, 40% schätzen an ihm, dass er Hausbesuche macht. Aus den genannten Gründen wird die Hausbesuchstätigkeit trotz unzureichender finanzieller Ausstattung in der Zukunft eher wieder an Bedeutung gewinnen. Dies bestätigt auch ein Bericht aus den USA. Dort wird dem „Home-Care"-Sektor und den betreffenden Ärzten eine steigende Bedeutung zugemessen, – nach eher spärlichen Hausbesuchen in den letzten Jahrzehnten (Leff 2001).

Tabelle 1. Häufigkeit vertragsärztlicher Besuche von Hausärzten nach KBV-Abrechnungsstatistik ASTOR, ZI Zentralinstitut für die kassenärztliche Versorgung (Heuer 2002)

	Gesamtzahl Hausbesuche in Tausend	Davon Notfall-besuche	Prozentsatz der Notfallbesuche
1996	71.989,2	8197,7	11,4%
1999	54.475,9	6528,3	12,0%

3 Bedeutung der Besuche für den Hausarzt

Der Begriffswandel vom Allgemeinarzt zum Hausarzt hat wesentlich mit der noch weiter gestiegenen Bedeutung des „Hausbesuches" zu tun. Das hohe Ansehen unseres Faches leitet sich von dem besonderen Vertrauens-verhältnis her, das der Hausarzt als „Freund der Familie" genießt. Und da-bei profitieren beide Seiten: die sogenannte „erlebte Anamnese" beschreibt die viel intensivere Kenntnis des Patienten und seiner direkten Lebensum-gebung. Es ergeben sich durch den Hausbesuch klarere Vorstellungen vom Alltag des Patienten und seiner Bezugspersonen mit den offensichtlichen und versteckten Problemfaktoren seiner Erkrankungen. Ordnung und Pfle-ge der Wohnung lassen Rückschlüsse zu auf die Realität der Alleinversor-gung Hochbetagter. Hinweise über Beschäftigungen, Alltagskontakte, über Hindernisse in der Wohnung oder technische Hilfsmittel aber auch Infor-mationen zu Alkoholmissbrauch oder Urin-Inkontinenz wird der Arzt in sei-ne Beurteilung aufnehmen.

Von sehr großer Bedeutung für die koordinierende Funktion des Haus-arztes ist das Gespräch mit den Angehörigen und den Pflegediensten „vor Ort". Ihr täglicher Einsatz für den Patienten sollte dabei vom Arzt ausrei-chend gewürdigt werden, mancherorts sind solche Rückmeldungen nur alle drei bis vier Wochen möglich. Ursachen für „Non-Compliance" d.h. Therapie-Defizite durch Patient oder Versorger sind durch Hausbesuche viel besser zu ermitteln als von der Praxis aus. Telemedizinische Errungen-schaften wie Herzrhythmus-Fernanalyse, Video-Überwachung von Schlag-anfallpatienten oder ärztliche Schaltkonferenzen wie von interessierter Seite publiziert, werden Hausbesuche sicher nicht überflüssig machen können (Salisbury 2000).

4 Bedeutung für den Patienten

Eine Meta-Analyse von 18 Untersuchungen in 5 europäischen Ländern zeigte eine signifikante Reduktion von Mortalität und Altenheim-Aufnah-me und einen besseren funktionalen Status der untersuchten 13500 Patien-ten im Alter über 70 Jahre bei regelmäßigen Hausbesuchen (Stuck 2002). Eine weitere Meta-Analyse von 15 Untersuchungen in vorwiegend eng-lischsprachigen Ländern bestätigte dies im Wesentlichen (Elkan 2001).

Im Fokus gesellschaftlicher Wahrnehmung steht der für den Notfall am Wochenende und in der Nacht bereitstehende Hausarzt. Die „Notdienst-Verordnung" verpflichtet jeden niedergelassenen Arzt an diesem Bereich der Sicherstellung teilzunehmen. Die Anforderungen von Notfallbesuchen sind individuell und regional von sehr großer Varianz, so dass eine englische Studie über die letzten 30 Jahre keine ursächliche Zuordnung der Zunahme der Inanspruchnahme errechnen konnte (Herfel 2001).

Die wachsende Zahl von „Notfall-Praxen" macht deutlich, wie stark in der Bevölkerung die akute Hilfe eines erfahrenen ambulant tätigen Kollegen gegenüber den Krankenhaus-Ambulanzen bevorzugt wird. Vor allem Erkrankungen niedrigen bzw. mittleren Risikos werden in der Regel von Arztpraxen besser bewältigt als von Krankenhäusern.

Im ländlichen Raum kommt dem Hausarzt zusätzlich eine wichtige Rolle in der Versorgung von schweren Notfall-Patienten zu, weil Notarzt und Rettungswagen relativ weite Entfernungen zu überwinden haben.

5 Ursachen für Komplikationen im Zusammenhang mit Hausbesuchen und deren Vermeidung

5.1. Systematische Ursachen für Fehler	5.1.1. *Eingeschränkte technische Diagnostik* 5.1.2. *Aufwand* der Durchführung 5.1.3. *Kommunikationsdefizite* im Notfalldienst 5.1.4. *Prioritäten* bei gleichzeitiger Besuchsanforderung 5.1.5. Komplizierte *Umgebungsbedingungen*
5.2. *Ärztlich* verursachte Komplikationen	5.2.1. *Zeitdruck* durch organisatorische Mängel 5.2.2. *Ungenügende Erfahrung* 5.2.3. *Unzureichende Ausstattung* (Besuchstasche) 5.2.4. Indikation von *Krankenhausbehandlung* 5.2.5. *Unterlassene Besuche*
5.3. *Fehler des Patienten*	5.3.1. *Fehlerhafte Alarmierung* (zu früh/zu spät) 5.3.2. Unzureichende Allgemeinversorgung (*Verwahrlosung*) 5.3.3. *Alkoholisierung* (Patient/Umfeld) 5.3.4. *Unangemessenes Verhalten*

5.1 Systematische Defizite

5.1.1 Eingeschränkte technische Diagnostik

Ein wesentliches Defizit haben Hausbesuche durch die eingeschränkten Möglichkeiten technischer Diagnostik. So ist für den Patienten mit Bagatell-Erkrankungen (wie fieberhaftem Virusinfekt beim sonst Gesunden) einsehbar, dass eine Untersuchung in der Praxis für ihn bzw. das Kleinkind vorteilhafter ist als ein Hausbesuch. Labor-Untersuchungen, abdominelle Ultraschall-Kontrolle, ein 12-Kanal-EKG lassen sich nur mit einem relativen Aufwand in der Wohnung des Patienten durchführen.

5.1.2 Aufwand des Aufsuchens

Gerade beim Notfall-Hausbesuch ist der logistische Aufwand nicht zu unterschätzen: Bei ungünstigen Wetterbedingungen nachts kann schon das Auffinden der Patientenwohnung ein Abenteuer darstellen. Mobil-Telefone stellen hier eine wesentliche Hilfe dar, indem in der Notdienst-Zentrale oder beim Patienten ggf. nachgefragt werden kann. Möglichen Gefahren für den Arzt selbst sollte in unbekannter Umgebung ebenfalls durch Funk- bzw. Telefon-Kontakt mit der Zentrale vorgebeugt werden.

5.1.3 Kommunikationsdefizit im Notfalldienst

Unerlässlich bei jedem Notruf ist es, das *Wer, Was, Wo, Wann und Wie* zu erfragen und Adresse und die exakte Telefon-Nummer bestätigen zu lassen (Bloß 2000). Bei der telefonischen Kommunikation, insbesondere bei unbekannten Personen, ist eine erhebliche Einschränkung der Verständigung (nach beiden Seiten) einzukalkulieren. In den Arzt-Notruf-Zentralen sind deswegen nur die erfahrensten Mitarbeiter geeignet, die ein Gespür für Vorgeschichte und Dringlichkeit haben. In der Arztpraxis sollte die Helferin alle uneindeutigen Telefonate an den Arzt weitergeben bzw. seinen Rückruf veranlassen.

Fall 1
In der Sprechstunde ruft eine Aushilfe des Altenheims an, „Ihre Patientin, Frau M., liegt wie leblos neben dem Bett". Erst auf Nachfragen bestätigt sie, dass die Betreffende noch atmet und bei Bewusstsein ist. Der Rückruf bei der leitenden Pflegekraft ermöglicht schnelle Erstversorgung: stabile Seitenlage, Entfernung der Zahnprothese, Gabe von Traubenzucker wg. des Verdachts auf Hypoglykämie. Bei ihrem Rückruf wenige Minuten später berichtet sie als erfahrene Kraft, dass ihr eine einseitige Bewegungsschwäche aufgefallen sei. Der Blutdruck sei mit 170/90 leicht erhöht. Der Arzt lässt sich eine Infusion vorbereiten, einen Rettungswagen bestellen und fährt notfallmäßig ins Altenheim.

Falldiskussion: Manche Anrufe machen die Unbeholfenheit von Betreuern deutlich. Hier ist schnelle Suche nach kompetenten Helfern wichtig, Belehrungen sind auf „Nachher" zu verschieben. Beim Notfall zählt nur der Patient, unerfreuliche Begleitumstände sind vom Arzt erst einmal auszublenden.

Eine weitere Ursache für Komplikationen sind Kommunikationsdefizite zwischen Notfallärzten an zwei aufeinander folgenden Tagen z.B. Samstag und Sonntag. Hier sind die kleinen Dokumentationsformulare (Vordruck 19 der KV) oft unzureichend für die Darstellung komplexer Notfalldiagnostik und Therapie.

5.1.4 Prioritäten bei gleichzeitigen Notfällen

Im „Organisierten KV-Notdienst" kann es besonders zu Zeiten von Grippe-
wellen oder bestimmten Feiertagen dazu kommen, dass mehrere Besuchs-
bestellungen kurz hintereinander erfolgen. Hier muss der Arzt abwägen und
ggf. nochmals telefonisch Rücksprache nehmen, um die Verzögerung zu erläutern.

5.1.5 Hausbesuche an ungewöhnlichen Orten

Relativ unangenehm wg. eingeschränkter Untersuchungsbedingungen und
belastender Kulisse erscheinen Notfall-Einsätze im Freien oder in öffentlichen Einrichtungen in der Nachbarschaft der Praxis. Hier kann nur eine
kurze Untersuchung erfolgen, bevor man einen Transport in die Klinik
oder zur eigenen Praxis in die Wege leitet.

5.2 Ärztlich verursachte Komplikationen

Bei der „Gutachterkommission für Ärztliche Behandlungsfehler bei der
Ärztekammer Nordrhein" wurden für den 5-Jahres-Zeitraum 1996–2000
insgesamt 88 Verfahren im Zusammenhang mit Hausbesuchen registriert
(Weber 2002). Dies ist angesichts der Gesamtzahl von Hausbesuchen *verschwindend gering*. Auffällig ist allerdings bei der Auswertung dieser Verfahren, dass der Anteil „positiver Bescheide", d.h. mit Nachweis eines
Behandlungsfehlers, bei über 60% lag (Hansis 2000). Dies weicht erheblich vom sonstigen Durchschnitt ab, der sich mit 37% errechnete (Weber
2002). Die beiden Erkrankungen, die am häufigsten zu Beanstandungen
führten, waren *Myokardinfarkt* (8mal) und *Appendizitis* (10mal), beides
bekanntermaßen differentialdiagnostische Herausforderungen. Die übrigen 70 Fälle bezogen sich auf ein weites Spektrum von Erkrankungen, im
Wesentlichen aber ebenfalls in der Frage der unterlassenen oder verspä-
teten Krankenhaus-Einweisung (siehe auch 5.2.4.). Hier steht im Vordergrund die „Abwehr gefährlicher Verläufe (AGV)", ein Verfahren, das
ebenfalls in der programmierten Diagnostik in der Praxis zu erfolgen hat.
Beim „abwartenden Offenlassen" spielt die präzise Beobachtung eines Be-
fundwandels eine entscheidende Rolle. Dem Patienten und den Angehörigen ist ein Zeitpunkt für eine notwendige ärztliche Kontrolle anzuge-
ben oder Indikationen, wann eine Verlaufskontrolle eventuell früher zu
erfolgen hätte.
    Eine weitere Komplikation, die häufiger beim Hausbesuch auftreten
kann als in der Sprechstunde, ist die *ungenutzte Chance einer Krisen-Inter-
vention*. Hier kann der erfahrene Hausarzt oft intuitiv bestimmte Situationen erfassen und nutzen, um zum Beispiel die Zustimmung zu einer Entgiftung zu erhalten oder andere notwendige Behandlungsmaßnahmen
einzuleiten.

5.2.1 Zeitdruck erkennen und mindern

Der Hausarzt absolviert laut Statistik durchschnittlich vier bis sechs Hausbesuche pro Tag. Mit einer Dauer von ca. 20 Minuten pro Besuch ist der Zeitaufwand insgesamt recht erheblich. Da 90% der Besuche planbar sind, kommt es auf den Arzt an, hier eine realisierbare Struktur zu finden. Unangemessener Zeitdruck beeinträchtigt die Kommunikation mit Patient und Versorgern, so dass der gesamte Besuch wertlos werden kann! Bei eigener Erkrankung oder an Tagen mit gehäuften Notfallbesuchen kann es notwendig sein, Routine-Besuche zu verschieben.

5.2.2 Handwerklichen Aufwand delegieren oder in Übung bleiben

Tatsächlich kompliziert kann es werden, wenn ein Arzt bestimmte Verrichtungen wie zum Beispiel EKG-Schreiben lange nicht mehr praktiziert hat. Auch das Vorbereiten von Formularen, von Infusionen, aufwändige Verbände können wg. des Zeitaufwands unbeliebt sein. Hier ist es dann besonders entlastend, wenn die Arzthelferin zur Begleitung dabei ist, damit die Gesamtleistung nicht leidet. Bei voll computerisierten Praxen (ohne Karteikarte) wird die Dokumentation während des Hausbesuches mit Hilfe eines Diktiergerätes erfolgen, Vor- und Nachteile dieses Verfahrens liegen auf der Hand.

5.2.3 Ausstattung der Arzttasche planen

Sehr individuell ist die Auswahl des Inhalts einer Arzttasche. Es bewährt sich eine Aufteilung entsprechend der Besuchsart (Sefrin 1996). Für den Routine-Besuch mögen Stethoskop, Blutdruck- und Blutzuckermessgerät und Karteikarte mit vorbereiteten Formularen ausreichen. Sicher ist es dann sinnvoll, eine zusätzliche Notfalltasche im Auto vorrätig zu haben.

Über den notwendigen Inhalt einer Notfall-Besuchstasche gibt es so viele Listen wie Autoren (Bloß 2000, Klein 1998, Sefrin 1996, Schrömbgens 1991). Auch hier ist es in der ländlichen Umgebung möglicherweise sinnvoll, dass der Hausarzt Tätigkeiten des spezialisierten Notarztes übernimmt, z.B. Intubation, Defibrillation oder sogar Anlage eines zentralen Zugangs. In städtischer Umgebung werden regelhaft diese Eingriffe von den in der Rettungskunde routinierten Notärzten ausgeführt. So richtet sich die Notfall-Ausstattung nach Kompetenz und Notwendigkeit.

Bei der notfallmäßigen Blasen-Katheterisierung lohnt es sich in Übung zu bleiben, um beim akuten Harnverhalt einen schnellen Erfolg zu erzielen und nicht eine urologische Abteilung zu Hilfe nehmen zu müssen.

Je nach Komplexität des Inhalts der Arzttasche kann an die Arzthelferin delegiert werden, die Tasche auf Vollständigkeit und Verfallsdaten zu überprüfen.

5.2.4 Indikation von Krankenhausbehandlung

Die Angst des Patienten vor der „Institution Krankenhaus" kann sich in zweierlei Weise artikulieren: „Sie werden mich doch jetzt nicht abschieben, Herr Doktor?" oder noch gefährlicher: „Sie können das genauso gut wie das Krankenhaus!" Besonders ältere Patienten assoziieren mit stationärer Behandlung unpersönlichen Umgang, schmerzhafte Untersuchungen, Feststellen bösartiger Diagnosen, usw. Der Hausarzt wird sich die „Verordnung von Krankenhausbehandlung" nicht leicht machen. Oft ist es die Wahl des richtigen Zeitpunktes, um auch beim Patienten sein Einverständnis zu erzielen. Es gibt dabei sehr komplizierte Umgebungsbedingungen, bei denen der Arzt mit großer Erfahrung den Patienten überreden muss. Dies betrifft beispielsweise Herzrhythmus-Störungen, cerebrale Minderdurchblutungen oder eine ungeklärte Versorgungssituation. Nur als Ausnahme wird der Arzt zu seiner Absicherung alle Einweisungs-Formulare ausfüllen und dem Patienten oder den Angehörigen die Umsetzung überlassen.

5.2.5 Unterlassen von Besuchen

Bei unbekannten Patienten oder denjenigen, die nicht Deutsch als Muttersprache sprechen, ist immer wieder frappierend, welche Unterschiede in der subjektiven und objektiven Beschreibung von Ereignissen und Beschwerden vorkommen können. Jeder Arzt ist gut beraten, im Zweifel über die Indikation eines Notfallbesuches, lieber doch hinzufahren. Es ist eine alte Regel, dass den Arzt die Ablehnung einer Hilfe die ganze Nacht nicht schlafen lässt, während ein dreiviertelstündiger Notfalleinsatz danach möglicherweise Ruhe erlaubt.

Bei Routine-Besuchen ist sicherzustellen, dass kein Patient vergessen wird, d.h. die Besuchsabstände organisatorisch überprüft werden.

5.3 Fehler durch Patienten

Primär hat der Arzt eine Verpflichtung, zum Teil für seine Patienten mitzudenken, d.h. deren Unzulänglichkeiten, wie oben beschrieben, mit einzukalkulieren. In einigen Fällen wird man aber nicht umhinkönnen, auch ein erhebliches Fehlverhalten des Patienten oder seiner Angehörigen zu konstatieren.

5.3.1 Alkoholisierung des Patienten, der Umgebung

Nicht nur an besonderen Festtagen, Fasching o.ä. ist der Genuss von alkoholhaltigen Getränken am Feierabend, am Wochenende oder tagsüber gesellschaftlich schon die Regel, nicht die Ausnahme. Bei vielfältigen Konflikten wird regelmäßig die Situation durch Trinken noch verschlimmert.

Der Arzt muss trotz dieser Erschwernisse versuchen, sachlich zu bleiben. Vor allem sollte er sich bewusst werden, dass er trotz verständlicher innerer Abwehr, eine besonders gründliche Untersuchung und Dokumentation sicherstellen muss.

Fall 2
Nachts um 2.00 Uhr bei strömendem Regen erfolgt ein Notfallbesuch über die Arzt-Notrufzentrale wg. akuter Bauchschmerzen. Der Patient lässt den Arzt vor der Tür längere Zeit warten, ist wohl wieder eingeschlafen und braucht längere Zeit, um an den Türdrücker zu kommen. Er ist kaum geh- und sprechfähig, nach Umfang von Schnaps- und Bierflaschen auf dem Esstisch schwer alkoholisiert. Die körperliche Untersuchung ist erschwert durch starken Körpergeruch und unkontrolliertes Einnässen. Ein Nachbar hilft bei der Lagerung auf dem Sofa. Eine deutliche Abwehrspannung periumbilikal wird als mögliche Pankreatitis, evtl. auch als Ulcus mit Perforation gedeutet. Per RTW erfolgt schneller Transport ins Krankenhaus.

Falldiskussion: Es fällt nicht immer leicht, Alkoholkranke als Patienten wie andere zu betrachten, und ihnen alle Fehler nachzusehen. Deswegen einen Notfallbesuch abzulehnen oder eine eingehende Untersuchung zu unterlassen, ist sicher nicht vertretbar, obwohl menschlich auf den ersten Blick verständlich.

5.3.2 Fehl-Alarm, bewusst falsche Angaben

Auch im Zusammenhang mit Alkohol kann es vorkommen, dass dem Arzt bewusst die Unwahrheit über Vorgeschichte oder Krankheitsursache berichtet wird. Hier kann z.B. ein Autounfall eine Rolle spielen oder Tätlichkeiten, die vertuscht werden sollen. Auch missbräuchliches Weitergeben der Krankenversicherungskarte bei Nicht-Versicherten kann Ursache sein für falsche Angaben. Der Hinweis auf ärztliche Schweigepflicht kann manche Angst abbauen. Bei Nicht-Versicherten wird man sich eventuell auf Notfallbehandlungen beschränken und im Einzelfall auf berechtigte Geldleistung verzichten.

5.3.3 Verwahrlosung des Patienten, PsychKG[1]

Es ist ambivalent, wenn der Patient seine Eigenständigkeit verteidigt, obwohl schon erhebliche Lücken in der Bewältigung von Alltagsanforderungen auftreten. Erst wenn der Patient sich oder andere gefährdet, wenn also Gefahr im Verzug ist, kann jemand auch gegen seinen Willen in eine geschlossene Station eingewiesen werden. Das Ordnungsamt verlangt zur

---

[1]   Gesetz über Hilfen und Schutzmaßnahmen bei psychischen Krankheiten.

Durchführung vom Arzt eine kurzgefasste schriftliche Begründung. Wg. des damit verbundenen Traumas kann dieser Weg nur „Ultima ratio" sein. Häufiger stellt sich das Problem mit Angehörigen oder Nachbarn, wenn ein Patient mit „Hirnorganischem Psycho-Syndrom" dekompensiert. Hier sollte der Hausarzt rechtzeitig die Einleitung einer Betreuungspflegschaft initiieren. Diese kann sich auf den Aufenthaltsort, auf die Finanzen beziehen oder umfassend definiert sein (s.a. Kapitel 3.3 „Komplikationen bei der Langzeitversorgung").

Fall 3
Ein 85-jähriger liebenswürdiger Mann, nach dem Tod der Ehefrau relativ isoliert lebend, kann wg. chronischer Herzinsuffizienz, Schwindel und Polyarthrose nicht mehr in die Praxis kommen. Nachbarn und die ambulante Pflege sichern die Grundversorgung. Eine kardiale Dekompensation im Rahmen des Urlaubs der Nachbarin führt zum Akutbesuch und zeigt in der Wohnung erhebliche Verwahrlosung und Zeichen seiner Verwirrtheit. Es stellt sich heraus, dass wg. eines Bagatellstreits die Gemeindeschwester abbestellt wurde. Nach stationärer Behandlung kommt der Patient nicht mehr in seine Wohnung. Im nahe gelegenen Altenheim lebt er deutlich auf. Die Kontakte sowie auch die sichere 24-Stunden-Versorgung nimmt er gern an.

Falldiskussion: Die Eskalation mancher kombinierter Erkrankungen kann eine Chance für einen Neu-Anfang sein. Gewöhnlich können Hochbetagte Hirnleistungsschwächen in ihrer häuslichen Umgebung lange überdecken. Besonders die zunehmende Zahl von Personen ohne jegliche Familienangehörige macht die individuelle Betreuung sehr schwierig.

5.3.4 Ungerechtfertigte Ansprüche, Druck auf den Arzt

Nicht nur Alkoholisierung, sondern auch vorangegangene oder fortgesetzte Konflikte im Patienten-Umfeld belasten die Arzt/Patienten-Beziehung außerordentlich. Beschimpfungen, die einem vorbehandelnden Arzt gelten, erlebte Frustrationen oder Sätze wie „Sie müssen aber..." vergiften die Atmosphäre. So kann es mühevoll sein, die unerlässliche gründliche Untersuchung abzuwickeln. Auch hier ist es hilfreich, sich die erlebten Aggressionen zu vergegenwärtigen und nur sehr sparsam zu beantworten. Um sich abzusichern, wird man Befund und Therapie auf dem Notfallbehandlungsschein gut dokumentieren. Erfreulich ist, dass man während der Untersuchung z.B. bei der Auskultation plausibel jeden Redeschwall untersagen kann.

6 Allgemeine Schlussfolgerungen

Hausbesuche sind essentiell für eine umfassende hausärztliche Patienten-Versorgung, vor allem sind sie auch „ergiebig" für den Arzt im Sinne eines großen Informationsgewinnes. Von allen Fehler-Faktoren scheint der Zeitdruck am wesentlichsten zu sein. Fast 90% der Hausbesuche sind planbar, so dass der Zeitorganisation größte Bedeutung zukommt.

Wie in der ärztlichen Sprechstunde erfordert der unbekannte Patient ein besonders gründliches Vorgehen bei Anamnese, Untersuchung und Dokumentation.

Zum Schluss ein unkonventioneller Vorschlag, der der Salutogenese des Arztes dienen kann. Sicher kann er nur eingeschränkt realisiert werden: Man kann der „Zeitfalle" entkommen, indem man innerstädtisch für einige Routine-Besuche vom Auto aufs Fahrrad umsteigt. Hausbesuche in Dauerhetze schädigen nicht nur Patient und Angehörige, sondern auch den Arzt selbst.

Literatur

Bloß G, Dollmeier R (2000) Logistik des Hausbesuches. Internist 41: 704–708
Charlton R (1999) A changing world- the need and value of home visits. N Z med J Nov 12;112(1099):435 (PMID: 10678235)
Clade H (2002) Pflegeversicherung Handlungsbedarf. Deutsches Ärzteblatt 99(20)
Dryden A (1996) Der Hausbesuch beim alten Patienten, Institut für Praktische Geriatrie
Elkan R, Kendrick D, Dewey M, Hewitt M, Robinson J, Blair M, Williams D, Brummel K (2001) BMJ 323:719–25
Haastregt JCM, Diederiks JPM et al. (2000) Effects of a programme of multifactorial home visits on falls and mobility impairments in elderly people at risk: randomised controlled trial. BMJ 321 (7267): 994–998
Hamm H (1986) Allgemeinmedizin, Familienmedizin. Thieme, Stuttgart
Hansis M, Hansis D (2000) Der ärztliche Behandlungsfehler. Ecomed, Landsberg
Herfel CV (2001) Home visit. Fam Med Jun 33(6):424–5 (PMID: 11411968)
Heuer J (2002) KBV-Abrechnungsstatistik ASTOR, ZI Zentralinstitut für die kassenärztliche Versorgung, Köln
Klein R (1996) Für Hausbesuch oder Notfall: In Koffer und Tasche alles parat? Selecta/Medizin aktuell
Klein R (1998) Hausbesuchstasche und Notfallkoffer. Der Allgemeinarzt: 633–643
Leff B, Burton JR (2001) The future history of home care and physician house calls in the United States. J Gerontol A Biol Sci Med Sci 56 (10):M603–608
Robert-Koch-Institut: (04/01) Medizinische Behandlungsfehler, Gesundheitsberichterstattung des Bundes
Salisbury C (2000) The demand for out-of-hours care from GPs: a review Fam Prct 17(4): 340–347
Schrömbgens H H (1991) Die Fehldiagnose in der Praxis. Hippokrates, Stuttgart
Sefrin P (1996) Präklinische Versorgung von Notfällen. Deutsches Ärzteblatt 93(8):57
Stuck AE, Egger M et al. (2002) Home visits to prevent nursing home admission and functional decline in elderly people: systematic review and meta-regression analysis. JAMA 287(8):1022–1028
Tönies M (1998) In: Kochen MM (Hrsg) Allgemein- und Familienmedizin. Hippokrates, Stuttgart
Unwin BK, Jerant AF (1999) The home visit. Am Fam Physician, 60(5): 1481–1488 (PMID: 10524492)
Weber B (4/2002) Gutachterkommission für Ärztliche Behandlungsfehler bei der Ärztekammer Düsseldorf
Weisbach W-R (1991) Der Hausbesuch im Wandel. Deutscher Ärzte-Verlag, Köln

3.3 Langzeitversorgung
Eckart Sturm

Zusammenfassung

Im Rahmen einer „Lebenslaufmedizin" versorgen Hausärzte ihre Patienten aller Altersstufen nicht nur in akuten Krankheitssituationen, sondern langfristig und kontinuierlich über viele Jahre. Im Verlauf dieser Langzeitversorgung verlagert sich der Schwerpunkt ihrer Tätigkeit von der ausschließlichen Krankheitsbehandlung zunehmend auf die Aktivierung, Motivierung und Anleitung ihrer Stammpatienten zur Mitwirkung bei der Wiedererlangung und Erhaltung ihrer Gesundheit.

Wir beobachten, wie verschieden jeder Patient sein Kranksein erlebt und dass jeder anders reagiert und damit umgeht. Es ist unsere Aufgabe, jeden einzelnen kontinuierlich zu unterstützen, indem wir seinem unterschiedlichen individuellen Hilfebedarf entsprechen. Die salutogenen Ressourcen des Kranken und seiner Familie setzen wir vorrangig ein; das macht hausärztliche Primärversorgung besonders effizient.

Besondere Aufmerksamkeit widmen Hausärzte der Langzeitversorgung chronisch Kranker, deren wachsende Zahl den überwiegenden Teil ihrer Arbeitszeit beansprucht und deren Komplexität zusätzliche Kompetenzen erfordert. Damit sie der Vielfalt des unterschiedlichen Bedarf an professionellen Hilfen bei jedem einzelnen entsprechen können, ist ein konsequent patientenzentriertes Denken und Handeln erforderlich, das nachfolgend an Patientenbeispielen mit und ohne Komplikationen verdeutlicht wird

1 Aufgaben und Zielsetzungen der Langzeitversorgung

Als erste Anlaufstelle im Gesundheitswesen haben Hausärzte die Aufgabe, eine langfristige medizinische Versorgung ihrer Patienten sicherzustellen. Dazu erbringen sie eigene Leistungen und vermitteln die notwendigen professionellen Leistungen des Versorgungssystems. Kontinuierliche Behandlung durch ein und denselben Hausarzt ist eine wichtige Ressource und die Voraussetzung, dafür, die ärztliche Behandlung wirtschaftlich und effektiv zu gestalten. Vor allem bei Erkrankungen mit komplexen Ursachen kann jeder – vor allem ungezielter -Wechsel des Arztes die Effizienz der Behandlung senken. Bei jedem Patienten, insbesondere jedoch bei chronisch Kranken „kommt es beim Arztwechsel zu unwiederbringlichen

Verlusten an dem bisher in die Beziehung investierten Kapital an gegenseitiger Information, Vertrauen und Wertschätzung". (Balint 1964)

Chronisch Kranke nehmen den größten Versorgungsaufwand in der
Allgemeinpraxis ein.

Die Angaben über den Anteil chronisch Kranker an der Gesamtbevölkerung schwanken zwischen 25–35%, es wurden sogar Zahlen von 40%
mitgeteilt. Bei mehr als einem Drittel der Betroffenen sind demnach auch
die Aktivitäten eingeschränkt.

Die Zahl der chronisch Kranken, die ein Hausarzt (bei einer Gesamtzahl
von 1.000 Patienten) behandelt, ist abhängig von den Praxisjahren und der
Patientenzahl: im ersten Praxisjahrzehnt 300–400, im zweiten Jahrzehnt
400–500, danach bis zu 600 und darüber. (Kirchhoff 1990)

Chronisch Kranke sind viele Jahre/Jahrzehnte im Mittel 15 Jahre, bei einer Spanne von 3 bis 30 Jahren in hausärztlicher Versorgung. Auch während eines Krankenhaus- oder Rehabilitationsklinik-Aufenthaltes bleiben
die Hausärzte beteiligt und mitverantwortlich für den Verlauf (Kirchhoff
1990). Bei chronisch Kranken kommt es vermehrt zu Komplikationen,
wenn sie wie akut Kranke behandelt werden und ihr erhöhter Hilfebedarf
nicht berücksichtigt wird (Sachverständigenrat f.d.k.A.2003)

Hausärzte sind als Fachärzte im Rahmen einer „Lebenslaufmedizin" für
die Langzeitversorgung in allen Altersstufen zuständig, was heute insbesondere in ländlichen Bereichen mit geringerer Arztdichte von besonderer
Bedeutung ist.

Bei jedem Patienten, der zum zweiten Mal oder wiederholt kommt,
werden Hausärzte gedanklich an die vorausgegangenen Konsultationen
anknüpfen. Dazu müssen sie sich nicht nur an die Krankheitsdiagnosen
erinnern, sondern auch an Einzelheiten über den Kranken, z.B. an seine
Individualität, seine Lebenssituation und an wichtige Ereignisse in seinem
Leben. Um kontinuierlich auf *alle* Gesundheitsprobleme eingehen zu können, ist eine ausreichend gute Dokumentation erforderlich.

Für die Kranken, die ihre Gesundheitsstörungen zuerst dem Hausarzt
präsentieren, ist er zuständig für die *Suche nach Frühsymptomen eines abwendbar gefährlichen Verlaufes* und für *die kompetente Weiterbehandlung* (Sieb-
funktion und Koordinationsfunktion).

Da Frühstadien ernster Erkrankungen von harmlosen Gesundheitsstörungen oft kaum zu unterscheiden sind, werden Patienten und Arzt stets
mit verstärkter Aufmerksamkeit auf Warnzeichen achten.

Sorgfältig ausgeführte Früherkennungsuntersuchungen („Gesundheits-
Untersuchung" und „Krebsfrüherkennung Frauen und Männer") können
nicht selten Komplikationen im Sinne eines „abwendbar gefährlichen Verlaufs" vermeiden.

Tabelle 1. Chancen der Früherkennung durch Hausärzte

Hausärzte
– überschauen die regionale Epidemiologie,
– haben die Krankheitsvorgeschichte zum Teil miterlebt,
– besitzen aus gesunden Tagen Basis- und Vergleichbefunde,
– wissen über die genetische und familiäre Disposition
– sowie über die erworbenen Risiken des Patienten Bescheid,
– kennen das Gesundheits- und Krankheitsverhalten des Patienten und
– können deshalb die Risiken der Chronifizierung einer Krankheit relativ gut abschätzen.

2 Inhalte und Ausprägungen der Langzeitversorgung

Ein wesentlicher Teil hausärztlicher Arbeit besteht in der Steuerung langfristiger Verläufe. Bevor es zu Organveränderungen im Organismus kommt, gibt es Funktionsstörungen (Hypertonie). Eine jahrzehntelange konsequente Risikobekämpfung kann bei einem Teil der Patienten eine Organmanifestation (Apoplex) verhindern. Andere müssen erst organisch krank werden, ehe sie reagieren.

Aus Angst vor den Konsequenzen ignorieren manche Patienten die festgestellten Veränderungen oder zögern die Entscheidung, einen Arzt zu befragen Wochen oder Monate hinaus. Andere Patienten gehen zum vertrauten Hausarzt und können nach entsprechenden Untersuchungen meist beruhigt sein. Nur jeder fünfte Mensch überhaupt beansprucht ärztliche Hilfe, wenn er Beschwerden feststellt (Hidden Health Care System). (Grunow 1983)

Ein neu Erkrankter wird durch die Symptome, die ihm unbekannt und unerklärlich sind, verunsichert; er ist beunruhigt und empfindet Angst. „Die Wahrnehmung wird von Anfang an gefiltert oder verzerrt, wobei vor allem das momentane Befinden ausschlaggebend ist" (Heim 1986). Dabei spielt die gesamte Lebenssituation eine wichtige Rolle.

Da chronische Krankheiten den überwiegenden Inhalt der hausärztlichen Langzeitbehandlung darstellen, wird im folgenden im Besonderen auf chronisch Kranke eingegangen.

Chronisch krank ist ein Mensch, der jahrelang an Gesundheitsstörungen leidet, die nicht wieder ausheilen, sondern irreversibel bis zum Lebensende dauern.

Die meisten chronischen Krankheiten führen zu mehr oder weniger starken Funktionseinschränkungen oder sogar zu Behinderungen und Defiziten, mit denen die Betroffenen auf Dauer leben müssen. Einige chronische Krankheiten sind unheilbar, sie verkürzen das Leben, manche beenden es schon nach wenigen Jahren.

Chronisch Kranke benötigen neben kontinuierlicher medizinischer Versorgung auch Hilfe und Begleitung, um die psychosozialen und existenziellen

Folgen ihres Krankseins bewältigen zu können. Hausärzte koordinieren gemeindenahe Zusammenarbeit mit Fachspezialisten, Psychotherapeuten, Pflegedienste, nichtärztliche Gesundheitsberufe, Gruppenselbsthilfe.

Im Verlauf langfristiger hausärztlicher Versorgung verlagert sich die Aktivität vom Arzt zum Kranken: Hausärzte lassen den Kranken sehr weitgehend an ihren Überlegungen und Entscheidungen teilnehmen. Der Patient liefert seinerseits fortlaufend Informationen, beschreibt sein Befinden und meldet Verlaufsänderungen sofort zurück. Die Leistungen des Hausarztes verschieben sich. Die Motivation des Patienten, seine gesundheitlichen Probleme zunehmend selbständig zu bewältigen einschließlich entsprechender Schulungsmaßnahmen, gewinnen an Bedeutung. Diese kontinuierliche Aufgabe setzt in hohem Maße fachliches Wissen, aber auch kommunikative Kompetenzen des Hausarztes voraus.

Jeder Patient wird durch seine chronische Erkrankung ganz unterschiedlich belastet; jeder versucht auf seine Weise mit ihr umzugehen und die Probleme auf seine Art zu lösen. Das Gleiche gilt auch für die Familienangehörigen: Sie entwickeln ganz unterschiedliche Formen der Bewältigung (Coping-Muster), die sie dann meist während des ganzen Krankheitsverlauf ziemlich konstant beibehalten. (Schumacher und Reschke 1994)

Zunächst muss ein chronisch Kranker den Umgang mit Krankheitssymptomen, mit Medikamenten, Kontrollmethoden und Diätformen erlernen. Hausärzte sollten jedoch vermeiden, dass sie selbst, der Patient und seine Angehörigen sich auf die Krankheit fixieren. Vielmehr sollten alle begreifen, dass Änderungen der Einstellung und des Verhaltens ebenso wichtig sind. Jeder Beteiligte muss umlernen, damit der Patient sein neues Leben mit der Krankheit bewältigen kann. Dieser Lernprozess, das Leben mit der Krankheit neu zu gestalten, und die Bemühungen, sie mit den alltäglichen Anforderungen in Einklang zu bringen, beziehen sich auf drei Bereiche:

Tabelle 2. Die drei Bereiche der Krankheitsbewältigung (Coping)

1. Den *Umgang mit der chronischen Krankheit „normalisieren":* Symptome bewerten lernen (Warnsignale), Therapie in den Tageslauf integrieren.
2. Die nie abgeschlossene *emotionale Auseinandersetzung* mit dem Krankheitsschicksal weiterführen: Die Herausforderung durch die Krankheit richtig deuten und sie akzeptieren statt dagegen anzukämpfen.
3. Bisherige *Lebensziele* (Skript) umdefinieren und neue Schwerpunkte finden.(Gerhardt, 1986)

Aus medizinischer Sicht durchlaufen chronisch Kranke jedes Stadium ihrer Erkrankung (Frühstadium, Manifestation und Endstadium) unterschiedlich schnell. Je nach Art des chronischen Krankheitsverlaufs ist in ganz unterschiedlichen Stadien mit Komplikationen zu rechnen:

Tabelle 3. Fünf Verlaufsformen bei chronischen Krankheiten (in Stadien)

1. Krankheiten mit einem *vorübergehend akuten, lebensbedrohlichen Stadium* hinterlassen im Verlauf Defekte, Einschränkungen und die Gefahr von Rückfällen (z.B. Herzinfarkt, Schlaganfall)

2. Krankheiten mit langsamer *Verschlechterungstendenz*, die sich durch Behandlung verhindern lässt (z.B. Diabetes, Gicht, metabolisches Syndrom, einige Tumorerkrankungen)

3. Krankheiten mit einem *schubförmigen Verlauf*, der auch Remissionen aufweisen kann und keine eindeutige Prognose zulässt (z.B.Colitis ulcerosa, Polyarthritis rheumatica, Multiple Sklerose)

4. Krankheiten mit *fortschreitender Verschlechterung*, die nicht unbedingt zum Tod führen, aber in eine lange Phase von Pflegebedürftigkeit übergehen können (z.B. Demenz, Parkinsonismus)

5. *Fatale Krankheiten* mit einem progredientem Verlauf, die oft schnell *zum Tode* führen (z.B. Maligne Tumorerkrankungen, Leukämie, Aids).

3 Typische Probleme und Komplikationen, die bei der Langzeitversorgung auftreten können

3.1 Unbegründetes Abweichen von Diagnose- und Behandlungsmuster

Fall 1

Neun (!) Mitglieder der näheren Verwandtschaft von Frau M. waren an Krebs erkrankt und gestorben. Voller Angst kam sie alle 1–2 Jahre zur Früherkennungsuntersuchung, die ich bei der zu Depressionen neigenden Patientin stets besonders gründlich durchführte. Das ging so fast 20 Jahre. Als sie 65jährig mit scheinbar banalen Stuhl-Unregelmäßigkeiten wiederkam, beruhigte ich sie und mich, da ich sie Monate zuvor weithin gut untersucht hatte, allerdings ohne Coloskopie: „Das hat nichts zu sagen, wir können diesmal auf Röntgen und Endoskopie verzichten". Als sie dann 3 Monate später Blut im Stuhl hatte, war das Rektumkarzinom bereits inoperabel.

Falldiskussion: Aus bisher nicht endgültig geklärten Gründen handeln sowohl Patienten fatal, die plötzlich Medikamente weglassen, als auch Ärzte, die plötzlich vom Behandlungsmuster abweichen. Immer dann, wenn die Leitlinien die Kooperation mit anderen Ärzten oder anderen Gesundheitsberufen vorsehen, ist die Kontrolle besser. So ist die seit Herbst 2002 eingeführte Vorsorgecoloskopie ein wirklicher Quantensprung in unserem medizinischen Alltag.

3.2 „Nicht-Wahr-Haben-Wollen" bei Patient und Arzt

Heute kennt jeder die Symptome einer Demenz. Aber bei den nächsten
Angehörigen, Freunden und Kollegen will sie niemand feststellen.

> **Fall 2**
> 64jähriger Hausarzt wird von mehreren Ärzten untersucht. Die Diagno-
> se einer vermuteten Alzheimer-Demenz wird zwei Jahre lang abgelehnt.
> Erst als die typischen Symptome nicht mehr zu übersehen sind und an-
> dere Demenzursachen ausgeschlossen werden konnten, wurde die Diag-
> nose bestätigt. Es ging wertvolle Behandlungszeit verloren.

Falldiskussion: Dies wird immer wieder zu beschreiben sein und ist eine
Fehlerquelle ersten Ranges: die halbherzige Beratung und Untersuchung
von Freunden und Kollegen. Immer dann, wenn der Behandlungsauftrag
eindeutig geklärt ist und nach erwiesenermaßen bewährter Routine ab-
läuft, ist die Gefahr am geringsten, Fehler zu machen.

3.3 Nichtbeachten des Krankheitsverlaufs in der Langzeitversorgung

Die Anforderungen an Hausärzte sind bei jedem chronisch Kranken zu jedem Zeitpunkt andere. Dies bedeutet: sie ändern sich im Krankheitsverlauf und sie werden von *drei unterschiedlichen Verlaufskurven* bestimmt, die
sich überlappen:

1. Copingphasen: Die Angst- und Krankheitsbewältigung verläuft bei jedem chronisch Kranken und bei seinen Familienangehörigen unterschiedlich erfolgreich und verschieden schnell in fünf Phasen
2. Krankheitsstadien: Jeder chronisch Kranke durchläuft die Stadien seiner chronischen Erkrankung unterschiedlich schnell und schwer
3. Individueller Hilfebedarf: Er variiert bei jedem chronisch Kranken im
   Verlauf seiner chronischen Erkrankung in jedem Versorgungsabschnitt.

Diesen ständig wechselnden Aufgaben bei jedem chronisch Kranken individuell stets voll gerecht zu werden, stellt höchste Anforderungen an haus-
ärztliches Können und Einsatz.

Fehlbehandlungen und Komplikationen können vermieden werden,
wenn Hausärzte Wissen und Erfahrungen erwerben und diese drei, sich
überlappenden Verlaufsformen berücksichtigen. Die Copingforschung hat
bei ganz unterschiedlichen Krankheiten Übereinstimmungen im Patientenverhalten festgestellt. Dadurch ist es möglich und hilfreich, den sich
über Jahre erstreckenden Arbeitsaufwand in der hausärztlichen Praxis zu
gliedern.

3.4 Nichtberücksichtigung der individuellen Persönlichkeit bei Diagnostik und Therapie

Zwei Patienten mit gleicher Krankheit benötigen unterschiedliche Behandlung:

Fall 3

28 jährige Krankenschwester, 2 Kinder, alleinerziehend, lebt in der Nähe der Eltern, arbeitet im Krankenhaus. Sie hat wiederholt und jetzt wieder seit 3 Wochen Husten. Gespräch und Untersuchung ergeben eine *rezidivierende eitrige Sinubronchitis*. Ich empfehle Abschwellen der Nasenschleimhaut, mit Kamille inhalieren, Rotlicht, jedoch keine Hustenmittel und keine Antibiotika.

Fall 4

58jähriger Tischlermeister hat erneut seit zwei Wochen Husten und gelben Schnupfen, also ebenfalls eine *rezidivierende eitrige Sinubronchitis* nach grippalem Infekt, außerdem Adipositas, leichten Hochdruck, Cyanose, Emphysem. Da frühere bakterielle Sinusitiden oft wochenlang gedauert haben und immer erst durch Antibiotika beseitigt werden konnten, verordne ich jetzt sofort Antibiotika und Sekretolytika, auch wegen des Emphysems, wegen seiner Hypertonie und seiner seelischen Belastung.

Beiläufig frage ich, wovon er „die Nase voll" habe und ob es zu Hause ein Problem gäbe. Er verneint. Im Dorfklatsch hatte ich jedoch erfahren, dass er erhebliche Konflikte mit seinem 35jährigen Sohn hat, der in der Tischlerei mitarbeitet.

Falldiskussion: Die Patienten 3 und 4 benötigen trotz der gleichen Krankheitsdiagnose „*rezidivierende eitrige Sinubronchitis*" unterschiedliche Behandlungen. Diese Unterschiede lassen sich jedoch nicht durch die Krankheitsdiagnose begründen, sondern nur durch Informationen über die Persönlichkeit des Patienten, über seine Lebenssituation und die damit verbundenen Risiken sowie durch seine salutogenen Ressourcen.

Denn Krankheit entwickelt sich meist als langjähriger Prozess multifaktoriell

– einerseits durch verschiedenartige *äußere* Schädigungen (Erreger, Noxen, Traumen, Konflikte, einschneidende Lebensereignisse)
– andererseits durch die „*innere*" Reaktion des individuellen Menschen aufgrund seiner genetischen Disposition und lebenslangen Persönlichkeitsentwicklung.

Für die Entstehung einer Krankheit hat also die individuell ganz unterschiedliche Reaktion des Menschen auf eine Schädigung ganz entschei-

Tabelle 4. Krankheitsentstehung: Zwei Ursachenbereiche

Äußere Schädigung	Innere Reaktion
(Spur 1)	(Spur 2)
Krankheit	

dende Bedeutung; erst Spur 2 macht die Krankheit! (Hesse und Sturm,
1993)

Dieselben Patienten mit unterschiedlichen Komplikationen

Fall 4 *(Fortsetzung)*
Wenige Tage später bittet der Tischlermeister um Hausbesuch wegen
Magenbeschwerden. Meinem Assistenten empfehle ich, das größere
EKG mitzunehmen. Er berichtet, das EKG sei normal ausgefallen, er
habe etwas für den Magen verordnet. Ich empfehle ihm, 2 Stunden später noch einmal hinzufahren und das EKG zu wiederholen. Es ergab
Hinweise für einen Hinterwandinfarkt, der sich im Krankenhaus bestätigte. Nach Genesung hat der Patient seine Tischlerei dem Sohn über-
schrieben und kam regelmäßig zu Quick- und Blutdruckkontrollen.

Fall 4: Mangelhafte Einstellung des Blutdrucks bei Dauerstress und Übergewicht haben den Herzinfarkt provoziert.

Fall 3 *(Fortsetzung)*
Die Krankenschwester kommt zwei Wochen später mit beiden Kindern;
der Dreijährige hat sich bei ihr angesteckt: eitriger Nasen-Racheninfekt.
Beiläufig frage ich sie nach ihrem Befinden. Sie habe minimalen Druck
in der Herzgegend. Auskultation ohne auffälligen Befund, im EKG negative T. Ich werde stutzig und veranlasse Bestimmung der Enzyme.
Zwei Stunden später Anruf des Achtährigen: ich solle sofort kommen!
Höre im Hintergrund die Mutter vor Schmerzen laut schreien. Als ich
Minuten später ankomme, schreit sie noch vor heftigsten Schmerzen in
der linken Thoraxseite, ringt nach Atem, wälzt sich in Todesangst auf
dem Sofa. Sofortige Schmerzbehandlung und Notfalleinweisung wegen
Verdacht auf Herzinfarkt. Im Krankenhaus: akute Lungenembolie scin-
tigraphisch bestätigt. LDH war schon längere Zeit hoch gewesen, sie
hatte also schon wiederholt nicht diagnostizierte Mikroembolien gehabt.
Trotz falscher Diagnose hatte ich aber richtig gehandelt.

Epikrise: Fall 3: Rezidivierende Sinubronchitis und Thromboembolie bei
psychosozialer Überforderung.
    Wir denken in zwei Ursachenbereichen und nutzen Ressourcen aus
diesen beiden Bereichen:

Tabelle 5. Entscheidungs- und Behandlungshilfen

	Spur 1	Spur 2
Diagnostik:	Wissen über Krankheiten	Informationen über den individuellen Kranken
Therapie:	Professionelle Ressourcen	Patienteneigene Ressourcen

Bei jeder Beratung werden Hausärzte auf die beiden Ressourcenbereiche Spur 1 und 2 zurückgreifen und sie ständig verfolgen. Was wir über einen Kranken in Spur 2 in Erfahrung bringen, verhilft uns einerseits zu umfassenderen diagnostischen Einsichten z.B. darüber, wie der Patient mit Krankheit und Gesundheitsrisiken umgeht. Andererseits eröffnet uns Spur 2 zugleich therapeutisch nutzbare Hinweise, auf welche gesundheitsfördernden Ressourcen dieser Patient bisher zurückgegriffen hat (oft unbewusst) und welche Selbstheilungskräfte er jetzt mobilisieren könnte. (Brouwer 1982) Andererseits ist der Hausarzt auf diese Weise am ehesten geeignet, – und immer gemeinsam mit dem Patienten – Entscheidungen darüber zu treffen, wo sich der Ressourceneinsatz des Medizinsystems lohnt – wer zum Beispiel am ehesten vom Einsatz der Statine profitieren würde, dadurch dass er sie regelmäßig einnimmt und sie in einen Kranz von anderen präventiven Maßnahmen einbettet.

3.5 Nichtbeachten wichtiger Zusammenhänge in der hausärztlichen Praxis

Die Erkrankung der beiden Patienten an eitriger Sinubronchitis sind gute Beispiele für die vielfachen Zusammenhänge, die sich jedem Hausarzt aufdrängen:

1. *Zusammenhang: Kieferhöhlen-Bronchien = „Sinubronchitis"*
   Ursache für Reizhusten ist sehr oft eitrige Sinusitis, die meist nicht ausgeheilt ist oder rezidiviert. Für die Mehrzahl der Patienten mit diesem Krankheitsbild, das auf zwei Fachbereiche übergreift, sind Hausärzte zuständig. Nur wenn spezielle Maßnahmen erforderlich sind, stellt sich die Indikation zur Fachbehandlung beim HNO-Arzt oder Pulmologen.
2. *Zusammenhang: Sinubronchitis und psychosoziale Belastungen*
   „Die Nase voll haben", mit diesem Satz bringt der Volksmund zum Ausdruck, wie nachteilig sich andauernder Stress auf unser Immunsystem und unser seelisches Befinden auswirken, indem wir die Nase dicht machen, weil „es uns stinkt". Mit der Frage: „Warum oder wovon haben Sie die Nase voll?" leiten ganzheitlich arbeitende Hausärzte dazu über, den psychosozialen Mitursachen nachzuspüren.
3. *Familienendemien*
   HausärztInnen beobachten über Krankheitsentwicklung und -ausbreitung beim Hausbesuch mehr als im Sprechzimmer. So entdecken sie „an der nasalen Aussprache eines Familienmitgliedes die verschleppte

Sinusitis als Quelle der rezidivierenden bakteriellen Infekte der anderen Kinder, der pustulösen Akne des Ältesten und der rezidivierenden Pyodermien aller Familienmitglieder" (Huygen, 1979).
4. *Weitere Zusammenhänge* erklären diese Komplikationen.

Dabei ist eine saubere Dokumentation der Krankengeschichte notwendig, so dass uns bei Rückenschmerzen einer Patientin auch der vor 10 Jahren ausbehandelte Brustkrebs einfällt!

3.6 Einseitige Fixierung

Sobald sich Hausärzte bei ihrem Vorgehen auf eine Spur fixieren, versperren sie sich und dem Patienten den Blick auf andere Ursachen und Lösungsmöglichkeiten; oft unbeabsichtigt; denn alle Ärzte sind in Spur 1 und in somatischer Medizin viel besser ausgebildet worden als in Diagnostik und Therapie nach Spur 2. Es gehört zur bisherigen Routine, somatisch fassbare Befunde nachzuweisen. Dadurch neigen alle (auch die Patienten) zur *somatischen Fixierung.* Aber es gibt auch eine *psychische Fixierung.* Es besteht die Gefahr, in Spur 2 die Fakten nicht zu wissen oder zu verkennen. So kann das Bild vom Patienten ungenau und vage werden und nicht als Quell der Entscheidung dienen. Es kommt zu einer Fehlinterpretation, die wir nach und nach mehr und mehr mit Widerstand belegen. Es kommt zu einer „Vergrauung" des Bildes der Persönlichkeit. Dies zusammen mit der einseitigen Fixierung ist eine enorme Fehlerquelle. Nur indem wir uns nicht vorzeitig auf ein angebotenes Symptom oder den Patienten fixieren, wird es uns gelingen, stets beide Spuren gleichwertig zu verfolgen. (Grol et al 1977)

4 Wie lassen sich Komplikationen und Probleme bei der Langzeitversorgung verhindern?

Es gibt kein Patentrezept. Durch *konsequente Individualdiagnostik und Individualtherapie,* wie sie nachfolgend beschrieben werden, kann Komplikationen vorgebeugt werden. Es gibt ganz unterschiedlichen Ziele und Aufgaben der Hausärzte im Krankheitsverlauf. Sie zu berücksichtigen, kann Komplikationen verhindern.

Auch bei gleicher Krankheit hat jeder Patient einen unterschiedlichen Bedarf an professioneller Hilfe. Deshalb ist es unökonomisch, allen Patienten mit der gleichen Diagnose die gleiche Therapie oder das gleiche Medikament zu verordnen. Statt professionelle Leistungen mit einer Krankheitsdiagnose zu begründen, sollte dies in Zukunft durch den *individuellen Hilfebedarf* erfolgen.

Ein Beispiel:
Während eine jugendliche Diabetikerin ihren Blutzucker regelmäßig selbst bestimmt und ihre Diät und Insulindosis danach variiert, benötigt eine alleinstehende ältere geh- und sehbehinderte Frau dafür ständig professionelle Hilfe.

Durch die Vorabklärung des eigenen Beitrags des Patienten und der Ressourcen seines Umfeldes (Spur 2) lässt sich der verbleibende individuelle Bedarf an professionellen Leistungen (Spur 1) genauer bestimmen und dosieren.(Hesse und Sturm, 1993)

Weil Hausärzte über die Ressourcen ihrer Patienten am besten informiert sind und auch zu den Ressourcen der Familien und des Umfeldes den besten Zugang haben, sind sie besonders geeignet, den individuellen Hilfebedarf an professionellen Leistungen zu ermitteln.

Tabelle 6. Diagnostische Begründung des individuellen Hilfebedarfs

(Spur 1)	(Spur 2)
Diagnose der Krankheit (ICD, ICPC) Art, Stadium, Schwere, Dauer	**Dgn. der Individualität des Patienten** Defizite, Ausfälle, Angstpegel Salutogene Ress., Selbsthilfe
Dgn. direkter Krankheitsfolgen (ICIDH) Schädigung, Funktionseinschr. Behinderung	**Diagnose der Familiensituation** Konflikte Selbst- und Familienhilfe **Dgn.d. Lebenssituation** Überlastung, Zurücksetzung Anerkennung, Integration

Die häufigsten Komplikationen geschehen am Anfang, weil manche Hausärzte mit chronischen Krankheiten genauso umgehen wie mit akuten. Die Langzeitversorgung chronisch Kranker unterscheidet sich jedoch von der Versorgung akut Kranker wesentlich; denn hierbei überwiegt die Arbeit mit dem Menschen.

In den ersten Monaten nach Diagnosestellung steht die Behandlung der Krankheitssymptome und eine gute medikamentöse Einstellung im Vordergrund. Dies tritt jedoch zurück, je besser der Patient lernt, damit umzugehen. Unausgesprochen erwarten chronisch Kranke von ihrem Hausarzt auch Beistand bei der Bewältigung der psychosozialen und existentiellen Krankheitsfolgen.(Weinhold 1989) Dafür benötigen Hausärzte Handlungs- und Vermittlungskompetenz auch in der psychosozialen und anthropologischen Dimension.

Je nach Schwere der Erkrankung besteht bei chronisch Kranken in den ersten zwei bis drei Monaten nach Krankheitsfeststellung bzw. nach Entlassung aus dem Krankenhaus der höchste Bedarf an Information, Zuwendung und Hilfen zur Behandlung. Anfangs sind tägliche bis zweitägige, später 1–2mal wöchentliche Konsultationen oder Hausbesuche angezeigt, bei denen Hausärzte mit dem Kranken und seinen Angehörigen ausführliche Gespräche führt über die notwendige Umstellung auf ein Leben mit der chronischen Krankheit.

Tabelle 7. Einführende Gesprächsthemen

- Ängste wegen Bedrohung oder Verkürzung des Lebens
- Anleitung zum Umgang mit Beschwerden (Coping)

Tabelle 7 *(Fortsetzung)*

– Bedeutung von Beschwerden und Symptomen sowie die Reaktion darauf
– Notwendige Verhaltensänderungen, Konsequenzen für Familie und Beruf
– hausärztlichen Beistand zusichern.

Zum Umgang mit Beschwerden anleiten

Ziel: Patient soll Symptome rechtzeitig wahrnehmen richtig bewerten, verständlich beschreiben und adäquat reagieren.

Tabelle 8. Diagnostik zur Persönlichkeitseinschätzung

– Wo liegt die Wahrnehmungsschwelle für Beschwerden?
– Wie hoch oder niedrig liegt die Schmerzschwelle?
– Wie reagiert der Patient auf seine Beschwerden?
– Informiert er seine Angehörigen oder ist er verschlossen?
– Wie schnell werden Beschwerden dem Arzt vorgetragen?

Patientenberichte und Untersuchungsschritte kommentieren, Vorstellungen und Begriffe korrigieren, Bewertung und Reaktionsweise richtigstellen, zu erwartende Befindensänderungen voraussagen. Mit Warnsignalen und ihrer Bewertung bekannt machen. Erläuterung und Konsequenzen von „Alarmsignalen", typischen und atypischen Begleitsymptomen oder Beschwerden, die nur mittelbar oder nicht mit dieser Krankheit zusammenhängen

Langzeittherapie einleiten und Annahme fördern

Die erforderlichen Therapiemaßnahmen durch Gespräche vorbereiten, auf individuelle Wünsche eingehen, Verordnungen ausführlich erläutern, Stichwortzettel mitgeben, erwartete Wirkungen voraussagen, mögliche Nebenwirkungen erwähnen, aufklären, was dann zu tun ist, telefonische oder persönliche Rückmeldung vereinbaren, Familienmitglieder (Bezugspersonen) informieren.

Tabelle 9. Einweisung des Kranken in Befundkontrollen

– Anfangs kurze Kontrollabstände
– Abstände individuell festlegen
– Termine vereinbaren
– zur Einhaltung motivieren
– durch zuverlässige Bezugspersonen erinnern lassen.

Nie mehr als eine neue Methode oder ein neues Medikament verordnen, nicht mehr als vier (bis höchstens 6) Tabletten pro Tag.(Bei mehr als vier

Medikamenten steigt die Zahl der unerwünschten Wechselwirkungen exponential.) Verschiedene Darreichungsformen wählen (Saft, Zäpfchen, Hautpflaster). Kurzfristige Rückmeldung vor allem von Nebenwirkungen erbitten; mögliche Nebenwirkungen voraussagen (z.B. dass anfänglicher Kopfdruck bei Nitropräparaten ungefährlich sei). Häufig Therapiegespräche führen und auf alternative Therapiewünsche eingehen.

Gespräche mit situationsbezogenen Inhalten führen

Relevante Themen haben Vorrang, auf Situation adäquat reagieren, niemals bagatellisieren, sondern auf jede Frage eingehen, in verständlichen Begriffen so erläutern, dass der Patient folgen kann, Auffassungskapazität und Angstpegel beachten, schrittweise in Problematik der weiteren Behandlung und Verhaltensänderung einführen, eindeutige Empfehlungen oder Anweisungen, verbindliche Absprachen, Rückmeldung vereinbaren (auch telefonisch).

Tabelle 10. Themen für vertiefende Gespräche

– über die Lebensweise des Kranken und wie er/sie darüber denkt
– wie er die Probleme der Krankheit und ihrer Folgen bewältigen will
– wie er übermäßigen Stress vermeiden und abbauen könnte
– was er neu bewertet und wie er sich neu orientiert
– ob er zu Verhaltensänderungen bereit ist
– was er nun zu tun gedenkt.

Die Mithilfe von Familienmitgliedern mobilisieren

Familienmitglieder sind für Hausärzte ideale Multiplikatoren; denn sie übernehmen in der Regel bereitwillig viele Aufgaben und Funktionen, die zur Gesunderhaltung bzw. Gesundung einzelner und aller Familienmitglieder beitragen: Wahrnehmung und Bericht über Krankheitserscheinungen, Motivierung zum Arztbesuch, Unterstützung bei der Therapie, Motivierung zur Selbsthilfe, Verlaufsbeobachtung, Erfüllung persönlicher Wünsche Unterstützung bei der Bewältigung von Krisen eines Familienmitgliedes, Unterstützung bei der Rehabilitation und Re-Integration.

Tabelle 11. Probleme, bei denen ein Kranker die Hilfe der Familie braucht

– Annahme des Krankheitsschicksals
– Bewältigen der Krankheitsfolgen
– Umgang mit Medizinsystem
– Einhaltung ärztlicher Empfehlungen

Die Familienangehörigen haben bei der Krankheitsbewältigung ganz entscheidende Bedeutung. Hausärzte werden nur dann erreichen, dass der Pati-

ent sein chronisches Kranksein akzeptiert und das Notwendige selbst beiträgt, wenn auch die Familie mitzieht und die Angehörigen sein Kranksein
nicht verdrängen, sondern ihn in jeder Hinsicht unterstützen, insbesondere emotional.

Fall 5
Eine 55jährige Patientin mit Niereninsuffizienz mußte dialysiert werden.
Dadurch hatte sie sich im Krankenhaus sehr gut erholt und konnte in
ambulante Weiterbehandlung mit 3 mal wöchentlicher Dialyse entlassen
werden. Nach anfänglich sehr gutem Verlauf ging es dann der Patientin
zunehmend schlechter, sie wurde wieder bettlägerig. Die Rückfrage bei
der Dialyse ergab: alle Werte waren normal! Ich wußte keinen Rat, es
gab keinen offensichtlichen Grund.
   Eines Tages fiel es mir wie Schuppen von den Augen, als ich bei einem Hausbesuch spät abends den Ehemann betrunken nach Hause
kommen erlebte. Die ganze Großfamilie hatte Angst bekommen vor der
ungewohnten Situation und ihre Besuche eingestellt, obwohl 2 Kinder
mit Enkelkindern im Dorf wohnten. Die Patientin fühlte sich von der
Familie abgeschrieben. Sie hatten die Versorgung der 80jährigen Großmutter überlassen. Nach Wiederaufnahme der Besuche durch die Familie erholte sich die Patientin ohne andere Maßnahmen.

Hauskrankenpflege sicherstellen und begleiten

Wer sich durch Krankheit, Einschränkungen oder Alter nicht mehr selbst
versorgen kann oder sogar bettlägerig ist, wird in der Regel von Familienangehörigen zu Hause gepflegt. Diese werden dazu vom Hausarzt bzw. einer Fachpflegekraft angeleitet.
   In jeder Familie hat sich eine Aufgabenteilung entwickelt, welches Familienmitglied den Arzt anruft und mit ihm spricht, wer Medikamente aus
der Apotheke holt, wer Behördengänge erledigt und wer Formulare aus-
füllt. Hausärzte koordinieren diese Hilfe und sorgen gemeinsam mit hin-
zugezogenen Fachpflegekräften für optimale Bedingungen zur Genesung
im Hinblick auf Bettlägerigkeit, Ernährung, Hygiene, Mobilisierung, Re-
habilitierung und emotionales Klima.

Ambulante Rehabilitations-Maßnahmen durchführen

HausärztInnen entscheiden, welche Rehabilitationsmaßnahmen ein chronisch Kranker zu Hause durchführen soll und sorgen für individuelle Dosierung.
   Am Wohnort Überweisung zu Gymnastik und autogenem Training,in
Sportgruppen für Koronarkranke, Selbsthilfegrupen für Alkoholiker, Diät-
kurse bei Übergewicht, ggf. Überweisung zur ambulanten Psychotherapie
oder Familientherapie.

Gemischte Gruppen zur Problemlösung

Tabelle 12. Motivierung und Anleitung durch HausärztInnen zu

- Verhaltensänderungen, Ernährungsumstellung
- Bewegungstraining, Entspannungsübungen
- täglichem Training zu Hause: Spaziergang, Dauerlauf, Radfahren (auch Heimtrainer),
- Schwimmen, Joga, Fingerübungen (Schreibmaschine, Klavier),
- Lernübungen, Gedächtnistraining

Leben durch Routine normalisieren; Zu größerer Selbständigkeit anleiten

Ziel: Trotz chronischer Krankheit wieder am Leben teilnehmen!
Routinierter Umgang mit Medikamenten, Variationsmöglichkeiten bei Diät
Übergang zu Selbstkontrollen, Anleitung zur Selbstinformation
Regelmäßiges Training geschädigter Funktionen durchführen
Hinweise auf Übungsfelder
Gespräche über Umgestaltung des Lebens und Integration

Tabelle 13. Das Leben mit der Krankheit „normalisieren"

Zu richtiger Bewertung von Beschwerden anleiten: Was ist harmlos?
Wie soll sich der Kranke bei interkurrenten Gesundheitsstörungen verhalten?
Soll er seltener zum Arzt kommen? Kann er begrenzte Aufgaben übernehmen?
Vertrauten Umgang zwischen Arzt und Patient anstreben, Selbstvertrauen stärken,
Wichtige Lebensinhalte wiederbeleben, in allen wesentlichen Bereichen zur Autonomie
hinführen, das Leben hat wieder Vorrang!

Selbstkontrollen fördern Eigenverantwortung

Fall 6
Als sich ein langjähriger Diabetiker ein Rezept holte, forderte ich ihn unverhofft zur Blutzuckerkontrolle auf: „Ach, Herr Doktor, ich bin doch gar nicht darauf vorbereitet!" Er merkte gar nicht, dass er mit dem Wunsch, mich nicht zu enttäuschen, sich selbst betrog.

Falldiskussion: Die unumgänglich notwendigen Blutzuckerkontrollen belasten das Patienten-Arzt-Verhältnis erheblich; denn die Kontrollfunktion des Hausarztes macht ihn zum Gegenspieler des Patienten statt zu seinem Partner. Deshalb sollte jeder Diabetiker oder eine Bezugsperson der Familie zu Selbstkontrollen angeleitet werden; denn nunmehr kehrt sich die Situation um: Jetzt ist der Diabetiker neugierig zu erfahren, wie hoch sein Blutzucker nach einem Diätfehler ansteigt. Die Selbstkontrollen soll er in einem Büchlein protokollieren und es in die Sprechstunde mitbringen. – Genauso beim Patienten mit Hochdruck.

Manche Hypertoniker glauben, es sei mit der vorübergehenden Einnahme eines den Blutdruck senkenden Medikamentes getan. Sobald es gelungen ist, den Blutdruck zu senken, setzen sie das Medikament wieder ab und stellen die Blutdruckmessungen ein. Bei anderen Hypertonikern erweist sich die Einstellung als unzureichend, z.B. in der Nacht oder bei zusätzlichen Belastungen. „Den" Hypertoniker gibt es nicht; jeder Mensch reagiert auf die gleiche Noxe oder Stressbelastung unterschiedlich.

Langzeitbeobachtung und Korrekturen der Therapie

Langzeit-Verlaufsbeobachtung als Chance für Hausärzte

Hausärzte sollten sich nicht auf Querschnittsuntersuchungen beschränken, weil diese sowohl erfolgreich verlaufene Eigenregulationen verschweigen und leider auch die durch gute therapeutische Einstellung erreichte Kompensation eines Funktionssystems. Sie sollten sich *auf Verlaufsbeobachtungen spezialisieren!*

Wenn Hausärzte langfristige Behandlung gemeinsam mit Spezialisten durchführen, bleibt die Datensammlung und -verwaltung in ihrer Hand; dadurch werden zeitliche Verläufe und fachübergreifende Zusammenhänge deutlicher.

Gute Langzeitbeobachtung verhindert Komplikationen

Tabelle 14. Aufgaben im Versorgungsabschnitt Langzeitbeobachtung

1. Rücknahme medizinischer Aktivitäten
2. Autonomie weiter fördern
3. IndividuelleVerlaufsbeobachtung bei Beratungsterminen und Hausbesuchen
4. Bilanzuntersuchungen (in längeren Abständen) zur Vertiefung der Diagnostik zur Beurteilung der Lebenssituation und Bewertung des Coping
5. Einflussnahme auf den Krankheitsverlauf, Optimierung der Individualtherapie
6. Verbesserung der Prognose, auf neue Krankheitsentwicklungen achten
7. Koordinierung langfristiger Zusammenarbeit mit Spezialärzten, Beratungsstellen, Sozialstation und anderen Gesundheitsberufen.

Krisenintervention

Komplikationen durch sofortige Intervention vorbeugen

Bei Schüben, Rezidiven, Komplikationen oder sonstigen Krisen intervenieren Hausärzte sofort, revidieren ihre bisherige Primärdiagnostik und therapeutischen Maßnahmen.

Durch Krisenhilfe auch in der menschlichen Dimension bewältigen sie neue Hoffnungslosigkeit, und verstärken die tertiäre Prävention unter besonderer Begleitung bei Lebenskrisen.

Begleitung Sterbender und finale Intensivbetreuung

Ziel: Menschenwürdiges Sterben anstreben, möglichst zu Hause sterben lassen, äußere und innere Voraussetzungen schaffen. Regelmäßigen Beistand bis zum Tode zusichern.

Literatur

Balint M (1964) Der Arzt, sein Patient und die Krankheit. Klett-Cotta, Stuttgart

Brouwer W (1982) Zweispurige Medizin. Allg Med Int II: 21–23

Gerhardt U, Friedrich H (1982) Familie und chronische Krankheiten, Versuch einer soziologischen Standortbestimmung. In: Angermeyer C, Freyberger H (Hrsg) Chronischkranke Erwachsene in der Familie, Enke, Stuttgart

Gesundheitsförderung und chronische Krankheiten (1989) BzgA Köln, S 354

Grol R et al (1985) Prävention somatischer Fixierung. Springer-Verlag, Heidelberg

Grunow D, Breitkopf et al (1983) Gesundheitsselbsthilfe im Alltag. Enke, Stuttgart

Heim E, Willi J (Hrsg) (1986) Psychosoziale Medizin. Springer, Heidelberg

Hesse E, Sturm E (1993) Kostensteigerung und Konsumdenken durch Fehlprogrammierung. Teil 1. Niedersächs Ärztebl 16: 14–17; Teil 2. Niedersächs Ärztebl 17: 15–17

Huygen F J A (1979) Familienmedizin – Eine Aufgabe für den Hausarzt. Hippokrates, Stuttgart

Kirchhoff K (1990) Untersuchungen zur Dauer chronischer Krankheiten in der Allgemeinmedizin. Dissertation, Göttingen

Schrömbgens H H et al (1987) Die Fehldiagnose in der Praxis. Hippokrates, Stuttgart

Weinhold D (1989) Was erwarten Chronisch Kranke von ihrem Hausarzt. Dissertation, Göttingen

3.4 Familienmedizinische Funktion

Susanne Altmeyer, Friedebert Kröger, Askan Hendrischke

Zusammenfassung

Der Arbeitsauftrag der Allgemeinmedizin beinhaltet auch die haus- und familienärztliche Funktion, – das ist die Betreuung des Patienten im Kontext seiner Familie oder sozialen Gemeinschaft auch im häuslichen Umfeld (Hausbesuch). Nach der DEGAM-Definition berücksichtigt die Arbeitsweise des Allgemeinarztes „somatische, psychosoziale, soziokulturelle und ökologische Aspekte". Die Familie prägte über Generationen hinweg das Gesundheits- und Krankheitsverhalten des einzelnen Familienmitgliedes. Deshalb ist es von besonderer Bedeutung, dass bei der Interpretation von Symptomen und Befunden der Patienten, sein Krankheitskonzept, sein Umfeld und seine Geschichte gewürdigt werden. Dies geschieht vielfach im Praxisalltag, ohne dass es speziell reflektiert würde, zum Beispiel bei der Einrichtung einer Pflegesituation um einen unheilbar Kranken und Sterbenden, bei der Betreuung von Demenzkranken, bei der Initiierung von Nachbarschaftshilfe in Akutfällen. Nicht selten jedoch entstehen Probleme und Komplikationen, bei denen das Umfeld stark belastet ist. Zur Unterstützung von Kompetenzen und Ressourcen bei der Krankheitsbewältigung und –verarbeitung hilft das Konzept der Systemischen Familienmedizin.
Das folgende Kapitel soll zum besseren Verständnis beitragen und praktische Hinweise und Anregungen zum Umgang mit Patienten geben, bei denen die Einbeziehung der familienmedizinischen Perspektive sinnvoll ist, und zur Reflexion anregen, was bei deren Unterlassung geschieht.

1 Aufgaben und Zielsetzungen der Familienmedizin

Kaum eine Versorgungsaufgabe des Hausarztes steht in so enger Beziehung zu dem gesellschaftlichen Wandel wie die familienmedizinische Funktion. Die Familie klassischer Prägung ist heute in einem Auflösungsprozeß begriffen. Der Begriff der sog. „Patchwork-Familie" verdeutlicht, dass in hohem Maße zeitlich begrenzte und häufig wechselnde Beziehungen zwischen Partnern bestehen. Hinzu kommen die Zunahme von Einzelhaushalten, die hohe Zahl berufsbedingter Wochenendbeziehungen und neu – offiziell anerkannt – Lebensgemeinschaften gleichgeschlechtlicher Partner. An die Stelle der klassischen Familie als kontinuierlich fortgeschriebener Zusammenhalt von durch Verwandtschaft sich aneinander gebunden erlebender

Menschen tritt somit heute zunehmend eine Vielfalt durch Unbeständig-keit gekennzeichneter Formen des Zusammenlebens.

Vor diesem Hintergrund gewinnen die familienmedizinischen Aufgaben des Hausarztes an aktueller Bedeutung z.B. wenn es um das Wohl von Kin-dern oder hochaltrigen Menschen oder um die Auswirkungen wirtschaftli-cher Einbrüche und Arbeitslosigkeit auf Nahestehende geht. So verändert sich das Anforderungsprofil an die Familienmedizin derzeit ständig.

Wesentliche familienmedizinische Aufgaben des Hausarztes betreffen:

– Familienplanung (Beratung zur Schwangerschaftsverhütung, Kinder-wunsch usw.)
– Schutz vor Infektionskrankheiten und deren Ausbreitung (Impfung, Ansteckungsgefahren)
– Gesundheitsschädliche Wohn- und Lebensverhältnisse (Hygiene, Man-gelernährung)
– Ausschöpfung benötigter finanzieller und praktischer sozialer Unter-stützung (Pflegeversicherung, Sozialhilfe, Hilfs- und Pflegedienste)
– Schulung und Anleitung bei der Handhabung medizinischer Denkmus-ter und Hilfen
– Psychosoziale Auswirkungen von Krankheit, Lebenskrisen, Verände-rungen der Lebensbedingungen auf alle Betroffenen

Die Familienmedizin unterscheidet sich von der klinischen Medizin durch ihren „setting"- bezogenen Ansatz. Demnach werden die Erkennt-nisse des Hausarztes erst aus der Beleuchtung einer komplexen, mehrere Personen und deren gemeinsame Lebenswelt betreffenden Konstellation gewonnen. Auch die weitere Bearbeitung richtet sich nicht nur auf den einzelnen Patienten, sondern hat stets die Wiederherstellung einer gleich-gewichtigen Situation, die für alle Beteiligten eine akzeptable Lösung sucht, zum Ziel.

In der Familienmedizin begegnet uns also ein absolutes Spezifikum der Allgemeinmedizin, das mit dem geschilderten Ansatz nur hier in unserem Versorgungssystem vorkommt. Indem medizinische, individuelle persön-lichkeitsgebundene, soziale und psychologische Faktoren sowie die Lebens-konzepte der Beteiligten als gleichwertige Faktoren in einer aktuellen kon-kreten in dieser gesellschaftlichen und regionalen Umwelt gegebenen Situation beleuchtet werden, erfüllt die Familienmedizin des Hausarztes bereits wesentliche Anforderungen an eine zukunftsweisende „Gemeinwe-sen orientierte" Medizin.

Der psychosozialen Aufgabe im Rahmen der Familienmedizin kommt schon hinsichtlich der Häufigkeit entsprechender Anlässe besondere Be-deutung (vgl. Einleitung s. Krankheitsmodell) zu.

Im folgenden werden deshalb einige grundlegende Zusammenhänge angesprochen, die sich in der Erfahrungswelt der – vor allem frühen – Be-ziehung zu anderen bilden und die bei der Bearbeitung psychosozialer Fragen im Rahmen der Familienmedizin herangezogen werden.

Eine Vielzahl von Studien hat die Auswirkung von Erkrankungen auf die anderen Familienmitglieder untersucht. Was vielen im Gesundheitssystem tätigen Personen aus ihrer täglichen Arbeit heraus evident scheint, konnte in diesen Studien auch wissenschaftlich untermauert werden: Die Erkrankung eines Menschen an einer Krankheit, die lebensverkürzend, lebensbedrohend oder lebensbegleitend ist, gefährdet die seelische Gesundheit seiner nahen Angehörigen. Dies trifft sowohl bei den Lebenspartnern erkrankter Erwachsener zu (Buddeberg 1992) als auch bei Eltern und Geschwistern chronisch kranker Kinder (Silver 1998, Cadman 1988) und bei Kindern chronisch kranker Eltern (Riedesser 1999). Es wird durch diese Studien deutlich, dass auch die Angehörigen von schwer erkrankten Menschen einer psychosozialen Versorgung bedürfen.

2 Inhalte und Ausprägungen der Systemischen Familienmedizin

Die von der Allgemeinmedizin in den letzten 30 Jahren auf Familienangehörige assimilierten Grundsätze individueller Krankenbehandlung wurden im letzten Jahrzehnt gebündelt in dem Ansatz der „Systemischen Familienmedizin". Sie bezieht sich auf das Segment der Bewältigung psychologischer und sozialer Auswirkungen insbesondere schwerer und chronischer Krankheit auf die Familienmitglieder und liefert hier eine Vertiefung und Konzeptualisierung (Altmeyer et al 2002, 2003, Kröger et al 1998, 2000, McDaniel 1997, McDaniel et al 2000).

Instrumente und zugleich Ziele der systemischen Familienmedizin sind:

Förderung von *Selbstwirksamkeit („Agency")* und *Verbundenheit („Communion")* (Bakan 1969).

Selbstwirksamkeit basiert auf der persönlichen Erfahrung Einfluss nehmen zu können und dem Gefühl im Umgang mit Krankheit und Gesundheitssystem eine Wahl treffen zu können. Die Stärkung der Selbstwirksamkeit von Patienten und ihren Angehörigen zielt auf die Stabilisierung ihres seelischen Gleichgewichtes und Erhöhung ihres seelischen Wohlbefindens.

Eng verbunden mit dem Konzept der Selbstwirksamkeit ist das der Salutogenese von Aaron Antonovsky (1979, 1987). Er formulierte schon vor mehr als 20 Jahren die Fragen nach dem, was gesund macht und gesund erhält. Im „Handbuch der Salutogenese" (Schüffel, 1998) werden die Grundelemente des Salutogenesekonzeptes folgendermaßen beschrieben: „Das Konzept der Salutogenese beschreibt Kräfte, die dem Individuum helfen, Gesundheit zu entwickeln. Diese Kräfte fördern die Fähigkeit des Individuums, mit den Belastungen des Lebens erfolgreich, eben kreativ, umzugehen. Dadurch entwickelt es den von Antonovsky so bezeichneten Sense of Coherence" (SOC)...(das) „Kohärenzgefühl"...Es scheint bereits in den Kindheitsjahren in seinen Grundzügen angelegt zu sein und bewirkt, dass wir mit den täglichen Belastungen wie auch mit schweren Traumata

menschlichen Lebens in einer uns eigenen Weise umgehen." Als „Kohärenzgefühl" wird das Vertrauen darauf

– dass die Dinge, die geschehen, strukturiert, vorhersehbar und erklärbar
  sind (*Comprehensibility/Verstehbarkeit*),
– dass die Ressourcen verfügbar sind, um den aus den Ereignissen stam-
  menden Anforderungen gerecht zu werden (*Manageability/Handhabbar-
  keit*) und
– dass diese Anforderungen Herausforderungen sind, die Interventionen
  und Engagement lohnen (Meaningfulness/Sinnhaftigkeit), bezeichnet.

Verbundenheit (McDaniel 1997) meint die emotionale Nähe zu Familienmitgliedern, Freunden und Behandlern. Durch Krankheit oder Behinderung werden soziale Kontakte zu anderen Menschen einerseits belastet,
andererseits sind die sozialen Beziehungen eines Menschen eine wichtige
Ressource, gerade im Fall einer Krise. Ein Ziel ist deshalb die Wiederherstellung oder Stärkung der Verbundenheit zu nahestehenden Menschen,
die dem Kranken soziale Unterstützung leisten können. James House hat
1988 folgende Komponenten sozialer Unterstützung genannt:

1. Instrumentelle Unterstützung bei alltäglichen Verrichtungen, wie z.B.
   Körperpflege, an- oder auskleiden, Applikation von Spritzen, Hilfe bei
   Bedienung von Rollstühlen und ähnlichen Hilfsmitteln.
2. Informative Unterstützung durch Information und Beratung.
3. Emotionale Unterstützung, z.B. in Form von Zuwendung und Trost.
4. Evaluative Unterstützung durch Anerkennung und Wertschätzungen.

Geleistet werden diese Komponenten sozialer Unterstützung von unterschiedlichen Personen. In den meisten Fällen werden die nahen Angehörigen sie zu tragen haben.
  Systemische Familienmedizin folgt dem Konzept der Simultandiagnostik und Simultantherapie (Petzold und Reindell 1980, Petzold 1990). Dies
bedeutet auch, dass die Angehörigen eines Patienten früh in den Behandlungsprozess einbezogen werden. Doherty und Baird entwickelten 1987
ein Stufenmodell zur Integration von Familien in den Behandlungsablauf,
das die unterschiedlichen Arten und Ausprägungen der Einbeziehung von
Familien anschaulich macht. (s. Abb.1)
  Auf Stufe 1 erfolgt eine geringe Einbeziehung der Familie im Rahmen
der medizinischen Routineversorgung. Biopsychosoziale Wechselwirkungen finden bei weitgehend komplikationslosem Behandlungsverlauf hier
kaum statt. Beispiel: eine unkomplizierte Sportverletzung.
  Auf Stufe 2 wird die Familie zunehmend integriert und erhält ständig
medizinische Informationen und Rat. Dies ist notwendig bei schwerwiegenden Erkrankungen, die aber nur geringe psychosoziale Wechselwirkungen nach sich ziehen und einen günstigen Behandlungsverlauf zeigen. Beispiel ist eine unkompliziert verlaufende Lungenentzündung.

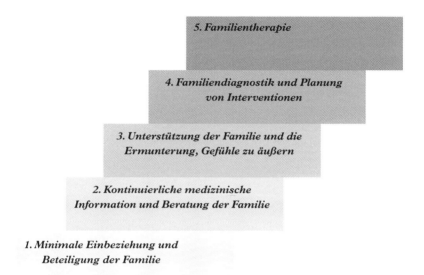

Abb. 1. Stufen der Integration der Familie (Doherty und Baird, 1987)

Auf Stufe 3 soll die Familie dabei unterstützt werden, Gefühle zum Krankheitsgeschehen zu äußern. Die familiären Bewältigungsprozesse erfahren hier eine Begleitung. Indikation sind schwerwiegende somatische Erkrankungen mit erheblichen psychosozialen Wechselwirkungen, z.B. bei einem Herzinfarkt oder einem Schlaganfall.

Auf Stufe 4 werden systematisch die Familiendiagnostik und geplante Interventionen notwendig, weil es hier zu fortdauernden und schwerwiegenden biopsychosozialen Wechselwirkungen mit unbefriedigendem Behandlungsmanagement oder ausbleibendem Behandlungserfolg kommt. Hier sind Erkrankungen mit schlechter Prognose oder sehr ungewissem Verlauf gemeint, zum Beispiel unheilbare Karzinome oder ein fortgeschrittener Morbus Parkinson. Auf dieser Stufe werden die Konzepte der systemischen Familienmedizin realisiert.

Auf Stufe 5 findet eine psychotherapeutische Familienbehandlung statt, also eine systemische Familientherapie, z.B. bei schwer zu führenden Patienten, die überdurchschnittlich viele medizinischen Leistungen in Anspruch nehmen, deren Behandlungsverlauf sehr unbefriedigend ist und bei denen erhebliche psychosoziale Komplikationen bzw. familiäre Wechselwirkungen bestehen. Beispiele sind nicht einstellbarer Diabetes mellitus bei Jugendlichen oder Magersucht.

Das Vorgehen in der Systemischen Familienmedizin unterscheidet sich jedoch vom Vorgehen in der Familienpsychotherapie (Tabelle 1)

Tabelle 1. Unterschiede zwischen der Familienpsychotherapie und der Systemischen Familienmedizin

Familienpsychotherapie	Systemische Familienmedizin
Arbeiten mit Familien, die mit einem *Problem* nicht oder nur unzureichend zurecht kommen	Arbeiten mit Familien, die mit einer *Krankheit* nicht oder nur unzureichend zurecht kommen
Im *Mittelpunkt* stehen die *Beziehungen* der Familienmitglieder untereinander	Im *Mittelpunkt* steht die *Erkrankung* und ihre *Auswirkung* auf die Familienmitglieder
Therapeutischer Fokus: Anregen von *Veränderung von Interaktionsmustern*	Therapeutischer Fokus: Unterstützen von Kompetenzen und Ressourcen zur Krankheitsverarbeitung
Eher *aufdeckend*	Eher *supportiv*
Die *Familie* „bestimmt" den Auftrag	Die *Krankheit* „bestimmt"den Auftrag

3 Typische Probleme und Komplikationen

1. Überforderung Angehöriger bei schwerer Krankheit eines Patienten

Die Einbeziehung von Familien bei der Behandlung von Patienten mit chronischen Erkrankungen, wie z.B. Morbus Parkinson, Diabetes mellitus oder schwerem Asthma bronchiale, ermöglicht für Familienangehörige in vielen Fällen, dass sie in einer Situation, die für sie primär nicht kontrollierbar ist, ein Gefühl von Kontrolle zurückgewinnen können. Die Hilfe bei und die Einbeziehung in Bewegungsübungen beim Morbus Parkinson, die Handhabung von Insulinspritzen und Blutzuckerstix sowie diätetisches Know How beim Diabetes oder Verhaltensregeln im Falle von Luftnot beim Asthma sind Beispiele dafür. Allerdings muss beachtet werden, dass eine sehr enge Einbeziehung in die Krankenversorgung, zum Beispiel bei bettlägerigen Patienten, auch zu einer Überforderung der Familienangehörigen führen kann, weshalb eine enge Zusammenarbeit zwischen den Familien und den medizinischen und psychosozialen Hilfssystemen anzustreben ist.

Fall 1

Eine 90jährige Frau, die seit dem Tod ihres Ehemannes vor 25 Jahren alleine lebt und bisher ein sehr aktives Leben geführt hat, entwickelt eine Herzinsuffizienz und wird innerhalb weniger Wochen bettlägerig. Sie wünscht sich von ihrer 58jährigen Tochter und dem 56jährigen Sohn, die in Nachbarorten wohnen, dass sie in ihrem häuslichen Umfeld bleiben kann und von der Familie betreut wird. Die beiden beschließen, ihr diesen Wunsch zu erfüllen und organisieren eine Rund-um-die-Uhr-Betreuung ihrer Mutter durch ihre beiden Familien. In Phasen zunehmender Luftnot rufen sie mehrmals den Hausarzt der Familie zur Hilfe, der die Mutter seit einigen Jahren betreut. Auch mit ihm ist besprochen, dass auf eine Krankenhauseinweisung verzichtet werden soll.

Nach ca. 2 Monaten intensiver Pflege, die inzwischen zu einem Großteil die Tochter übernommen hat, entwickelt diese starke Unterbauchbeschwerden, wie sie einige Jahre zuvor schon einmal bei ihr aufgetreten waren. Nach unauffälliger organischer Abklärung hatte sie sich damals in eine psychotherapeutische Therapie begeben, unter der die Beschwerden wieder verschwanden.

Bei einem der Hausbesuche des Arztes spricht sie ihn auf ihre Beschwerden an und bittet ihn um ein Schmerzmittel. Der Hausarzt, der den Verdacht hat, dass die Beschwerden mit einer Überforderung durch die intensive Pflege im Zusammenhang steht, rät ihr dringend, sich mehr zu schonen und sich Unterstützung durch einen ambulanten Pflegedienst zu besorgen, was sie mit dem Hinweis auf die Wünsche der Mutter jedoch ablehnt. Zwei Wochen später verschlimmern sich die Schmerzen so sehr, dass sie vom Notarzt nachts mit Verdacht auf ein akutes Abdomen ins Krankenhaus eingeliefert wird, ein Verdacht, der sich allerdings nicht bestätigt, so dass sie nach zwei Tagen nach unauffälliger Diagnostik wieder entlassen wird.

Der Hausarzt macht ihr nach der Entlassung den Vorschlag zu einem gemeinsamen Gespräch mit dem Bruder. Thema des Gespräches soll die weitere Organisation der Pflege und das Vorgehen bei Verschlimmerung sein.

Bei dem Gespräch, das eine Woche später stattfindet, lobt der Arzt sehr den vorbildlichen Einsatz der Familie, der in seiner Ausprägung ungewöhnlich sei. Daraufhin erzählen ihm Bruder und Schwester, wie sehr sich ihre Mutter immer für die Familie eingesetzt habe, trotz schwerer Schicksalsschläge, die sie erleiden musste. Im zweiten Weltkrieg habe sie auf der Flucht ihr erstes von ihr sehr geliebtes Kind an Diphterie verloren, als sie mit der zweiten Tochter im 8. Monat schwanger gewesen sei. Ihr Mann sei im Krieg gewesen, ihre eigene Mutter wenige Monate zuvor gestorben, so dass sie sehr wenig Unterstützung in dieser schweren Zeit hatte und mit der Geburt der zweiten Tochter völlig überfordert gewesen sei. Sie habe dem zweiten Kind den Namen des ersten, gestorbenen, gegeben, zu dieser zweiten Tochter aber immer ein sehr schwieriges Verhältnis gehabt. Erst dem Sohn, der zwei Jahre später geboren wurde, habe sie wieder offen Gefühle zeigen können, was häufig zu einer starken Rivalität unter den Geschwistern geführt habe. Die aufopfernde Pflege für die Mutter, die diese auch sehr anerkenne, ermögliche der Tochter nun zum ersten Mal den Aufbau einer innigen Beziehung zu ihr, was gleichzeitig aber zu einer Missachtung ihrer eigenen Grenzen führte.

Der Hausarzt versteht nach diesem Gespräch die Beweggründe der Geschwister und macht wiederum den Vorschlag, wenigstens zweimal pro Woche einen ambulanten Pflegedienst zu engagieren. Beide Geschwister stimmen zu. Bis zum Tod der 90jährigen wenige Wochen später im Kreise ihrer Familie treten bei der Tochter nur noch geringe Unterbauchbeschwerden auf.

Falldiskussion: Obgleich der Hausarzt offenbar den richtigen Verdacht hatte, dass die Beschwerden der Tochter als Reaktion auf die Belastung durch die Pflegesituation zu sehen waren, griff seine erste Intervention in Form eines einfachen Ratschlages zu kurz. Die Tochter hätte es zu diesem Zeitpunkt als Versagen erlebt, „fremde Leute" bei der Pflege ihrer Mutter zur Hilfe zu nehmen, so dass ihre Überforderungsreaktion in der Somatisierung eskalierte und sie notfallmäßig ins Krankenhaus eingewiesen werden musste. Als er danach der Familie den Raum und die Zeit bot, die Situation ausführlich zu besprechen, lernte er ihre Beweggründe kennen und verstehen und damit wertschätzen. Das wiederum ermöglichte es der Tochter, Unterstützung zu akzeptieren. Ein Verzicht auf dieses Gespräch hätte wahrscheinlich zu einer weiteren Eskalation geführt, wohlmöglich zu einer Krankenhauseinweisung der Mutter, wodurch die Familie um den so sehr versöhnlichen Abschied von ihrer Mutter gebracht worden wäre.

Ein wichtiger Faktor bei chronischen und terminalen Krankheitsverläufen, wie dem obigen, ist die *Zeit*. Große Kraftanstrengungen von Familien sind in der Regel nur kurz- oder maximal mittelfristig leistbar, und es ist empfehlenswert, diesen Faktor als Hausarzt früh zu thematisieren.

2. Die Gefahr, psychosoziale Risikofaktoren zu übersehen

Fall 2

Ein 12-jähriger Junge, bei dem 1 Jahr zuvor ein bösartiger Tumor des Kleinhirns entfernt wurde und der am Ende seiner Bestrahlung steht, berichtet, dass seine Eltern ihm keinerlei selbständige Unternehmungen erlauben. Er darf nicht einmal zum 100 m entfernten Briefkasten alleine ohne die Begleitung Erwachsener gehen.

Im Gespräch mit der Mutter wird anhand des erstellten familienmedizinischen Stammbaums deutlich, wie es zu der übergroßen Angst der Eltern kommt. 1986 gebar die damals 30-jährige Mutter in der 39. Schwangerschaftswoche ein wenige Tage vorher durch eine Nabelschnurumschlingung zu Tode gekommenes Mädchen. Sie reagierte mit einer ausgeprägten Depression mit Suizidgedanken und wurde zeitweise mit Psychopharmaka behandelt. Wenige Monate später wurde sie wieder schwanger, erlebte eine nach ihren Aussagen sehr angstbesetzte Zeit bis zur Geburt des Kindes, brachte dann aber ein gesundes Kind, den jetzigen Patienten, zur Welt. Sie erinnert sich noch, dass sie ihn von Anfang an sehr beschützte und behütete, „damit ihm nur nichts zustößt". 2 Jahre nach der Geburt traf die Familie ein neuer Schicksalsschlag: Die Großmutter mütterlicherseits des Patienten, die sich den Belastungen und Sorgen über eine schwere Depression ihres Ehemannes nicht mehr gewachsen fühlte, nahm sich das Leben und wurde von ihrem Schwiegersohn auf dem Dachboden erhängt aufgefunden. Kurz darauf floh ihr Ehemann aus einer geschlossenen psychiatrischen Abteilung und ertränkte sich in einem See. Es dauerte einige Jahre, bis die Familie sich von diesen Ereignissen so weit erholt hatte, dass wieder ein Gefühl von intakter Familie entstand. Mit dazu bei trug die Geburt eines zweiten gesunden Jungen, 6 Jahre nach der Geburt des Patienten. Die Familie erlebte eine sehr glückliche Zeit, die mit der Krebserkrankung des ältesten Sohnes jäh unterbrochen wurde. Die erneute tödliche Bedrohung reaktivierte die alten Ängste und belastete vor allem die Mutter in einem Maße, dass sie das Gefühl hatte ihren Sohn keinen Augenblick aus den Augen lassen zu können.

Falldiskussion: Die Erarbeitung des Genogramms der Mutter mit dem Fokus der Krankheiten und Bewältigungsstrategien in der Familie machte die Wurzeln ihrer großen Angst deutlich.

Die Ärztin sprach nach der Genogrammarbeit folgende Ressourcen bei der Mutter an: Ihre Fähigkeit und Kraft trotz der Schicksalsschläge weiter zu machen, ihren Mut nach der Totgeburt des ersten Kindes eine weitere Schwangerschaft zu wagen und durchzustehen, ihr großer Wille zu leben trotz der Todessehnsucht ihrer Eltern, ihre herzliche Beziehung zu der Mutter, als diese noch lebte sowie die spirituelle Beziehung zu ihr seit ihrem Tod, ihre Partnerschaft mit ihrem Mann, der in schlimmen Jahren immer zu ihr hielt und andere mehr. Das Ansprechen ihrer starken Seiten führte bei dieser Frau dazu, dass sie nach diesem einen Gespräch den Mut entwickelte, ihrem Sohn mehr Freiräume zu geben und ihm zu erlauben, die Dinge wieder zu tun, die 12-Jährige normalerweise tun, ohne dass eine Empfehlung in dieser Richtung ausgesprochen worden war. Ohne die familienmedizinische Intervention wäre es wahrscheinlich zu einer weiteren Verschärfung des innerfamiliären Konfliktes gekommen, der zu einer gravierenden Kommunikationsstörung zwischen Eltern und Sohn hätte führen können.

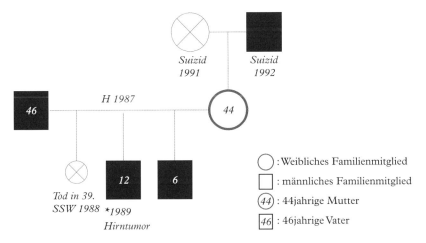

Abb. 2. Genogramm der Familie des Fallbeispiels 2

Das Krankheitsgenogramm erkundet aktuelles und früheres Verhalten rundum Krankheit und erlaubt es dem Patienten, sich nach und nach neben familiären Belastungen, Stress und Schmerz schließlich auch mit Emotionen auseinander zu setzen bzw. sich diesen anzunähern.

Außerdem wird eine Identifizierung psychosozialer Risikofaktoren ermöglicht. Zum Beispiel:

- Probleme die mit ungelösten Konflikten aus der Herkunftsfamilie in Beziehung stehen
- Probleme und Störungen der Paarbeziehungen
- Probleme die aus unaufgelöster Trauer nach dem Verlust bedeutsamer Angehörigen stehen
- Probleme die aus süchtigem Verhalten entstehen
- Finanzielle Probleme und Probleme der Arbeitswelt, vor allem drohender und stattgefundener Arbeitsplatzverlust
- Probleme die durch Schul-, Arbeitsplatz- oder Wohnortwechsel bedingt sind

3. Die Notwendigkeit Tabus anzusprechen

Fall 3
Eine 50-jährige Frau, deren Mutter seit mehreren Monaten wegen eines Bronchialkarzinoms schwer krank und bettlägerig ist, glaubt sich wegen des drohenden Todes der Mutter nicht erlauben zu können, das Haus für die Weihnachtszeit zu schmücken. Ihre Depressionen, wegen derer sie sich seit einiger Zeit in ambulanter Psychotherapie befindet, werden in der Vorweihnachtszeit deutlich stärker. Der Therapeut thematisiert in einem vom Hausarzt initiierten Paargespräch mit dem Ehemann die Auswirkungen der Erkrankung der Mutter auf das Paar. Am Ende beschließt das Paar, das Haus wie immer zu schmücken. Einige Wochen später berichtet die Patientin, dass sie eine schöne Vorweihnachtszeit und ein schönes Fest hatten, an dem auch die kranke Mutter sich beteiligen konnte.

Falldiskussion: Hätte der Hausarzt darauf verzichtet, die Empfehlung zum Paargespräch auszusprechen, wären die Befürchtungen der Patientin in der Familie nicht transparent geworden und die weihnachtliche Ausstattung als wichtiges Ritual wäre mit großer Wahrscheinlichkeit ausgefallen. Die therapeutische „Erlaubnis", schwierige und tabuisierte Themenbereiche zu besprechen, ermöglichte es der Familie, die Weihnachtszeit trotz der Krankheit zu feiern, wovon letztlich alle profitierten.

4. „Gute Ratschläge"

Selbst wenn Zeit und Fachkompetenz zur Verfügung stehen, ist es manchmal nicht ganz einfach für die Therapeuten, die angemessenen Worte zu finden, wie folgendes Fallbeispiel zeigt:

Fall 4
Ein 13jähriger Junge entwickelt nach der operativen Entfernung eines gutartigen Hirntumors eine craniale Polyradikulitis mit Ausfall der Facialisnerven, Hörminderung, Schluck- und Sprachstörungen sowie eine rechtsseitige Bewegungsstörung. Trotz ausgiebiger Untersuchungen findet man keine rechte Erklärung für diese Symptome, hat somit auch kein festes Therapieschema nach dem man ihn behandelt. Alle Therapieversuche, die man unternimmt, haben keinen Einfluss auf das Krankheitsbild. Allein Logopädie und Krankengymnastik bewirken eine gewisse Besserung. Als der Junge einen fieberhaften Infekt bekommt, verschlechtert sich das Bild zunehmend, so dass eine stationäre Therapie erforderlich wird. Bei diesem Krankenhausaufenthalt, der Junge ist inzwischen 14 Jahre alt, kommt es zum Gespräch des Vaters mit einem systemischen Familienmediziner. Der Vater schildert, dass sein Sohn oft sehr lustlos und apathisch ist, dass er manchmal äußere, keine Lust mehr am Leben zu haben, es könne ihm ja sowieso niemanden helfen, dass er und seine Frau ständig versuchten, ihn aufzumuntern und zu Aktivitäten zu überreden. Wegen seiner Einschränkungen könnte sein Sohn nicht mehr auf seine alte Schule gehen, wo er zuletzt auch sehr gehänselt worden sei, sondern besuche jetzt eine Körperbehindertenschule, auf der er sich unterfordert und sehr unglücklich fühle. Während sein Sohn vor der Erkrankung sehr viele Freunde gehabt habe und sehr aktiv gewesen sei, lebe er inzwischen völlig isoliert und zurückgezogen und habe nur die Eltern und die beiden 11 und 15 Jahre älteren Brüder, die nicht mehr zu Hause wohnen. Seit einigen Monaten sei der Junge in kinderpsychiatrischer Behandlung, lehne diese aber eigentlich ab mit der Begründung, er sei doch nicht verrückt. Vater und Mutter seien inzwischen völlig verzweifelt und erschöpft, weil niemand ihrem Sohn helfen könne und sie beobachten müssen, wie es ihm vor allem seelisch immer schlechter gehe.
  In einem Gespräch mit Vater und Sohn gemeinsam fällt dem Therapeuten auf, dass der Vater sehr häufig die Sätze „er ist völlig lustlos", „er rafft sich nie zu etwas auf", „er hängt nur noch rum" über und zu seinem Sohn sagt. Der Sohn reagiert darauf so, dass er noch stiller und apathischer wirkt. Der Therapeut erhält den Eindruck, dass er die Sätze des Vaters als Vorwurf empfindet und depressiv darauf reagiert. Als der Vater später in einem Einzelgespräch darauf angesprochen wird mit den Worten „Mir ist aufgefallen, dass sie sehr häufig die Sätze (s.o.) benutzen.", reagiert er gekränkt und mit langen Erklärungen über die langwierige Krankheitsgeschichte, die die Familie nun schon hinter sich hat.

Erst einige sehr von Wertschätzung betragende Bemerkung des Therapeuten über das, was er geleistet hat und wie sehr er seinen Sohn unterstützt, veranlassen ihn dazu weiter zu kooperieren und das beschriebene Verhalten zu beobachten und zu überprüfen.

Falldiskussion: Dieses Beispiel macht deutlich, wie in bestimmten Fällen schon ein kleiner Hinweis auf Auffälligkeiten als Kränkung und Kritik erlebt wird und zu einem Vertrauensbruch führen kann. Im beschriebenen Fall hängt das wahrscheinlich zusammen mit der großen psychischen und organisatorischen Belastung, die die Eltern zu tragen haben, und dem Gefühl der Hilflosigkeit gegenüber der tragischen Erkrankung ihres Sohnes. Sogenannte „Gute Ratschläge" sollten sich in solchen schweren Fällen auf rein praktische Hilfen beschränken. Fragen nach Unterstützungswünschen an die Angehörigen treffen eher den angemessenen Ton und können ein kleines Stück Kontrolle in einer primär unkontrollierbaren Situation bedeuten.

5. Unbedachte kritische Äußerungen von Ärzten

Inhaltlich ist die innere Haltung der Wertschätzung und des Respektes des Arztes gegenüber den Familienangehörigen von chronisch Kranken von immenser Bedeutung. Krankheit bedeutet immer auch eine Verlusterfahrung und erfordert von den Familien nicht selten große Kraftanstrengungen und Verzichte. Insbesondere Eltern kranker Kinder müssen zusätzlich mit Schuldgefühlen kämpfen, wenn sie sich vorwerfen, ihr Kind nicht vor der Krankheit bewahrt zu haben, oder weil sie befürchten, nicht optimal mit der Krankheit umzugehen, so dass Spätschäden entstehen, wie das bei Eltern von Kindern mit Diabetes mellitus häufig der Fall ist. Unbedachte kritische Äußerungen von Ärzten wirken verletzend und erschweren die Kooperation mit den Familien.

Fall 5
Ein 8jähriger Junge, der seit 3 Jahren an Diabetes mellitus leidet, bekommt am Wochenende hohes Fieber. Seine Zuckerwerte sind in der Regel gut eingestellt, geraten in der Fiebersituation aber außer Kontrolle und die Eltern bringen ihn ins Krankenhaus. Der diensthabende, noch etwas unerfahrene Kollege, der zudem unter Zeitdruck steht, erschrickt über die hohen Werte, macht den Eltern gegenüber eine Bemerkung über die offenbar schlechte Einstellung ihres Sohnes – „Da haben Sie wohl nicht aufgepasst!" – und stellt die bewährte Einstellung des Jungen mit Basal- und Normalinsulin komplett um.

Falldiskussion: Die Eltern fühlten sich nicht ernstgenommen und in ihren tagtäglichen Bemühungen um eine gute Blutzuckereinstellung bei ihrem Sohn verhöhnt. Die Tatsache, dass der Aufnahmearzt sich keine Zeit genommen hatte, um sich mit Ihnen zusammenzusetzen und die Problematik richtig verstehen zu können, führte zu Gefühlen des Ärgers und der Enttäuschung und zu einem Vertrauensverlust in das medizinische System.

Solche „missglückten" Interaktionen begegnen Hausärzten immer wieder. Sie nicht einfach zu entschuldigen, sondern sie zu beachten und wenn möglich auch zu thematisieren, ist in der Regel sehr lohnend für die Arzt-Patienten-Beziehung.

6. Das Übersehen der vulnerablen Stadien in der Familienentwicklung

Fall 6

Frau P., 51, sitzt am Beginn des Klimakteriums, sitzt am Montag um 8.00 Uhr im Sprechzimmer ihres Hausarztes und erbittet Medikamente, weil sie „seit zwei Tagen weine". Auf Befragen kann sie nicht angeben, warum sie weint. Sie habe eigentlich keinen Grund. Das Weinen käme beim Einkaufen, auf der Straße, im Bett. Sie könne sich nicht recht freuen und sei akut seit vorgestern traurig. Sie könne nicht lange im Bett liegen, der Schlaf sei schlecht.

In diesem kurzen Gespräch am frühen Montag ist die Diagnose einer Depression naheliegend und eine entsprechende Medikation wäre vielleicht hilfreich gewesen. Der Hausarzt weiß aber, dass Frau P. in einer großen Familie lebt. Sie hat vier fast erwachsene Kinder, nach deren Wohlergehen er sich dann erkundigt. Dabei erfährt er, dass die Tochter nach beendigtem Studium zu ihrer ersten Anstellung nach Süddeutschland gezogen ist Die Familie beginnt, sich in Bewegung zu setzen. Die drei Söhne und der Ehemann bleiben ihr noch. Doch auf Befragen sei „das doch nicht das gleiche wie eine Tochter". Und dann erzählt Frau P., dass sie ein solches Gefühl von Verlassen- und Wundsein schon einmal gehabt hätte, als ihr einziger Bruder damals die Familie verlassen hatte, als er ins Studium ging.

Eine Medikation ist an dem Morgen nicht notwendig. Frau P. geht in eine Gruppe und ist bereit, ihre Gesamtsituation zu reflektieren.

Falldiskussion: Das Beispiel zeigt Fehlerquellen wie das Außerachtlassen des Faktors Zeit in der Krankheitsentstehung. Diese bedrohliche Angst hatte Frau P. lange zuvor schon einmal erlebt. So konnte der Auszug der Tochter die Symptome der Patientin ganz einfach triggern. Die Übergangsstadien in der Familienentwicklung sind vulnerable Phasen: Die Familie von Frau P. hatte sich in Bewegung gesetzt und damit bei der Patientin eine Angst vor dem Verlassenwerden ausgelöst (Familie des leeren Nestes).

7. Unzureichender Schutz vor Infektionen in der Familie

Natürlich gibt es auch rein biomechanische Beispiele der Familienmedizin:

Fall 7

Am Montagmorgen kommt die 74-jährige Patientin mit Kopfschmerzen und dem Verdacht auf infizierten Mückenstich in die Praxis. Zwei Tage zuvor hatte sie den Notdienst aufgesucht, da sie Kopfschmerzen, Fieber und allgemeine Gliederschmerzen klagte. Dieser hatte ihr Paracetamol verordnet und sie zur Ruhe und Diät ermahnt. Was der am Wochenende diensthabende Kollege nicht wissen konnte, war die Windpockenerkrankung der kleinen mit im Hause wohnenden Enkelin etwa 3 Wochen zuvor. Was der Kollege herausgefragt, aber nicht verwertet hatte, war dass Frau X im letzten halben Jahr an einem Mammacarzinom operiert, bestrahlt und mit Chemotherapie nachgesorgt werden mußte, damit war sie gerade 3 Wochen fertig.

Der Lokalbefund ist auf eine Zostereffloreszenz verdächtig. Die Prodromi passen zu einem beginnenden Zoster ophthalmicus, den die Patientin zum jetzigen Zeitpunkt wohl als Reinfektion bei verminderter Immunkompetenz bezommt. Trotz einer hochdosierten Zosterimmunglobolingabe, ebenso hoch dosierten Virustatika ist ein Befallen im gesamten Versorgungsgebiete des N. ophthalmicus nicht aufzuhalten. Es kommt jedoch nicht zu einer Augenschädigung und nicht zu einer Superinfektion bei rechtzeitiger Gabe eines Antibiotikums.

Falldiskussion: Eine alte Regel lautet: Immunkompetenz runter – Infektionsschutz rauf. Doch das Dilemma des Kollegen im Wochenenddienst ist in der Praxis immer wieder neu: Man muß daran denken!

4 Typische Probleme und Komplikationen vermeiden

Die Integration von systemisch familienmedizinischen Ansätzen in die Arbeit des Hausarztes hat das Ziel, die Arbeit mit Patienten umfassender, ganzheitlicher und letztendlich befriedigender zu gestalten, also Komplikationen im Behandlungsverlauf zu vermeiden. Da die gesundheitspolitische Entwicklung und die Zunahme chronischer Krankheiten in der Bevölkerung es erforderlich machen, dass Betreuungsaufgaben bei chronisch kranken Patienten in die Familien zurück verlagert werden, erlebt die Familienmedizin heute eine Renaissance. Die „erlebte Anamnese" (vergleiche Hegemann et al 2000) also die Kenntnis der Angehörigen und häufig auch der Biographie seiner Patienten prädestiniert den Hausarzt dazu, die Patienten-Arzt-Beziehung um die Angehörigen zu erweitern.

Patienten haben ihre eigene Beschwerde- und Lösungsrealität, die eng mit ihren subjektiven Krankheitstheorien verknüpft ist und häufig eine hohe Stabilität aufweist. Sie verhalten sich deswegen oft so, als ob ihr aktuelles Verhalten die einzige Möglichkeit wäre die schwierige Situation zu bewältigen. Aus ihrer Sicht kann es für ein so großes Problem nur eine große und radikale Lösung geben (bei somatoformen Störungen z.B. körperliche Lösungen). Dass große Probleme nicht unbedingt große Lösungen brauchen, sondern dass auch kleine Veränderungen in bis dahin starren Mustern zu großen Veränderungen führen können, ist dagegen eine der wesentlichen Grundannahmen nicht nur der systemischen Familienmedizin (vgl. de Shazer 1989, Berg 1992).

Ein lösungsorientiertes, von den Behandlungserwartungen des Patienten geleitetes Vorgehen bedeutet für den behandelnden Arzt, dass z.B. bei Patienten mit somatoformen Störungen die Exploration der körperlichen Symptomatik im Vordergrund steht. Ergänzt wird dieses Vorgehen durch *Ressourcen aktivierende Fragen* nach der Problembewältigung.

Fragen:

- Wie haben Sie diese schwierige Situation bisher überhaupt bewältigen können?
- Wie haben Sie es geschafft, dass es nicht noch schlimmer wurde?
- Was hat Ihnen bisher geholfen?

Hilfreich sind auch die so genannten *Skalierungsfragen*, die eine diagnostische Erkundung der Symptomatik und der Bewältigungskompetenz erzielen.

Fragen:

Wenn Sie eine Skala von 0–10 zur Verfügung haben, schätzen Sie bitte die derzeitige Ausprägung der Rückenbeschwerden einmal auf dieser Skala ein.

Wie wirkt es sich auf Alltagsverhalten aus, wenn Sie sich auf der Skala z.B. bei 5 oder 7 einschätzen würden?

Wie müsste sich der heutige Nachmittag oder Abend gestalten, damit die Schmerzen auf der Skala nicht bei 4 oder bei 6 sind?

Können Sie selbst etwas dafür tun, dass sich die Schmerzen bessern? Was könnte das sein?

Insbesondere für Patienten und Familien, in denen eine chronische Erkrankung vorliegt, empfiehlt McDaniel (1997) folgende Grundhaltungen und Themenbereiche für das familienmedizinische Gespräch:

1. Die biologische Dimension der Krankheit erkennen und anerkennen
2. Information, psychologische Beratung, Unterstützung anbieten
3. Abwehrhaltung respektieren, von Schuldzuweisung entlasten
4. Die Krankengeschichte der Familie und ihre Bedeutung erarbeiten
5. Das Gespräch in der Familie aufrecht erhalten
6. Die Familienidentität stärken

7. Das Gefühl der Selbstwirksamkeit der Familie stärken
8. Der Familie mit Empathie verbunden bleiben
9. Eine erneute Kontaktmöglichkeit anbieten

Dazu noch einige Fragen an die Patienten und ihre Familienangehörigen, die Informationen darüber geben, welche Krankheits- und Bewältigungs-konzepte der Familie zur Verfügung stehen.

Fragen an den Patienten

1. *Was verursacht Ihrer Meinung nach Ihre Beschwerden?*
2. *Warum begann es Ihrer Meinung nach gerade zu diesem Zeitpunkt?*
3. *Was bewirkt Ihrer Meinung nach die Krankheit bei Ihnen?*
4. *Wird Ihre Krankheit einen langen oder kurzen Verlauf haben?*
5. *Welches sind die Hauptprobleme, die Ihnen Ihre Krankheit verursachen?*
6. *Wovor haben Sie bei Ihrer Krankheit am meisten Angst?*
7. *Welche Behandlung sollten Sie Ihrer Meinung nach bekommen?*
8. *Welches sind die wichtigsten Ergebnisse, die Sie sich von dieser Behandlung erhoffen?*
9. *Sind Komplikationen zu erwarten?*
10. *Welche Erfahrungen haben Ihre Angehörigen mit Krankheit?*
11. *Hatte je ein anderes Familienmitglied eine ähnliche Erkrankung wie Sie jetzt?*
12. *Wie haben Sie oder Ihre Familie sich in der Vergangenheit von einer Krankheit erholt?*
13. *Was könnte für Sie den Heilungsprozess erschweren?*
14. *Ist Ihr Leben Ihrer Meinung nach so lebenswert?*

Fragen an Familienangehörige

15. *Wie wird Ihrer Meinung nach die Verteilung von familiären Pflichten wegen der Krankheit des Patienten verändert werden müssen?*
16. *Welche Familienmitglieder werden für die Pflege oder spezielle Hilfe verant-wortlich sein, falls der Patient diese braucht?*
17. *Falls die Krankheit bereits chronisch ist oder wahrscheinlich chronisch wird, wie werden die einzelnen Familienmitglieder auf lange Sicht damit umgehen?*

Diese Fragen eröffnen Einblicke in Erfahrungswelten von Patienten und Familien, die ein vertieftes Verständnis der vorliegenden familiären Prozes-se erlauben und die Kooperation mit diesen Familien erleichtern.

Kooperation im Medizinsystem ist eine verläßliche Option gegen Feh-ler – hierzu ein Beispiel:

Fall 8

Dr. K. ist seit 18 Jahren als Allgemeinarzt niedergelassen und hat 1995
eine Zusatzqualifikation in Psychosomatischer Grundversorgung erworben. Ein befreundeter Internist überweist ihm eine ca. 62-jährige Patientin nach Abschluss einer umfangreichen, jedoch ergebnislosen gastro-
enterologischen Diagnostik, da er „mit der Patientin nicht mehr zurecht
kommt, die sich permanent über ihren Mann ausweint". Die Patientin
klagt bei Dr. K. über leichte gastrointestinale Beschwerden, über diffuse
Ängste, rasche Ermüdbarkeit und Schlafstörungen. Sie sei sehr besorgt
um ihren 72-jährigen Mann, der seit einigen Jahren zunehmende Verhaltensauffälligkeiten zeige. Als Ursache dafür vermutet sie Spätfolgen
einer Granatsplitterverletzung aus dem 2. Weltkrieg. Er sei kindisch,
verhalte sich läppisch, er bedränge sie sexuell und onaniere abends vor
dem Fernseher. Als sich Dr. K. bei dem behandelnden Neurologen des
Ehemannes der Patientin nach dem letzten EEG erkundigt, erfährt er,
dass dies völlig unauffällig gewesen sei. Der Neurologe äußert vielmehr
die Vermutung, „dass die Ehefrau das eigentliche Problem ist". So wendet sich Dr. K. Hilfe suchend an einen Psychotherapeuten Dr. A., mit
dem er häufiger Fall bezogen kooperiert. Im Vorgespräch entsteht bei
diesem der Eindruck, dass es sich bei dem Ehemann der Patientin um
einen hirnorganisch deutlich veränderten älteren Mann handelt, dessen
Versorgung und Betreuung für die Patientin eine außerordentliche psychosoziale Belastung darstellt. Der Psychotherapeut schlägt Dr. K. ein
gemeinsames exploratives Paargespräch in dessen Praxis vor. Ziel ist es,

1. zu einer Einschätzung der gesundheitlichen Situation beider Eheleute zu gelangen.
2. Diagnostische Anhaltspunkte hinsichtlich der Paarsituation zu erhalten und
3. Strategien für eine kooperative medizinisch psychotherapeutische Behandlungsplanung zu entwickeln.

Der Ehemann erklärt sich sofort zum Gespräch bereit. Es erscheint ein
auffallend gepflegter und modisch gekleideter Patient mit seiner erschöpft wirkenden Ehefrau. Der Ehemann wirkt in der Schilderung der
Krankheitsgeschichte seiner Frau ausgesprochen eloquent, er schildert
eine Reihe individueller Strategien wie er sich in Konfliktsituationen mit
seiner Frau verhält, offenbar werden Konflikte eher verdeckt ausgetra-
gen. Die Ehefrau dagegen wirkt im Gespräch deutlich depressiv, sie berichtet von mehrfachen Aufenthalten in psychiatrischen und psychosomatischen Kliniken, die sie jeweils wegen depressiver Verstimmungen
aufgesucht habe. In diesen Phasen habe sie sich allerdings von ihrem
Mann sehr unterstützt gefühlt, überhaupt sei er ein Mensch, mit dem
man ganz gut zurecht kommen könne, abgesehen von den vielen Ma-
cken, die er habe. Der Abschluss des Gespräches wird durch den Dialog

zwischen Dr. A. und Dr. K. gebildet. Im Sinne eines reflektierenden Teams sprechen beide im Beisein des Ehepaares über ihre Eindrücke. Dabei überwiegen positive Konnotationen und Wertschätzungen für das jeweilige Verhalten der Ehepartner, die trotz aller Widrigkeiten viele Jahre zusammen geblieben sind und deren Verbundenheit im Gespräch deutlich spürbar war. Gleichzeitig wird vereinbart, dass Dr. K. sich weiterhin somatisch um die Patientin bemüht, den Eheleuten wird ein Wiederholungstermin für ein Paargespräch im gleichen Setting vorgeschlagen, falls sie dies wünschen. In der Folgezeit wendet sich die Patientin nur noch gelegentlich an Dr. K., meist um Routinerezepte abzuholen, gelegentlich klagt sie noch über Magendruck und Meteorismus, auch bestünden nach wie vor Einschlafstörungen. Mit dem Ehemann habe sie sich eingerichtet, er sei eben so wie er sei und eigentlich habe er auch sein Gutes.

Falldiskussion: Eine bereits eingetretene Komplikation – eine fehlerhafte Behandlung – wurde durch die Erweiterung des Blickwinkels um die familienmedizinische Dimension korrigiert. Ein Verzicht auf die Einbeziehung des Ehemanns hätte in diesem Fallbeispiel zur Folge gehabt, dass weiterhin der Eindruck vorgeherrscht hätte, die Probleme der Ehefrau seien als Reaktion auf das Verhalten des hirnorganisch veränderten Ehemannes zu sehen. Die Einbeziehung des Hausarztes in die Reflexionsrunde über das Gespräch, in der die Ressourcen des Ehepaares in sehr wertschätzender Art benannt wurden, schaffte eine gemeinsame Erlebnisebene, die zu einer Stabilisierung des Systems geführt hat – nur noch gelegentlich wendet sich die Patientin an ihren Arzt, die Beziehung zum Mann hat sich offenbar wieder deutlich verbessert.

In diesem Fallbeispiel waren die Voraussetzungen für eine erfolgreiche Kooperation im wesentlichen erfüllt. Solche ideale Bedingungen liegen in vielen Fällen nicht vor und es muss im Einzelfall nach passenden kreativen Lösungen gesucht werden. Kooperationen mit Psychotherapeuten, Anbindung an Gemeinde- und Hospizeinrichtungen, Kontakte zu psychosozialen Beratungsstellen, etc. fordern Zeit und persönlichen Einsatz, sind meist aber sehr lohnend. Die gemeindenahe Kooperation über das Medizinsystem hinaus ist für die Allgemeinmedizin ein wichtiger Weg in die Zukunft.

Literatur

Altmeyer S, Kröger F (2003) Theorie und Praxis der Systemischen Familienmedizin. Vandenhoeck & Ruprecht, Göttingen

Altmeyer S, Kröger F, McDaniel S (2002) Systemische Familienmedizin. In: Wirsching M (Hrsg) Lehrbuch der Paar- und Familientherapie. Springer, Berlin Heidelberg New York

Antonovsky A (1979) Health, stress and coping: New perspectives on mental and physical well-being. Jossey-Bass, San Francisco

Antonovsky A, Sourani T (1988) Family sense of coherence and family adaptation. Journal of Marriage and the Family 50: 79–92

Bakan D (1969) The duality of human existence. Rand NcNally, Chicago

Buddeberg C (1992) Brustkrebs – Psychische Verarbeitung und somatischer Verlauf. Schattauer, Stuttgart

Cadman D, Boyle M, Offord D (1988) The Ontario Child Health Study: Social adjustment and mental health of siblings of children with chronic health problems. Journal of Developmental and Behavioral Pediatrics 9:117–121

Doherty WJ, Baird M (eds) (1987) Family-centered medical care: A clinical case-book. The Guilford Press, New York

Hegemann T, Asen E, Tomson P (2000) Familienmedizin für die Praxis. Schattauer, Stuttgart New York

Hendrischke A, Kröger F (1997) Systemische Familienmedizin – ein Modell für Kooperation im Gesundheitswesen. Dtsch Ärztebl 94 (6), A 294–296

Hendrischke A, Kröger F (2000) Kooperation im Krankenhaus. In: Kröger F, Hendrischke A, McDaniel S (Hrsg) Familie, System und Gesundheit – Systemische Konzepte für ein soziales Gesundheitswesen. Carl Auer, Heidelberg, 207–221

House JS et al (1988) Social relationship and health. Science 241: 540–545

Kröger F, Altmeyer S (2000) Von der Familiensomatik zur systemischen Familienmedizin. Familiendynamik 3: 268–292

Kröger F, Hendrischke A, McDaniel S (Hrsg) (2000) Familie, System und Gesundheit. Systemische Konzepte für ein soziales Gesundheitswesen. Carl Auer, Heidelberg

Kröger F, Hendrischke A (2002) Kooperation im Gesundheitswesen. Psychotherapie im Dialog 1: 13–20

Mc Daniel S, Hepworth J, Doherty WJ (1997) Familientherapie in der Medizin. Carl Auer, Heidelberg

McDaniel S, Hepworth J (2000) Kooperation mit Patienten, ihren Familien und dem Behandlungsteam – Ein neuer Ansatz im Umgang mit Macht und Abhängigkeit. In: Kröger F, Hendrischke A, McDaniel S (Hrsg): Familie, System und Gesundheit. Carl Auer, Heidelberg

Petzold ER, Reindell A (1980) Klinische Psychosomatik. Quelle & Meyer, UTB 991

Petzold ER (1990) Simultandiagnostik und Simultantherapie. Ein Beitrag zur Psychosomatik. Ärztl Prax Psychother 12: 33–46

Riedesser P, Schulte-Markwort M (1999) Kinder körperlich kranker Eltern. Deutsches Ärzteblatt 96(38): A-2353-2357

Schlippe A, Schweitzer J (1996) Lehrbuch der systemischen Therapie und Beratung. Vandenhoeck & Ruprecht, Göttingen

Schüffel W et al (Hrsg) (1998) Handbuch der Salutogenese: Konzept und Praxis. Ullstein Medical, Wiesbaden

Silver EJ, Westbrook LE, Stein R (1998) Relationship of parental psychological distress to consequences of chronic health conditions in children. Journal of Pediatric Psychology 23(1): 5–15

Wälte D, Kröger F, Petzold ER (1996) Simultandiagnostik in der Psychosomatik. Psychotherapeut 41: 36–44

3.5 Beratung Gesunder

Adalbert Keseberg, Andreas Schulz

Zusammenfassung

Das Spektrum hausärztlicher Gesundheitsberatung erstreckt sich auf alle Lebensbereiche des Menschen, angefangen bei der Impfprophylaxe im Säuglings – und Kleinkindesalter bis hin zur Beratung im Alter bei bestehenden Erkrankungen zur Erhaltung der Lebensqualität. Die Früherkennung und Frühbehandlung von Gesundheitsstörungen spielt eine besondere Rolle. Im Zeitalter erhöhter Reisetätigkeit ist die Beratung von Reisewilligen zur Vermeidung schwerwiegender Erkrankungen besonders wichtig. Auch die Erkennung von angeborenen oder erworbenen Risikofaktoren stellt ein großes Problem in der Prophylaxe von Erkrankungen dar. Der Stellenwert prophylaktischer Maßnahmen ist in unserem Gesundheitssystem relativ gering. Auch in der ärztlichen Aus – und Weiterbildung bestehen noch erhebliche Defizite.

1 Definition

Kein anderer Arzt ist so eingebunden in die Beratung gesunder Menschen, wie der Hausarzt – der Allgemeinarzt. Er ist der Arzt, der das Umfeld seiner Patienten und deren Familien, oft durch jahrelange Betreuung, kennt. Der allgemeine Versorgungsbereich erfasst alle Altersklassen von Patientinnen und Patienten von der Geburt bis zum Tod. Sowohl die ambulante Versorgung kranker Menschen als auch Präventions- und Rehabilitatsforderungen finden in Deutschland in der allgemeinärztlichen Praxis statt. Eine Gesundheitsberatung nach Maß der individuellen Verhältnisse (Konstitution, Biographie, Umgebung) muss ausgehen von der Kenntnis der Person und ihrer Lebenswelt. Nur so ist eine gezielte, individuelle Beratung über Lebensführung – Freizeit, Urlaub, Ehe, Schule, Erziehung etc möglich. (Häussler). Je nach geographischer Lage der Praxis bzw. Schwerpunktbildung variieren die Versorgungszahlen bezüglich Alter und Geschlecht der Patienten. So werden in einer typischen Landpraxis mehr kinder- und frauenspezifische (Vorsorge) erbracht als in der Stadtpraxis, wo aufgrund der deutschlandeigenen Versorgungsstruktur im niedergelassenen Sektor häufig direkt „Kinder- und Frauenärzte" aufgesucht werden. Die empfohlenen Impfungen und Kinder –Jugendschutzuntersuchungen und viel später im Leben die sogenannte „Vorsorgeuntersuchung" (Check-Up)

stellen hierbei die Basis für einen typischen Arzt-Patientenkontakt für die
durch die Krankenkassen finanzierten Vorsorgeleistungen bei Gesunden
dar. Vornehmliche Aufgabe des Hausarztes ist in der Gesundheitsberatung, die Passivität vieler seiner Patienten zu lösen und sie zu motivieren,
selbstverantwortlich zu handeln. Trotz enormer Fortschritte im Bereich
der technischen Medizin sind die Menschen insgesamt nicht gesünder geworden, das Gegenteil ist eher der Fall. Die krankheitsbedingten Soziallas-
ten steigen kontinuierlich, die Grenzen der Bezahlbarkeit vieler Leistungen im Gesundheitswesen sind erreicht. Immer noch ist der Stellenwert
der Prävention in der Medizin zu gering. Medizinstudenten und Ärzte
werden immer noch nach einer kurativ orientierten, naturwissenschaftlichen Medizin ausgebildet. Präventive Aufgaben sind auf die Impfprophylaxe, die in letzter Zeit zusätzlich eingeschränkte Früherkennungs – und
Vorsorgeuntersuchungen, sowie die Prophylaxe von Krankheitsrezidiven
ausgerichtet. Eine Arbeit von Ley aus Marburg zeigt nach Auswertung von
Befunden bei der J1 folgende Ergebnisse: 18% der untersuchten Jugendlichen waren über – bzw. untergewichtig und ebenso viele litten unter Erkrankungen des Skelettsystems; bei 25% der Jungen und Mädchen war
der Impfschutz unvollständig.

In einer Zeit, in der die weltweite Reisetätigkeit zur Lebensqualität geworden ist, spielt die Reisegesundheitsberatung in der hausärztlichen Praxis eine immer größere Rolle.

Zunehmend werden auch andere Berufsgruppen in diesem Bereich tätig. Auch finden sich in manchen Reiselektüren fehlerhaft Informationen,
die zum Teil auf einer unzulänglichen Aktualisierung beruhen.

Impfzahlen aus dem reisemedizinischen Sektor weisen eine erschreckend
hohe Zahl von Menschen mit unzureichendem Impfschutz auf, sowohl bei
den sogenannten Routineimpfungen wie auch Reiseimpfungen.

Bei der sogenannten Reisethrombose wird als Ursache pathophysiologisch das Sitzen unter beengten Raumverhältnissn (Flugzeug, Buss durch
Hemmung des venösen Rückflusses aus den unteren Körperregionen bei
gleichzeitigem Vorliegen von weiteren Risikofaktoren auch bei Gesunden
diskutiert

Aktuelles Datenmaterial zur Prävalenz von Komplikationen bei gesunden Menschen nach allgemeinärztlicher Vorsorge, Beratung oder Intervention im Rahmen der gesetzlichen(Impf) Vorsorge, jedoch auch außerhalb der gesetzlich abgedeckten Beratungsfelder wie Reise-Sport-Life-
style-Medizin ist nur spärlich erhätlich.

Viele Gesundheitberatungen, wie z.B. die Reiseberatung sind „individuelle Gesundheitsleistungen" (Igel),sie müssen also vom Patienten selber
getragen werden.

Die Politik behauptet aber: Alles, was nachweislich medizinisch sinnvoll
ist, bezahlen die gesetzlichen Krankenkassen.Im Umkehrschluss hieße das,
dass Reiseberatungen medizinisch nicht sinnvoll sind.

2 Epidemiologie

Ungefähr 80% der Gesamtbevölkerung sucht einmal im Jahr aus den verschiedenen Gründen einen Arzt auf. Nach unterschiedlichen Literaturangaben haben zwischen 60 und 70% aller Menschen einen festen Hausarzt. Naturgemäss suchen ältere Menschen häufiger einen Arzt auf als jüngere. Bei den älteren besteht deshalb auch in aller Regel eine feste Bindung zu einem Arzt. Bei vielen Arztkontakten sind Aspekte der Gesundheitsvorsorge wie Ernährung, körperliche Aktivität und Genussmittelgebrauch selbstverständlich.

Wie oben erwähnt ist der Impfstatus vieler Menschen, vor allem im Reisemedizinischen Bereich ungenügend. inadäquate Impfempfehlungen von deutschen bzw. schweizer Hausärzten werden für die Reiseländer Kenia und Thailand mit 76% bzw. 57% und 63% bzw, 39% angegeben. Hierbei ist zahlenmäßig die Hepatitis-A und B-Impfung an zweiter Stelle nach Gelbfieber noch am häufigsten bei Fernreisen geimpft worden. Um die Infektionskette bei der Poliomyelitis und der Diphterie zu durchbrechen muss die Immunisierungsrate in der Bevölkerung bei ca 80% liegen.

Über die Häufigkeit der sogenannten Reisethrombose nach langen Flugreisen in der Flugzeugtouristenklasse bzw. bei Busreisen gibt es nur Einzelberichte aber keine validen Zahlen.

3 Bedeutung für den Allgemeinarzt

Gesundheitsberatung bedeutet für den Hausarzt eine Änderung seines in der kurativen Medizin üblichen Verhaltens. Hier ist der Patient der Leidende, der der Hilfe des Arztes bedarf, dort ist der Gesunde oder der noch Gesunde, der, der beraten wird. Diese verschiedenen Ebenen zwischen Arzt und Patient gilt es zu beachten, d. h. in der Gesundheitsberatung steht der partnerschaftliche Arbeitsansatz im Vordergrund. Dieses Verhalten hat zu Einsichten und Reaktionen beim Patienten zu führen. Die beratende Funktion des Hausarztes muss eine aktive Reaktion beim Patienten zur Folge haben. Vor allem muss der Hausarzt über die breite Palette der Informationmöglichkeiten bescheid wissen. Zunehmend kommen auch in der hausärztlichen Gesundheitsberatung Umweltprobleme zur Sprache. Hier gilt es den Patienten kompetent zu beraten in dem Sinne, was ist gesichert, was ist Ideologie. Im Zweifelsfalle ist die Zusammenarbeit mit Spezialisten erforderlich, damit der Patient nicht „falschen Propheten" in die Hände fällt. Auch in der Ernährungsberatung kann die Zusammenarbeit mit speziell ausgebildeten Personen hilfreich sein. In einer Zeit, in der die weltweite Reisetätigkeit zur Lebensqualität geworden ist, spielt die Reisegesundheitsberatung in der hausärztlichen Praxis eine immer größere Rolle.

4 Bedeutung für den Patienten

Gesundheitsberatung bedeutet nicht selten für den Patienten, dass er lieb gewordene Gewohnheiten aufgeben soll. Auch wenn es der Gesundheit schadet, erleben viele Menschen ihr Verhalten z.B. beim Rauchen, Essen oder Trinken als Teil ihrer persönlichen Freiheit. So ist Gesundheit zwar ein hoher Wert – zum Jahresbeginn wünscht man sich Gesundheit – doch steht dieser Wert im täglichen Leben in Konkurrenz zu anderen Werten. Als Konsequenz wird man bei der Entwicklung von Konzepten zur Gesundheitsberatung auch Patientenorganisationen und Selbsthilfegruppen miteinbinden müssen.

Ein weiteres Problem sind sogenannte Gesundheitsartikel in Zeitschriften und Illustrierten. Hinter diesen stehen oft versteckte Werbekampagnen, die besonders alte Menschen zum Kauf zweifelhafter, zum Teil überteuerter Präparate animieren, die meist lediglich ein Gemisch verschiedener Vitamine enthalten.

5 Mögliche Komplikationen

Keine ärztliche Handlung ist mit so vielen Komplikationsmöglichkeiten behaftet, wie die Gesundheitsberatung. So sind z.B. beim weit verbreiteten Nikotinabusus allen Beteiligten, Arzt und Patient, die negativen Folgen bekannt. Jeder Raucher weiss, dass Herzinfarkte, Schlaganfälle und Lungenkrebs nach langjährigem Rauchen auftreten können. Junge Frauen wissen, dass die Kombination Nikotin und Kontrazeptiva Gefäßereignisse hervorrufen können; dennoch ignorieren sie diese Tatsachen.

Vor allem Typ II Diabetiker kennen durchaus die möglichen Komplikationen wie Gefäßveränderungen, Nierenveränderungen etc., dennoch sind sie nur selten bereit, ernsthafte Konsequenzen zu ziehen. Auch übergewichtige Hypertoniker sind oft nicht bereit und in der Lage durch Gewichtsreduktion, dem Schlaganfall, der Herzinsuffizienz und dem Myocardinfarkt vorzubeugen.

Zunehmende Reisetätigkeit, vor allem in exotische Länder, erfordert eine eingehende Gesundheitsberatung und Aufklärung über mögliche Gesundheitsrisiken.Mangelnde Befolgung entsprechender Ratschläge zur Gesundheitsvorsorge können Komplikationen zur Folge haben. In Deutschland müssen nach Angaben aus dem Jahre 2000 jährlich etwa 1000 Menschen, die von einer Auslandsreise (zumeist aus Afrika) zurückgekehrt sind, wegen einer Malariaerkrankung behandelt werden. 1999 starben in Deutschland 20 Menschen an dieser Erkrankung. Die Malaria ist bei rechtzeitiger Diagnose heilbar. Trotz allerWarnungen erkranken Menschen an der unheilbaren HIV-Immunschwäche, die sie sich in exotischen Ländern zugezogen haben. Vor allem in Schwarzafrika ist die Durchseuchung der Bevölkerung groß. In Botswana waren Anfang 2002 39% der Erwachsenen HIV positiv, in Zimbabwe 33%. Aber auch andere Regionen wie China,

Russland und die Ukraine sind von einer Zunahme der HIV-Infektion betroffen.

Durchfallerkrankungen, von denen Auslandsreisende in großer Zahl befallen werden, sind dagegen meistens harmloser Natur. Aber auch diese sind unnötig, wenn bestimmte hygienische Regeln befolgt werden.

6 Vermeidung von Komplikationen

Eine wichtige Beratungsaufgabe kommt dem Hausarzt an der Schwelle zum Gesundheitswesen insofern zu, als es hier um die Frage geht, inwieweit bestimmte Normabweichungen des Patienten als „krank" und damit im Gesundheitswesen bearbeitungsbedürftig anzusehen sind, oder inwieweit es sich um Normvarianten ohne Krankheitswert handelt. Komplikationen können dadurch entstehen, dass zunächst als krankhaft imponierende Erscheinungen sich erst im weiteren Beobachtungsverlauf als Krankheitszeichen im engeren Sinne deuten lassen. Dies kann z.B. für Schlafstörungen zutreffen, die sowohl nicht krankhaft sein können, aber auch Ausdruck schwerwiegender Erkrankung z.B. einer Depression oder einer Schilddrüsenfunktionsstörung sein können. Zur Vermeidung entsprechender Komplikationen ist es deshalb unerlässlich, dass der Patient eindeutig und verständlich darüber informiert wird, beim Auftreten bestimmter Erscheinungen die Praxis wieder aufzuzuchen. Ein weiteres Beispiel von praktischer Bedeutung sind Lebensprobleme, auf die der Patient im Rahmen anderer Gesundheitstörungen zu sprechen kommt, ob es sich hierbei um normale Vorkommnisse des täglichen Lebens handelt, die aller Voraussicht nach vom Patienten alleine und schadlos bewältigt werden können. Hier besteht aber auch die Gefahr, das der Appell nach Hilfe verkannt wird und Konstellationen vorliegen, die es dem Patienten unmöglich machen, eigene Lösungen zu finden. So können Depressionen, die sich hinter uncharakteristischen Organbeschwerden verbergen, unerkannt bleiben.

Hier kommt es darauf an, mit dem Patienten klare Verabredungen zu treffen, ob und wann ggf. ärztliche Hilfe erforderlich ist, sozusagen als potentielles Hilfsangebot.

Nachdem es z.B. der Sportmedizin gelungen ist, Standards zu setzen, zu erhalten und in ein bundesweit anerkanntes Curriculum zu überführen, steht eine solche Entwicklung für Disziplinen mit medizinischer/volkswirtschaftlicher Relevanz wie der Reisemedizin noch am Anfang. So liegt es z. Zt noch am Wissen und an der Erfahrung des einzelnen Arztes, auf welcher qualitativen Ebene er in diesen Disziplinen tätig wird, um Komplikationen durch Minder- oder Falschberatung zu vermeiden. Dies gilt auch für die Tätigkeit in noch neueren – sich etablierenden Feldern – wie der sogenannten Life-Style-Medizin sowie Anti-Aging-Medizin. In diesen Feldern ist auf der Basis der derzeitigen Erkenntnisse eine äußerst kritische Einstellung der Ärzteschaft bei der Evaluation und Verankerung von Beratungen und Therapie zu fordern. Eine der wichtigsten Grundlagen ärztlichen Handelns, „Primum non nocere" sollte gerade hier strikt beachtet werden. Nur so lassen sich Komplikationen durch verfrühte Anwendung von vermeintlich sichern, von gewissen Interessengruppen propagierten Strategien und Therapien auf klinisch noch nicht durch Langzeitstudien etablierten Feldern vermeiden.

Seitens der Medizin und assoziierten Bereichen werden schon seit längerer Zeit schul- und komplimentärmedizinische Angebote zur Prävention und Beherrschung von Krankheiten gemacht. Das Spektrum erstreckt sich von einfachen physikalischen Maßnahmen, sportlicher Betätigung und der Einahme von mehr oder weniger in ihrer Wirksamkeut gesicherten Präparaten. Dies gilt z.B. im sportmedizinischen Bereich für die Substanz Creatin, welches sowohl Wettkampf – wie von Freizeitsportlern zunehmend eingenommen wird. Das Auftreten von Nebenwirkungen kannz.Zt nicht ausgeschlossen werden wegen fehlender Langzeitstudien.

Komplikationen, welche durch unvollständige Beratung erfolgen sind z.B. in der Hormanersatztherapie beim PADAM (partielles Androgendefizit des alternden Mannes) sowie bei der peri –postmenopausalen Frau zu finden.

Auf allen Ebenen ist ein steigendes Komplikationspotential auszumachen. Dies beruht teilweise auf sich ändernden wissenschaftlichen Erkenntnissen, häufig aber auch auf Tendenzen in der menschlichen Natur, unter dem Motto: „viel hilft viel"! Beobachtet wird dieses Verhalten im Bereich des Sports, in dem teilweise ein regelrechter „Fitneßwahn" Sportler zu Fehlverhalten verführt.

Last but not least gilt es, durch die hohe Qualität unseres ärztlichen Handelns ein Vertrauen in unsere Maßnahmen und Empfehlungen so hoch zu etablieren, dass der Grad der Compliance ausreicht, um den Menschen vor Komplikationen zu bewahren. Non-Compliance des Menschen ist ein nicht unerheblicher Faktor bei der Entstehung von Komplikationen, insbesondere vor dem Hintergrund steigender Unzufriedenheit mit den zunehmend reduziert erscheinenden Leistungen des deutschen Gesundheitswesens. So bezeichnet man Komplikationen, die aus dieser Konstellation entstehen als Compliance-Komplikationen.

Komplikationen,welche sich aus Nichtanwendung von verfügbarem Wissen und verfügbaren Mitteln durch materielle Gründe bzw. strittige Philosophie-Fragen entstehen, würde man Versorgungs-Komplikationen nennen.

Viele Komplikationen lassen sich sicherlich vermeiden durch einen während des Studiums praxisrelevant ausgebildeten Studenten und sich in der postuniversitären Phase ständig weiterbildenden Arzt. Dieser muss in der Lage sein, in Beratung Diagnose und Therapie mit entsprechenden Fachkollegen/Institutionen zu kooperieren.

7 Fallbeispiele

folgende Fallbeispiele zeigen, wie durch falsche Beratung eine schwerwiegende Erkrankung entstehen kann bzw.dass auch noch nach vielen Jahren trotz Ausschaltung von Risikofaktoren diese noch nach langer Zeit wirksam werden können.

Fall 1

36-jähriger Patient war für seine Firma als Ingenieur in Kenia tätig. Zur Malariaprophxlaxe hatte er Pyrimethamin (Daraprim) eingenommen. Eine Woche nach seiner Rückkehr erkrankte er plötzlich an hohem Fieber bis 40 °C, verbunden mit starken Kopfschmerzen und Gliederschmerzen. Er selber deutete seine Erkrankung als Grippe. Am dritten Tag bat er seinen Hausarzt zum Hausbesuch.

Außer den hohen Körpertemperaturen waren klinisch keine pathologischen Befunde zu erheben. Die Milz war fraglich vergrößert. Da auf Grund der Anamnese der Verdacht auf eine Malariaerkrankung bestand, wurde durch eine Arzthelferin ein dicker Tropfen Blut entnommen. In diesem wurden fraglich Plasmodien festgestellt. Bei einem sofortigen telefonischen Kontakt mit einer entsprechenden Abteilung in einer Universitätsklinik wurde die Verdachtsdiagnose Malaria bezweifelt. Der Patient wurde dennoch als Notfall eingewiesen. Tage später bestätigte sich der Verdacht einer Malaria tropica. Ohne bleibende Organschäden wurde der Patient nach mehreren Wochen wieder gesund.

Falldiskussion: Pyrethamin gehört inzwischen zu den historischen Medikamenten in der Malariaprophylaxe und Therapie. Zum Zeitpunkt der Erkrankung des Patienten wurde es zwar noch eingesetzt, wegen der bestehenden Resistenzen aber nicht mehr empfohlen. Da die Malariaprophylaxe durch die Entwicklung von Erregerresistenzen belastet ist, muss jeder Arzt bei der Beratung von Patienten, die in malariagefärdete Gebiete reisen, sich immer wieder neu informieren über die Prophylaxemöglichkeiten und deren Wirksamkeit. Solche Informationen können schnell und immer aktualisiert im Internet bei „encarta. msn.de oder travel med oder über das Auswärtige Amt erlangt werden. In einigen tropischen Regionen ist mit der Gefahr einer Gelbfiebererkrankung zu rechnen. Durch Impfung kann dieser lebensgefährlichen Erkrankung vorgebeugt werden.

Bei jeder fieberhaften Erkrankung bei Menschen, die Tage oder Wochen vorher aus exotischen Ländern zurückgekehrt sind, muss auch an eine Malariaerkrankung gedacht werden.

1996 starb ein Schweizer, der unweit des Genfer Flughafens wohnte, an einer Malaria tropica. Man nimmt an, das eine Anopheles-Mücke mit einem Flugzeug eingeschleppt wurde.

Das z. Zt wirksamste Kombinationspräparat gegen Malaria ist „Malarone". Es schützt in der Regel bereits am Tag nach der Einnahme, es kann also kurz vor Reiseantritt erstmals eingenommen werden.

Fall 2

74-jähriger Patient, bis zum 50-Lebensjahr starker Raucher (bis zu 50 Zigatetten pro Tag), der es geschafft hat, aufgrund ärztlicher Beratung, den Nikotinabusus einzustellen. Er lebt seit dieser Zeit sehr gesundheitsbewusst mit viel körperlicher Bewegung und nach dem Tod seiner Ehefrau sehr reiselustig. Er kommt jährlich zur Krebsfrüherkennunguntersuchung und gleichzeitiger Bestimmung der Risikifaktoren. Bei einer dieser Untersuchungen ist der Hämocculttest positiv. Die sofort veranlasste Coloskopie zeigt ein Carcinom am Übergang vom Sigma zum Rektum. Eine kontinenzerhaltende Operation wird gut überstanden. die anschließende Strahlentherapie aber wird schlecht vertragen und wegen Durchfällen abgebrochen. Zwei Jahre später werden bei den regelmäßig durchgeführten Nachsorgeuntersuchungen Lebermetastasen festgestellt. Eine daraufhin durchgeführte Chemotherapie wird wegen erheblicher Unverträglichkeitserscheinungen auf Wunsch des Patienten abgebrochen. Sechs Monate später verstirbt der Patient an den Folgen seiner Carcinomerkrankung.

Falldiskussion: Der Verlauf dieser Erkrankung hat zwei Aspekte

1. Auch sorgfältigste Früherkennungsuntersuchungen können nicht verhindern, dass schwerwiegende Erkrankungen zu spät erkannt werden. Eine negative Hämoccultuntersuchung ist keineswegs eine Garantie für das nicht Vorliegens eines Carcinoms.Wird von einem Tumor nur wenig Blut abgesondert, bleibt der Test negativ. Blutungen des oberen Gastrointestinaltraktes führen nur dann bei der Hämoccultuntersuchung zu einem positiven Ergebnis, wenn in der Stuhlprobe noch ausreichende Mengen nicht abgebauten Hämoglobins vorhanden sind. Auf Grund von Messungen kann jedoch davon ausgegangen werden, dass10–20 ml an täglichem Blutverlust die Hämoccultuntersuchung positiv werden lässt. Eine einigermaßen sichere Früherkennungsuntersuchung zur Früherkennung von Dickdarmtumoren wäre die regelmäßige Coloskopie, etwa in zweijährigem Abstand, ab einem bestimmten Lebensalter, wie dies auch von Gastroenterelogen gefordert wird. Ab 1. Oktober 2002 nehmen die gesetzlichen Krankenkassen die Darmspiegelung in das Krebsfrüherkennungsprogramm auf. Dann hat jeder 55–65 – jährigeAnspruch auf eine Coloskopie als Vorsorgemaßnahme.

2. Überlegenswert ist bei einem Patienten mit entsprechendem Risikoprofil (familiäre Belastung, Genussmittelabusus) eine erweiterte Vorsorge zu betreiben, vielleicht auch unter finanzieller Selbstbeteiligung des Patienten.Bei einem langjährigen Nikotinabusus muss davon ausgegangen werden, dass auch nach Einstellen des Rauchens bereits Schädigungen am Gefäßsystem und evtl. präcanzeröse Veränderungen an dem einen oder anderen Organ vorhanden sein können, die irgendwann in ein aktives Krankheitsgeschehen münden.

8 Allgemeine Schlussfolgerungen

Das Spektrum der Gesundheitsberatung durch den Hausarzt erstreckt sich auf alle Lebensbereiche des Menschen, beginnend im Säuglings – und Kleinkindesalter, wo durch Impfungen schwerwiegende Erkrankungen verhindert werden können. Schon hier haben Hausarzt und Kinderarzt eine hohe Verantwortung. Nicht selten sind Komplikationen durch ideologisch bedingte Impfgegnerschaft progammiert. Beispiel hierfür sind die im Jahr 2002 gehäuft aufgetretenen Masernerkrankungen in der Bundesrepublik als Endemie, in Italien als Epidemie.Leider herrschen in der Bevölkerung gerade über diese Erkrankung noch viele falsche Vorstellungen,vor allem über deren Gefährlichkeit. Jeder Arzt hat auch eine soziale Verantwortung d. h. bei dem Thema „Gesundheitsvorsorge" müssen und dürfen wir die Öffentlichkeit suchen (s. Tabelle 1).

Tabelle 1. Ziele der Prävention und Maßnahmen zur Abschätzung und Analyse der individuellen Risikokonstellation (nach Jork)

Ziel	Maßnahmen
Erhöhung der Resistenz	Impfungen medikamentöse Prophylaxe Beratung bei Infektanfälligkeit und psychischer Instabilität
Reduktion des persönlichen Risikos	Abschätzen der individuellen Risikosituation im somatischen und psychosozialen Bereich
Lebensstil Arbeitsplatz Familie Risikos	Analyse der Möglichkeiten zur Risikoreduktion Beratung und Unterstützung bei Verhaltensänderungen Erkennen uncharakteristischer Frühstadien pathologischer Prozesse
Verhinderung des Fortschreitens pathologischer Prozesse	Früherkennung und Frühbehandlung von Schäden und Krankheiten

Oft über Jahre gewachsene Vertrauensverhältniss zwischen Hausarzt und Patient samt seiner Familie schaffen unter anderem die Grundlage für erfolgreiche präventive Maßnahmen Dies erfordert auch die Zusammenarbeit mit nicht ärztlichen Berufgruppen wie Ernährungsberatungsstellen, Sozialstationen und Selbsthilfegruppen wie z.B. die anonymen Alkoholiker.

Wir alle wissen, dass Gesundheit ein relativer Begriff ist, der sich nicht nur auf körperliche Unversehrtheit bezieht. Gesundheitsberatung ist auch dort angebracht, wo ein Mensch unter Organschäden leidet, wo man aber durch entsprechende Beratung Verschlimmerungen vermeiden und Lebensqualität erhalten kann.

Die Reisetätigkeit in sogenannte Drittländer hat in den letzten Jahren stark zugenommen. Viele Menschen haben keine Ahnung von dem bestehenden Hygienegefälle gegenüber den europäischen Ländern. Eine Fülle von Erkrankungen drohen, angefangen von der meist harmlosen aber lästigen Reisediarrhoe bis hin zur Malaria tropica, Bilharziosis Hepatitis A – C und anderen schwerwiegenden und schwer therapierbaren Erkrankungen. Dem Hausarzt kommt auch hier eine wichtige Beraterfunktion zu. Eine sinnvolle Beratung muss das Reiseziel und die dort geplanten Aktivitäten berücksichtigen. Ein Rucksacktourist muss sich anders schützen als ein Geschäftsmann, der in einem Großstadthotel nächtigt. Menschen, die langere Zeit in einem gefährdeten Gebiet verweilen z.B. Entwicklungshelfer bedürfen der Betreuung von Spezialisten z.B. durch ein Tropeninstitut. Die Reisemedizinische Prophylaxe beginnt immer schon zu Anfang einer Reise, d. H im Flugzeug und im Bus soll der Reisende durch eine entsprechende Beingymnastik der gefürchteten Beinvenenthrombose vorbeugen. Bei gefährdeten Personen, z.B. Menschen mit einer Varicosis ist bei längeren Flugreisen eine Heparinisierung zu überlegen.

Die empfohlenen prophylaktischen Maßnahmen orientieren sich an der im Einzelfall zugrunde liegenden Risikokonstellation. Wichtig sind vor allem Flüssigkeitsaufnahme mindestens ¼ Liter Wasser pro 2 Stunden und evtl. Kompressionsstrümpfe der Klasse I oder höher.

In der medizinischen universitären Ausbildung müssen verstärkt praxisrelevante Grundlagen, die gesamte Bevölkerung betreffende Gesundheits,- Vorsorge und Beratungsfragen geschaffen werden. Hierzu gehört auch solides Wissen der von der STIKO empfohlenen Standardimpfungen für Menschen aller Altersklassen.

Auch sollte den sich ändernden gesellschaftlichen Strukturen Rechnung getragen werden und verstärkt Fertigkeiten zur Erkennung und Prävention von Risikofaktoren der gro0en Volkskrankheiten vermittelt werden. Dies ist auch für die Ernährungs- Reise- und Breitensportmedizin zu fordern. Nur so kann die an den Grenzen der Belastbarkeit angekommene kurative Medizin auf die Dauer entlastet werden.

Literatur

Jork K (Hrsg) (1987) Gesundheitsberatung, Einführung und Leitfaden für Studierende und Ärzte, Gesundheitsberatung. Springer, Berlin Heidelberg New York, 28–35
Adams JH et al (2003) Malaria. In: Encarta Enzyklopädie. Microsoft Encarta online Encyclopedia
Siegenthaler W (Hrsg) (1988) Differentialdiagnose innerer Krankheiten. Thieme, Stuttgart
Reichl FX (Hrsg) (2000) Taschenatlas der Umweltmedizin. Umwelterkrankungen erkennen und behandeln. Thieme. Stuttgart New York, 238–243

4 Komplikationen bei ausgewählten Patientengruppen

Das folgende Kapitel erhebt nicht den Anspruch, eine validierte Patiententypisierung vorzulegen. Dennoch lassen sich bei den gewählten Beispielen, meist bezogen auf bestimmte Lebensabschnitte bzw. -situationen übertragbare Gruppenmerkmale erkennen, die spezifische Herangehensweisen erfordern. Die Abgrenzungen erscheinen somit unter pragmatischen Aspekten gerechtfertigt.

Das Kapitel knüpft an der alltäglichen Erfahrung in der Praxis an, und so wird jeder Hausarzt eigene typische Beispiele in den Texten wiederfinden.

Da bei manchen der beschriebenen Patientengruppen die Selbsthilfe eine wichtige Unterstützung sein kann, sollte der Hausarzt die Zusammenarbeit mit entsprechenden Institutionen gezielt suchen.

4.1 Patienten mit problematischen Verhaltensweisen
Peter Maisel

Zusammenfassung

Etwa 10–20 Prozent der Patienten einer Hausarztpraxis werden vom Arzt als problematisch, ja schwierig erlebt, abhängig von seiner beruflichen Erfahrung und Schulung im Umgang mit dieser Patientengruppe. Somatoforme und psychopathologische Störungen sind bei Problempatienten vermehrt. Die zunehmenden Restriktionen im Gesundheitswesen belasten das Arzt-Patienten-Verhältnis und verstärken problematische Patienten-Verhaltensweisen. Hilfreich für den Umgang mit schwierigen Patienten sind:
- eine Änderung der eigenen Einstellung hin zu mehr neutraler Beobachtung,
- Verständnis für die Rolle des Patienten,
- Strukturierung der Arzt-Patienten-Kontakte,
- die Förderung positiver Verhaltensweisen des Patienten, unter Umständen auch mit paradoxer Strategie.
- Kooperation mit Kollegen, aber auch rechtzeitige Trennung von übermäßig belastenden Patienten beugen Frustrationen bis hin zum Burn-Out-Syndrom vor.

1 Definition der Patientengruppe

Wer kennt es nicht, dieses flaue Gefühl in der Magengegend, das sich einstellt, wenn die Karteikarte oder die EDV anzeigt, dass als nächster einer unserer „schwierigen Patienten" auf uns wartet. Der Adrenalinspiegel steigt, Unmut macht sich schon im Vorfeld der Beratung breit. Aber warum? Welche Gefahren, welche Komplikationsmöglichkeiten birgt diese Situation?

Schwierige Patienten, auch als Problempatienten bezeichnet, bedeuten einerseits eine besondere psychische Belastung des Arztes, die nicht durch die Schwere der Erkrankung bedingt ist. Sie erzeugen beim Arzt Gefühle der Hilflosigkeit, Ungeduld, ja auch Ärger („heartsink patients"). Diese Patienten sind aber auch erkennbar an besonderen Verhaltensweisen: Sie sind oft fordernd, misstrauisch, unzufrieden, beanspruchen viel Zeit. Diagnostische und therapeutische Bemühungen sind häufig frustrierend. Für Linus Geisler sind diese Patienten „das Negativ des Idealpatienten, … kurzum: Der schwierige Patient löst innere Widerstände aus, hemmt den

Betrieb, kostet viel Zeit und frustriert Ärzte und Pflegepersonal." (Geisler 1992).

Sich dem Umgang mit solchen Patienten mit problematischen Verhaltensweisen zu widmen bedeutet zwangsläufig, zunächst die unproblematischen, „normalen", eventuell auch erwünschten idealen Verhaltensweisen des Patienten zu definieren. Dabei stehen nur die Verhaltensweisen des Patienten im Umgang mit seinem Arzt im Blickpunkt, nicht sein Verhalten in seinem sonstigen sozialen Umfeld. Dort auftretende Störungen zu behandeln ist Aufgabe des weiten Feldes der Psychotherapie, vor allem der Verhaltenstherapie.

Der „ideale" Patient

– hat Vertrauen zum Arzt
– schildert seine Beschwerden und Krankheiten offen, ehrlich, möglichst präzise
– befolgt die – von Arzt und Patient gemeinsam beschlossenen – Maßnahmen zur Diagnostik und Therapie (Mündigkeit und Compliance des Patienten)
– trägt aktiv zur eigenen Gesundung bei
– ist motivierbar zu eventuell notwendigen Verhaltensänderungen (Nikotinverzicht, Bewegung, Ernährung)
– sieht den Arzt als Helfer und Freund, nicht als Reparaturtechniker oder Erfüllungsgehilfen für Krankheitsgewinne
– erwartet nicht nur vom Arzt Höflichkeit und Freundlichkeit, sondern verhält sich selbst ebenso
– ist offen für eine mehrdimensionale Betrachtung von Krankheitsentstehung und –behandlung, also für psychische, somatische, soziale und umweltbedingte Faktoren.

Bei problematischen Patientenverhaltensweisen fehlen wichtige Komponenten dieser idealen Patientenrolle oder es werden einseitig Aspekte überbetont oder ins Gegenteil verkehrt.

Groves (1978, zitiert nach L. Geissler) hat die sogenannten schwierigen Patienten in 4 Gruppen eingeteilt:

– die Abhängigen (dependent clingers)
– die Forderer (entitled demanders)
– die Ablehner (manipulative help rejectors) und
– die Selbstdestruktiven (self-destructive deniers)

Bei diesen Patienten droht eine gestörte oder abgebrochene Arzt-Patientenbeziehung. Daneben besteht die Gefahr von Rollenklischees, in die der Patient, unter Umständen auch der Arzt verfallen. Geue (1993) hat plakativ 10 verschiedene Rollen solch einseitigen Patientenverhaltens beschrieben: Der „Reparaturkunde" beispielsweise erwartet eine reine Reparatur seiner Störung, ohne selbst aktiv werden zu müssen, der „Drogensüchtige" ist auf seinen Medikamentennachschub fixiert. Wird dieses problematische Patientenverhalten durch „passendes" Arztverhalten unterstützt, entwickeln sich nach Geue unter Umständen unheilvolle Beziehungsmuster, die er pointiert zusammenfaßt:

– Der Reparaturkunde und der Biotechniker
– Der Schwarzseher und der Horrorspezialist
– Der Drogensüchtige und der Drogenhändler
– Der Berufspatient und der Sozialmanager
– Der Unglücksrabe und der Seelentröster
– Der Trickbetrüger und der Komplize
– Der Aussätzige und der Edelmensch
– Der Hochstapler und der Strafrichter
– Der Wundergläubige und der Wunderheiler
– Der Unterwürfige und der Unfehlbare

2 Häufigkeit in der Praxis

Nach vorsichtigen Schätzungen liegt die Zahl dieser schwierigen Patienten in der Hausarztpraxis bei ca 10–20 Prozent. Ja erfahrener die Ärzte sind, um so geringer ist zumeist die Zahl der von ihnen als schwierig angesehenen Patienten.

3 Typische Beratungsanlässe

Patienten mit Magen-Beschwerden, Ohnmachtsanfällen, Schlafstörungen, Durchfall und Palpitationen befinden sich verstärkt in der Gruppe der schwierigen Patienten (Hahn, 2001). Bei ihnen bestehen häufig drei Charakteristika:

– signifikante psychopathologische Störungen
– Persönlichkeitsstörungen
– multiple körperliche, oft somatoforme Symptome

Eine längere Krankheits- und Hospitalisierungzeit scheinen die Entwicklung zu einem schwierigen Patienten zu fördern.

4 Versorgungsaufgaben

Grundsätzlich bestehen die gleichen Versorgungsaufgaben wie für „nicht problematische, nicht schwierige Patienten." Das oben aufgeführte häufigere Zusammentreffen von psychopathologischen und somatoformen Störungen und schwierigem Patientenverhalten bedingt insbesondere die psychosomatische Grundversorgung und die Verhütung einer somatischen Fixierung als Versorgungsaufgabe.

5 Fallbeispiel

Fall 1
Herr und Frau A. waren das klassische Beispiel eines schwierigen Patientenehepaares: endlose Schilderungen vielfältigster körperlicher Symptome, denen selten ein fassbares Korrelat gegenüberstand, immer neue Forderungen nach technischen Untersuchungen, wohltuenden Massagen und medikamentösen Therapien jedes Symptoms. Hinzu kamen haarkleine Darlegungen der permanenten ehelichen Streitigkeiten – natürlich in Einzelgesprächen mit Beschuldigung jeweils des anderen Partners – und Verdächtigungen, der Hausarzt könne ja zum anderen Partner halten, wenn er Versuche machte, Verständnis für die jeweils andere Position zu wecken. Der einzige Sohn nutzte die elterlichen Streitigkeiten zu jeweils seinem Vorteil aus, was wiederum die Eltern veranlasste, akribisch dem Hausarzt die Faulheit und Schlechtigkeit der heutigen Jugend während der Sprechstunde zu schildern. Dringende Hausbesuche aus der Sprechstunde heraus wegen lautstarker tätlicher Auseinandersetzungen rundeten das Bild eines ständig fordernden, Unmut erzeugenden Patientenpaares ab. Daher war der Hausarzt nicht unglücklich, als seine neue Praxisassistentin während seines Urlaubes das Vertrauen der Familie A. im Fluge gewann. „Endlich mal eine Ärztin, die sich Zeit für uns nimmt", erfuhren die Arzthelferinnen lautstark in der Anmeldung. Solche Äußerungen nach zehnjähriger mit Engelsgeduld ertragener hausärztlicher Rundumbetreuung taten schon weh, aber der wiedergewonnene Spielraum für die Nöte anderer Patienten half darüber hinweg.

Einige Monate später war ein Informationsschreiben einer Krankenkasse wegen Überschreitung des Arzneimittelbudgets Anlass, die von der Kasse aufgeführten Beispiele für vermutete Unwirtschaftlichkeit genau zu analysieren. An der Spitze aller Verordnungen stand nicht ein schwerkranker, polymorbider Patient – sondern Frau A.

Falldiskussion: Die Zusammenfassung aller Verordnungen offenbarte, dass es der Praxisassistentin bei den fast täglichen Konsultationen durch Frau A. offensichtlich nur durch immer neue Arzneiverordnungen möglich war, der Situation Herr/Frau zu werden – ohne sich der nichtindizierten Polypragmasie bewusst zu sein. Unverständlich war auch, warum der Praxisinhaber sich nicht nach dem weiteren Schicksal seiner lange von ihm betreuten Problempatientin erkundigte, obwohl ein Blick in die zentrale

EDV die problematische Entwicklung der neuen Arzt-Patienten-Beziehung rasch offenbart hätte. Möglicherweise waren uneingestandene Verärgerung über den „undankbaren" Arztwechsel innerhalb der Praxis und Frustrationen aus früherer Betreuung Anlass für den Praxisinhaber, dem Schicksal von Frau A. nicht weiter nachzugehen. Ein langes kollegiales Gespräch sowie der Hinweis auf Balintgruppen in der Nachbarschaft halfen Praxisinhaber und Praxisassistentin, einen neuen Weg im Umgang mit dieser schwierigen Patientin zu gehen.

6 Mögliche Komplikationen

Schwierige Patienten fördern neue Schwierigkeiten, vor allem durch emotionalbedingte „blinde Flecken" des Arztes und ärztliche Kontaktverkürzungs- und vermeidungsstrategien (s. Tabelle 1)

Eine zunehmende Zahl gesundheitssystembedingter Komplikationsmöglichkeiten belastet ebenfalls das Arzt-Patienten-Verhältnis

– Unter Arzneimittel- und Heilmittelbudgetdruck keine oder nur unzureichende Behandlungsmöglichkeiten
– diagnostische Leistungseinschränkungen wegen ausgeschöpfter Honorarbudgets
– Complianceprobleme wegen zu hoher finanzieller Eigenbeteiligung des Patienten
– der Patient als „Case-manager" raubt sich selbst die Möglichkeiten eines umfassenden bio-psycho-sozialen Ansatzes: Arzneimittelwechsel- und nebenwirkungen werden übersehen, dem primär aufgesuchten Spezialisten fehlen Hausbesuchsinformationen und Kenntnisse über familiäre Risiken und Verhaltensweisen, multifaktorielle Entstehung von Krankheiten und Polymorbidität wird schlecht erfasst.

Komplikationen bei ausgewählten Patientengruppen

Der ausländische Patient/Einwanderer (s. Kap. II.4.7.)

Unzureichende sprachliche Kommunikation und verschiedenartiger soziokultureller Hintergrund machen gelegentlich die ärztliche Arbeit sehr schwierig und zeitaufwendig, bedingen Fehler in Diagnostik und Therapie und erzeugen Verärgerung und Vertrauensverlust. Hier sollte sich der Arzt mögliche uneingestandene Vorurteile bewusst machen, konsequent einen Dolmetscher einfordern oder im Interesse des Patienten an einen sprachkundigen Kollegen überweisen.

Tabelle 1. Komplikationsmöglichkeiten bei der Betreuung von Patienten mit problematischen Verhaltensweisen

Komplikationen in der Krankheitserkennung	Komplikationen in der Therapie	Komplikationen in der hausärztlichen Versorgung	Patientenbedingte Komplikationen	Komplikationen beim Arzt
– Unbedeutende morphologische oder laborchemische Veränderungen werden vorschnell als Krankheitsursache angesehen, um belastendem langwierigen Suchen nach psychosomatischen Krankheitsursachen zu entgehen.	– Fehlende Compliance und/oder sekundärer Krankheitsgewinn führen zu Therapieversagen mit Frustration für Arzt (und Patient?).	– Symptombasierte statt regelmäßige Kontrolltermine bei Langzeitbetreuung verstärken eine Überbetonung der Symptomatik als Eintrittsberechtigung zu neuem Arzt-Patienten-Kontakt.	– Aggressionen bis hin zu (gelegentlich tragischen) Tätlichkeiten	– Unzufriedenheit
– Entscheidende diagnostische Hinweise gehen in der polymorphen Symptomatologie unter („den Wald vor lauter Bäumen nicht mehr sehen").	– Unnötige Verordnungen (Medikamente, Heil- und Hilfsmittel) als Kontaktbeendigungshandlungen verursachen unnötige Kosten, u.U. Nebenwirkungen, somatische Fixierungen, Medikamentenabhängigkeiten.	– Langzeitverläufe ohne therapeutische Erfolge frustrieren Arzt und Patient, bedingen Arztwechsel und unbewiesene (paramedizinische) Diagnostik und Therapie.	– Unberechtigte Kunstfehlervorwürfe	– Verärgerung
– Die diagnostische Strategie des abwartenden Offenlassens wird auf zu lange Intervalle ausgedehnt, um der ungeliebten Begegnung mit dem schwierigen Patienten auszuweichen. Dadurch verspätete Erkennung abwendbar gefährlicher Verläufe.	– Angst vor Drohungen, Kunstfehlerprozessen, Pressebeschuldigungen bedingen auch therapeutische Überreaktionen aus Sorge vor Unterlassungsvorwürfen.	– Mangelndes Vertrauen beim Patienten veranlassen eine Suche nach Zweit- und Drittmeinungen durch den Patienten.	– Üble Nachrede	– Frustration

Tabelle 1 (*Fortsetzung*)

Komplikationen in der Krankheitserkennung	Komplikationen in der Therapie	Komplikationen in der hausärztlichen Versorgung	Patientenbedingte Komplikationen	Komplikationen beim Arzt
– Die auch beim schwierigen Patienten häufig besonders wichtigen Schlussbotschaften am Ende einer Beratung („was ich noch sagen wollte") werden übersehen oder verdrängt, um endlich die Konsultation beenden zu können.		– Zersplitterung der Verantwortung durch Flucht in die Überweisung	– Pressekampagnen gegen den Arzt	– Überforderungsgefühl bis hin zur Entwicklung eines Burnout-Syndroms
– Fehlende Empathie, ja Ablehnung, führen zu oberflächlicher Diagnostik.		– Gefälligkeitsatteste im Sozialrecht aus Angst vor Problemen mit dem schwierigen Patienten – und damit neue Erpressbarkeit		
– Angst vor Drohungen, Kunstfehlerprozessen, Pressebeschuldigungen bedingen diagnostische Überreaktionen aus reinem Absicherungsdenken heraus.		– Rollenklischees zwischen Arzt und Patient		

Der Sozialhilfepatient, der Patient im Rechtsstreit

Wirtschaftliche Not, aber auch Cleverness im Umgang mit sozialen Siche-
rungssystemen, Unwilligkeit zur Daseinsvorsorge aus eigener Kraft, unter
Umständen gepaart mit einer Trotzhaltung dem Staat gegenüber, können
eine brisante Mischung für das gedeihliche Arzt-Patienten-Verhältnis darstellen. Immer neue Attestforderungen drängen den Arzt gefährlich in eine
Komplizenrolle, der es zu widerstehen gilt. Hier ist der Arzt neben seiner
Rolle als Anwalt des Patienten bei berechtigten Forderungen an die Gesellschaft gleichzeitig auch gewissenhafter Vertreter des sozialen Rechtes.
Diese Doppelfunktion gilt es, sich selbst und dem Patienten immer wieder
klar zu machen und empathisch für den Patienten, aber dennoch korrekt
gegenüber gesetzlichen Bestimmungen zu handeln. In Zweifelsfällen, z.B.
bei der Zumutbarkeit von Arbeit ist rechtzeitig ein Zweiturteil eines Fachkollegen einzuholen, um dann sowohl dem Patienten wie auch der Gesellschaft gegenüber souverän sein Urteil abgeben zu können. Unkorrektheit
führt zu eigenen Frustrationen, Erpressbarkeit bis hin zu Sanktionen. Hier
gilt es den Anfängen zu wehren.

Der Analphabet

Bereits der Prozentsatz unmittelbarer Analphabeten beträgt in Deutschland
etwa 3 Prozent. Die Zahl derjenigen, die auch einfache schriftliche medizinische Informationen nicht lesen bzw. nicht verstehen können, liegt deutlich
darüber. Ausführliche mündliche Aufklärung, der Einsatz von medizinischen Videos für Patienten oder die Einbeziehung von Vertrauenspersonen
aus der Familie oder dem sozialen Umfeld – natürlich mit Zustimmung des
Patienten – helfen hier, Komplikationen, z.B. durch ungenaue Medikamenteneinnahme, nicht eingehaltene, schriftlich mitgegebene Wiedervorstel-
lungstermine oder übermittelte schriftliche Krankheitsinformationen zu verhüten oder zu beseitigen.

7 Prävention der Komplikationen

Folgende Verhaltensweisen helfen, schwierige Patienten besser zu betreu-
en:

1. *Versuchen Sie, die Situation aus der Perspektive des Patienten zu sehen.* Bemühen Sie sich, seine Befürchtungen, seine unausgesprochenen Behandlungsziele zu ergründen. Lassen Sie ihn bei der Formulierung der Be-
   treuungsziele mitbestimmen.
2. *Lassen Sie sich nicht ärgern,* ändern Sie Ihre eigene Einstellung. Lehnen
   Sie sich gedanklich zurück und analysieren Sie, quasi als neutraler Beob-
   achter, Ihre Gefühle als diagnostisch-therapeutische Hilfe für diese Arzt-
   Patienten-Beziehung.

3. *Versuchen Sie, das Verhalten des Patienten zu ändern:* Verstärken Sie seine positiven Verhaltensweisen. Fokussieren Sie bei polymorpher Symptomatologie das Hauptproblem. Strukturieren Sie die Betreuung mit regelmäßigen Terminen, zunächst in wöchentlichen, dann allmählich längeren Abständen.

4. *Überweisen Sie den Patienten gegebenenfalls* an einen Fachkollegen, z.B. einen Psychotherapeuten.

5. *Schulen Sie Ihre eigene Kompetenz* für schwierige Patienten, z.B. in Balint-Seminaren. Bei erfahrenen Ärzten betrug der Anteil der „schwierigen Patienten" weniger als die Hälfte des Anteils bei unerfahrenen Kollegen.

6. *Versuchen Sie gegebenenfalls die Technik der „paradoxen Strategie".* Das Gegenteil dessen zu tun, was üblicherweise erwartet wird, hilft dem Patienten, dem unerwarteten Lob des Arztes ein eigenes, korrigiertes Verhalten entgegenzustellen und mobilisiert seine eigenen Korrrekturfähigkeiten. Das paradoxe Loben einer Patientin mit Übergewicht, die zum wiederholten Male zwar ihren minutiösen Diätplan vorlegt, jedoch kein Gramm abgenommen hat, für ihren enormen Einsatz für ihre Gesundheit demonstriert Empathie und motiviert den Patienten zu eigener Korrektur des überschießenden, paradoxen Arztlobes. Zumindest aber bricht es eingefahrene Verhaltensweisen zwischen Arzt und Patient auf. (Rönsberg, 1998).

7. *Lassen Sie sich nicht erpressen:* Ärztliche Hilfe und ärztliche Dienstleistung bedeuten nicht ärztliche Servilität: Beenden Sie gegebenenfalls in ruhigen Worten zum Wohle des Patienten, zur eigenen Psychohygiene wie auch zum Wohle Ihrer anderen Patienten eine nicht mehr tragbare Arzt-Patienten-Beziehung.

Literatur

Geisler L (1992) Arzt und Patient – Begegnung im Gespräch. 3. erw Aufl, Frankfurt/Main. http://www.linus-geisler.de/ap/ap00_inhalt.html

Gillette RD (2000) „Problem patients": A Fresh look at an old vexation. Family Practice Management. Fam Pract Manag 7(7):57–62

Groves JE (1978) Taking care of the hateful patient. N Engl J Med 298: 883–887

Geue B (1993) Individuelle Patientenführung. Erfolgsorientierte Kommunikationsstrategien für die tägliche Praxis. Ferdinand Enke Verlag, Stuttgart

Hahn S (2001) Physical symptoms and physician-experienced difficulty in the physician-patient relationship. Ann Intern Med 134:897–904

Ripke T (2001) Schwierige Patienten in Ihrer Praxis. Wie Sie „überleben". Der Hausarzt 16:36–38

Rönsberg W (1998) Der schwierige Patient: Paradoxe Strategien in der Sprechstunde. In: Kochen MM et al (Hrsg) Allgemein- und Familienmedizin, 2. Aufl, Stuttgart, 237–244

Steinmetz D, Tabenkin H (2001) The 'difficult patient' as perceived by family physicians. Family Practice 5: 495–500

Williams S et al. (1998) Doctor-patient communication and patient satisfaction: a review. Family Practice 15: 480–492

4.2 Suchtkranke
Karl Mayer

Zusammenfassung

Der Zahl der Suchtkranken und Suchtgefährdeten sowie deren betroffener Angehöriger in unserem Land und in unseren Sprechstunden ist beträchtlich. Die Aufgabe der hausärztlichen Praxis ist es, sie zu erkennen, sie zur Veränderung zu motivieren und nach stattgehabter Therapie eine lebenslange Nachsorge zu leisten. Bei den Alkoholgefährdeten, also den Vieltrinkern, muß die hausärztliche Praxis eigenständig Arbeit leisten (Kurzintervention). Im übrigen ist hierbei – wie überhaupt im hausärztlichen Tun – gemeindenahe Zusammenarbeit angezeigt.

Die schwerwiegendste Komplikation ist das Nichterkennen einer Suchterkrankung, der Organschäden und der Spätfolgen. Drogenabhängige produzieren Notfälle. Hier sind bei uns die eingeübten Vorgehensweisen zur Erhaltung der vitalen Funktionen gefordert. Am wenigsten Übung haben wir im Erkennen von Mißbrauch der modernen Designerdrogen. Interventionsbedingte Komplikationen sind die Suchtverlängerung durch schützende statt konfrontativer Behandlung des Suchtkranken, das Nichterkennen von Umsteigemechanismen und das falsche Einordnen von Widerstandsphänomenen. Sollten wir uns auf die Behandlung Drogenabhängiger einlassen, so besteht die Gefahr einer symbiotischen Patienten-Arzt-Beziehung. Alle hier geschilderten Komplikationen sind nur durch strenges Beachten unseres Auftrages: Erkennen, Motivieren, Nachsorge, durch Wachsamkeit und eine gute Patienten-Arzt-Beziehung zu dem einzelnen Menschen und seiner Familie sowie durch gemeindenahe Kooperation zu vermeiden.

1 Einleitung

In den letzten Jahren ist Bewegung in das Erkennen und die Behandlung von Suchtkranken gekommen.

Bis in die Siebzigerjahre ließ sich der Literatur bezüglich des Alkoholproblems entnehmen, dass die große Menge der Alkoholiker in den Psychiatrischen Landeskrankenhäusern behandelt wurde. Die Zahl der in den allgemeinärztlichen Praxen behandelten Alkoholkranken war verschwindend gering (Trojan 1980). Leider nahmen aus der Zahl der stationär Entzugsbehandelten nur wenige an einer Therapie teil. Vielmehr gab es nach Untersuchung von John (1979) einen Trend zu mehr sozialer Desintegration mit zunehmender Zahl der Behandlungen (Drehtürprinzip), so dass man diese Entzugsbehandlungen nicht nur als ineffizient ansehen musste, sondern offenkundig auch keine Lösung des Problems auf diesem Wege zu erreichen war. Das Drogenproblem war hinzugekommen. Ende der Sechzigerjahre und zu Beginn der Siebziger konsumierten immer jüngere Leute in einem nie gekannten Maße illegale Drogen, wobei die Zahl der schwerst Heroinabhängigen mit vielen Drogentoten von Jahr zu Jahr zunahm.

Die Achtzigerjahre prägten das Prinzip des Therapiekettenverständnisses. Der Königsweg – Selbsthilfegruppe, Beratungsstelle, Entgiftung, Entwöhnung und Selbsthilfegruppe – stellte aber nur eine Lösung für einen geringen Teil der Alkoholkranken dar. Besser waren die Ergebnisse der Konsumenten illegaler Drogen, die den Weg in die Therapiekette gefunden hatten. Andererseits setzte jetzt auch die Entwicklung von Designerdrogen als Rauschmittel ein. Die Medikamentenabhängigen blieben weitgehend unerforscht und vom Zufallsgelingen abhängig. Doch – bezogen auf alkohol- und/oder medikamentenabhängige Patienten resultiert bis heute nur eine Kontakthäufigkeit von etwa 6% der geschätzten Gesamtprävalenz im Lande. Der Sektor II der gesamten Suchtkrankenhilfe, die psychosoziale, psychiatrische Basisversorgung durch die Sozialpsychiatrischen Dienste, Gesundheitsämter und Psychiatrischen Kliniken hat ihrerseits nur Kontakt zu etwa 6,9% aller von Alkohol- und Medikamenten abhängigen.

Erst in den Neunzigerjahren wurde der Begriff der „vergessenen Mehrheit" geprägt, und Forderungen nach Einbeziehung des Medizinsystems – und hier vor allem der hausärztlichen Praxis – wurden formuliert. – Der Begriff der „Kurzintervention" nahm Gestalt an, man einigte sich europaweit auf eine unschädliche Trinkmenge, und es wurde endlich unterschieden in abhängige Konsumenten und Menschen, die missbräuchlich und die riskant konsumieren. Die Einnahme betäubender Drogen stagnierte, während die aktivierenden und stimmungsverändernden Rauschmittel bis heute immer häufiger eingenommen werden. Dieser Trend hält an; gleichzeitig sind es jetzt wieder einmal noch jüngere Altersgruppen, die einsteigen.

2 Kennzeichnung der Patientengruppe

„Sucht ist ein unabweisbares Verlangen nach einem bestimmten Erlebniszustand. Diesem Verlangen werden die Kräfte des Verstandes untergeordnet. Es beeinträchtigt die freie Entfaltung einer Persönlichkeit und zerstört die sozialen Bindungen und Chancen eines Individuums" (Wanke 1986).

Die eigentlichen Ursachen für die Entstehung süchtigen Verhaltens sind nicht geklärt. Sicher wissen wir, dass jeder Sucht eine mehrdimensionale Störung zugrunde liegt. Weithin akzeptiert ist das Erklärungsmodell der KIELHOLZ Trias (1984) – sie zeigt das multifaktorielle Bedingungsgefüge, dem immer drei Komponenten zugrunde liegen: das Individuum, sein soziales Milieu und die Droge selbst. Offenbar spielt nicht nur die Struktur der Persönlichkeit, sondern auch ihr Enzymmuster – also Erbanlagen – eine Rolle in der Determination des Alkoholrisikos. In der frühen Kindheit erfahrene Abhängigkeit von Bezugspersonen, die Angst und Unsicherheit auslösen konnte, ließ einen unwirklichen Bezug zur Umwelt entstehen. Bei Suchtkranken finden sich immer Störungen der innerfamiliären Kommunikation, der Rollenverteilung, der affektiven Beziehungen und des Zusammenhaltes in der Ursprungsfamilie. Dies führt zu Grundstörungen – z.B. abhängige und narzistische Persönlichkeitsstörungen – sowie Personen mit einem „falschen Selbst" (Fassadenpersönlichkeit). Das Ergebnis ist emotionale Unreife, Belastungsunfähigkeit, leichte Verletzbarkeit, Stimmungslabilität, reduziertes Selbstvertrauen bei pessimistischer Grundeinstellung, Anpassungsstörungen sowie mangelnde Durchsetzungsfähigkeit – immer gekoppelt an Gefühle von Unbehagen und Spannung. So wird jede psychotrope Substanz, die im Organismus für Entspannung und Geborgenheit sorgt, als hilfreich erlebt, und es findet eine Bindung statt, die dann zum Mißbrauch führen kann. Individuelle Reaktionen ergeben Gewöhnung und Abhängigkeit.

So treffen wir in der Praxis auf Menschen, die Alkohol riskant, mißbräuchlich oder abhängig konsumieren. Als unschädliche Trinkmenge hat man in Mitteleuropa drei Einheiten pro Tag für den Mann und zwei Einheiten für die Frau definiert. Eine langjährige Karriere von der beschriebenen „Broken home" Situation zu Hause über eine Vorphase in der Jugend und die mehrjährige kritische Phase in die chronische Phase läßt die Patienten dann, wenn sie behandlungsbedürftig in der Praxis auftauchen, eher älter sein. Menschen, die uns mit einem Drogenproblem in der Praxis begegnen, sind jünger. Sie kommen eher selten mit dem Ziel, von uns Hilfe zur Veränderung zu erbitten. Sie haben vielmehr eine ganz bestimmte Vorstellung von dem, was wir für sie tun sollen. Es sind fast immer Maßnahmen zur Erhaltung und Verlängerung der Sucht. Diese meist jungen arbeitslosen Menschen kommen immer dann, wenn ihr Stoff ausgegangen ist mit der Bitte um Überbrückung. Sie entwickeln größte Fantasie im Erreichen ihrer Ziele. Dabei geht es selten um langfristige Ziele, fast immer um die Beseitigung vorhandener oder drohender Entzugsymptome.

Die Suchtentwicklung bei Cannabis war bisher unerheblich, weil die Schwellendosis kaum überschritten wurde. Dies hat sich in den letzten Jahren geändert. Der THC-Gehalt der im Markt befindlichen Stoffe ist deutlich höher geworden. Doch auch bei nur unregelmäßigem Konsum kann es zu einer Befindlichkeitsänderung, dem sogenannten „pharmakogenen Amotivationssyndrom" kommen und damit zur Bereitschaft auch andere psychotrope Substanzen auszuprobieren. Probleme und Risiko des Cannabiskonsums liegen also primär nicht im Abhängigkeitspotential des THCs (Tetrahydrocannabinol) sondern in den sekundären Auswirkungen der erlebten Reaktionen und in dem dadurch erlernten Verhalten, Drogen zu verwenden.

Wir treffen aber immer öfter auf beruflich eher arrivierte jüngere Erwachsene mit einer großen Leistungsbereitschaft, mit einem Streben nach Perfektion, mit großer Harmoniebedürftigkeit und Betonung der Individualität und Einzigartigkeit, wie sie Menschen mit einer narzistischen Grundstörung und Personen mit einem falschen Selbst eigen ist. Sie unterscheiden sich im Äußeren von denen der Opiat-Konsumenten: modern gekleidet, scheinbar besser sozial integriert haben sie doch meistens den gleichen Hintergrund einer „Broken home"- Familie. Ganz anders ist ihr Lebensstil im Vergleich zu den Opiat-Abhängigen.

Nicht mehr zu vernachlässigen sind die Menschen mit nicht stoffgebundenen Süchten – hier vor allem Spielsüchtige. Auch ihre Zahl ist im Steigen begriffen. Sie sind ganz unterschiedlichen Alters. Wir sind darauf angewiesen, dass sie sich uns mitteilen. Das Einzige, was von uns zu erwarten ist, ist dass wir immer wieder das Gespräch anbieten bei unklaren Situationen: „Was liegt Ihnen im Magen?" Spielsüchtige haben einen hohen Leidensdruck und sind für solche Offerten dankbar.

Wirklich Medikamenten*abhängige* sind eher selten in der Praxis. Sie besorgen sich ihren „Stoff" auf ganz verschlungenen Wegen. Die große Zahl derer, bei denen wir zur Abhängigkeit beitragen – vor allem mit Benzodiazepinen – bestimmt eine jede Praxis selbst.

3 Epidemiologie

Nach Angaben der Deutschen Hauptstelle gegen die Suchtgefahren finden sich folgende Prävalenzzahlen in Deutschland (2002): 16% unserer Bevölkerung zwischen 18 und 59 Jahren konsumieren in riskanter Weise Alkohol (also mehr als 3 kleine Glas Wein, 3 kleine Glas Bier, 3 Schnäpse pro Tag). Mißbräuchlicher – also deutlich höherer Alkoholkonsum findet bei 5% der Bevölkerung statt und 3% sind abhängig vom Alkohol. In der älteren Bevölkerung – also über 60 – nimmt die Gefährdung durch den Alkohol durchaus nicht rapide ab. Erst jenseits 75 scheint es mit abnehmender Toleranz eine Tendenz zur Verminderung des Alkoholkonsums zu geben. Ältere Menschen aus dem therapeutischen Geschehen auszuklammern, ist nicht berechtigt. Die Erfahrungen zeigen vielmehr, dass eine Therapie gerade des älteren Menschen durchaus erfolgversprechend ist. (Schmitz-Moormann, 1992)

Die Abhängigkeit von Medikamenten wird bei 1,7% der Bevölkerung angenommen. – Drei von Vieren sind abhängig von Benzodiazepinen.

Der Dauerkonsum illegaler Drogen wird bei 0,3% unserer Mitbürger bei meist jüngeren Menschen beschrieben. Ebenfalls 0,3% sind Dauerkonsumenten von Cannabis – gelegentlicher Konsum findet bei 2% unserer Bevölkerung statt. Die Probierbereitschaft 18- bis 39-Jähriger ohne Drogenerfahrung hat in den Jahren 1990 bis 2000 erheblich zugenommen. 12,2% der Menschen der angegebenen Altersstufe würden Cannabis probieren, 3% Opiate. 250 000 bis 300 000 Personen in Deutschland gehören zu den Konsumenten harter Drogen, 100 000 bis 150 000 Abhängige bilden eine Untergruppe, die mit hoher Intensität konsumieren und somit eine hoch riskante Konsumform aufweisen. In dieser Gruppe besteht eine hohe Suizidalität. Im Jahre 2000 gab es 2030 Drogentote (Jahrbuch Sucht 2002). In den vergangenen Jahren rekrutierten sich die „Neuzugänge" von Drogenabhängigen aus immer jüngeren Jahrgängen.

Angaben über Glücksspieler schwanken zwischen 25 000 und 130 000 (Jahrbuch Sucht 2002).

4 Häufigkeit der Suchtkranken in der Praxis

In den hausärztlichen Praxen finden sich prozentual nicht weniger Alkoholkranke als in der Gesamtbevölkerung. Drei von vier stationär behandelten Abhängigkeitserkrankten hatten in dem zurückliegenden Jahr einen Hausarzt aufgesucht. Nach Untersuchungen von Feuerlein (1977) ist jeder zehnte Krankenhauspatient manifest Alkoholkrank. Nimmt man alle Abhängigkeiten zusammen (Dilling 1986) ist davon auszugehen, dass jeder fünfte Krankenhauspatient von Suchtproblemen betroffen ist. Demnach sind 8% unserer Patienten abhängig vom Alkohol oder auf dem Wege dorthin. Eine doppelt so große Zahl (16%) konsumieren Alkohol unbedacht riskant. Beiden Patientengruppen muß in unterschiedlicher Weise begegnet werden. Während die alkoholgefährdeten Patienten sehr wohl durch die hausärztliche Praxis alleine mit Hilfe der Kurzintervention erfolgreich zur Reduktion der Alkoholmenge gebracht werden können, gilt es bei den Alkoholkranken, deren Abhängigkeit oder mißbräuchlichen Konsum zu erkennen und gemeinsam mit deren Familie, der regionalen Beratungsstelle und der Gruppenselbsthilfe einer Behandlung zuzuführen.

Cannabiskonsumenten gibt es im Patientenkreis einer jeden hausärztlichen Praxis. Es sind einfach die jungen Menschen dieser „vaterlosen Gesellschaft", deren Persönlichkeit, deren Beziehungsfähigkeit und deren Selbsterleben problematisch ist. Auch sie haben fieberhafte Erkältungen und Bagatellunfälle, mit denen wir sie sehen und annehmen können. Leider gelingt es uns nur selten, deren einmal begonnene Delinquenzkarriere zu unterbrechen.

Ganz anders ist es mit den oben beschriebenen Jugendlichen und jüngeren Erwachsenen, den Partygängern. Ihre fehlende soziale Kompetenz und ihre mangelnden Bewältigungsstrategien der Alltagsprobleme führen sie in zunehmende Isolierung und Einsamkeit, obwohl sie scheinbar durch ihren Beruf sozial integriert sind. Sie sind regelmäßig Patienten in unseren Praxen. Auch sie gilt es zu erkennen, da nur die wenigsten mit den verschiedensten Angeboten sich selbst offenbaren.

Die Häufigkeit, mit der ein Hausarzt opiatabhängigen Menschen begegnet, bestimmt er selbst. Von dem nur empathischen Annehmen in einer Begegnung und dem Weiterleiten an eine Beratungsstelle bis hin zur Methadonsubstitution ist es dem Hausarzt freigestellt, zu handeln. Natürlich geht das nicht ohne Zusatzqualifikation und Zusatzerfahrung. Die Anlässe, bei denen der Hausarzt von illegalen Drogen Abhängigen begegnet, sind im Vergleich zu den Alkoholkranken eher selten (vergleiche Epidemiologie).

Nimmt man die Lebenszeitprävalenz aller Konsumenten und deren Angehörige zusammen, so ist es nicht übertrieben, wenn man davon ausgeht, dass mindestens *jeder vierte* Patient in der hausärztlichen Sprechstunde von Suchtproblemen beeinträchtigt wird.

5 Typische Anlässe bei denen der Hausarzt Suchtkranken begegnet

Tabelle 1. Beschwerdespektrum beim Behandlungseinstieg

Präsentiersymptome Alkoholkranker		
– Appetitlosigkeit	– Kreislaufstörungen mit Kollapsneigung	– Taubheitsgefühl in den Extremitäten
– Übelkeit	– Meteorismus	– Herzjagen
– Brechreiz	– Völlegefühl	– Angst- und Unruhezustände
– Gewichtsverlust	– Singultus	– Blackouts
– Apathie	– Druckschmerz unter dem rechten Rippenbogen	– Merk- und Konzentrationsstörungen
– Zerschlagenheit	– Störungen der Libido und Potenz	– Nachlassen des Gedächtnisses
– unruhiger Schlaf	– Atemnot	– beginnende Interessenlosigkeit
– unspezifisches Durstgefühl	– Herzunruhe	– Reizbarkeit und Nervosität
– Schwitzen	– stechende Schmerzen in den Beinen	

Die Präsentiersymptome Alkoholkranker sind vielfältig – sie zu dechiffrieren nicht immer einfach und oftmals ohne deren Familie nicht möglich. Typisch ist bei diesen Begegnungen nur, dass sie dem für dieses Problem sensibilisierten Hausarzt vom ersten Augenblick an ein Unbehagen bereiten. Kommt zur Präsentation der oben genannten Symptome ein Foetor alcoholicus dazu, so fällt es nicht schwer, auf den Patienten einzugehen. Gibt es im Verlaufe der Stufendiagnostik pathologische Symptome, wie ein erhöhter Gamma-GT-Wert oder Vergrößerung des mittleren Erythrozyteneinzelvolumens, dann gelingt es ohne Schwierigkeiten, das Gespräch auf das Trinkverhalten und die Trinkmenge zu bringen (Hesse 1998).

Sucht ist eine Familienkrankheit. Vergleicht man das Familiengefüge mit einem in Schwingung befindlichen Mobile, so hängt hier dieses Mobile mit einem Bestandteil fest und alles dreht sich um dieses festgefahrene Teil. Co-Abhängigkeit bezeichnet die Einbeziehung der anderen Familienmitglieder in die entstehende pathologische Gesamtsituation. Sie kann zu einem eigenen Krankheitsprozeß werden. Nicht nur der betroffene Süchtige ist krank, seine ganze Familie ist in Mitleidenschaft gezogen und hilft mit, das Leiden aufrechtzuerhalten.

Nicht alle Patienten kommen mit den oben angeführten Symptomen. Unser Augenmerk muß sich richten auf gehäufte kleinere Unfälle, auf Erkrankungen aus dem Magen-Darm-System und auf gehäufte Pankreasreizungen. Wenn erst das Hilfe-System, das Suchtkranke um sich herum aufbauen, zusammenbricht, beispielsweise beim Führerscheinentzug, ist die hausärztliche Aufgabe Krankes zu erkennen einfach.

6 Beschreibung der Versorgungsaufgabe einschließlich der Interventionsmöglichkeiten

Angesichts der guten Möglichkeiten, die die hausärztliche Praxis zur Intervention hat, muß sie bei dieser „Vergessenen Mehrheit" (Wienberg 1992) Versorgungsaufgaben übernehmen. Wie in anderen Krankheitsbereichen ist das Erkennen – das möglichst frühzeitige Erkennen einer süchtigen Fehlentwicklung die Hauptaufgabe des Hausarztes. Ein Screening der Alkoholmenge und anderer Suchtmittel ist bei jedem Patienten-Arzt-Kontakt notwendig – auch wenn wir keine ehrlichen Antworten erhalten. Wenn wir uns über diesen Themenkreis als Hausärzte bei unseren Patienten und in unserer Region offen zeigen, werden uns Informationen auch aus der Umgebung unserer Patienten zugetragen. Es wird immer so sein, dass das System Familie oder das System Arbeitsplatz unserer Intervention bedarf, wenn es festgefahren ist. Die einfachste Hilfestellung beim Screening sind Suchtests: der CAGE-Test zum Beispiel besticht durch seine Kürze. Er besteht aus vier Fragen, die besonders spezifisch sind für Alkoholabhängigkeit und –mißbrauch.

1.	Hatten Sie jemals das Gefühl, dass Sie weniger trinken sollten?	(**C**ut down)
2.	Hat es Sie belästigt oder gekränkt, wenn jemand Ihr Trinken kritisiert hat?	(**A**nnoyed)
3.	Hatten Sie jemals Schuldgefühle wegen Ihres Trinkens?	(**G**uilty)
4.	Mussten Sie jemals morgens trinken, um sich zu beruhigen oder in Gang zu kommen?	(**E**ye opener)

Auswertung: Je öfter die vier Fragen positiv beantwortet werden, desto wahrscheinlicher ist eine Alkoholkrankheit.

Stellt sich heraus, dass nicht nur riskanter, sondern mißbräuchlicher Konsum oder gar eine Abhängigkeit besteht, ist unsere Aufgabe eine Motivation zur Veränderung. Jetzt muß die Motivation zum Gruppenbesuch (s. Hesse 1991) und zum Besuch der Beratungsstelle erfolgen. Erst wenn Medizinsystem, soziales Beratungssystem und die Gruppenselbsthilfe gemeinsam an einem Patienten arbeiten, wird sich der Patient dieser Motivationsarbeit nicht entziehen können. Das Ziel ist hier die Abstinenz und eine therapiegestützte Nachreifung des Patienten. Abstinenzunterbrechungen (Rückfälle) sind kein komplettes Versagen der Therapie, sondern neue Arbeitssituationen und damit ein wichtiger Auftrag an den Hausarzt.

Sollte sich bei dem Screening oder beim Patienten-Arzt-Gespräch herausstellen, dass der Patient zu der Gruppe der Vieltrinker gehört (16%), dann ist hausärztliche Aufgabe, in einer Kurzintervention nach dem FRAMES-KONZEPT dem Patienten dieses Fehlverhalten zu verdeutlichen und ein anderes Trinkverhalten einzuüben. Eine subtile Anleitung dazu gibt es als Beratungsleitfaden von der Bundeszentrale für gesundheitliche Aufklärung (BzgA, 51101 Köln, Best.-Nr. 32021000)

Unsere Versorgungsaufgabe gegenüber den Patienten, die illegale Drogen konsumieren, ist einfach: Es ist bisher deutlich geworden, dass diese meist jungen Menschen in Not sind. Immer, wenn sie sich in unsere Praxen begeben, ist dies ein Hilferuf. Dies zu erkennen, ist unsere wichtigste Aufgabe, das Schwierigste daran ist, uns nicht durch Äußerlichkeiten und Verhaltensweisen davon ablenken zu lassen, diese meist jungen Menschen anzunehmen, sie mit ihren körperlichen Schwierigkeiten völlig normal zu behandeln und mit Empathie auf ihre Gesamtsituation einzugehen – nicht mit dem Rezeptblock.

7 Typische Komplikationen

Organschäden und Spätfolgen nicht rechtzeitig zu erkennen

Die Organmanifestationen und die Spätfolgen gilt es, durch engmaschige organische Kontrollen im Rahmen einer engen Patienten-Arzt-Bindung zu erkennen.

Tabelle 2. Mögliche Folgeerkrankungen durch chronischen Alkoholkonsum (Scheer und Vogt 1989)

Organschäden		Stoffwechsel-störungen	psychische Veränderungen
Lacklippen	Tremor	Porphyrie	Delirium tremens
Glossitis	Kleinhirnatrophie	Mineralstoffwech-	Halluzinose
Stomatitis	Großhirnatrophie	sel-Störung	Psychose
Parotitis	organisches Psycho-	Fettstoffwechsel-	Eifersuchtswahn
Fettleber Hepatitis	syndrom	Störungen	
Leberzirrhose	zentrale pontine	Kohlenhydratstoff-	
Pankreatitis	Myelinolyse	wechsel-Störungen	
Refluxösophagitis	Epilepsie	Arzneimittelstoff-	
Barrett-Syndrom	Wernicke-Syndrom	wechsel-Störungen	
Mallory-Weiß-Synd-	Korsakow-Syndrom	Hormonstoffwech-	
rom	Kardiomyopathie	sel-Störungen	
erosive Gastritis	Myopathie		
Malabsorption	Blutarmut, bösar-		
Polyneuropathie	tige Tumoren		
Optikusatrophie	Embryopathie		

Tabelle 2 zeigt die toxischen Wirkungen des vermehrten Alkoholkonsums. Die häufigsten spezifischen Organschäden bei Alkoholikern sind Leberzirrhose, periphere Neuropathie, Gehirnschäden und Kardiomyopathie häufig mit Arrhythmien verbunden, Gastritis und Pankreatitis. 80 Gramm Alkohol pro Tag über 20 Jahre gibt eine nicht aufhaltbare zirrhogene Wirkung. Die Spätfolgen am Verdauungssystem sind dann als sicher zu erwarten: Leberzirrhose, hepatozelluläres Lebercarzinom, Pankreascarzinom, und gehäuft Carzinome des Magens und des Colons sind die Todesursachen auch rehabilitierter Alkoholkranker in unserem Patientenkreis (MSD Manual 5. Auflage S. 2152).

Fall 1
XY, jetzt 57 Jahre, war früher ein dorfbekannter Alkoholiker. Irgendwann bei den vielen Unfall- und Krankheitsepisoden in jenen Jahren gelang es unserer hausärztlichen Praxis, der regionalen Beratungsstelle und den Anonymen Alkoholikern XY aus der Alkoholkrankheit herauszuführen und im allerbesten Sinne zu rehabilitieren. Dies liegt 17 Jahre zurück – 17 Jahre eines befriedigenden Patienten-Arzt-Kontaktes in der Nachsorge der Alkoholkrankheit und in der Versorgung eines hinzugekommenen insulinpflichtigen Diabetes – bis vor einem Jahr im Rahmen der Gesundheitsvorsorgeuntersuchung diskret erhöhte Leberwerte auftauchten. Bei mir gingen nicht im ersten Augenblick „die Alarmglocken" an, sondern es wurden Deutungen diskutiert, Kontrollen verabredet. Erst Monate später ergab die Stufendiagnostik den Nachweis eines sehr unglücklich sitzenden primären Leberkarzinoms. Derzeit findet eine bisher erfolgreiche Behandlung durch zytostatische Embolisation statt, da Fernmetastasen bisher nicht nachweisbar sind.

Falldiskussion: Obwohl ich eine eher große Zahl von rehabilitierten Alkoholkranken im Laufe meines Praxisleben verloren habe, habe ich auch diesmal nicht sofort richtig reagiert. Es muß bei schweren Alkoholkranken – bei „Säufern" – nicht nur eine zirrhogene Dosis, sondern offenbar auch eine kanzerogene Gesamtdosis geben. *Merke: schwer Alkoholkranke müssen wie Karzinompatienten in der Nachsorge behandelt werden.*

Drogennotfälle zu verkennen

Obwohl in der täglichen Allgemeinpraxis der Drogennotfall noch nicht allzu häufig ist, wird es besonders in den Städten immer wahrscheinlicher, dass auch der Hausarzt gelegentlich mit einem Patienten konfrontiert wird, der Intoxikationserscheinungen durch Rauschmittel zeigt.

Wird der Hausarzt zu unklaren Notfallsituationen bei jungen Menschen gerufen, so legt der Unfallort und das Äußere des Patienten häufig den Verdacht eines Drogenzwischenfalls nahe. Der im Umgang mit solchen Patienten nicht erfahrene Hausarzt möge sich aber durch diese Umgebung nicht verunsichern lassen, sondern entsprechend seiner Erfahrung reagieren wie bei anderen Notfällen der täglichen Praxis – vorrangiges Ziel ist die Erhaltung vitaler Funktionen.

Jedwedes Entzugsyndrom mit den verschiedensten vegetativen Zeichen ist prima vista nicht bedrohlich. Anders das Delirium tremens, das Alkoholdelir, das nach chronischer Intoxikation mit hoher Dosis nach plötzlichem Entzug in wenigen Tagen entstehen kann mit Prodromi wie gereizter Stimmung, Unruhe, Schlafstörung, Schwitzen, Schwindel. Die eigentlichen Symptome sind dann akustische und optische Halluzinationen, Orientierungs- und Bewußtseinsstörungen, Tremor-Tachykardie, Temperaturanstieg und cerebrale Anfälle, Übergang in Koma und Tod infolge Kreislaufversagens ist möglich – Letalität 5%, (Pschyrembel). Es ist nicht der Platz an dieser Stelle die Vielzahl der verschiedenen Notfälle im Bereich der illegalen Drogen zu beschreiben, (s. Hesse 1982).

Mit dem parenteralen Gebrauch der Opiate drohen als Komplikationen Abzesse, Hepatitis B und C, HIV-Infektionen und mit dem „goldenen Schuß" der frühe Tod.

Ein Beispiel für substanzbezogene Komplikationen

Fall 2
Ein 25jähriger junger Mann, N., Sohn eines meiner besten Freunde, der in den nächsten Tagen eine Gerichtsverhandlung hat wegen illegalen Drogenbesitzes, Drogenhandel und Schlägerei mit Todesfolgen zu erwarten. Obwohl ich als „Dorfdoktor" regelmäßig im Gymnasium aufklärende Vorträge gehalten habe, obwohl ich später in den Freundeskreis des Jungen auf Bitten des Vaters eingeladen wurde, um eine Gesprächsrunde zu leiten, obwohl ich den jungen Mann so oft wie möglich persönlich ins Gespräch gezogen und nach den ersten Auffälligkeiten, den ersten kleineren Delikten, eine Serie von Gesprächen mit ihm geführt habe, obwohl der Junge sein Abitur in Amerika nachmachen mußte, um aus seiner „Peergroup" herauszukommen, obwohl ich auch ständig mit dem Vater im Gespräch über dessen Sohn gewesen bin, war diese Delinquenzkarriere nicht aufzuhalten. N. hat jetzt fast 15 Jahre Cannabis regelmäßig und alle anderen illegalen Drogen unregelmäßig konsumiert.

Mißbrauch von Designerdrogen zu übersehen

Ein weiteres Beispiel

Fall 3
Vor etwa 3 Jahren kam ein smarter Kaufmann – Anfang 30, in der Praxis seit vielen Jahren bekannt – und erzählte mir eine eher unglaubwürdige Story von einer Party in der Stadt, eine Party mit 400 Leuten, die er organisiert habe, die auch gut gelaufen sei und an deren Ende er sich

unwohl gefühlt habe. Er äußerte den Verdacht, „dass man ihm etwa ins Bier getan habe". Ein Drogensreening führte in der Tat den Nachweis von Opiaten, Amphetamien und LSD. Mit diesem Ergebnis gab sich der junge Mann zunächst auch zufrieden und kam genau ein Jahr später wieder mit einer ähnlichen Story, um wiederum einen Drogennachweis zu erbitten. Auch dieses Mal waren mehrere Substanzen im Urin nachweisbar. Ich versuchte, L. in eine Serie von therapeutischen aufdeckenden Gesprächen zu verwickeln, was aber nur zögerlich gelang, obwohl L. zu den verabredeten Terminen erschien. Am Ende des zweiten Jahres dieser Geschichte erhielt ich einen Krankenhausbericht nachdem L. notfallmäßig in die hiesige Psychiatrie gebracht worden war, da er sich in suizidaler Absicht eine unglaubliche Menge von verschiedensten Medikamenten eingetan hatte. Er ist heute nach stationärer Therapie und ambulanter Nachsorge gut rehabilitiert und arbeitet an gleicher Stelle wie von 3 Jahren.

Falldiskussion: Vor 3 Jahren war der Umgang mit Designerdrogen in der hausärztlichen Praxis noch nicht selbstverständlich. Dies ist offenbar die Erklärung dafür, dass ich die Hilferufe dieses Patienten übersehen und irgendwie nur als Praxis funktioniert habe, ohne auf ihn richtig einzugehen. Der Nachweis von Opiaten in der ersten Urinprobe hätte mich stutzig machen müssen. Zwei Formen von Suchtverläufen im Zusammenhang mit Designerdrogen und speziell Ekstasy lassen sich unterscheiden: Zum einen kann der Konsum von Partydrogen ein Zwischenschritt sein, der der Entwicklung einer Opiatabhängigkeit oder Polytoxikomanie vorausgeht, zum anderen kann eine Sucht nach Partydrogen entstehen, wobei zu verschiedenen Zeiten verschiedenen Drogen aus der Designerdrogenpalette die Funktion einer Leitdroge zukommen kann. Mein Patient L. war zwar im Beruf und kam mit Anzug und Krawatte in die Sprechstunde; doch im Grunde war er einer von jenen zu kurz gekommenen, die keine verläßlichen Beziehungserfahrungen im Elternhaus machen konnten. In der Schule war er durch renitentes Verhalten aufgefallen. Doch die innere Not, die sich hinter diesen Auffälligkeiten verbarg, hatte keiner wahrgenommen. Jeder Versuch, sich mit dieser inneren Not vertrauensvoll an eine andere Person zu wenden, barg die Gefahr einer Wiederholung traumatischer Beziehungserfahrungen in sich. In dieser Gefühlssituation waren Alkohol und Cannabis ausprobiert worden, doch an der Frustrationstoleranz und an dem Selbstwertgefühl hatte sich nicht viel geändert. Auch die Partydrogen hatten die Sehnsucht nach emotionaler Geborgenheit nicht gestillt. Vielmehr kam es eher zu einer raschen Toleranzentwicklung bei Ekstasy und dem Gebrauch von Heroin. Hier erfüllte sich dann die Sehnsucht nach emotionaler Sicherheit – der Opiatrausch rückt ab von Empfindungen wie Angst und Unlust. Doch der Arbeitsplatz in der Bank drohte verlorenzugehen. So entstand eine Polytoxikomanie im Rahmen einer eher komplizierten Suchtdynamik: der Konsum dieser beiden Drogen ist ungewöhnlich – schließen sich doch das

Leitbild des schlappen Junkies und die schillernde Welt der Party meistens aus.

8 Die interventionsbedingten Komplikationen

Suchtverlängerung

Nicht nur das Einzelwesen, sondern das System Familie und das System Arbeitsplatz werden durch die unzureichende Entfaltung der Persönlichkeit und die Verletzung der sozialen Kontakte geschädigt.

Wir Ärzte werden durch Ausbildung und Kontakt mit dem Patienten dahingehend sozialisiert, unsere Patienten zu schützen und vor Komplikationen zu bewahren. Im Rahmen der Suchtkrankenbehandlung laufen wir damit Gefahr, den Krankheitsprozeß unseres suchtkranken Patienten zu verlängern. Statt ihn rückwirkend krankzuschreiben, sollten wir im Beisein des Patienten den Telefonhörer nehmen und mit dem Arbeitgeber telefonieren, um diesen als Mithandelnden in dem Prozeß zu gewinnen. Wir müssen dem Suchtkranken sein Fehlverhalten, seine schwierige innerpersönliche und soziale Lage spiegeln und ihn mit allen Mitteln – Familie, Arbeitgeber, Beratungsstelle und Gruppenselbsthilfe – zur Veränderung motivieren.

Übersehen der Co-Abhängigkeit

Dabei dürfen wir die Co-Abhängigkeit im Bereich seiner Familie nicht übersehen. Immer versucht eine Familie, wenn im Rahmen des Krankheitsprozesses die Situation unerträglich wird, zunächst interne Lösungen zu finden aus Angst vor der öffentlichen Stigmatisierung. Die Suche nach einer Lösung kann sich über Jahre hinziehen, wobei ganz erstaunliche Fertigkeiten zum Minimieren, zum Rationalisieren und zur Übernahme von Verantwortung von allen Mitgliedern erworben werden. Es entsteht dann sehr leicht über Jahre hinweg ein Gleichgewicht mit einem Sündenbock auf der einen Seite und den übrigen Familienmitgliedern auf der anderen, die ängstlich versuchen, nach außen ihre Hilflosigkeit, Wut und Scham zu verbergen. Diese Alkohollüge wird in der Familie die Sucht des Patienten oft lange stabilisieren, und alle Beteiligten geraten in eine Co-Abhängigkeit. Diese krankmachende Entwicklung hat ganz eigene Stadien: von der Entschuldigungs- und Beschützerphase über die Kontroll- und Auflagenphase zur Hilflosigkeit. Der Krankheitsgewinn: durch Übernahme der Verantwortung für das Leben des oder der Anderen spare ich mir die Auseinandersetzung mit meiner eigenen Persönlichkeit und bin zudem nach den noch immer gültigen Wertmaßstäben in unserer Gesellschaft ein guter Mensch.

Verkennen der THC-Wirkung und der psychiatrischen Komplikationen

Im Bereich der illegalen Drogen geht von dem THC des Cannabis durch das Gefühl der Entspannung, des Abrückens von den Alltagsproblemen und der als angenehm empfundenen Apathie und Euphorie eine Motivation aus zu einem Verhalten mit Rückzug aus den sozialen Bindungen, das bereit macht zum weiteren Drogenkonsum – „Null Bock auf nichts!" Ein Herunterspielen dieses persistierenden pharmakogenen Amotivationssyndroms ist durchaus ein Fehler.

Wenn man schon wie in dem obigen Beispiel nicht an den Patienten herankommt und – wie geschildert – auch nicht an die Clique, so ist es wenigstens notwendig, die Eltern soweit aufzuklären, dass sie sich dem Jugendlichen gegenüber konsequent verhalten können. Dies lernen sie am ehesten in den Elternkreisen drogenabhängiger Jugendlicher. Hier ist Motivationsarbeit zu leisten.

Unter dem Langzeiteinfluß des THC und der Halluzinogene kommt es bei einer nennenswerten Zahl von Langzeitmißbrauchern zum sogenannten „psychopathologischen Phänomen des Flippens" (Hasse 1980) und zur Dekompensation eines bis dahin kompensierten psychotischen Geschehens – und ebenfalls nicht so selten zum präsuizidalen Syndrom. Obwohl – wie beschrieben – Konsumenten illegaler Drogen eher selten in die hausärztlichen Praxen gelangen, entbindet uns dies nicht, wachsam zu sein und die obigen Phänomene nicht zu übersehen.

Nichtbeachten des Umsteigemechanismus

Neben den bisher genannten ist der Umsteigemechanismus eine wichtige oft unbemerkte Komplikation. Benzodiazepine und Distraneurin sind dazu oftmals Steigbügel, die wir zu verantworten haben. Hinzu kommt der Alkohol.

Fall 4
Z. ist heute 48 Jahre, verheiratet, Vater von zwei Töchtern und einem Sohn, anerkannter Chefredakteur einer Tageszeitung. Von 1968 bis 1980 war er opiat- und heroinabhängig und seine Rehabilitation ging nur über einen Umsteigemechanismus. Die Drogen, zunächst Opiate aus Apothekeneinbrüchen, später Berliner Tinke und Heroin veränderten ihn geistig und körperlich so stark, dass er schwerstabhängig wurde. Krankheiten wie Hepatitis und regelmäßige Entzüge in den verschiedenen Nervenkliniken leiteten dann den Wunsch ein, aufhören zu wollen. Unter Substitution mit Methadon erlernte er seinen Beruf, heiratete, blieb aber abhängig und trank gelegentlich Alkohol. Nach der Geburt des ersten Kindes war er, nachdem er nun erhebliche Alkoholmengen zu sich nahm, zum Besuch der AA-Gruppen zu motivieren, was ihn letztlich

für eine stationäre Behandlung bereitmachte. Dort erfuhr er erstmals
von der zwingenden lebenslangen völligen Abstinenz von allen psychotrop wirksamen Substanzen. Seit Februar 1980 ist er „clean" und trocken und besucht auch heute noch fast regelmäßig die AA-Gruppen. In
der Zeit danach wurden die beiden anderen Kinder geboren. In einem
Weihnachtsgruß schrieb er, dass das wichtigste Geschenk der Abstinenz
für ihn sei, heute für andere sorgen zu können, während er früher nicht
einmal für sich selbst sorgen konnte.

Falldiskussion: Hier gibt es eigentlich nichts zu diskutieren – sondern:
Merke: *Hilfe für Drogenabhängige geht nur über vollständige Abstinenz von jeder psychotrop wirksamen Substanz.*

Widerstandsphänomene zu übersehen

Und noch etwas aus dem Praxisalltag: Hilfestellung für den Suchtkranken
gelingt am besten in der Kooperation verschiedener Berufe und der Gruppenselbsthilfe. Dabei ist es nötig, die regionalen Gruppen zu kennen. Wenn
wir dann, nachdem wir im Sprechzimmer mit Engelszungen versucht haben, die Beratungsstelle oder die Gruppenselbsthilfe verständlich und akzeptabel zu machen, Antworten kriegen wie: „Ach, ich hab' alles in meinem Leben geschafft, warum dies nicht „oder „da ist doch kein Leiter, wie
soll das denn helfen" oder „ich will mir nicht auch noch die Probleme der
anderen reinziehen", könnten wir schon manchmal unsererseits ausflippen
und den Patienten von uns weisen. Professionell ist jedoch, dies als ein Wi-
derstandsphänomen zu erkennen und zu bearbeiten (s. Hesse 1991).

Die symbiotische Patienten-Arzt-Beziehung

Im Bereich der illegalen Drogen, wo Methadon-Substitution heute die Regel ist, besteht die Gefahr, dass wir in einen Polamidon-Trott geraten und
zu lange substituieren. Dabei ist eine andere Gefahr, die soziale Begleitthe-
rapie nicht genügend zu verfolgen. Auch hier ist intensive Kooperation mit
der Sozialpädagogik notwendig. Leider beobachten wir immer wieder, pathologische symbiotische Patienten-Arzt-Beziehungen, die ihrerseits eine
gravierende Komplikation darstellen. Es kann auch beobachtet werden, dass
andere Substituate wie Codein, Benzodiazepine oder Schlafmittel (Rohyp-
nol) noch immer zur Patienten-Arzt-Bindung benutzt werden. Es sei noch
einmal unterstrichen, dies ist eine pathologische Entwicklung!

9 Verhinderung der Komplikationen

Auf alle hier geschilderten Komplikationen gibt es nur eine Antwort: Das
strenge Beachten des Auftrags für den Hausarzt: Erkennen, Motivieren

zur Veränderung und eine lebenslange Nachsorge in einer guten Patienten-Arzt-Bindung. Mit Wachsamkeit und einer professionellen Distanziertheit den einzelnen Patienten und den Entwicklungszyklus seiner Familie zu beobachten, und eine enge gemeindenahe Kooperation mit anderen Gesundheitsberufen zu pflegen, ist für uns am ehesten eine Gewähr dafür, unseren Auftrag fehlerfrei zu erledigen.

Literatur

Dilling H, Fichter MM, Kellnar S, Weyerer S (1986) Epidemiologie des Alkoholismus. Med Welt 23:752–757

Feuerlein W, Küfner H (1977) Alkoholkonsum, Alkoholmißbrauch und subjektives Befinden: Eine Repräsentativerhebung in der Bundesrepublik Deutschland. Arch. Psychiat. Nervenkr 224: 89–106

Hasse HE (1980) Differentialdiagnostik Drogenabhängiger in der Nervenärztlichen Fachpraxis, Referat auf dem 29. Deutschen Kongress in Berlin im Mai 1980

Hesse E (1982) Der Drogennotfall. In: Dreibholz J, Haehn KD (Hrsg) Hausarzt und Patient, Lehrbuch der Allgemeinmedizin, Schlütersche Verlangsanstalt und Druckerei, Hannover, 353–354

Hesse E (1991) Der Aufbau von indikationsunspezifischen Gruppen in einer Großgemeinde und die Motivation von Patienten zur Teilnahme. In: Röhrig P (Hrsg) Gesundheitsselbsthilfe, Praxishandbuch zur Unterstützung von Selbsthilfezusammenschlüssen, Fischer Stuttgart New York, 157–167

Hesse E (1998) Umgang des Hausarztes mit Sucht. In: Kochen M (Hrsg) Allgemein- und Familienmedizin, 2. Aufl, Hippokrates, Stuttgart, 340–355

John U (1979) Zwei Methoden der Therapieerfolgskontrolle bei Alkoholkranken. Suchtgefahren 2:65–78

Kielholz R, Adams C (Hrsg) (1984) Vermeidbare Fehler in Diagnostik und Therapie der Depression. Deutscher Ärzteverlag, Köln Löwenich

Schmitz-Moormann K (1992) Alkoholgebrauch und Alkoholismusgefährdung bei alten Menschen. Neuland, Geesthacht

Trojan A (1980) Epidemiologie des Alkoholkonsums und der Alkoholabhängigkeit in der BRD. Suchtgefahren 26:1–17

Wanke K (1986) Definition und Nomenklatur. In: Feuerlein W (Hrsg) Theorie der Sucht, 6. Wissenschaftliches Symposium der DHS in Tutzing. Springer, Berlin Heidelberg New York, 180–192

Wienberg G (1992) Die vergessene Mehrheit: zur Realität der Versorgung alkohol- und medikamentenabhängiger Menschen. Psychiatrie-Verlag, Bonn

4.3 Der dissimulierende Patient[1]
Gisela C. Fischer

Zusammenfassung

Dissimulierendes Verhalten von Patienten ist eine Besonderheit, mit der Hausärzte täglich konfrontiert sind. Es reicht von einer zunächst harmlos erscheinenden gelegentlichen Nichtbefolgung medikamentöser Verordnungen bis hin zu einer hartnäckig aufrecht erhaltenen Verdrängung, Vermeidung und sogar Weigerung gegenüber weiterführenden, meist diagnostischen Maßnahmen. Dissimulierendes Verhalten von Patienten ist mit einem hohen Frustrationspotential für den Arzt verbunden. Die optimale Gegenstrategie besteht in der Gewinnung von Distanz und Klarheit über den Patienten, auch mit dem Ziel, ihn besser zu verstehen. Oft ist es erforderlich, den Patienten mit seinem Verhalten offen zu konfrontieren und sich ggf. gegen spätere Schuldzuweisungen durch eindeutige Dokumentation abzusichern.

1 Kennzeichnung der Patientengruppe

Das folgende Kapitel geht von der hausärztlichen Erfahrung aus. Insofern ist es im Sinne unseres „Lernbuch"-Ansatzes besonders geeignet, auch von den Lesern ergänzt zu werden.

Dissimulation im Umgang mit Krankheit ist kaum in Maß und Zahl zu fassen und beschreibt hier die Deutung des (Haus)arztes für bestimmte im Kern übereinstimmende Wahrnehmungs- und Verhaltensweisen von Patienten. Dissimulierende Patienten sind zu einer sach- und zeitgerechten Krankheitseinsicht und deren weiterer Verfolgung im medizinischen Versorgungssystem nicht bereit oder nicht in der Lage.

Ursachen für dieses Verhalten bestehen zunächst in der Angst vor dem Offenbarwerden einer schwerwiegenden Krankheit und Bedrohung oder vor der Auseinandersetzung mit einer Problematik, deren Bewältigung man sich in einer gegebenen Lebenssituation nicht „auch noch" zutraut. Ursachen finden sich auch in einem Ideal von eigener Unversehrtheit und Lebenstüchtigkeit, das der Möglichkeit von Krankheit keinen Raum ge-

---

[1] Bei dissimulierendem Verhalten spielen Einflüsse des Kulturkreises, dem Patient und Arzt angehören, eine so starke Rolle (vgl hierzu auch Kap. II. 4.7 Migranten), dass die folgenden Aussagen sich im wesentlichen auf die Erfahrungen und Deutungen deutscher Hausärzte mit deutschen Patienten beziehen.

währt. Auffallend kann auch die Beziehung zu dem eigenen Körper sein, der vielleicht im Vergleich zu anderen Lebensinhalten, keine besondere Beachtung verdient. Im Sinne eines Mensch-Maschine-Modells bedarf es dann bei dem Störfall Krankheit einer entsprechenden „Reparatur" und selbst schwerwiegendere Eingriffe werden als letztlich unbedeutsames „wieder Flottmachen" umgedeutet und herunter gespielt.

Dissimulierende Patienten sind über Krankheitserscheinungen und Risikofaktoren meist recht gut informiert. Ihre Krankheitsängste z.B. beim Auftreten bestimmter Symptome, sind meist naheliegend und sachgerecht, und die Umdeutung als unbedeutend dem Patienten vielfach bewusst. Nach der Aufdeckung und Behandlung einer Krankheit hört der Hausarzt nicht selten „im Grunde habe ich es schon lange gewusst". Trotz der augenscheinigen Krankheitserscheinung vermeiden dissimulierende Patienten typischerweise eine Klärung in dem betroffenen Krankheitsbereich. Vielmehr suchen sie eine Bestätigung ihrer Intaktheit in anderen körperlichen Bereichen. So lassen sie z.B. Vorsorgemaßnahmen durchführen, welche eine vorhandene Symptomatik nicht tangieren, um auf diese Weise gleichsam stellvertretend wieder die Hypothese der Unversehrtheit zu unterstützen. Charakteristisch ist es ferner, dass dem Arzt nahe liegende meist durch äußere Ereignisse bedingte Deutungen für eine Symptomatik angeboten werden wie sportliche Anstrengungen, Prellungen, Verletzungen, Überarbeitung, Verkühlung o. ä., wodurch der Patient die Harmlosigkeit der Störung unterstreichen möchte in der unausgesprochenen Hoffnung, dass der Arzt den vermeintlichen Zusammenhang bestätigt.

2 Epidemiologie

Angaben zur Häufigkeit dissimulierenden Verhaltens fehlen. Dissimulanten, die grundsätzlich im o. g. Sinne reagieren, finden sich in jeder Hausarztpraxis etwa so häufig wie eine Volkskrankheit (s. auch 5. Compliance-Probleme). Nach Schätzungen der Herausgeber dürfte die Praxisprävalenz bei ca 5–7% aller Patienten liegen. Dabei scheinen Männer in deutlich stärkerem Maße zur Dissimulation zu neigen als Frauen.

3 Versorgungsaufgaben des Hausarztes

Das dissimulierende Verhalten betroffener Patienten ist dem Hausarzt in der Regel gut bekannt und tritt als kontinuierliches versorgungsimmanentes Dauerproblem der jeweiligen Patienten in Erscheinung. Diese Patienten erfordern in besonderem Maße eine konsequente Verfolgung ihrer Beschwerden. Gerade dies wird jedoch dadurch erschwert, dass Bestelltermine nicht eingehalten werden und nur selten eine systematische Abklärung neu aufgetretener Beschwerden gelingt. Nicht selten werden die Anamnese bzw. Nachfragen auf Angehörige ausgedehnt oder dieselben bitten von sich aus um ein „Machtwort" dem uneinsichtigen Patienten gegenüber.

4 Komplikationen

4.1 Schwerwiegende Krankheiten bzw. abwendbar gefährliche Verläufe werden übersehen

Diese ohnehin in der primärmedizinischen Versorgung immer gegebene Komplikation wird durch dissimulierendes Verhalten von Patienten wahrscheinlicher.

Fall 1
Aus der Vorgeschichte des 68-jährigen Patienten ist dem Hausarzt eine Alkoholproblematik sowie ein hausärztlicherseits mitbehandeltes Non-Hodgin-Lymphom vor ca. 8 Jahren bekannt.

Der Patient bemerkt etwa 1 Jahr vor gezieltem Aufsuchen des Hausarztes Gewichtsabnahme und Appetitlosigkeit. Gelegentlich treten Durchfälle und Verstopfung auf, insgesamt ist jedoch vor allem das Allgemeinbefinden beeinträchtigt. Der Patient führt dies wechselweise auf Nahrungsmittel, Schlafmangel, zu starke Hitzeeinwirkungen oder strapaziöse Autofahrten zurück. Er sucht mehrere Fachspezialisten auf, darunter auch einen Kardiologen, der am Herzen im wesentlichen unauffällige Befunde feststellt. Orthopädischerseits wird Krankengymnastik wegen Rückenschmerzen verordnet. Anlässlich einer Blutdruckkontrolle in der Hausarztpraxis fällt der Arzthelferin auf, dass der Patient angesichts des deutlich verminderten Armumfangs erheblich an Gewicht verloren haben muss. Nach klinischer Untersuchung, die u. a. einen Meteorismus sowie eine auf Blut positive Stuhlprobe ergab, erfolgt die onkologische Abklärung mit dem Ergebnis eines vermutlich malignen Dickdarmtumors. Der Patient drängt daraufhin auf schnelle „Beseitigung" des Übels mit dem Wunsch, seine Grundvorstellung von Stärke, Intaktheit und Unversehrtheit möglichst rasch wieder herzustellen. Er zeigt sich dem Hausarzt gegenüber von dem Befund relativ wenig beeindruckt und interpretiert den bevorstehenden Krankenhausaufenthalt als eine lästige Unterbrechung seiner derzeitigen Planungen. So müssten eben „Verschiebungen im Terminkalender" vorgenommen werden.

Falldiskussion: Die selbst gewählten Fachspezialisten hatten jeweils keine Veranlassung, den Bauchraum zu untersuchen und keine Möglichkeit, den Allgemeinzustand und das Körpergewicht des Patienten im Verlauf zu vergleichen. Der Hausarzt wurde, vielleicht in geheimer Sorge, vom Patienten gemieden und statt dessen andernorts die Versicherung gesucht, dass alles in Ordnung sei.

Zur psychologischen Situation: Der Patient war in seiner beruflichen Phase als leitender Manager eines großen Unternehmens tätig. Er hatte hier das Ideal einer stets präsenten vorbildhaften Unfehlbarkeit, rascher Entschlussfähigkeit und zügiger Durchsetzung seiner Zielvorstellungen verinner-

licht. Dieses berufliche Zielbild wurde auf das Lebens- und Gesundheits-
konzept übertragen. Schwäche, Verletzbarkeit, folglich auch Krankheit und
womöglich Abhängigkeit von anderen erscheinen in dieser Vorstellung als
schwerwiegender Einbruch. Folglich muss alles getan werden, den Aus-
gangszustand so schnell wie möglich durch die medizinische Reparatur
wieder herzustellen. Der Patient zeigt damit ein für dissimulierende Patienten recht typisches Verhaltensmuster, das dem Hausarzt immer wieder
begegnet und das zur Komplizierung von Krankheitsverläufen beiträgt.

4.2 Eintreten einer möglicherweise vermeidbaren Krankheit

Dissimulierende Patienten sind nicht selten Träger mehrfacher Gesundheitsrisiken, wie Rauchen, Fehlernährung und Bewegungsmangel. Entsprechende hausärztliche Hinweise oder heute für jedermann zugängli-
che Informationen über gesundheitsförderliches Verhalten werden kurzer
Hand beiseite gewischt und für die eigene Person als nicht zutreffend er-
achtet. Auf diese Weise ist es schwer für den Hausarzt, gesundheitliche Risiken z.B. durch medikamentöse Intervention (Hochdruck) systematisch
abzubauen. Krankheitseinsicht wird oft nur ansatzweise erst dann erzeugt,
wenn ein fatales Ereignis, z.B. ein Herzinfarkt eintritt. Wie die Kasuistik
der Schlichtungsstelle Nord zeigt, neigen diese Patienten dazu, im Nachhinein die „Schuld" bei ihrem Hausarzt zu suchen. Sie argumentieren, sie
seien über die Risiken nicht sachgerecht informiert und entsprechende
Gegenstrategien seien seitens des Hausarztes nicht veranlasst oder nicht
nachhaltig durchgesetzt worden.

4.3 Compliance-Probleme

Aus der bisherigen Darstellung geht bereits hervor, dass dissimulierende
Patienten eine unzureichende Zusammenarbeit mit dem Hausarzt erkennen lassen. Das erhebliche Ausmaß der sog. Non-Compliance zeigt sich
an folgenden Beispielen: Es ändern oder beenden 40–50% der wegen Hypertonie medikamentös behandelten Patienten binnen 6 Monaten nach
Therapiebeginn eigenständig die Medikation, 10–60% aller Patienten stellen innerhalb eines Jahres eine verordnete Medikamenteneinnahme wegen
Fettstoffwechselstörung ein, für die medikamentöse Asthmatherapie werden Non-Compliance-Werte zwischen 20 und 80% angegeben, 1998 (Wi-
dO) wurden in Schleswig-Holstein Medikamente im Werte von 25 Mill.
D-Mark weggeworfen, (vgl. SVR-Gutachten 2000/2001 Addendum www.
svr-gesundheit.de).

4.4 Störungen der Patienten-Arzt-Beziehung

Patienten mit dissimulierendem Verhalten stellen den Hausarzt nicht selten vor schwierige Probleme bei der Gestaltung der Patienten-Arzt-Bezie-

hung. Sie verdeutlichen zu wiederholten Malen, dass sie der Medizin insgesamt skeptisch gegenüber stehen, von vielen – gerade den vielleicht angebrachten – Verfahren ohnehin nichts halten und im übrigen der Meinung seien, „was kommen muss, kommt". Dissimulierende Patienten neigen dazu, den Arzt für ihr eigenes Gesundheitsmanagement zu benutzen. Z.B. im Zusammenhang mit ihren oft unverrückbaren eigenen Erklärungen für die Ursachen der Beschwerden fordern sie vom Arzt eine aus ihrer Sicht ausreichende bestimmte Behandlung.

Oft entsteht zwischen Patient und Arzt allmählich eine erhebliche Distanz. Es schleifen sich bestimmte Verhaltensmuster ein, der Patient erwünscht dies und jenes, der Arzt macht wiederholte Vorschläge einer weiteren Abklärung, die der Patient zwar vordergründig akzeptiert, zu entsprechenden Terminen jedoch dann nicht erscheint und oft erst Wochen oder Monate verstreichen lässt bis zu einem neuen Kontakt. Die Eindrücke der letzten Begegnung sind dann nicht immer so präsent, dass unmittelbar an der damaligen Aufforderung zur Kontrolle angeknüpft wird und das „Spiel" von vorne beginnt.

Nicht selten kommt es vor, dass der Arzt solchen Patienten gegenüber schließlich eine Art resignativer Verweigerung entwickelt. Er beschließt für sich, hier nur noch einen minimalen Versorgungsaufwand „schnell rein, schnell raus" zu leisten, da sich ein immer wieder frustran versuchtes Engagement hier offenbar nicht lohnt. Weiterhin werden zwar Ermahnungen gegeben, dahinter steht jedoch emotional eher die Botschaft, „es ist schließlich nicht meine, sondern ihre Gesundheit", so „kann es mir schließlich auch egal sein".

5 Vermeidung von Komplikationen

Zur Vermeidung der o. g. Komplikationen sind folgende vier Schritte wichtig:

1. Patienten mit einem dissimulierenden Verhalten müssen erkannt werden. Es ist wichtig, dass der Arzt sich klar macht: bei diesem Patienten handelt es sich um ein dissimulierendes Verhalten. Dieses sich Klarmachen darf nicht nur den Charakter eines flüchtigen Eindrucks haben, der immer wieder einmal auftaucht, sondern sollte als grundsätzliche Erkenntnis bezüglich des Patienten deutlich bewusst gemacht und festgehalten werden. Anhaltspunkte dazu ergeben sich, wenn Patienten weit überwiegend das Sprechzimmer meiden und ihre gesundheitlichen Anliegen nur mit den Arzthelferinnen regeln wollen, des weiteren siehe o. g. Kennzeichnung.

2. Ist die Erkenntnis eines dissimulierenden Verhaltens einmal vollzogen, sollte versucht werden, die Gesundheitsvorstellung des Patienten besser zu verstehen. Hierzu gehört z.B. die Frage, welche Ängste oder auch Erfahrungen hinter dem dissimulierenden Verhalten stehen. Des weite-

ren kann es hilfreich sein zu wissen, welcher Stellenwert Gesundheit im Leben des Betreffenden einnimmt, welche gesundheitlichen Einbrüche und Verletzungen er am meisten fürchtet. Nicht zuletzt führt es weiter zu wissen, welche Unterstützung, welches Verhalten und welche Hilfe der Patient eigentlich von seinem Arzt erwartet.

3. Idealerweise gelingt es im Rahmen eines vorherigen Gespräches mit dem Patienten zu verabreden, dass nicht weiterhin Rezepte bei der Arzthelferin „abgeholt" werden können, sondern jeweils ein Kontakt im Sprechzimmer zu erfolgen hat. Auch anderenfalls sind die Helferinnen über den Eindruck des Arztes zu informieren. Es muss gemeinsam erreicht werden, dass der Patient grundsätzlich keine Maßnahmen durch die Praxis erhält, ohne den Arzt gesehen zu haben.

4. Vor allem bei besonders uneinsichtigem und verweigerndem Verhalten sollte der Arzt dem Patienten seinen Eindruck klar vermitteln, z.B. indem er verdeutlicht, dass er sich, etwa die Ablehnung einer weiterführenden Untersuchung notiert und dass eine eingehende Information und ein Motivationsversuch des Patienten erfolgt war.
Sollte sich auch diese Maßnahme als letztlich nicht hilfreich erweisen, so ist dringend geraten, eine Verweigerungshaltung, insbesondere gegenüber einer weiterführenden Abklärung oder Präventionsmaßnahmen nicht nur zu dokumentieren, sondern auch vom Patient mit Unterschrift bestätigen zu lassen. Angesichts der u. U. nicht unerheblichen gesundheitlichen Gefahren, ist dies zum Schutz des Arztes unerlässlich und führt wie die Erfahrung zeigt, nicht selten dazu, dass der Patient dann begreift, dass es hier um etwas Wichtiges geht und schließlich den Maßnahmen zustimmt.

4.4 Der (über-)ehrgeizige Sportler

Andreas Schulz, Ute Richter

Zusammenfassung

Voraussetzung für die Verhinderung sowohl von Überlastungsschäden als auch Verletzungen im Sport ist u.a. eine weitere Verbreitung des Wissens um präventive Maßnahmen bei Sporttreibenden und den sie betreuenden Ärzten. Seitens der Ärzte ist zur Vermeidung von Komplikationen bei der Sportlerbetreuung jedweder Leistungsklasse ein differenziertes Vorgehen bei Diagnostik, Therapie, psychologischer Führung des Sportlers sowie die uneingeschränkte Bereitschaft zur interdisziplinären Zusammenarbeit bei Erreichen der eigenen Grenzen zu fordern.

1 Kennzeichnung der Patientengruppe

Durch die Steigerung der Möglichkeiten für die Freizeigestaltung sowie der zunehmenden Verbreitung des Wissens um die positiven Effekte des Sportes ist die Zahl der sporttreibenden Personen in der Bevölkerung in allen Alters- und Leistungsklassen kontinuierlich gestiegen (DSB 2000, Deutscher Sportbund 2002 Voll 1995). Der Hausarzt beobachtet erheblichen sportlichen Ehrgeiz nicht selten bei jüngeren alleinstehenden beruflich sehr in Anspruch genommenen Personen. Mitunter lässt sich die Tendenz beobachten, dass Härte im Berufsleben gleichsam als Härte auf den eigenen Körper übertragen wird. Unausgesprochen bleibt der Wunsch Sporttreibender hier, den „Kick", eine Art rauschhaftes Glücksgefühl zu suchen, das vielleicht im sonstigen Leben vermisst wird.

Teilweise ist in vielen Sportarten der Trend zu gutem Grundlagentraining rückläufig, und so scheinen zum Beispiel immer mehr Menschen zu glauben, daß auch eine Teilnahme an einem Marathon ohne besonderes Training möglich sei (Yeung et al 2001). Dieses Beispiel verdeutlicht, wie wichtig eine umfassende sportmedizinische Betreuung ist, um größeren gesundheitlichen Schäden/Komplikationen bei ungenügend vorbereitenden Sportlern vorzubeugen.

Kennzeichnend für die Patientengruppe der ehrgeizigen Sportler ist eine ausgeprägte Heterogenität bezüglich der Sportarten, der Altersklassen, Persönlichkeitsmerkmalen und der Ausprägung sowie Verlaufsform der Verletzungsfälle.

2 Allgemeine Epidemiologie

Ca. 4% aller Sporttreibenden erleiden Komplikationen durch die Ausübung Ihres Sportes aufgrund verschiedenster Ursachen beim Training (ca. 25% der Ereignisse) oder im Wettkampf (ca. 75% der Ereignisse) (Voll 1995). Trotz Verbesserung in den Bereichen Grundlagentraining, sportartenspezifische Ausbildung und Ausrüstung hat die Zahl von Sportüberlastungsschäden – gerade bei (Über-)ehrgeizigen Sportlern – zugenommen.
Die Zahl der Sportunfälle ist zwar nur unwesentlich gestiegen (Peterson und Renström 1987), jedoch kommt es gerade bei den sogenannten „Trendsportarten" bei steigender Risikobereitschaft der Sportlerinnen und Sportler zu zunehmend ernsteren Verletzungsmustern (Seino et al 2001).

3 Häufigkeit der Problempatienten in der Praxis

Ein valider Datenpool bezüglich der Häufigkeit des Problempatientenkollektivs „(Über)ehrgeiziger Sportler" für die Praxis existiert nicht. Die Tendenz von Problemen/Komplikationen beim (über-) ehrgeizigen Sportler – seien sie endogener, exogener oder iatrogener Natur – is jedoch aufgrund der vorgenannten Faktoren für alle Sportarten und Leistungsklassen als steigend einzustufen.

4 Typische Umstände für den Arzt-Patientenkontakt

Die weitaus häufigste Grundlage für den Arzt-Patientenkontakt ist das Auftreten von verletzungs- oder überlastungsbedingten Komplikationen bei der Sportausübung oder Komplikationen, welche durch Therapeuten- oder Sportlerverschulden verursacht worden sind. An zweiter Stelle rangieren – basierend auf den Daten unserer sportmedizinisch ausgerichteten Allgemeinpraxis – sportmedizinische Eignungsuntersuchungen obligatorischer oder freiwilliger Natur. Des weiteren treten zunehmend Patientenkontakte mit dem Schwerpunkt Ausrüstungs- und Trainingsberatungsfragen in den Vordergrund. Nicht verschwiegen werden sollte auch die zunehmende Zahl der Patientinnen und Patienten, die Auskunft über die grundsätzliche Verwendung von leistungssteigernden Substanzen (Doping) suchen bzw. medizinische Hilfe bei aufgetretenen Komplikationen nach Einnahme solcher Substanzen benötigen.

5 Spezifische Versorgungsaufgaben und Interventionsmöglichkeiten

Der Aufgabenbereich der (sportmedizinisch ausgerichteten) Allgemeinpraxis umfasst in der Regel in Zusammenarbeit mit den Fachspezialisten und Vertretern von sonst zuständigen Gesundheitsberufen (Schulz und Richter 2001) alle Bereiche der Sportmedizin, wie sie in der offiziellen Definition des Weltverbandes festgelegt sind: Die theoretische und praktische Medizin, welche den Einfluss von Bewegung, Training und Sport sowie von Bewegungsmangel auf den gesunden und kranken Menschen jeder Altersstufe untersucht, um die Befunde der Prävention, Therapie und Rehabilitation dem Sporttreibenden dienlich zu machen. In die Versorgung drängen sowohl Patienten mit eher chirurgisch/traumatologisch ausgerichteten Sportschäden oder Komplikationen als auch mit eher internistisch ausgerichteten Problemen, insbesondere aus dem Bereich der Ausdauersportarten (Friedmann 2001, Mueller et al 2001).

Eine Erleichterung der Versorgungsaufgabe erfährt der Hausarzt dadurch, dass ein großer Teil der Patienten schon bekannt ist. Dies ermöglicht eine relativ fundierte Einschätzung der Persönlichkeitsstruktur einschließlich der Compliance sowie des aktuellen und des vorbestehenden physisch/psychischen Status.

6 Typische Komplikationen

Aufgrund der zuvor erwähnten Heterogenität der Patientengruppe sowie dem sich daraus ergebenen Komplikationspotenzial seien beispielhaft wegen ihrer besonderen Relevanz bezüglich abwendbar gefährlicher Verläufe bzw. ihrer Häufigkeit nachfolgend 2 Fallbeispiele angeführt. Grundsätzlich können Komplikationen beim (Über-)ehrgeizigen Sportler durch nicht abwendbare Störungen des natürlichen Verlaufes, durch Folge des ärztlichen Eingriffes oder infolge des (Fehl-) Verhaltens des Sportlers selbst auftreten (Häufig auch Mal-Compliance).

Schädel-Hirn-Trauma

Fall 1
Eine 17jährige Handballspielerin erleidet ein Schädel-Hirn-Trauma durch Anprall linkstemporal an einen Torpfosten. Nachdem die Spielerin zunächst liegen geblieben war, erfolgt durch den anwesenden Mannschaftsarzt eine Untersuchung auf dem Spielfeld. Es findet sich eine oberflächliche Platzwunde mit minimalem Hämatom und eine kurzfristige Verwirrtheit, welche jedoch nach etwa 60 Sekunden vollkommen rückläufig scheint. Der Score nach der GCS betrug 15 bei orientierend unauffälligem neurologischem Status. Weitere Verletzungen konnten nicht eruiert werden. Während der Halbzeitpause wurden bei leichten Cephalgien symptomatisch 2 ASS 500 Tabletten peroral verabreicht. In der 2. Halbzeit verließ die Spielerin auf eigenen Wunsch mit ständig zunehmenden Kopfschmerzen hinsichtlich Intensität und Lokalisation das Spielfeld. Am nächsten Morgen stellte sie sich mit zunehmenden Kopfschmerzen und Nausea sowie Erinnerungslücken vor.

Klinischer Befund: Ca. 4,5 cm messendes oväläres, leicht erhabenes, fluk-
tuierendes, stark druckdolentes Hämatom links temporal, oberhalb der
Ohroberlinie. Minimal verlangsamt wirkendes Sprachbild mit korrekter
Wiedergabe des Datums auf Nachfrage. Pupillomotorik bds. unauffällig,
RR ohne signifikante Seitendifferenzen 150/95 mmHg bei einer Hf von
82/min.

Verdachtsdiagnose: Intracranielle Komplikation mit V.a. Kalottenfraktur bei fortschreitenden neurologischen Defiziten.

Aus der Praxis heraus ärztliche Begleitung in die nächstgelegene neurologische Abteilung im RTW zur weiteren Abklärung.

Dort erhobene technische Befunde: Röntgenbefund: Kleine temporale
Impressionsfraktur CT: Epiduralhämatom, klinisch mit V.a. Progredienz.

Therapie: Operative Entlastung

Weiterer Verlauf: Unkomplizierte postoperative Rekonvaleszenz, kom-
plettes Sportverbot für 6 Wochen, dann abgestufter unproblematischer
Belastungsaufbau bis hin zur vollen Spielfähigkeit 12 Wochen nach dem
Ereignis ohne Schmerzempfindung.

Falldiskussion: Bei der aufgetretenen Initialverletzung handelte sich
nach der gängigen klinischen Einteilung um ein leichtes SHT 2. – 3. Grades (Weber J 2001).

In bis zu 10 Prozent aller Sportunfälle handelt es sich um ein Schädel-
Hirn-Trauma (SHT). Über 80 Prozent sind dabei leichte SHT. Auch nach
einem initial leichten SHT kann es – wie in diesem Fall – zu lebensbedrohlichen Komplikationen infolge einer intracraniellen Blutung oder eines
Hirnödems kommen (Erbach 2001, Weber und Spring 2001).

Tabelle 1. Einteilung eines leichten SHT im Sport

Grad I	Grad II	Grad III
Vorübergehende Verwirrt- heit, keine Bewußtlosig- keit, Symptomatik kürzer als 15 min (z.B. posttrauma- tische Amnesie), Glasgow Coma Scala 15.	Vorübergende Verwirrtheit, keien Bewußtlosigkeit, Symptomatik länger als 15 min, GCS < 15 für wenige Minuten	Bewußtlosigkeit, GCS < 12 für wenige Sekunden bis Minuten, GCS 12–15 Minu- ten bis 1 h.

Als Komplikationen infolge eines Schädel-Hirn-Traumas leichten Grades
werden insbesondere genannt: Schädelfraktur (6,3% bis 18%), epidurales
Hämatom (0,8% bis 1,8%), akutes Subduralhämatom (0,7% bis 2%) oder
chronisches Subduralhämatom (Erbach 2001, Weber und Spring 2001).

Bei der klinischen Untersuchung ist unbedingt zu berücksichtigen, daß
die Erstuntersuchung lediglich eine Feststellung über die aktuelle cerebrale Funktion zulässt. Für die Beurteilung der weiteren Sportfähigkeit ist
dieser Befund ohne Kenntnis des weiteren Verlaufes von geringer Bedeu-

tung. *Eine Verlaufsbeobachtung ist beim Sportler nach SHT unbedingt erforderlich, um posttraumatische Komplikationen rechtzeitig zu erkennen.*

Unbedingt zu beachten ist noch, dass die posttraumatische Kopfschmerztherapie wegen der damit verbundenen erhöhten Blutungsneigung auf keinen Fall mit Analgetika durchgeführt werden sollte, die eine Hemmung der Thrombozytenaggregation (z.B. ASS) hervorrufen (Erbach 2001, Meixenberger 2001).

Muskel-/Sehnenverletzungen

Muskelverletzungen werden trotz ihrer Häufigkeit oft bei der Primärevaluation unterschätzt, da die Patienten zumeist nach einer initialen Versorgung Erleichterung verspüren (Mueller-Wohlfahrt 2001). Trotz deutlicher klinischer Zeichen einer Muskelzerrung (krampfähnlichen Schmerzen) wird die Verletzung vom Sportler nicht immer ernstgenommen und es kommt bei erneuter Belastung der offensichtlich nicht ausreichend belastungsadaptierten Muskulatur zu einem Muskelfaserriss mit den entsprechenden klinischen Symptomen (stichähnlicher Schmerz mit funktio laesa). Dieses führt dann zu einer ärztlichen Konsultation.

Aufgrund der ehrgeizigen Persönlichkeitsstruktur mancher Sportler kann es bei zu früher Wiederaufnahme der Vollbelastung zu einem Muskelriss in loco typico kommen. Muskelrisse erfolgen bevorzugt in Muskeln, die besonders gegenüber Dehnungsrissen anfällig sind. Hierzu zählen der Musculus quadrizeps, der Gastrocnemius sowie der Bizeps des Oberarmes (Voll 1995).

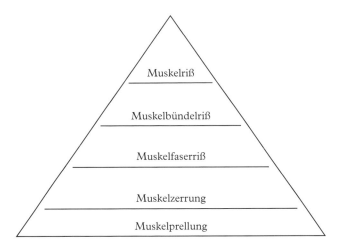

Abb. 1. Pyramide der Muskelverletzungen

Tabelle 2. Mögliche Komplikationen nach einer Muskelverletzung

Komplikation	Ursache	Befund
– Verknöcherung im Verletzungsbereich (Myositis)	– Verzögerte Primärversorgung – zu intensive Therapie im Verletzungsbereich – zu frühe Belastung – Chronische Mikrotraumatisierung	– Schmerzzunahme im Verletzungsbereich nach 4–6 Wochen – radiolog. ab der 6. Woche Kalkeinlagerung – tastbare, nicht fluktuierende, schmerzhafte – Veränderung
– Hämatomverkalkung – Narbenbildung	– abgekapseltes Hämatom – ausgedehnte Verletzung	– abgrenzbares Hämatom (Sonographie) – Muskelverkürzung
– Funktionelle Störung	– mangelhafte Nachbehandlung – Compliance	– Muskelverminderung – Dysbalancen – Verkürzung – bleibende Delle

Internistische Komplikationen: Immunsuppression, Anämie, Amenorrhoe

Fall 2

Eine 35jährige Patientin, selbstständig tätig, Mutter von 2 Kleinkindern, klagt über allgemeine Müdigkeit, Lumbago, rezidivierende Infekte seit gut einem Jahr sowie Amenorrhoe.

Die Patientin stellte sich zuletzt vor 2 Jahren nach Geburt ihres 2. Kindes vor. Damals äußerte sie Unzufriedenheit bezüglich der physischen Leistungsfähigkeit. Es erfolgte die Erarbeitung eines pulsgesteuerten laktatkontrollierten Trainingsplanes zur Verbesserung der Kondition sowie der muskulären Führung im Bereich der Rumpfmuskulatur mit 2 Trainingseinheiten pro Woche.

Klinischer Befund: Bei blassen Schleimhäuten sonst unauffälliger Ganzkörperstatus.

Laborbefund: Hb, Hkt, Ferritin, Eisen und MCV erniedrigt.

Verdachtsdiagnose: V.a. Blutung unklarer Genese, DD V.a. konsumierende Erkrankung

Weitere Untersuchungen: Abdomensonographie, Röntgen-Thorax und Labor ohne Anhalt für konsumierende Erkrankung oder Blutungsquelle. Gynäkologischer Befund o.B..

Erneute Anamnese: Die Patientin beschreibt ihre Lebenssituation als ausgesprochen fordernd hinsichtlich Haushalt und Beruf. Auf Nachfrage gibt sie an, das Trainingsprogramm selbstständig intensiviert zu haben und 5x wöchentlich ca. 20 Kilometer zu laufen. Des weiteren befolge sie vegane Diätregeln zur „Optimierung des Gewichtes" (BMI 20,4!).

Falldiskussion: Aufgrund der erneuten Anamnese und des Fehlens wesentlicher pathologischer Befunde scheint es bei der Patientin infolge einer Überbelastung insbesondere im Trainingsbereich zu einer Suppression des Immunsystemes mit rezidivierenden Infekten (Mueller 2001), einer sogenannten Sportleranämie (Friedmann 2001) sowie einer konsekutiven Amenorrhoe (Peterson et al 1987) gekommen zu sein.

Es ist allgemein bekannt, dass moderates Ausdauertraining die Abwehrkräfte fördert. Bei Wettkampfsportlern sowie überehrgeizigen Breitensportlern führt forciertes Ausdauertraining jedoch offensichtlich zu einer Verringerung der peripheren T-Lymphozyten sowie einer Erhöhung der NK-Zellen, was auf eine Reduktion der erworbenen Immunität hinweist (Mueller 2001).

Die Anämie ist am ehesten auf den Verlust von Eisen über den Gastrointestinaltrakt (belastungsinduzierte Mikroblutungen), mit dem Schweiß und Urin zurückzuführen. Der gastrointestinale Blutverlust wird durch die oft praktizierte Einnahme von NSAR gefördert und ist die bedeutenste Ursache für Eisenverlust bei Sportlern (Friedmann 2001). Infolge der veganen Diät war auch die Eisenzufuhr eingeschränkt.

Nach entsprechender Aufklärung der Patientin sowie eingehendem Gespräch über ihre Zielvorstellungen zum Training, Wechsel der Diät zu abwechslungsreicher Kost mit moderatem Fleischkonsum und Reduktion des Trainingsprogrammes auf 2x wöchentlich kam es innerhalb von 4 Monaten zu einer Verbesserung des allgemeinen Wohlbefindens, zu einer Reduktion der Infektanfälligkeit, zum Wiedereintritt der Regelblutung sowie zur Normalisierung des Blutbildes.

Supinationstrauma des oberen Sprunggelenks

Dies ist ein Beispiel für relativ häufige, ärztlicherseits induzierte Komplikationen infolge einer Fehleinschätzung des Rupturausmaßes im Kapselbandbereich sowie der Verkennung einer eventuell knöchernen Beteiligung. Im Bereich der überlastungsinduzierten Komplikationen werden sehr häufig muskuläre Dysbalancen insbesondere bei jungen Sportlern übersehen, welche später in der Folge häufig zu Überlastungsschäden im Bereich der Muskulatur oder der Gelenke führen können. Im Bereich der Erstversorgung finden sich immer noch zu häufig inadäquate kryotherapeutische Maßnahmen, bei denen es insbesondere durch Verwendung sog. „Eissprays" entgegen allen ärzlichen Standards zu Erfrierungen kommen kann (Schlund 2001).

7 Allgemeine Überlegungen zur Verhinderung von Komplikationen

Tabelle 3. Beispiele typischer hausärztlicherseits induzierter Komplikationen und ihre Verhinderungsstrategien

Typische hausärztlicherseits induzierte Komplikationen	Mögliche Verhinderungsstrategien
– Diagnostische Fehleinschätzung bzw. Bagatellisierung traumatischer Symptomenkomplexe	– Erkennen der eigenen Grenzen und frühe interdisziplinäre Zusammenarbeit
– Inadäquate therapeutische Erstmaßnahmen oder Folgeregimes (z.B. großflächige Kryotherapie m. sog. „Eissprays" und konsekutiven Erfrierungen)	– Ständige Fortbildung und Ablegen überholter Standards. Aktionen wie „Eisprayfreier Sanitätskoffer" mit Vereinen
– Nichterkennen von pathophysiologischen und anatomisch/sportmedizinischen Zusammenhängen bei Überlastungsschäden	– Bei Interesse für das spezifische Problemfeld fundierte Weiter-/Fortbildungen und Hospitationen
– Inadaequate Belastung mit Schaden des Gesamtorganismus	– Erkennen nach Aussprechen der psychologischen Zielvorstellung des Sporttreibenden, Compliance bzgl. ärztlichen Ratschlägen ansprechen

Durch kompetente sportmedizinische Untersuchungen und Schulungen bei den größten Sportanbietern wie Vereinen, Schulen und der wachsenden Zahl der „Fitneß-Studios" (Deutscher Sportbund 2002) könnten steichen potenzielle Komplikationen durch Früherkennung sportartenspezifischer Gesundheitsprobleme und damit Folgekosten in Millionenhöhe vermieden werden, wozu z.Zt. jedoch trotz großer Worte der Kostenträger keine Ressourcen bereit stehen.

Das besonders häufige Problem des Compliancemangels seitens der Sporttreibenden (Meixenberger 2001) setzt hohen Beratungsaufwand durch den Hausarzt voraus. Dabei sind besonders auch die psychischen Ansprüche zu berücksichtigen, die der Sportler mit seinen Trainingszielen verbindet.

Literatur

Deutscher Sportbund (2002) Jahrbuch des Sports 2001/2002. Schors-Verlagsgesellschaft, Niedernhausen, 76
DSB (1995, 1997, 2000) Bestandserhebung: DSB. Eigenverlag FfM.
Erbach M (2001) Für Piste, Sportplatz und Halle: Stufenschema zum Management leichter Schädel-Hirn-Traumata. Ärztliche Praxis 102/103/104/12
Friedmann B (2001) Sportleranämie. Dt Ztschr f Sportmedizin 9: 262
LSB-Statistik 2001. SPORT 6/01: 15
Meixenberger J (2001) Kongreßbericht 74 Jahrestagung der Deutschen Gesellschaft für Neurologie. Medical Tribune: 46: 16
Mueller O et al (2001) Immunological effects of competetive versus recreational sports in cross-country-skiing. Int J Sports Med 22:52–59

Mueller-Wohlfahrt H-W: (2001) Diagnostik und Therapie von Muskelzerrungen und Muskelfaserrissen. Sportorthopädie Sporttraumatologie 17: 17–20

Peterson L, Renström P (1987) Verletzungen im Sport. Deutscher Ärzte-Verlag, Köln, 25

Schlund GH (2001) Die ärztliche Notfallentsorgung am Spielfeldrand. Deutsche Zeitschrift für Sportmedizin 9: 260

Schulz A, Richter U (2001) Grundlagen der Sportmedizin. Ausgewählte Unterrichtseinheiten aus der speziellen Krankheitslehre für die physiotherapeutische Ausbildung. Eigenverlag Bückeburg, 5

Seino H et al. (2001) Traumatic paraplegia in snowboarders. Spine 26: 1294–1297

Voll J (1995) Muskelverletzungen. Handbuch Sporttraumatologie Sportorthopädie. Barth, Heidelberg Leipzig 3–5: 95–98

Weber J, Spring A (2001) Management eines leichten Schädel-Hirn-Traumas im Sport. Standards der Sportmedizin. Deutsche Zeitschrift f Sportmedizin 10: 297–298

Yeung SS et al (2001) Marathon finishers and non-finishers characteristics. J Sports Med Phys Fitness 41:170–176

4.5 Der Patient in Lebenskrisen
Nicole Kuth

Zusammenfassung

Lebenskrisen können sich durch vielfältige Veränderungen von Lebenssituationen einstellen. Diese sind manchmal – vom Patienten als auch vom Arzt – vorhersehbar, können sich aber auch plötzlich einstellen. Wie der Einzelne mit dieser „Krise" umgeht, hängt von seinen Lebensumständen und seiner Persönlichkeit ab. Oft genug wird der Hausarzt nicht tiefgreifend in diese Situationen involviert (manchmal nur für eine temporäre Krankschreibung), weil der Patient nämlich selber Lösungen zu finden sucht. Die Aufgabe des Hausarztes besteht darin, eine Krise zu erkennen, aus welcher der Patient schlecht selbst einen Weg hinaus findet und dann rechtzeitig aktiv zu werden, um zum Beispiel ein Abgleiten in eine tiefe Depression rechtzeitig zu erkennen oder um Suizidtendenzen rechtzeitig aufdecken zu können. Bei dieser Arbeit ist Empathie verbunden mit einer nötigen Sensibilität für den Patienten und seine Lebenssituation notwendige Voraussetzung. Gezieltes Hinterfragen deckt andere, die Depression verdeckende „Präsentiersymptome" auf und führt auf die richtige diagnostische Schiene.
Therapeutisch bieten sich sowohl die medikamentöse Therapie mit Verschreibung von Antidepressiva an als auch die Gesprächs- und Psychotherapie (Krisenintervention, psychosomatische Grundversorgung) an.

1 Beschreibung von Lebenskrisen

Welche Formen können Lebenskrisen annehmen? Welche Ursachen haben Lebenskrisen? Lebenskrisen entstehen durch plötzliche Veränderungen der Lebensumstände, die sich für den Patienten zunächst als unüberwindbare Schwierigkeit in den Weg stellen. Lebenskrisen können aber auch durch einen langsamen Prozess entstehen, der sich wie eine Spirale in die Höhe schraubt und den Patienten an einen Punkt gelangen lässt, an dem er glaubt, sein Leben nicht mehr alleine bewältigen zu können.

Lebenskrisen können ausgelöst werden durch:

1. Trennung vom Partner
2. Verlust des Arbeitsplatzes
3. Tod eines Angehörigen
4. Lebensbedrohliche Erkrankung
5. Suchterkrankung

6. midlife crisis
7. Auszug oder Verselbständigung der Kinder
8. Alter (Wer bin ich, wenn ich nichts bin?)

Das interindividuelle Erleben und die Fähigkeit, Krisen zu bewältigen, hängt von vielen Faktoren ab. Die Persönlichkeitsstruktur bestimmt, welche Bedeutung die Krise für die eigene Biographie einnimmt und wie der Einzelne damit umgeht. Erfahrungen, die in der Vergangenheit gemacht wurden, können im positiven als auch im negativen Sinn Einfluss auf den Verlauf der Lebenskrise haben. Ebenso bedeutsam für das Erleben und den Ablauf einer Lebenskrise sind die soziale Eingebundenheit in die Familie und den Freundeskreis.

2 Häufigkeit und Bedeutung in der Allgemeinarztpraxis

In der hausärztlichen Praxis stellen sich entsprechend der allgemeinen gesellschaftlichen Entwicklung immer häufiger Patienten vor, deren somatische Beschwerden Folge von Lebenskrisen sind.

Nach den Angaben des Statistischen Bundesamtes Deutschlands nimmt die Rate der Ehescheidungen stetig zu (1999: 190 590; 2000: 194 408; 2001: 197 498). In Konsens hierzu steht die Entwicklung der Anzahl von verwitweten bzw. geschiedenen Bundesbürgern, die ebenfalls langsam aber stetig zunimmt. Verallgemeinernd aus diesem Sachverhalt könnte man schließen, dass die Familie in Deutschland langsam aber stetig in Auflösung begriffen ist und sich die Frage stellt, ob die Familie als kleinste Einheit der Gesellschaft und Puffer für Sozialstress immer weniger ihre Aufgabe erfüllen kann.

Wann sucht der Patient den Hausarzt auf, um Hilfe bei der Bewältigung einer Lebenskrise in Anspruch zu nehmen?

Zunächst ist es einmal Aufgabe des Hausarztes zu evaluieren, ob die Beschwerden des Patienten somatischer oder möglicherweise psychosomatischer Art sind. Befindet sich ein Patient in einer Lebenskrise, präsentiert dem Arzt aber ein somatisches Symptom, so hilft bei der weiteren Exploration nur die gezielte Nachfrage nach akuten Belastungen. Manchmal führt dieses Hinterfragen zu einer explosionsartigen Offenbarung der verzweifelten Situation, in welcher der Patient sich befindet. Erst dann ist wirkliche Hilfe für den Patienten möglich.

Präsentiert der Patient psychosomatische Beschwerden, die ja vielfältige Formen annehmen können, so ist es Aufgabe des Arztes, zu hinterfragen. Bevor Patienten von sich aus den Arzt konsultieren, um ihn um Rat zu fragen und Hilfen aus der Krise zu erbitten, muss sich für den Patienten selbst ein Gefühl der Hilflosigkeit eingestellt haben. Bis zu diesem Zustand hat der Patient einen weiten Weg mehr oder weniger allein zurückgelegt. Der Hausarzt hat meistens den Vorteil, dass er nicht nur den Patienten über Jahre hinweg betreut hat und ihn und seine Lebensumstände kennt, sondern möglicherweise die familiären Strukturen durch Betreuung von Angehörigen ebenfalls gut zu beurteilen und einzuschätzen vermag. Aus diesem Zusammenhang ergibt sich ein Ansatz für die Hilfe, die der Allgemeinarzt leisten kann.

3 Ursachen

3.1 Trennung vom Partner

Einer Scheidung oder Trennung gehen häufig viele innerfamiliäre Konflikte voraus, die an den Hausarzt herangetragen werden. Seine Aufgabe ist es, Konfliktlösungen mit dem Patienten zusammen zu erarbeiten und Wege aus dem Konflikt aufzuzeigen. In manchen Fällen werden Sedativa verschrieben, um Symptome wie beispielsweise Schlafstörungen kurzfristig zu behandeln. Schuldzuweisungen stehen bei Trennungskonflikten im Vordergrund. Die Schuldzuweisungen betreffen sowohl die eigene Person als auch die Person des Partners. Innerpsychische Konflikte müssen genauso bearbeitet werden wie Fragen der Unterhaltssicherung und, falls Kinder aus der Beziehung hervorgegangen sind, auf wen das Sorgerecht für die Kinder übertragen wird. Auch hier ist die Aufgabe des Hausarztes in erster Linie in der beratenden Funktion zu sehen. Erst wenn abzusehen ist, dass Konflikte nicht bewältigt werden können, spielt die Gesprächstherapie eine zentrale Rolle für eine effiziente Therapie und somit Hilfe für den Patienten.

3.2 Verlust des Arbeitsplatzes

Bei einer Zahl von bundesweit über 4 Millionen Arbeitslosen zu Beginn des Jahres 2003 wird natürlich der Hausarzt häufig mit den Problemen konfrontiert, die sich aus der Situation ergeben, arbeitslos zu sein. Für jüngere Patienten stellt sich das Problem der Arbeitslosigkeit oft schwierig dar, kann aber häufiger noch durch Umschulungsmaßnahmen überbrückt werden. Meist gelingt es dann doch, neue Perspektiven zu eröffnen. Besonders dramatisch und hoffnungslos stellt sich meist die Situation der Arbeitslosigkeit für ältere Patienten dar, deren Betrieb insolvent geworden ist und schließen musste. Für diese Patienten wird die Suche nach einem neuen Arbeitsplatz meist ein frustranes Unterfangen. In diesen Fällen werden jüngere Arbeitnehmer bevorzugt eingestellt, was von den älteren oft als persönliche Ablehnung empfunden wird. Insbesondere die Tatsache, dass die jahrelange Berufserfahrung in dem Moment „nichts" zählt, führt bei den Betroffenen oft zu Unverständnis. Der Verlust des Arbeitsplatzes ist nicht nur mit persönlichen Schwierigkeiten im Familienleben verbunden, sondern bedeutet bei länger anhaltender Arbeitslosigkeit auch finanzielle Einbußen für die Betroffenen.

Die Aufgabe des Hausarztes besteht in den meisten Fällen darin, die Umstellung der Familiensituation beratend zu begleiten und innerfamiliäre Probleme zu schlichten. Wenn ältere Patienten länger arbeitslos sind, läuft das ganze Procedere häufig über eine Arbeitsunfähigkeit auf ein Rentenverfahren hinaus.

Fall 1
Der 45-jährige Patient ist in der Praxis seit Kindheit bestens bekannt, z. Zt. werden nicht nur er und seine Frau betreut, sondern auch die zwei 5 und 7 Jahre alten Kinder. In den letzten Monaten hatte er sich häufiger wegen banaler Infekte vorgestellt. Jetzt berichtet er, dass seine Firma Stelleneinsparungen vornehmen müsse; als Softwareentwickler rechnet er sich aber ganz gute Möglichkeiten bei einer anderen Firma aus. Leider zeigt sich, dass keine Möglichkeit besteht, eine neue Stelle im Umkreis anzutreten, da immer wieder zu hören ist, es gäbe jüngere und somit billigere Arbeitskräfte. So überlegt die Ehefrau des Patienten, ob sie nicht in ihren alten Beruf als Arzthelferin wieder einsteigen soll, „da der Mann ja sowieso zu Hause ist" und somit die Kinderbetreuung übernehmen könnte. Gleichzeitig versucht der Patient sich als Softwareentwickler selbständig zu machen und vom Schreibtisch zu Hause aus zu arbeiten. So findet die Ehefrau eine Anstellung in einer Arztpraxis nicht weit von zu Hause entfernt und der Ehemann versucht, ein neues Ein-Mann-Unternehmen zu gründen. Die finanzielle Situation der Familie hat sich unterdessen dermaßen verschlechtert, dass man überlegt, das neu erworbene Einfamilienhaus zu verkaufen und in eine Mietswohnung zu ziehen, da die monatlichen Zahlungen nicht mehr aufgebracht werden können. Während die Ehefrau ganz in ihrer neuen Rolle als Berufstätige aufgeht und die neuen Herausforderungen annimmt, sackt der Patient immer tiefer in eine Depression. Von Konsultation zu Konsultation (meist wegen Erkrankungen der Kinder) wirkt er freudloser und fahler. Auf seine Situation angesprochen, beklagt er sich nicht, aber es ist deutlich zu spüren, dass der Elan und die Lebensfreude deutlich eingeschränkt sind. Bis sich kurz darauf die Ehefrau in der Sprechstunde vorstellt und ihr Leid klagt. „So geht das mit meinem Mann nicht weiter. Er lässt sich völlig hängen und ist kaum noch in der Lage, die Kinder zu versorgen. Wenn ich abends von der Arbeit nach Hause komme, ist der Haushalt ziemlich verwahrlost..."

3.3 Tod eines Angehörigen

Im Idealfall betreut der Hausarzt seinen sterbenden Patienten und somit auch die engsten Angehörigen durch alle Phasen der Erkrankung bis zum Tod. So kann die Begleitung des Patienten schon so früh einsetzen, dass der nach dem Tod auftretenden Krise des Lebenspartners rechtzeitig entgegengewirkt werden kann. Der Tod des Partners stürzt so manchen in tiefe Krisen der Sinnhinterfragung des eigenen Lebens, insbesondere dann, wenn bereits eine lange gemeinsame Lebensstrecke zurückgelegt wurde. In dieser Situation kommt erschwerend hinzu, dass häufig Abhängigkeiten entstanden sind, so dass der Partner, der überlebt, nicht in allen Lebensbereichen alleine zurechtkommt. Diese Krisen führen entweder in tiefe Depression und Selbstaufgabe oder sie bewirken eine Neuorientierung und einen Neuanfang, der die doch noch vorhandenen Ressourcen wiederaufleben lässt.

Häufig ist es so, dass in der akuten Phase direkt nach dem Tod des Partners oder Angehörigen neben der psychischen Betreuung der Hausarzt auch zur temporären medikamentösen Therapie greifen muss, um die Krise zu bewältigen.

Der Inhalt der Gesprächstherapie sollte sich darauf konzentrieren, dem Patienten zu vermitteln, dass er sich auf eine positive Lebensplanung einlassen soll. Dazu gehört, dass er sich fragt, was ihm Freude macht oder bereiten könnte. Der Patient sollte sich vor Augen führen, welche Menschen ihm nahe stehen und welche Aufgaben in naher Zukunft auf ihn warten und sein Leben mit neuen Inhalten füllen können.

In Fällen, in denen der Angehörige nicht einen langsamen Tod stirbt, sondern plötzlich ums Leben kommt, bedürfen die Hinterbliebenen immer einer intensiven Betreuung, um das unfassbare Ereignis zu verarbeiten. Die mehr oder weniger lange Phase der Einstellung auf das unweigerlich eintretende Ereignis entfällt und im Vordergrund stehen möglicherweise Selbstvorwürfe („Hätte ich doch...") und Fragen nach dem tieferen Sinn des Geschehenen („Warum musste das passieren?"). Wenn diese unvorherzusehenden Ereignisse in der Mitte des Lebens passieren, stehen häufig auch existentielle Fragen für die Angehörigen im Vordergrund. Wie sieht die finanzielle Situation der Familie aus? Wie werden die Kinder versorgt? Muss die hinterbliebene Ehefrau wieder einer Berufstätigkeit nachgehen, um das finanzielle Überleben der Familie zu sichern?

Diese Fragen werden oft hilfesuchend an den Hausarzt herangetragen und bedürfen einer ausführlichen Beratung und Krisenintervention.

3.4 Lebensbedrohende Erkrankung

Die Erstdiagnose einer lebensbedrohenden Erkrankung stellt einen typisch hausärztlichen Konsultationsanlass dar. Der Gewissheit, an einer Krankheit zu leiden, die möglicherweise dem Leben in naher Zukunft ein Ende setzen wird, geht der allmähliche Prozess des Abfindens mit der Erkrankung voraus. Dem primären Aufbäumen gegen die Diagnose und Zweifeln an deren Richtigkeit, folgt das Abfinden mit der neuen Lebenssituation. Wird die Diagnose akzeptiert und nicht verdrängt, so stellt sich der Patient auf die neue, möglicherweise verkürzte Lebensspanne ein. Es folgt die zentrale Frage an den Hausarzt, wie viel Zeit noch verbleibt. Solche Schätzungen sind äußerst schwierig und man sollte sich hüten, auf diese Fragen definitive Antworten zu geben. Niemand kann den Krankheitsverlauf vorhersehen, da dieser von zu vielen Faktoren wie z.B. Konstitution und Komorbidität beeinflusst wird.

Wie kann dem Patienten mit einer noch guten Lebensqualität die positive Lebenseinstellung erhalten werden, da diese sich als wichtig für den weiteren positiven Verlauf der Erkrankung darstellt? Wir wissen zum Beispiel von Patienten mit Hautkrebs, dass fast die Hälfte von ihnen an Depressionen leidet (Middelhoff 2000). Auch in dieser Situation sind häufige Gespräche mit dem Patienten und gegebenenfalls mit dessen Angehörigen von entscheidender Bedeutung. Wünschenswert ist es, dass man auch in den betreuenden Ärzten der Klinik Kollegen vorfindet, die nicht nur das Operationsergebnis im Vordergrund sehen, sondern insbesondere den Patienten in seiner medizinischen und psychosozialen Betreuung erfassen und behandeln. Wenn im weiteren Verlauf abzusehen ist, dass aus der lebensbedrohenden Erkrankung eine lebenslimitierende Erkrankung geworden ist, so wird eine Sterbebegleitung mit allen ethischen, psychosozialen und medikamentösen Fragestellungen erforderlich.

3.5 Suchterkrankungen

Die Patienten, die an einer Suchterkrankung leiden, kommen in den seltensten Fällen zum Hausarzt in die Praxis und sprechen offen über ihre Sucht. Insbesondere bei der Alkoholkrankheit bieten die Patienten dem Arzt andere Präsentiersymptome an, die durchaus durch den Alkoholkonsum bedingt sein können. Die Spannbreite reicht von Schlafstörungen über Magenbeschwerden bis hin zu sozialen Problemen, die als Beratungsanlass gesehen werden. Erst bei genauerer Exploration und unter Umständen auch Laboruntersuchungen stellt sich das eigentliche Problem dar und beim Blick hinter die Fassade zeigt sich ein desolates Bild.

Die andere Möglichkeit besteht darin, dass nahe Angehörige Rat beim Hausarzt suchen ob der ausweglosen Situation, in der sie sich befinden. In jedem Fall von Suchterkrankung kann der Weg aus der Aussichtslosigkeit selten ohne fremde Hilfe erfolgreich sein.

Beim Alkoholkonsum ist die Krankheitseinsicht beim Patienten und bei den Angehörigen von entscheidender Bedeutung. Die Sucht hat nichts mit „gutem Willen" und „jetzt streng dich doch mal an" zu tun, sondern die körperliche Abhängigkeit muss stationär therapiert werden. Die Anschlussbehandlung in der Entwöhnungsphase kann sowohl, in Abhängigkeit vom sozialen Umfeld, stationär als auch ambulant durchgeführt werden.

Als Grundvoraussetzung bei der Behandlung Suchtkranker, steht die Einsicht beim Patienten. Der Wunsch auf Änderung der Situation angesichts des hohen Leidensdruckes ist unabdingbare Voraussetzung für eine erfolgreiche Therapie.

Bei den Suchterkrankungen steht nicht nur die Therapie, Entzug und Entwöhnung im Vordergrund, sondern es erscheint auch wichtig für einen langanhaltenden Erfolg der Therapie zu sein, dass der Patient im Anschluss an die Therapie in enger Anbindung bleibt, um Rückfalltendenzen rechtzeitig entgegenwirken zu können.

3.6 Krise in der Mitte des Lebens

Die sogenannte „midlife crisis" ist ein Phänomen, das beide Geschlechter gleichermaßen betreffen kann. In der Mitte des Lebens findet eine Abgleichung statt zwischen der eigenen Biographie und dem, was einst als Lebensstrategie entworfen wurde. Hat man das erreicht, was man sich vorgenommen hatte? Hat man es geschafft, den „Lebensentwurf" vergangener Tage in die Realität umzusetzen? Dieser manchmal schwierige Übergang und die Abgleichung von Vorstellung und Realität können eine Diskrepanz offenbaren, die schließlich in eine Krise mündet. In dieser Situation wird außerdem die Begrenztheit des Daseins, vielleicht auch durch den Verlust der Eltern, bewusst. Die zweite Hälfte des Lebens wird auf dem Boden dieser Überlegungen geplant. Die midlife crisis entsteht aus drei unabhängigen Dimensionen wie Veränderungen des Lebenskonzeptes, psychologische Reife und Grad der Akzeptanz der nun schwindenden restlichen Lebenszeit (Oles 1999). Wird die Krise nicht bewältigt und können die inneren Diskrepanzen nicht überwunden werden, so kann der Prozess in Depression, Alkohol- und Medikamentenmissbrauch münden. Eine solche Entwicklung ist aber wohl eher bei Frauen zu erwarten als bei Männern, welche die midlife crisis häufiger ohne ernsthafte Schwierigkeiten durchleben (Epperly und Moore 2000). Der behandelnde Hausarzt sollte das notwendige Gespür aufbringen und durch eine angemessene Diagnostik beispielsweise durch gezielte Fragen an den Patienten die Situation klären. Es sollten Möglichkeiten der Psychotherapie in Erwägung gezogen werden, um den Patienten aus seiner Krise heraus zu begleiten (Samuals 1997).

Die gefährlichste *Komplikation*, die aus dieser Krise entstehen kann, ist ein Eskalieren der Situation in die Suizidalität, die vom Umfeld häufig nicht erkannt wird.

3.7 Auszug oder Verselbständigung der Kinder

In Familien, in denen noch die klassische Aufgabenteilung praktiziert wird, dass der Mann berufstätig und somit verantwortlich für das finanzielle Auskommen der Familie ist und die Ehefrau den Haushalt führt und die Kinder erzieht, kann der Auszug der Kinder zu einer schweren Sinnkrise der Ehefrau führen. Der tägliche Lebensinhalt, die Fürsorge für die Kinder und das Führen des Haushaltes reduziert sich auf ein Mindestmaß, so dass neue Lebensinhalte gefunden werden müssen. Lösungen können darin liegen, soziales Engagement in der Gemeindearbeit zu suchen oder die Berufstätigkeit von früher wieder aufzugreifen (falls dies nach langer Berufsabstinenz noch möglich ist). In diesen Lebenskrisen kommt dem Hausarzt die Aufgabe zu, Sensibilität zu entwickeln für psychosomatische Beschwerden und gegebenenfalls die Ursachen für diese Beschwerden aufzudecken.

3.8 Alter („Wer bin ich, wenn ich nichts bin?")

Fall 2
Der 80-jährige Patient war in seinem Leben nicht oft krank. Wenn er ab und zu die Praxis betrat, war er sehr korrekt gekleidet im gepflegten Anzug mit Einstecktuch, und farblich abgestimmter Krawatte. Er war stets höflich und zuvorkommend und bedachte das Sparschwein mit dem Aufdruck „Kaffeekasse" immer mit einem großzügigen Obulus für die Arzthelferinnen. Seit über 10 Jahren ist er Witwer; seine Frau war an einem Pankreaskarzinom verstorben. Die beiden Töchter lebten nicht mehr in der Heimatstadt, sondern waren auswärts glücklich verheiratet. Einige Jahre nach dem Tod seiner Frau hatte der Patient eine neue Lebenspartnerin gefunden. Beide lebten in ihren Wohnungen, sahen sich aber regelmäßig fast jeden Tag. Vor drei Monaten hatte seine neue Partnerin einen Schlaganfall erlitten und war seitdem in einem Pflegeheim versorgt. Sie litt noch immer an einer Aphasie, so dass eine Unterhaltung mit ihr nur schwer möglich war. Unser Patient änderte sich äußerlich kaum, doch er hatte sich verändert. Insgesamt wirkte er etwas antriebsgemindert, kam nur noch selten, mit der Begründung, er würde seinen Blutdruck jetzt immer selber messen. Bis er eines Tages artikulierte, was ihn bedrückte. Er berichtete von dem Gefühl der zunehmenden Einsamkeit, was er verspüre, seitdem seine Lebensgefährtin keine adäquate Partnerin mehr sei. Es koste ihn maximale Anstrengung, sich weiterhin so zu pflegen und in der Wohnung Ordnung zu halten, wie er es immer getan hätte. Er frage sich, was er auf dieser Welt eigentlich noch soll.

In dem oben beschriebenen Fall kann sich der behandelnde Hausarzt glücklich schätzen, dass der Patient nach einiger Zeit des Leidensdruckes sich dann schließlich doch offenbart. Die Gefahr, dass dies unterbleibt und der zunehmend depressive Patient den zu befürchtenden Suizid schließlich durchführt, konnte so gebannt werden. Es wurde für einige Zeit ein Antidepressivum verschrieben und verschiedene Lebensperspektiven konnten trotz des fortgeschrittenen Alters des Patienten gemeinsam aufgezeigt werden.

Wenn man sich die Problematik der „Sinnfindung" bzw. „Sinnwahrung" im Alter verdeutlicht, so hat unser Patient nach und nach seine Aufgaben in der Gesellschaft und zuletzt auch die soziale Ansprache weitestgehend verloren. Die Kompetenzerhaltung findet insofern noch statt, als dass er sich selbst versorgt und somit gewisse Tätigkeiten im Alltag ihn einfach fordern. Ganz anders sieht es beispielsweise in Seniorenheimen

aus. Dort wird den Patienten alles abgenommen; auch jedwede Verantwortung für sich und andere, so dass in dieser Situation eher ein negativer
Einfluss auf die „Sinnfindung" zu erwarten ist.

4 Komplikationen bei Lebenskrisen

So vielfältig Lebenskrisen sich darstellen können, so vielfältig sind auch
die Komplikationen, die sich möglicherweise aus einer Lebenskrise entwickeln. *Lebenskrisen werden* manchmal von Patienten als persönliches Versagen empfunden und *dem Arzt zunächst nicht anvertraut.* Es wird über somatische Beschwerden geklagt wie Kopfschmerzen, Schlafstörungen und
Herzbeschwerden und erst die ausführliche Anamnese führt zum Aufdecken der wahren Problematik. Komplikationen bei der Lebenskrise Trennung vom Partner bzw. Scheidung hat die Untersuchung von Caces et al.
(1999) einen bidirektionalen Zusammenhang nachweisen können zwischen Alkoholkonsum und Scheidungsraten. Dies bedeutet, dass sowohl
steigender Alkoholkonsum zu erhöhter Scheidungsrate führt als auch
Scheidungen zu erhöhtem Alkoholkonsum führen können. Im Anfangsstadium einer solchen Entwicklung ist es für den Hausarzt sehr schwierig, von
einem *Abgleiten in die Alkoholabhängigkeit* zu erfahren. Der Patient wird selten von sich aus auf dieses Problem zu sprechen kommen, was jeder Hausarzt aus dem Umgang mit seinen Alkoholkranken berichten kann. Alkohol
als gesellschaftlich halblegitime Droge nimmt eine Sonderstellung unter den
Suchterkrankungen ein. Erst wenn typische Folgeerscheinungen wie psychische und soziale Auffälligkeiten auftreten, ist die Diagnose leichter zu
stellen. Bei der Diagnosestellung könnten dann Testverfahren wie z.B. der
CAGE-Test hilfreich sein. Der Hausarzt, der seinen Patienten im Idealfall
schon über Jahre betreut und gut kennt, kann Stimmungsveränderungen
eher erkennen als Kollegen, welche die Persönlichkeit nicht kennen und
beurteilen können. Teilt der Patient sich mit und unterrichtet den Arzt von
seiner Krise, so kann dieser darauf entsprechend reagieren und therapieren. In manchen Fällen erfährt der Arzt nichts von der Lebenskrise. Aus
persönlicher Erfahrung berichtet sind es *oft männliche Patienten*, die entweder meinen, sie können *ihr Problem besser selber bewältigen* oder aber ihre Situation (Trennung, Verlust des Arbeitsplatzes) als persönliche Niederlage
empfinden und versuchen, diese selber zu meistern. Manchmal spielen sicherlich auch Schamgefühle eine Rolle, die verhindern, dass Patienten sich
dem Hausarzt anvertrauen. Wird dem Arzt die veränderte Lebenssituation
nicht mitgeteilt, so ist es sehr schwierig wenn nicht gar unmöglich, diese
zu erkennen und Kurzschlusshandlungen wie Suizid zu verhindern.

Die gravierendste Komplikation, die aus einer Lebenskrise entstehen kann
ist sicherlich die *Depression und der Suizid.* In Bezug auf Arbeitslosigkeit
und Verlust des Einkommens wird von mehreren Autoren die Entwicklung
von Depressionen beschrieben (Whooley et al 2002, Comino et al 2000).
Auch hier gilt, dass zunächst die Möglichkeiten einer nichtmedikamentö-

sen Therapie ausgeschöpft werden durch eine entsprechende Gesprächs-
bzw. Psychotherapie. Diese stellt sich zwar sehr zeitaufwendig dar, kann
aber möglicherweise die Verordnung von Medikamenten einsparen. Die verbale Kurzzeitintervention kann aber auch pharmakotherapiebegleitend eingesetzt werden. Bei nicht ausreichenden Möglichkeiten des behandelnden
Hausarztes für notwendige *Kriseninterventionen* wird nicht selten von ihm
diese *Therapiemöglichkeit ausgeblendet.* An Medikamenten würden sich beispielsweise Johanniskraut bei leichten Depressionen bzw. „neuere" bzw. trizyklische Antidepressiva anbieten. Wird in der Exploration oder in nachfol-
genden Gesprächen deutlich, dass eine Suizidgefahr besteht, so muss dies
dringend verbalisiert und konkret gehandelt werden. Eine stationäre Behandlung ist oft zur Suizidabwendung erforderlich.

Die häufigste Komplikation wird das Nichtzuordnen von Präsentiersymptomen zu einer Lebenskrise sein. Oft zeigen sich im Vorfeld einer Eskalation *schon leichtere bzw. gehäuft auftretende „Befindlichkeitsstörungen" als
Warnhinweis* für den Hausarzt.

Literatur

Caces MF, Harford TC, Williams GD, Hanna EZ (1999) Alcohol consumption and divorce rates in
    the United States. J Stud Alcohol 60(5):647–652
Comino EJ, Harris E, Silove D, Manicavasagar V, Harris MF (2000) Prevalence, detection and
    management of anxiety and depressive symptoms in unemployed patients attending general prac-
    titioners. Aust N Z J Psychiatry 34(1):107–113
Epperly TD, Moore KE (2000) Health issues in men: Part II. Common psychosocial disorders. Am
    Fam Physician 62(1):117–124
Middelhoff E (2000) Fast die Hälfte der Hautkrebspatienten haben Depressionen. Vortrag anläss-
    lich einer Fortbildungsveranstaltung des Tumorzentrums der Medizinischen Hochschule Hanno-
    ver.
Oles PK (1999) Towards a psychological model of midlife crisis. Psychol Rep 84 (3Pt 2):1059–1069
Samuals SC (1997) Midlife crisis: helping patients cope with stress, anxiety, and depression. Geria-
    trics 52(7):55–56; 59–63
Statistisches Bundesamt Deutschland (2002) Bevölkerung: Eheschließungen, Geborene, Gestor-
    bene – Ehescheidungen
Whooley MA, Kiefe CI, Chesney MA, Markovitz JH, Matthews K, Hulley AB (2002) Depressive
    symptoms, unemployment, and loss of income: CARDIA Study. Arch Intern Med 162(22):2614–
    2620

4.6 Der arbeitslose Patient
Udo Schirmer

Zusammenfassung

Entscheidend für eine erfolgreiche Therapie von Erkrankungen im Zusammenhang mit Arbeitslosigkeit ist, dass der Hausarzt die Arbeitslosigkeit als Ursache des Krankheitsgeschehens erkennt, um die psychosomatische Grundversorgung, die stets auch Angehörige bzw. nahe stehende Personen mit im Blick haben muss, entsprechend gestalten zu können. Dabei kommt es besonders darauf an, die Komplikationen einer familiären Destabilisierung, des psychosozialen Abgleitens z.B. in eine Sucht, eine Depression oder organisch fixierte Folgeerkrankungen zu verhindern bzw. sachgerecht einzuordnen und zu behandeln. Besondere Aufmerksamkeit benötigen Krankheiten, die bereits als solche ein Risiko darstellen, arbeitslos zu werden wie z.B. Depressionen, Rückenschmerzen, häufige Krankmeldungen oder Suchterkrankungen.

1 Kennzeichnung der Patientengruppe

Arbeitslosigkeit ist ein schrecklicheres Wort als manche Krankheit, beinhaltet es doch je nach eigener Wirtschaftslage u.U. Armut, Krankheit, Gefahr der Apathie und einen Einbruch an Lebensqualität. Die nachteilige Wirkung auf die Gesundheit des Arbeitslosen und seiner Familie ist nachgewiesen(Beland 2002). Aber gleichsam wie eine Seuche greift die „Krankheit" Arbeitslosigkeit des einzelnen durch soziale Verunsicherung, Furcht und aufkommenden Stress auch die Gesundheit seiner weiteren Umgebung, der noch in Arbeit stehenden Nachbarn, Bekannten oder früheren Kollegen, an (Del Llano et al 1996). Ebenso hat die Höhe der Arbeitslosenquote deutlichen Einfluss auf die Stimmung mit ihren psychosomatischen Folgen, sowohl bei Arbeitslosen als auch bei Beschäftigten.

Je höher die Arbeitslosenquote, desto vielfältiger ist auch die Gruppe der Betroffenen, schließlich erfasst die Arbeitslosigkeit auch die Tüchtigsten, und trifft diese in vielerlei Hinsicht besonders hart. Dazu gehören z.B. Menschen in leitender Stellung, die in Zeiten wirtschaftlicher Unruhe von Betriebsneuordnungen oder Fusionen betroffen sind. Von heute auf morgen werden aus in Öffentlichkeit, Nachbarschaft, Schule und Bekanntenkreis angesehenen Familien in oftmals mit hohem Sozialprestige verbundenen Positionen „unbedeutende" Leute, was auch erhebliche Auswirkungen auf das Rollenverständnis in Partnerschaften oder Familien haben kann.

2 Epidemiologie

Für die medizinische Bewertung sind folgende Studienergebnisse bedeutsam: Übereinstimmend findet sich in etlichen Studien eine Zunahme psychischer Belastungen in Form von Depression und subjektiv als schlechter erlebtem Gesundheitszustand (z.B. Fergusson et al 2001, Dooley et al 2000, Clausen 1999). Männer werden von ihrer Arbeitslosigkeit schwerer getroffen als Frauen. 1990 ergab eine Studie in der Bretagne bei arbeitslosen Männern eine 8mal höhere Selbstmordrate als bei arbeitenden; bei Frauen war das Verhältnis 2:1 (Batt et al 1993). In England zeigte sich von 1983 bis 1992 im Vergleich zur arbeitenden Bevölkerung bei den Arbeitslosen eine doppelt so hohe Selbstmordrate (Lewis 1998). Eine aktuelle Studie weist eine Zunahme an Einweisungen wegen Myocardinfarkt bei Arbeitslosen gegenüber Beschäftigten nach (Geyer et al 2003).

3 Häufigkeit arbeitsloser Patienten in der Praxis und typische Anlässe, bei denen der Hausarzt arbeitslosen Patienten begegnet

Die Häufigkeit arbeitsloser Patienten hängt wesentlich von der Praxislage hinsichtlich umgebender Wirtschaftsstruktur, und Zusammensetzung der Bevölkerung ab.

In hausärztliche Behandlung begibt man sich aus Anlass einer Erkrankung. Der arbeitslose Gesunde sieht gewöhnlich in seiner Arbeitslosigkeit keinen Anlass, den Hausarzt aufzusuchen. Dadurch und unter der durch die Arbeitslosigkeit ausgelösten Apathie können besonders psychische Folgen der Arbeitslosigkeit, aber auch somatische Erkrankungen länger unentdeckt bleiben. Gerade die bei voller Gesundheit von der Arbeitslosigkeit Betroffenen laufen daher Gefahr, keine rechtzeitige hausärztliche Hilfe gegen die Folgen der Arbeitslosigkeit zu erhalten. Bei sog. „Präsentiersymptomen", hinter denen der Hausarzt psychosoziale Probleme vermutet, ist das Lebensereignis Arbeitslosigkeit heute zu einer epidemiologisch vorrangigen Fragestellung für den Hausarzt geworden.

4 Beschreibung der Versorgungsaufgabe einschließlich der eingesetzten Interventionsmöglichkeiten

Die soziale Integrationsfunktion

des Hausarztes steht im Vordergrund der Versorgung Arbeitsloser. Sie beinhaltet sowohl Hilfestellung bei Krisenbewältigung als auch die Vermeidung von Folgeerkrankungen. Nicht immer sind Angehörige in der Lage, den mit dem Entlassungsbescheid Heimgekehrten wirksam zu trösten, denn sie sind fast immer Mitbetroffene. Es gilt, sowohl zu Beginn als auch während langen Verlaufes der Arbeitslosigkeit, den Niedergeschlagenen wieder aufzurichten, unbegründete Zweifel an seinen Fähigkeiten oder Schuldgefühle auszuräumen, sein Selbstwertgefühl zu stärken und eventuelle Suizidabsichten aufzuspüren.

Sozialmedizinische Aufgaben

Vermeidung krankheitsbedingter Arbeitsunfähigkeit schließt auch die Vorbeugung der Komplikation Arbeitslosigkeit ein. In Zeiten wirtschaftlicher Unsicherheit und der Furcht, den Arbeitsplatz durch krankheitsbedingte Abwesenheit zu verlieren, kommt zu den verschiedenen Erkrankungen noch die Arbeitsunfähigkeitsbescheinigung an sich als Auslöser von Arbeitslosigkeit hinzu. Auf Wunsch der Patienten wird dann manche Krankschreibung nicht ausgeführt. Trotz drohender Arbeitslosigkeit darf der Arzt nicht die Grenze des medizinisch noch vertretbaren Weiterarbeitens überschreiten. Hier geht es nicht um Gesundheit allein, sondern auch um Sicherheit am Arbeitsplatz.

Als Beispiel einer psychosozialen Konfliktsituation, in die auch der Hausarzt gezogen werden kann, sei der Patient mit Epilepsie genannt. Laut einer Studie (Dalrymple 2000) besitzen 40% der Epileptiker, die anonym Anfälle zugegeben haben, eine Fahrerlaubnis; nur jeder 4. Patient hat seine Anfälle dem Hausarzt mitgeteilt. Dem Hausarzt fällt, oft gemeinsam mit dem betreuenden Fachspezialisten, die schwere Aufgabe zu, dem Epileptiker vor Augen zu führen, wie sich durch Verschweigen ein Teufelskreis aus zunehmender Gefährdung von Patient und Anderen und unzureichender Medikation aufschaukelt und zwangsläufig zum Verlust des Führerscheins und u.U. noch viel weit reichender Schäden führt. Der Konflikt ist offenkundig: 34% der Epileptiker sind arbeitslos gegenüber 9% vergleichbarer Gesunder (Dalrymple 2000)).

5 Komplikationen

Depression (s. auch Kap. II.1.2.16 Depression)

Fall 1

Ein 54-jähriger sehr tüchtiger Facharbeiter mit Frau und heranwachsender Tochter wird auf Grund von Betriebsschließung und nicht eingelösten Übernahmeversprechen von einem zum anderen Monat arbeitslos. In den letzten 30 Jahren ist er nie krankgeschrieben gewesen. Der Hausarzt hörte so nebenbei während einer Onychomykose-Medikation von seiner Entlassung. Vorrangiges Thema war nicht seine neue unerfreuliche Lage, sondern die Wirtschaftspolitik. Zu einem Gespräch über seine Lage und Zukunft kommt es nicht, „irgendwie wird es schon weitergehen". Monate vergehen, andere Patienten berichten nichts Auffälliges von ihm. Als sein Antimykoticum aufgebraucht ist, kommt er wieder. Auf die Frage nach seinem und der Familie Befinden, berichtet er unter anderem, 2 mal Blut auf dem Stuhlgang gesehen zu haben. Makroskopisch war eine Analfissur zu sehen. Das könne es doch nicht allein sein, könnte man ihn nicht „zur Sicherheit durch eine Röhre schieben"? Das ließ den Hausarzt aufhorchen. Man hörte ja so viel, das ist wohl der Anfang vom Ende. Erst seine Schwester mit Brustkrebs, und jetzt er. Schließlich war der Mann 54 Jahre alt, er war immer ein Dissimulant gewesen, das Blut in den Stuhlproben kommt wahrscheinlich, aber nicht sicher nur von der Fissur, also wurde er mit guten Blutwerten und dem Hinweis auf 3 kg Gewichtsabnahme im letzten halben Jahr zur Koloskopie überwiesen. Diese und weitere internistische Untersuchungen ergaben nichts Pathologisches. Der sonst so seltene Patient berichtet jede Woche über Blut im Stuhl. Da ist Angst verständlich. Dem Hausarzt ist klar, das Symptom muss im Hinblick auf eine Depressionsentwicklung schnellstens beseitigt werden. Die Fissur wird chirurgisch saniert. Bei der letzten postoperativen Kontrolle rückt der Patient mit der Sprache heraus: „Herr Doktor, könnte es nicht doch Zufall sein, dass ich kein Blut mehr sehe? Vielleicht läuft es jetzt zufällig im Körper woanders hin?" Es werden erst wöchentliche, dann monatliche als Kontrollen des Bauches getarnte Gespräche verabredet. Nach einigen „Kontrollen" stellt er fest, dass es ihm nach jeder Kontrolle sehr gut geht. Auf die Frage, was vor den Kontrollen sein Befinden störe, kann er keine beschreibende Antwort geben. Bald erkennt er an, dass Kontrollen nicht mehr nötig sind. Er hat sich zu Hause eingelebt und wartet auf seine Frührente.

Falldiskussion: Dieser „starke Mann" wurde nicht nur durch die Arbeitslosigkeit, sondern auch durch die gebrochenen Versprechen und die plötzliche Art der Entlassung, nachdem er und seine Kollegen den Betrieb einige Jahre mühsam mit Entbehrungen über Wasser gehalten hatten, aus der Bahn geworfen. Dabei war die Bemerkung „… das kann es doch nicht allein sein" für die Diagnose entscheidend gewesen. Es dauerte 1 Jahr, bis seine reaktive Depression abklang. Möglicherweise hat er vor dem seelischen Trauma Arbeitslosigkeit durch seine Emsigkeit bewusst oder unbewusst eine depressive Veranlagung überspielt. In der Literatur findet sich neben anderen die Meinung, dass Arbeitslosigkeit keine depressive Erkrankung initiiert, sondern nur merkbar wachrufen kann(Batt et al 1993). Für den Hausarzt war es hilfreich, ihn seit 30 Jahren zu kennen. Neben den somatischen Maßnahmen haben die Zuwendung und sicher auch die Zeit als solche genügt, um ihn aus der depressiven Phase in ein zufriedenes Leben zurückzuführen.

Suchterkrankung

Die durch Alkohol verursachten Schäden betreffen nicht nur die Alkoholiker und ihre Familien, sondern die gesamte Gesellschaft. Dabei ist der Zusammenhang sowohl dadurch gegeben, dass der Alkohol zur Arbeitslosigkeit führen kann, oder dass durch die Arbeitslosigkeit ein Alkoholproblem verstärkt wird. Dennoch: Zur psychosozialen Hilfestellung gehört es auch, das Vorurteil „Arbeitsloser = Alkoholiker" in der Öffentlichkeit abzubauen.

Destabilisierung der Familie

Der Zerfall der Familie kann sich aus der Angst arbeitslos zu werden einstellen und kommt dabei nicht selten auch gerade nach dem Wiedereinstieg in das Arbeitsleben.

Das Ende der Arbeitslosigkeit bedeutet selten eine Wiederherstellung des früheren Lebensstandards. Nichts wird wieder das, was es war. Gerade der Wunsch, den früheren Lebensstandard wieder zu erreichen, und die Angst vor einer z.B. auch erneuten Arbeitslosigkeit ist Grund dafür, auch einen weit entfernten Arbeitsplatz anzunehmen. Dann ist Mutter oder Vater, nicht selten beide Eheleute oftmals die gesamte Woche Hunderte von Kilometern von zu Hause entfernt. Solche Arbeitsplätze fordern ihre Opfer von Kindern und Eltern, sei es, dass ein Elternteil wie ein Besucher nur noch an Wochenenden oder gar seltener am Familienleben teilnimmt, oder dass die Kinder sich weitgehend selbst überlassen sind, evtl. sogar sich noch um jüngere Geschwister kümmern müssen. Trotz der dann in der Regel wieder gebesserten Finanzlage können die Kinder Schaden nehmen und rutschen oft in besten Familien in asoziales Verhalten bis hin zur Kriminalität ab. Besonders Arbeitslosigkeit ist ein Zustand, der durch die Veränderung von Rollen und Verhalten das Gefüge, vor allem zwischen Kindern und Eltern, in stabilsten Familien zerrütten kann. Hier kann der Hausarzt mit Einzel- oder Gruppengesprächen innerhalb der Familie oder durch Vermittlung eines Familientherapeuten häufig noch helfen, das Ge-

füge neu zu gestalten. Gering ist die Aussicht auf erfolgreiche Hilfe, wenn
der kommunikative Kontakt zwischen Kindern und Eltern zerrissen ist,
vor allem in Bezug auf die Kinder, deren weiterer Lebensweg in einer desta-
bilisierten Familie sehr beeinträchtigt ist. Der Hausarzt kann oft nur hilflos
zusehen, wie die Familie zerfällt, vor allem wie Kinder in die Asozialität ab-
rutschen. Eventuell kann er einzelnen noch Hilfestellung zur Schadensbe-
grenzung geben oder vermitteln.

Ungerechtfertigte Arbeitsruhe

Arbeitslosigkeit kann, obwohl sie im Sinne der Krankenversicherung keine
Erkrankung ist, zu Krankheit führen. Sie kann z.B. eine psychische Belastung mit sich bringen, welche auch hier Arbeitsunfähigheitswert haben
kann, was der Hausarzt richtig erkennen muss. Der Patient hat auch hier ein
Anrecht darauf, „krankgeschrieben" zu werden, andrerseits darf der Hausarzt sich gerade angesichts des finanziellen Vorteils für den Patienten nicht
zu einer unangemessenen Bewertung verleiten lassen.

6 Vermeidung von Komplikationen bei Arbeitslosigkeit

Arbeitslos zu werden kann einen schwerwiegenden biographischen Einbruch bedeuten. Betroffene können sich hilflos gelähmt von Schrecken und
Apathie wie in einem Spinnennetz vorkommen. Keineswegs allen gelingt es,
nicht an diesem Netz kleben zu bleiben, in das auch nahestehende Personen
hineingezogen werden können. Gerade auch junge Arbeitslose sind gefährdet, eine Depression zu entwickeln (Fergusson et al 2001). Der Hausarzt
muss oft beobachten, wie der Arbeitslose eine Verwandlung durchmacht, so
dass seine Angehörigen ihn gleichsam nicht mehr wieder erkennen. Sein
Verhaltensmuster verändert sich, es kommt zu das Gefüge der zwischenmenschlichen Beziehungen zerstörendem Verhalten, so dass z.B. Familien
eine irreparable Destabilisierung widerfahren kann (s. ob.). Hier ist die psychosoziale Funktion des Familienarztes gefordert. Sicher wird der Hausarzt
in vielen Fällen nur sehr begrenzt helfen können. Dennoch muss er sich bemühen, mit Gesprächen, Beistand, Ermutigung und Aufmunterung zu vermitteln und nachteilige Entwicklungen soweit möglich abzufangen, sei es
hinsichtlich der körperlichen, sei es im Hinblick auf die psychische Gesundheit, oder die zwischenmenschlichen z.B. innerfamiliären kommunikativen
Kontakte. Wichtig ist es dabei, Betroffene zur Teilnahme an neuen Aktivitäten z.B. der organisierten Selbsthilfe oder ehrenamtlichen Tätigkeiten zu
motivieren. Die Weiche zu Erfolg oder Misserfolg wird auch durch den Zeitpunkt des Einsetzens der hausärztlichen Intervention gestellt. (vgl. hierzu
auch Kapitel II, 3.4 Die familienmedizinische Funktion).

Auch hier ist eine Zusammenarbeit mit Fachspezialisten z.B. dem Fa-
milientherapeut und Psychiatern nicht selten erforderlich. Dies gilt beson-

ders für bereits vor der Arbeitslosigkeit gesundheitlich auffällige Patienten: Der ehemals Drogen- oder Alkoholabhängige muss vor einem Rückfall bewahrt werden. Bei dem Patienten mit (ehemaliger) Depression oder bekanntem Angstsyndrom muss neben der adäquaten Therapie die erhöhte Suizidrate im Auge behalten werden, welche mit Länge der Erkrankung und Anzahl weiterer psychiatrischer Leiden zunimmt (Dalrymple 2000). Gerade auch die Aktiven, Verantwortungsbewussten, die dann oft verzweifelt versuchen, sich aus dem Dilemma der Arbeitslosigkeit herauszuarbeiten oder sich zergrübeln, bedürfen der Hilfe.

Literatur

Beland F et al. (2002) Unemployment and health: contextual-level influences on the production of health in populations. Social Science and Medicine 55: 2033–2052 (PMID:12406469)

Geyer S, Peter R (2003) Hospital admissions after transition into unemployment. Sozial- und Präventivmedizin 48 (2): 105–114

Batt A et al. (1993) Suicide attempts in Brittany (France). Distribution at the regional level. Encephale 1993 19(6): 619–625. DP (PMID:12404781)

Lewis G, Sloggett A (1998) Suicide, deprivation, and unemployment: record linkage study. BMJ 317(7): 1283–1286

Dalrymple JA (2000) Cross sectional study of reporting of epileptic seizures to general practitioners. BMJ 320(8): 94–97

Fergusson MD, Horwood IJ, Woodward IJ (2001) Unemployment and psychosocial adjustment in young adults: causation or selection? Social Science and Medicine 53: 305–320

Clausen B, Bjorndal A, Hjort P F (1993) Health and re-employment in a two year follow-up of long term unemployed. Journal of Epidemiology and Community Health 47: 14–18

Dooley D, Prause J, Ham-Rowbottom K A (2000). Underemployment and depression: Longitudinal relationship. Journal of Health and Social Behavior 41: 421–436

Del Llano S M, Gonzalez Perez JL, Fernandez Sanchez F, Roman Crespo B, Esquivias Tallada M (1996) A sickness called unemployment: a long-term unemployment. Association of Community Development (ACD) Gac Sanit 10(53):73–80

4.7 Migranten
Aemin-Ahmaed Gharevi

Zusammenfassung

Die Geschichte wirtschaftlicher Migration ausländischer Arbeitnehmer in die Bundesrepublik Deutschland begann 1960 mit „Gastarbeitern" aus der Türkei und weiteren Anwerbeländern in Südeuropa. Parallel dazu entwickelte sich eine politische Migration aufgrund des geltenden Asylrechts.

Die anfängliche Annahme von Deutschen wie Migranten, diese würden nach einer gewissen Zeit wieder in ihre Herkunftsländer zurückkehren, erwies sich für beide Seiten als Illusion. Inzwischen leben bereits mehrere Folgegenerationen dieser Menschen hier mit derzeit ca. 9% Anteil an der Gesamtbevölkerung und den 1999 vier häufigsten Nationalitäten: Türkei, BR Jugoslawien, Italien und Griechenland.

Die Bundesrepublik Deutschland ist zum Einwanderungsland in globalem Rampenlicht geworden. Sie repräsentiert – auch im Ausland – eine hochtechnisierte pluralistische Gesellschaft mit naturwissenschaftlich zentriertem Medizinverständnis und komplexen Versorgungsinstitutionen. Eine gelingende Integration von Migranten trägt gesamtgesellschaftlichen Benefit (Unabhängige Kommission 2001).

Die allgemeinärztliche Betreuung von Migranten – neu eingereister als auch möglicherweise seit Generationen hier lebender – ist ein besonders forderndes und anspruchsvolles Aufgabenfeld. Sie erfordert den Erwerb interkultureller Kompetenz zur Überwindung von Zugangsbarrieren zwischen vielfach noch unterprivilegiertem Patient und Gesundheitssystem durch aktive, zielgruppenspezifische Angebotsgestaltung.

Sie stellt neben der geforderten sozial integrativen Funktion auch eine mögliche Bench-Mark des „Unternehmers Arzt" dar.

1 Definition/Begriffsbestimmung

Migration

Migration (lat. migratio = Wanderung) bedeutet im soziologischen Sinn Wanderung von Individuen oder Gruppen im sozialen Raum. Migrationsbewegungen sind meist durch politische oder wirtschaftliche Verhältnisse bedingt. Häufig bedeutet M. nicht nur die freiwillige oder erzwungene Verlagerung des Wohnortes, sondern auch den Wechsel in eine fremde Kultur und Gesellschaft, in der die Migranten einer ethnischen, kulturellen oder sozialen Minorität angehören.

Ausländer

Ausländer ist nach Ausländergesetz (AuslG), § 1(2): „jeder, der nicht Deutscher im Sinne des Art. 116 Abs. 1 des Grundgesetzes ist, d. h. nicht die deutsche Staatsangehörigkeit besitzt."

Ausländer genießen grundsätzlich Meinungs-, Versammlungs- und Vereinigungsfreiheit. Sie können in politischen Parteien und kommunalen Ausschüssen mitwirken (soweit das Landesrecht dies vorsieht). Das Grundgesetz läßt jedoch mit Ausnahme des Kommunalwahlrechts für Unionsbürger kein Wahlrecht für Ausländer bei Bundestags-, Landtags- und Kommunalwahlen zu.

Asylbewerber

Asylbewerber sind nach Asylverfahrensgesetz „Ausländer, die Schutz als politisch Verfolgte nach Artikel 16a Abs. 1 des Grundgesetzes oder Schutz vor Abschiebung oder einer sonstigen Rückführung in einen Staat beantragen, in dem ihnen die in § 51 Abs.1 des Ausländergesetzes bezeichneten Gefahren drohen", d. h. in denen ihr Leben oder ihre Freiheit wegen ihrer Rasse, Religion, Staatsangehörigkeit, ihrer Zugehörigkeit zu einer bestimmten sozialen Gruppe oder wegen ihrer politischen Überzeugung bedroht ist.

Kultur

Kultur ist ein System von Konzepten, Überzeugungen, Einstellungen und Wertorientierungen, mit dem gesellschaftliche Gruppen auf strukturell bedingte Anforderungen reagieren. Dieses gemeinsame Repertoire an Symbolbedeutungen, Kommunikations- und Repräsentationsmitteln ist dynamisch in seiner Anpassung an gesellschaftliche Veränderungsprozesse. Es ist ein dem Wandel unterliegendes Orientierungssystem, das die Wahrnehmung, die Werte, das Denken und Handeln von Menschen in sozialen, politischen und ökonomischen Kontexten definiert. (Beauftragte der Bundesregierung für Ausländerfragen 2000)

2 Epidemiologie

Ausländische Wohnbevölkerung

Laut Angaben im Ausländerzentralregister lebten zum 31.12.1999 insgesamt 7,344 Mio. Ausländerinnen und Ausländer in der Bundesrepublik Deutschland. Das entsprach einem Anteil von ca. 9% an der Gesamtbevölkerung (Abb.1).

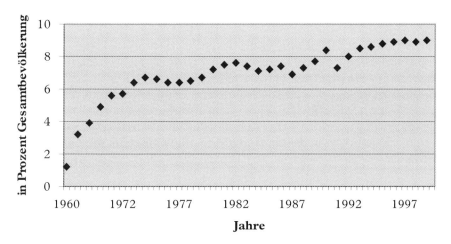

Abb. 1. Relativer Ausländeranteil in der BR Deutschland in Prozent Gesamtbevölkerung im Zeitraum 1960–1999

Nationalitäten

Nach Angaben des Statistischen Bundesamtes (3) bildeten Ende 1999 die größten Gruppen der ausländischen Wohnbevölkerung die Türken mit 2,05 Mio. (28,0%), Staatsangehörige der Bundesrepublik Jugoslawien (Serbien und Montenegro) mit 737 264 (10,0%), Italiener mit 615 900 (8,4%) und Griechen mit 364 354 (5,0%) (Abb. 2).

Nach der Erweiterung der Europäischen Union am 1. Januar 1995 um Finnland, Österreich und Schweden waren Ende 1999 25,3% aller im Bundesgebiet lebenden Ausländer Staatsangehörige der EU-Mitgliedstaaten.

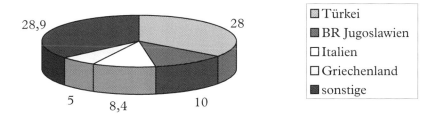

Abb. 2. Ausländer in der BR Deutschland nach den häufigsten Staatsangehörigkeiten am 31.12.1999 in Prozent an der Gesamtbevölkerung

Bildung, Ausbildung und Arbeitslosenquote

Nach Angaben des Bundesverwaltungsamtes sind Kinder und Jugendliche mit ausländischem Paß im Bildungs- und Ausbildungssystem nach wie vor benachteiligt. Sie sind an Haupt- und Sonderschulen überrepräsentiert und dementsprechend an Realschulen und Gymnasien unterrepräsentiert. Die Annahme, daß sich schulische, sprachliche und berufliche Probleme von Migrantinnen und Migranten mit steigender Aufenthaltsdauer quasi von selbst lösen, ist durch die Realität mittlerweile klar widerlegt worden (Tabelle 1).

Tabelle 1. Schulentlassene des Schuljahres 1998 in Deutschland nach Abschluß und Schulart

Abschlußart und Schulart	Schulentlassene insgesamt (Deutsche und Ausländer)	Ausländische Absolventen	In%	Deutsche Absolventen	In%
ohne Haupt-schulabschluß	82.988	16.714	20,1	66.274	79,9
mit Hauptschul-abschluß	245.382	35.941	14,6	209.441	85,4
mit Realschul-abschluß	370.541	24.485	6,6	346.056	93,4
mit Fachhoch-schulreife	8.241	820	10,0	7.421	90,0
mit allgemeiner Fachhochschul-reife	217.246	7.475	3,4	209.771	96,6
Insgesamt	924.358	86.735	9,4	837.623	90,6

Insgesamt hat die Stagnation der schulischen Bildung von Jugendlichen ausländischer Herkunft erhebliche Auswirkungen auf ihre berufliche Qualifizierung, die sich seit 1994 deutlich verschlechtert hat. Während bei deutschen Jugendlichen und jungen Erwachsenen nur ca. 8% ohne Ausbildung bleiben, liegt die Ungelerntenquote bei türkischen Jugendlichen mit ca. 40% fünfmal höher (Ausländer insgesamt: 33%).

Nicht zuletzt daraus entwickelt sich die relative Differenz zwischen der allgemeinen Arbeitslosenquote und derjenigen der Ausländer. Dieser Wert war mit 109,1% (d. h. mehr als doppelt so hoch!) noch nie so hoch wie 1999.

Von den arbeitslosen Ausländerinnen und Ausländern hatten 1999 78% keine abgeschlossene Berufsausbildung, bei den deutschen Arbeitslosen waren dies nur 37,9%.

3 Bedeutung für den Allgemeinarzt

Die Anerkennung des unumkehrbaren Zuwanderungsprozesses und zahlreicher unsichtbarer Zugangsbarrieren der Migranten zum medizinischen Versorgungssystem sowie deren Unterprivilegierung in anderen sozialen Bereichen unterstreichen den Bedarf einer Neuorientierung.

Dies berührt gerade den Allgemeinarzt als sozialen Dienstleister mit Integrationsaufgaben.

„Die Integration von Menschen in eine Gesellschaft beinhaltet auch ihre gleichberechtigte Teilhabe am sozialen, kulturellen und wirtschaftlichen Vermögen(…). Besondere Bedeutung kommt daher Teilpolitiken von verwirklichter Integrationspolitik zu, die ausgerichtet sind auf die gleichberechtigte Teilhabe an Bildung und Ausbildung, Arbeit und Wirtschaft, Wohnung, sozialer und gesundheitlicher Versorgung."

Interkulturelle Kompetenz als Steigerung sozialer Interaktionsfähigkeit ermöglicht dem Allgemeinarzt individuellen Behandlungserfolg, indem sie erst die therapeutischen Grundbedingungen der Empathie, Kongruenz und Akzeptanz (nach Rogers) schafft.

Kompetenzsteigernd ist hierbei der Erwerb von Hintergrundwissen über Kultur, Religion und ggfs. rudimentären Sprachkenntnissen der Migranten, entscheidend jedoch annehmende und respektierende Haltung dem Anderen gegenüber, die einer verbreiteten Herablassung und Abwertung entgegentritt. Dies darf jedoch auch vice versa erwartet werden!

Der Allgemeinarzt zementiert somit seine zentrale Rolle als Vermittler, Begleiter und Koordinator in einem zunehmend komplexeren medizinischen Versorgungssystem. „Integration" ist eben nicht nur eine Leistung der „Anderen", denen er Hilfe zuteil kommen lassen möchte, sondern fordert seine aktive Orientierung auf die Zielgruppe „Migranten" mit Erweiterung des Angebotsspektrums, z.B. durch Beschäftigung einer Arzthelferin mit Migrantenstatus, Gestaltung des Wartezimmerlesestoffs, Piktogrammgestaltung der Praxisbeschilderung und vielem mehr.

4 Bedeutung für den Patienten

Migranten nehmen Angebote des Gesundheits- und Sozialwesens oft nicht angemessen wahr, auch wenn ihnen diese formal und rechtlich genauso offen stehen wie Deutschen.

Dabei ist der Versorgungsbedarf der sozial benachteiligten, besonders belasteten oder schutzbedürftigen Menschen unstrittig hoch – wahrscheinlich höher als der des Gesamtbevölkerungsdurchschnitts.

Offensichtlich bestehende Zugangsbarrieren sind – sieht man z.B. vom Asylbewerber-leistungsgesetz ab -, meist nicht rechtlicher Natur, sondern multifaktoriell:

Eine analytische Betrachtung des Problemkreises „Migration und Gesundheit" offenbart mehrere Konfliktpunkte:

– Kulturspezifische Faktoren (z.B. Lebens- und Eßgewohnheiten, Famili-
enstrukturen, Gesundheits- und Krankheitskonzepte, Religionszugehö-
rigkeit)
– Migrationsbedingende Faktoren (z.B. politische Verfolgung, Folter- und
Kriegstraumata, Zugehörigkeit zu bereits sozial unterprivilegierter Schicht
im Herkunftsland)
– Migrationsbedingte Faktoren (z.B. verbale und non-verbale Kommunikationsbarrieren, Informationsdefizite, aufenthaltsrechtliche Bedingungen)
– Sozialökologische Faktoren (z.B. ungünstige Wohn- und Arbeitsver-
hältnisse, Ghettobildungen, niedriges schulisches und berufliches Bil-
dungsniveau bis hin zum Analphabetentum, Verlust des sozio-familialen
Rahmens des Herkunftslandes, Fremdenfeindlichkeit, gesetzliche Einschränkung des medizinischen Versorgungsumfangs nach dem Sozialhil-
fe- oder Asylbewerberleistungsgesetz)
– Ökonomische Faktoren (z.B. Arbeitslosigkeit, Asyl- oder Sozialhilfesta-
tus, Mitversorgung im Herkunftsland verbliebener Angehöriger)

Läßt man diese Einflußgrößen außer Acht ergeben sich Gefahren der Versorgungsdefizite:
Fehldiagnosen, Endlosdiagnostik, verspätet einsetzende Therapie und
Polypragmasie. Chronifizierungen, Drehtüreffekt und verlängerte Verweil-
dauern im stationären Bereich sind vorprogrammierte Negativfolgen für
den Patienten und Gesamtgesellschaft.
Nur der interkulturell kompetente Allgemeinarzt kann diesen Versor-
gungsrisiken effektiv begegnen.

5 Mögliche Komplikationen

Konzepte und Systematisierungen einer naturwissenschaftlich fundierten
Medizin prägen die breite Gesundheitsversorgung in Deutschland.
Krankheit wird auf biologische Veränderungen im menschlichen Organismus zurückgeführt. Sie wird so aus ihrem sozialen Kontext isoliert und
nur noch als Befund verstanden, der auch abgelöst vom Kranken Gegen-
stand wissenschaftlicher Betrachtung und Heilbemühung sein kann.
Diese Dissoziation von Krankheit und Krankem, die diesen auf die
Rolle des „Erduldenden" – eben des „Patienten" reduziert, ist vielfach
nicht kompatibel mit dem Krankheitsverständnis der Migranten. Diese suchen daher aktiven Anschluß an eigene (auch hierzulande existierende)
laienmedizinisch-vorwissenschaftliche Krankheitskonzepte (z.B. Säftelehre,
Aberglaube, religiöse Deutung) und ihre Vertreter (z.B. Hocas, Laienheiler),
die in den Herkunftsländern aufgrund dort fehlender Versorgungsstrukturen häufig noch die dominierende Rolle spielen. Seelische Erkrankungen
werden dabei klassischerweise ohnehin als nicht als ärztlicher Zuständig-
keitsbereich begriffen, sondern als primäres Betätigungsfeld religiöser Hei-

ler. Nicht zuletzt geschieht dies aus Furcht als „verrückt" stigmatisiert zu werden, obgleich seelische Erkrankung hierzulande zunehmend „gesellschaftsfähig" wird, ja z.B. ein psychotherapeutisches Behandlungsverhältnis geradezu als schick gilt.

Die Art und Weise von Krankheitserleben und – bewältigung ist ebenfalls kulturspezifisch: die unbeherrschte Äußerung von Schmerz kann in einer emotional-introvertierten Gesellschaft, wie der unseren, negativ sanktioniert werden; in einer anderen, wie der kleinasiatischen, wird sie geradezu als sozial integrierend erwartet. Beides führt zu Fehlinterpretationen hinsichtlich der Krankheitsschwere, wobei zynische Abwertungen wie „Morbus méditeranée" oder „türkischer Totalschaden" wohl nur das kleinste Übel darstellen.

Die Behandlung chronischer Erkrankungen, z.B. des Diabetes mellitus, die uns trotz multimedialer Aufklärung deutscher Patienten große Complianceprobleme bereitet, stellt sich bei Migranten besonders prekär dar. Die Identifizierung von Symptom mit Krankheit, beendet die Behandlung mit eintretender Beschwerdefreiheit, was eine vollständige Heilung und konsequente Sekundärprophylaxe schwierig macht (Zimmermann 2000). Die Primärprophylaxe – auch Impfung – ist vereinzelt schlicht unmöglich.

Die Komplexität des hiesigen gesundheitlichen Versorgungssystems mit hochspezialisierten Fachärzten und Kliniken, Rettungsdiensten und Ärztlichen Notfalldiensten, die auch für Deutsche kaum zu überblicken ist, stellt sich umso verwirrender für den Migranten dar.

Ist es in den letzten Jahren, wohl nicht zuletzt aus finanzpolitischen Motiven, erklärter politischer Wille, zum Wohle des Patienten die Funktion des Allgemeinarztes als „Gate-keeper" zu diesem System zu stärken, verhält sich der Migrant häufig non-konform, indem er nicht indizierte Notfallrettung anfordert und Krankenhäuser frequentiert, woraus teure Fehlversorgungen notwendigerweise folgen. Dies geschieht nicht selten in der mitgebrachten Vorstellung, die Krankenhäuser machten die „bessere" Medizin.

6 Fallbeispiele

Fall 1
60-Jahre alter türkischer Frührentner, stark religiös islamisch geprägt, 1970 SHT 3.Grades mit posttraumatischer Epilepsie, seit 1985 KHK mit malignen Rhythmusstörungen und Niereninsuffizienz im Stadium der kompensierten Retention bekannt, diätetisch behandelter Diabetes mellitus Typ 2b.
Aktuell: nach längerem erstmals erneute Vorstellung des P. zur Impfung gegen Meningokokken A+C zwecks Durchführung der geplanten islamischen Wallfahrt, der Hadj nach Mekka (Einreise-Impfauflage des Königreichs Saudi-Arabien!) und Weiterverordnung der Dauermedikation

Klinischer Befund: deutlich reduzierter AZ, Blässe, Dyspnoe, Lippen-zyanose, Lungenstauung, Unterschenkelödeme, RR 180/100 mm Hg, Puls ca. 80/min extrasystol, mehrere kreisflächige Hautunterblutungen am Rücken.

Verdachtsdiagnose: dekompensierende Herzinsuffizienz und Ver-schlechterung der vorbekannten Niereninsuffizienz mit renaler Anämie, diabetische Nephropathie

Technische Befunde: Hb 9,5 g/dl, Serumkreatinin 4 mg/dl, Serumharn-stoff 140 mg/dl.

Eine stationäre Behandlung wird auf dringenden Wunsch des Patien-ten, der religiösen Wallfahrtspflicht nach Mekka nachzukommen (was gerade in den Sommermonaten mit dortigen Schattentemperaturen um 42 Grad Celsius eine enorme Belastung darstellt!), abgelehnt.

Er bittet vielmehr um Verordnung des Halbjahresbedarfes der beste-henden Dauermedikation, da er im Anschluß an die Wallfahrt für einige Monate bei der Familie in der Türkei leben möchte.

Der P. tritt die Wallfahrt an und beendet sie in zunächst subjektiv bes-serem AZ, verstirbt jedoch nach Rückkehr mehrere Monate später im An-schluß an einen mehrwöchigen stationären Aufenthalt im Multiorganver-sagen.

Falldiskussion: Vordergründig ergab sich die Vorstellungssituation aus der vom geplanten Einreiseland vorgeschriebenen Impfung und der Bitte um Rezepterstellung für den geplanten Aufenthaltszeitraum im Ausland. Spon-tan wurde über die schleichend aufgetretenen Krankheitssymptome nicht berichtet. Auf die Frage, seit wann es ihm so schlecht gehe, antwortete der P. fatalistisch: er müsse mit dem von Allah gegebenen zufrieden sein!

Die Hautunterblutungen rührten nach Befragen des P. von Schröpfbe-handlungen durch die Ehefrau, um das allgemeine Krankheitsgefühl „her-auszusaugen".

Bei anamnestisch maligner Rhythmusstörung, Epilepsie sowie neu ein-getretener Entgleisung des Wasserhaushalts war eine stationäre Rekompen-sation mit ggfs. initial intensivstationärer Überwachung sicher indiziert. Dies lehnte der P. einwilligungsfähig ab. Dokumentation!

Nicht das körperliche Wohlergehen, vielmehr das Seelenheil stand für den P. im Vordergrund.

Auch mein Hinweis, daß akute Krankheit ein Verschieben oder Unter-lassen der religiösen Grundpflichten, auch nach islamischem Gesetz ent-schuldige, verhallte ungehört.

Therapeutisch folgten nach ausführlichen Erläuterungen des Reiserisi-kos, diätetische Beratung, Umstellung der Dauermedikation und Durch-führung der Impfung. Nach gültigen Krankenkassenrichtlinien erfolgte Rezeptur des Medikamentenbedarfs *eines* Quartals im voraus mit der Auf-forderung sich danach bei Kollegen in der Türkei zur Therapiekontrolle vorzustellen.

Hätte ich die Impfung ablehnen sollen? Welche psychosomatische Konsequenz hätte der erzwungene Verzicht auf die Wallfahrt um den Preis einer fraglichen Prognoseverbesserung gehabt? Welche Verordnungsmenge ist im voraus sinnvoll und richtlinienkonform zu rezeptieren?

Fall 2
65-Jahre alter türkischer Patient, seit wenigen Monaten nach Versagen oraler Antidiabese insulinpflichtiger Diabetes mellitus Typ 2a. Diabetesbehandlung nach Basis-Bolus-Prinzip. Langjährige Einstellung der arteriellen Hypertonie auf Captopril 3 x 25mg.
Aktuell: Anruf der Tochter während des islamischen Fastenmonats Ramadan und Anforderung eines Hausbesuches aus der Sprechstunde, der Vater sei kollabiert und kaum ansprechbar.
Klinischer Befund: kaltschweißiger P., rhythmischer Puls: 76/min, bis auf fortbestehende Somnolenz kein frisches neurologisches Defizit
Verdachtsdiagnose: hypoglykämischer Schock.
Technischer Befund: BZ 30 mg/dl, RR 170/100 mmHg

Falldiskussion: Nach intravenöser Glukoseapplikation klarte der P. auf. Nach der letzten Mahlzeit und Insulindosis befragt fand sich, daß der Patient im aktuellen Monat Ramadan das Fastengebot, d. h. den freiwilligen Verzicht auf Essen, Trinken und Medikamenteneinnahme während der Tagesstunden, strikt befolgt hat – dies jedoch unter Fortführung der basalen Insulindosis vor Morgendämmerung. Die Blutdrucktabletten nahm er alle drei (!) immer nach dem abendlichen Fastenbrechen mit einem selbst gebrühten Sud von Blättern des Maulbeerbaumes als volksmedizinischem Antidiabetikum.

Ich erläuterte nochmals die physiologischen Zusammenhänge, erteilte Fastenverbot zur Bestätigung durch den betreuenden Geistlichen (Hoca) und unterwies die Tochter in Anwendung des nun rezeptierten Hypo-Kits. Die antihypertensive Dauermedikation wird auf das – leider teurere – zur Einmalgabe zugelassene Ramipril umgestellt.

Ist die Insulintherapie zukünftig überhaupt realisierbar oder gefährdet sie den P. mehr als sie ihm nützt? Ist der blutzuckersenkende Effekt des Maulbeerbaumblattes wissenschaftlich erwiesen? Ist gerade bei islamischen P. mit jährlicher Fastenperiode die Verordnung von Einmalgaben besonders wichtig? Welche Rolle spielt hierbei der evtl. höhere Arzneimittelpreis?

Fall 3
„Vorgealterter" türkischer Patient mit multiplen Beschwerden seitens des Bewegungs- und Halteapparates mit Betonung des rechten Kniegelenkes ohne akutes Trauma, derzeit körperlich fordernde Tätigkeit in der Stahlverarbeitung, „er könne nicht mehr arbeiten, habe schon als 6-Jähriger auf dem Feld geholfen, andere seien in seinem Alter schon in Rente!".

> *Klinischer Befund:* punktionswürdiger Kniegelenkserguss rechts, tastbare Baker-Zyste, Schmerzangabe bei Varusstress
> *Verdachtsdiagnose:* aktivierte Gonarthrose re., evtl. begleitende Innenmeniskopathie
> Ein Blick auf den Patientenstamm gibt als Geburtsdatum den 01.01.47 wieder. Darauf angesprochen erwidert der Patient, das stimme natürlich nicht. Er habe seinerzeit im Rahmen der Anwerbeuntersuchung sein Geburtsdatum um 10 (!) Jahre jünger angegeben.
> Es bleibt nur der Antrag auf Erwerbsunfähigkeitsberentung.
> Mein Angebot nach schriftlicher Aufklärung über den Eingriff eine Entlastungspunktion vorzunehmen, stößt beim P. auf Verunsicherung: Ich sei doch schließlich der Arzt und müsse wissen, was nötig sei und dies auch verantworten! Sein Einverständnis sei nicht erforderlich!

Falldiskussion: Eine nachträgliche Richtigstellung des Personenstandes mit nachfolgender Altersberentung ist nicht zulässig und juristisch nicht durchsetzbar, die Aussichten auf eine EU-Berentung meiner Erfahrung nach zunehmend geringer.

Die Gelenkpunktion als invasiv therapeutischer Eingriff bedarf nach hiesiger Rechtssprechung der schriftlichen Einverständniserklärung des P.

Was führt aus den Diskrepanzen des tatsächlichen, registrierten und biologischen Alters heraus? Kann ich auf hierzulande gültige juristische Aufklärungsstandards verzichten, um in den Augen des P. weiterhin als souveräner, kompetenter Heiler zu gelten, der „weiß, was er tut"?

7 Allgemeine Schlußfolgerungen

In allgemeinärztlicher Interaktion mit Migranten sollten folgende Fragen explorations- und therapiebegleitende Berücksichtung finden:

– Welche Voraussetzungen habe ich zum Erstkontakt mit dem Patienten geschaffen und sind diese verbesserungsbedürftig? Warum spricht er gerade mich an?
– Haben Vorbehandlungen durch „Heiler" oder andere Kollegen stattgefunden?
– Wie werden die Beschwerden geschildert? Welchen Einfluß auf die Schilderung hat die Anwesenheit von Dritten (z.B. fremden Dolmetschern oder Angehörigen)?
– Kann die mangelnde Sprachkenntnis zu Mißverständnissen führen? Was kann ich dazu beitragen, daß eine befriedigendere und erfolgreiche Verständigung möglich wird (z.B. Belegung eines Fremdsprachenkurses meinerseits)? Welcher non-verbale Krankheitseindruck ergibt sich für mich? Gibt es auch non-verbale Kommunikationsbarrieren?
– Welche Deutungen von Krankheitsprozessen durch Patient und Angehörige werden sichtbar? Wie würden die Beschwerden im Herkunfts-

land gedeutet und wie würde darauf reagiert werden? Wie bewerte ich die Deutungen anderer? Stehen sie im tatsächlichen Widerspruch zu meiner naturwissenschaftlichen Denkweise und kann ich sie trotzdem respektieren?

- Welche Erklärung für Erkrankung habe ich bislang herangezogen? Gibt es genotypische Besonderheiten?
- Welche rechtlichen Rahmenbedingungen stehen mir zur Verfügung, den berechtigten Anspruch auf Gesundheit für den Patienten durchzusetzen?
- Wo finde ich fachärztliche Kollegen, amtsärztliche Kollegen, Fachkliniken, die meine Zielsetzung teilen?
- Welche kulturspezifischen Verhaltensmuster des Patienten kann ich im Behandlungsprozeß z.B. zur Aktivierung von Selbstheilungskräften nutzen? Welche kollidieren mit meinem unterbreiteten Therapieschema? Schadet die Akzeptanz laienmedizinischer oder spiritueller Behandlungsversuche meinem Selbstbewußtsein oder dem Patienten?

Literatur

Asylbewerberleistungsgesetz (AsylbLG) vom 5. August 1997 (BGBl I 1997, 2022), zuletzt geändert durch das Zweite Gesetz zur Änderung des Asylbewerberleistungsgesetzes BGBl I 1998, 2505) vom 25. August 1998

Beauftragte der Bundesregierung für Ausländerfragen, Handbuch zum interkulturellen Arbeiten im Gesundheitsamt, Beauftragte der Bundesregierung für Ausländerfragen, Berlin/Bonn März 2000, 119 (s.auch: www.bundesauslaenderbeauftragte.de)

Statistisches Bundesamt, Gustav-Stresemann-Ring 11, 65189 Wiesbaden, Tel.: 0611/75-2405, Fax: 0611/75-3330, www.destatis.de

Unabhängige Kommission „Zuwanderung", Zuwanderung gestalten – Integration fördern, Bundesministerium des Innern, Berlin 04.07.2001, www.bmi.bund.de

Zimmermann E (2000) Kulturelle Mißverständnisse in der Medizin: Ausländische Patienten besser versorgen, Huber, Bern Göttingen Toronto Seattle, 41

4.8 Der Schmerzpatient
Adalbert Keseberg

Zusammenfassung

Neben einer eingehenden Anamnese und körperlichen Untersuchung ist beim chronischen Schmerzpatienten die sorgfältige Analyse der Schmerzursache wie Lokalisation, Intensität und Auslösefaktoren erforderlich, um eine wirksame Schmerzreduzierung bzw. Linderung zu erreichen. In der Behandlung ist eine individuell angepasste, möglichst orale Pharmakotherapie anzustreben, unter Beachtung eines Stufenschemas Die Therapie muss so gestaltet sein,dass sie das Wiederauftreten des Schmerzes verhindert, d. h. sie muss antizipierend sein. Zu überlegen ist auch, ob dem eigentlichen Analgeticum sogenannte Koanalgetica wie Antidepressiva, Neuroleptica oder Corticosteroide beigegeben werden. Wichtig sind auch nichtmedikamentöse Maßnahmen wie Gesprächsführung und evtl. Psychotherapie.

1 Schmerzentstehung/Pathophysiologie

Schmerz ist das häufigste Motiv, welches einen Menschen zum Arzt führt. Man kann davon ausgehen, dass ca 1,6 Millionen Menschen in der Bundesrepublik Deutschland unter schweren und schwersten Schmerzen leiden (s. Abb. 1). Jeder, der Schmerzen zu ertragen hat, seien es akute oder chronische Schmerzzustände, wird dies als schlimme Belastung empfinden. Andererseits ist der Schmerz ein notwendiges Warnsymptom zum Schutz des Individuums, er ist gleichsam ein Urphänomen des Lebens, eine Spezifität höheren Lebens. Kommt es aber zu länger dauernden, chronische Schmerzen, wird daraus ein eigenes, manchmal schwer zu therapierendes Krankheitsbild.

Gewebeschädigung, hervorgerufen durch mechanische, chemische, thermische oder elektrische Irritationen sind für die Schmerzentstehung verantwortlich. Bei Gewebeschädigung werden Schmerzmediatoren wie Wasserstoffionen, Kaliumionen, Neurotransmitter, Kinine, und Prostaglandine freigesetzt.

Als schmerzauslösende Neurotransmitter kommen Histamin, Acetylcholin und Serotonin in Frage. Erst bei hoher Konzentration wirkt Histamin schmerzauslösend. Dagegen verursacht Acetylcholin schon in niedriger Konzentration, durch Sensibilisierung von Schmerzrezeptoren, Schmerzen. Der am stärksten schmerzauslösende Mediator ist Serotonin.

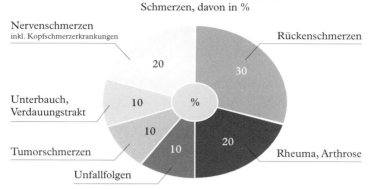

Abb. 1. Chronische Schmerzen sind weit verbreitet. In Deutschland leiden etwa 32 Mio. Menschen an Schmerzen. 8,0 Mio. sind von chronischen Schmerzen betroffen

Kinine sind biologisch aktive Peptide, die zu den Gewebshormonen zählen. Unter ihnen ist das Bradykinin der stäkste Schmerzmediator.

Bei Gewebeschädigung, vor allem aber bei Entzündungen werden Prostaglandine freigesetzt. Sie sensibilisieren Schmerzrezeptoren und sind vornehmlich für die Entstehung von Dauerschmerzen verantwortlich. Die Schmerzrezeptoren oder Nozizeptoren sind keine besonders ausgebildeten Rezeptororgane, sondern einfache Nervenendigungen. Durch direkte Reizung von sensiblen Nervenfasern, z.B. durch Druck, nehmen diese die Eigenschaften von Rezeptoren an. Bei direkter Erregung von Nozizeptoren entsteht ein Akutschmerz. Deren Sensibilisierung führt zum Dauerschmerz. Die afferenten Impulse werden von somatischen oder viszeralen Nervenfasern als sogenannte nozizeptive Afferenzen weitergeleitet und im Rückenmark bzw. im Hirnstamm auf zentrale Haupt – und Nebenbahnen umgeschaltet. Die erste sensible Schaltstelle befindet sich dabei im Hinterhorn des Rückenmarkes und konrolliert hier erstmals durch absteigende Impulse aus Hirnstamm und Hirnrinde den sensiblen Einstrom (Melzak- Gate Control). Im Thalamus wird der Schmerz aufgenommen; der Organismus reagiert durch Aktivierung subcorticaler Systeme im Hypothalamus. Über efferente Bahnen, als Antwort auf den Reiz, werden Abwehrreflexe ausgelöst.

Die Formatio reticularis im Hirnstamm kontrolliert gleichzeitig sowohl den afferenten Zustrom als auch die Erregbarkeit der Hirnrinde. Hier gelangt der Schmerz ins Bewusstsein, geichzeitig wird er lokalisiert und durch Erfahrung eine Schmerzerinnerung gebildet. Das Schmerzerlebnis ist also ein Lernprozess und nicht angeboren.

Wird eine gewisse Schmerzschwelle überschritten, so werden im Organismus sogenannte Endorphine freigesetzt. Diese körpereigenen Substanzen mit morphinähnlicher Wirkung, können überall im Gehirn nachgewiesen werden. Sie verringern die Freisetzung von Schmerzmediatoren durch Angriff an den präsynaptischen Schaltstellen. Ebenso binden sie sich an

Opiatrezeptoren im limbischen System, im Mittelhirn und Hinterhorn des Rückenmarkes.

Schmerzqualitäten

Man kan folgende verschiedene durch Nozizeptoren vermittelte Schmerzqualitäten unterscheiden:

1. *Oberflächenschmerz:* stechend, hell, kurz und gut lokalisierbar. Er wird durch myelinisierte, schnell leitende A-delta- Fasern mit einer Geschwindigkeit von 12 bis 30 Meter/Sekunde zum Rückenmark geleitet.
2. *Oberfächenzweitschmerz:* Er ist zeitlich etwas verzögert, dauert länger, ist dumpf und schlecht lokalisierbar. Er wird weitergeleitet durch nicht myelinisierte C-Fasern in einer Geschwindigkeit von 1,2 Metern/Sekunde.
3. *Viszeraler Schmerz:* Es ist der sogenannte Eingeweideschmerz von dumpfem, kolikartigem Charakter. er ist schlecht lokalisierbar und häufig von vegetativen Sensationen begleitet.
4. *Tiefenschmerz:* Er ist dumpf und strahlt in die Umgebung aus und entsteht in den subcutanen Regionen wie Muskeln, Knochen und Gelenken.
5. *Neuropathischer Schmerz:* Hier sind die Nozizeptoren oft nicht mitbeteiligt. Er ist brennend, kribbeld, nadelstichartig und blitzartig einschießend und länger andauernd. Oft besteht eine Berührungsempfindlichkeit, verbunden nit Paraesthesien mit Projektion auf das Ausbreitungsgebiet eines Nerven oder einer Nervenwurzel.

Oft sind Schmerzen und Angst miteinander verbunden. Über eine Aktivierung des adrenergen Systems wird vermehrt Adrenalin ausgeschüttet. Gleichzeitig wird über die Achse Kortex – Hypothalamus – Adenohypophyse – ACTH vermehrt Gluco – und Mineralocorticoide ausgeschüttet.

Praxisrelevanz

Zu den häufigsten,schmerzauslösenden Krankheitsbildern zählen degenerative Erkrankungen des Stütz – und Bewegungsapparates, rheumatische Erkrankungen, Kopfschmerzen, Neuralgien, Stumpf – und Phantomschmerzen und nicht zuletzt Tumorerkrankungen. Der Schmerz hat bei all diesen Erkrankungen seine Warnfunktion verloren, ihm kommt somit keine biologische Aufgabe mehr zu. Der Dauerzustand *Schmerz* belastet den Patienten zunehmend und in erheblichem Maße, er ist kein Symptom mehr, sonder ein selbstständiges Krankheitsbild. Die Beseitigung des Schmerzes ist deshalb die wichtigste therapeutische Handlung, vor allem des Hausarztes, des Allgemeinarztes. In den meisten Fällen ist es der Hausarzt, der zuerst vom Patienten konsultiert wird. So kommt gerade dem Allgemein-

arzt oder dem hausärztlich tätigen Internisten eine besondere Verantwortung
zu. Hier entscheidet sich das Schicksal des Patienten durch kompetente Diagnostik, Therapie und Zusammenarbeit mit dem Spezialisten. Durch oft
langjährigen Kontakt kennt der Hausarzt die Persönlichkeitsstruktur und das
soziale Umfeld seiner Patienten, Umstände die nicht selten bei chronischen
Schmerzzuständen eine wichtige Rolle spielen und das Krankheitsbild durch
Depression, Angst und Hoffnungslosigkeit stark negativ beeinflussen.

Im Rahmen der verschiedenen Therapiemöglichkeiten nimmt die medikamentöse Therapie in der Praxis des Hausarztes eine zentrale Stellung ein.
Chronische Schmerzzustände, vor allem auch sogenannte Schmerzfixierun-
gen nach lang anhaltenden Schmerzphasen, bedürfen einer adäquaten, langfristigen und andauernden Schmerztherapie auch unter Einsatz von Opiaten.
Trotz des inzwischen deutlich gelockerten Betäubungsmittelgesetzes verfügen zu wenig niedergelassene Ärzte über BTM – Rezepte. Die darin zum
Ausdruck kommende irrationale Angst vor Suchtgefährdung oder Toleranzentwicklung verhindert in vielen Fällen eine wirksame Schmerztherapie.

2 Vermeidung von Komplikationen

Schmerz, ob er nun akut oder chronisch auftritt, ist immer ein subjektives
Symptom und schwer objektivierbar. Allein in diesem Umstand liegt die
Ursache für das Auftreten von Komplikationen. Um diese so klein wie
möglich zu halten, ist folgendes Vorgehen sinnvoll: Bei jedem Schmerzpatienten ist grundsätzlich eine allgemeine Anamnese zu erheben nebst einer
gründlichen körperlichen Untersuchung, einschließlich des neurologischen
Status. Zu berücksichtigen sind auch Lebensverhätnisse, psychische Situation und vor allem bei älteren Menschen die Versorgungsmöglichkeiten. Die
psychische Situation des Schmerzpatienten und seiner Familie ist oft von
entscheidender Bedeutung. So spielen depressive Symptome, manchmal
auch der unterschwellige Wunsch zur frühzeitigen Berentung oder negative Faktoren am Arbeitsplatz eine große Rolle bei der Schmerzchronifizie-
rung. Grundkenntnisse in der psychosomatischen Grundversorgung sind
deshalb für jeden hausärztlich tätigen Arzt unerlässlich. Die Erhebung einer speziellen Schmerzanamnese ist notwendig. Hierbei muss auf folgende
Faktoren besonderen Wert gelegt werden:

1. Lokalisation des Schmerzes.
2. Schmerzintensität.
3. Art und Charakter des Schmerzes.
4. Zeitliche Entwicklung und Verlauf.
5. Welche Faktoren sind schmerzauslösend?
6. Verstärkend oder reduzierende Faktoren.
7. Psychische Situation des Patienten

Hilfreich bei der Analyse kann auch ein spezieller Schmerzanamnesebogen
sein oder das Führen eines Schmerztagebuches.

Zur Vorbereitung einer wirkungsvollen Therapie ist es sinnvoll, sich das Schema der Schmerzentstehung und Schmerzleitung und – Verarbeitung zu vergegenwärtigen

Durch physiologische und anatomische Untersuchungen bestehen relativ genaue Kenntnisse über Schmerzleitung und Schmerzverarbeitung. So stehen uns auf der sensorischen Ebene wirksame Analgetica wie Antipyretica, Prostaglandinsynthesehemmer bzw. NSAR und neuerdings die Cox2 – Hemmer zur Verfügung.

Auf der Nerven – und Rückenmarksebene stehen Lokalanaesthetica zur Schmerzunterbrechung zur Verfügung.

Die Ebene des Zentralnervensystems einschließlich des Rückenmarks ist durch opiatsensible Rezeptoren durch Opiate zu beeiflussen. Opiate und Opioide können oral, transdermal, intravenös, intramunskulär, rectal, peridural, spinal und intraventriculär appliziert werden.

Durch Antidepressiva und Neuroleptica ist eine Wirkung auf höherer Ebene möglich durch Heraufsetzen der Schmerzschwelle. Neuroleptica treten allerdings bei chronischen Schmerzzuständen wegen der damit verbundenen Sedierung in den Hintergrund. Im Interesse der Lebensqualität ist im Gegensatz zu akuten Schmerzen z.B. postoperativ, eine Sedierung nicht sinnvoll.

3 Fallbeispiele

Fall 1

52-jähriger, übergewichtiger Patient, Beruf Schlosser, seit 30 Jahren unter rezidivierenden Lumbalgien. und Lumbo – Ischialgien leidend ca einmal pro Jahr. Die Beschwerden konnten jeweils mit NSAR bzw. Wurzelblockaden relativ schnell beseitigt werden. Erfolgreiche Gewichtsreduktionen wurden durch Phasen des Übergewichtes abgelöst.Die gesamte Familie, Ehefrau und zwei Kinder waren ebenfalls übergewichtig.

Erneutes Rezidiv mit Bandscheibenprolaps bei L4–L5 mit ossärer Foramenenge im gleichen Segment, Wurzelschwellung bei L5–S1 durch MR – Untersuchung verifiziert.

Therapie: Infusionen mit NSAR plus Caudaanaesthesie.

Wegen Unwirksamkeit stationäre Einweisung, dort Chemonukleolyse, auch danach keine Besserung.

Ein Anschlussheilverfahren brachte ebenfalls keine durchgreifende Besserung.

Im weiteren Verlauf Flavektomie und Neurolyse beiderseits bei L4–L5. Vierzehn Tage später wegen fehlender Besserung Nucleotomie bei L4–L5 und Foramenerweiterung mit Neurolyse. bei L5. erneut fehlende Besserung. Weiterhin Rückenschmerzen ausstrahlend in beide Beine und den Unterbauch mit Taubheitgefühl.. Jetzt keine klare Wurzelzuordnung möglich. Nach Kryoläsion L3–S1 der rami dorsale keinerlei Besserung.

Ein Jaht später epidurale Elektrodenimplamtation (Spinal Cord Sti-
mulator = SCS). Diese wurde nach einem halben Jahr wegen Unver-
träglichkeit wieder entfernt.

Jetzt medikamentöse Schmerztherapie mit Tilidin plus oral kombiniert mit 10mg Doxepin, wenig später Implantation einer Opiatpumpe.

Im Laufe der Behandlungszeit entwickeln sich deutliche Zeichen einer Depression.Eine Behandlung mit hochdosierten trizyklischen Antidepressiva führte zur deutlichen Schmerzreduktion.

Falldiskussion: Die über mehr als 30 Jahre dauernde Erkrankungszeit hat
ohne Zweifel mitgewirkt an der Chronifizierung der Schmerzzustände. Trotz
der erheblichen Veränderungen an der Wirbelsäule, die auch nachvollziehbar die Beschwerden erklären können, spielt eine Schmerzfixation eine
nicht zu unterschätzende Rolle. Immer wiederkehrende Arbeitsunfähigkeitszeiten führten zusätzlich zu Schwierigkeiten am Arbeitsplatz, die beim
Patienten den Wunsch aufkommen ließen, das Arbeitsleben zu beenden, ein
Umstand, der wiederum als unbewusster Schmerzverstärker wirkte. Ärztliche Bemerkungen während der verschiedenen Rehamaßnahmen wie: „Nun
stellen sie sich mal nicht so an" und Bescheinigungen über vorzeitige Arbeitsfähigkeit schlossen den Teufelskreis. Die immer wieder frustrierenden Phasen der Gewichtsreduktion mit offensichtlich fehlender familiärer Unterstützung, begünstigten zusätzlich die bereits vorhanden psychische Labilität.

Bereits zu einem frühen Zeitpunkt vorgeschlagene psychotherapeutische Maßnahmen wurden vom Patienten und seiner Familie vehement abgelehnt. So entstand letztendlich sowohl beim Patienten, wie auch ärztlicherseits eine Fixation auf das somatische, mündend in einer Depression.
Früheres verständnisvolleres Eingehen auf die psychische Situation des
Patienten und stärkere Einbeziehung der Familie in den therapeutischen
Prozess bei gleichzeitig potenter Schmerztherapie hätten wahrscheinlich
den Leidensweg abkürzen können.

Schmerz hat eine stark subjektive Qualität, die durch psychische Altera-
tionen erheblich negativ beeinflusst wird. Die Erfahrung zeigt, dass besonders folgende Faktoren die Schmerzschwelle senken und zu stärkeren
Schmerzwahrnehmung führen:

1. Schlaflosigkeit
2. Angst
3. Sorgen um den Arbeitsplatz
4. Traurigkeit
5. Introversion
6. soziale Abhängigkeit
7. Das Gefühl nicht ernst genommen zu werden
8. Isolation in der Familie

Neben der Behandlung somatischer Faktoren müssen deshalb frühzeitig bei chronischen Schmerzpatienten die psychsoziale Situation des Patienten ärztlich wahrgenommen werden. Daneben ist die Betreuung und Information von Familienangehörigen unerlässlich.

Risikofaktoren für das Auftreten chronischer Rückenschmerzen

Biologisch
– Höheres Alter
– Degenerative Prozesse
– Traumen

Psychisch
– Psychosoziale Überforderung/Traumatisierung
– Emotionale Beeinträchtigungen (Depression, Angst)
– Passive Grundeinstellung
– Inadäquate Krankheitsmodellvorstellung
– Krankheitsgewinnaspekte

Beruflich
– Schwerarbeit
– Monotone Körperhaltun
– Vibrationsexposition
– Geringe berufliche Qualifikation
– Berufliche Unzufriedenheit

Lebensstil
– Rauchen
– Übergewicht
– Geringe körperliche Kondition

Iatrogen
– Mangelhafte Respektierung der multikausalen Genese

Fall 2
56-jährige Patientin stürzt bei Glatteis und zieht sich eine Radiusfraktur zu. Chirurgische Behandlung mit der üblichen Ruhigstellung mit dorsaler Gipsschiene.

Nach 6 Wochen Entwicklung einer Sudeckschen Atrophie verbunden mit starken Schmerzen. Wegen Therapieresistenz des Krankheitsbildes und wegen der starken Schmerzzustände Spezialbehandlung in einer Universitätsklinik, teils stationär, teils ambulant mit Stellatumblockaden, durchblutungsfördernden Maßnahmen, Calcitonin und oralen Gaben von Analgetica. Die Behandlungen bleiben ohne Erfolg, der Prozess breitet sich über den gesamten Arm aus. Es entstehen muskuläre Kontrakturen unter Zunahme der Schmerzen. Von der Hausärztin werden während der ambulanten Behandlungszeiten intermittierend Dolantininjektionen vorgenomme.

Wegen der Therapieresistenz entschließt man sich in der Klinik schließlich zur Amputation des gesamten rechten Armes.

Auch jetzt lassen die Schmerzen nicht nach, so dass man eine Opiatpumpe einbaut. Auch unter dieser Therapie treten immer wieder Schmerzzustände auf. Die Patientin erhält von der Hausärztin für den sogenannten Notfall Dolantinampullen rezeptiert. Hiermit sucht die Patientin in regelmäßigen Abständen die jeweils Notdienst versehenden Ärzte auf. Nach Auskunft der Kollegen tritt sie zeitweise fordernd und agressiv auf. Der Ehemann berichtet über wechselnd agressive und depressive Phasen seiner Frau.

Falldiskussion: Schmerz ist ein Phänomen mit vielen Facetten. Bei der Chronifizierung eines Schmerzes spielt das Schmerzgedächtnis eine wesentliche Rolle.

Als Gegenregulation zur Verhinderung einer Chronifizierung dienen zunächst Endorphime. Versagt diese sehr komplexe System aber, ist der Chronifizierung Tür und Tor geöffnet.

Die psychische Verfassung des Kranken beeinflusst sowohl die Schmerzempfindung als auch die Qualität und Verarbeitung einer Krankheit und des damit verbundenen Schmerzes. Bei chronischen Schmerzzuständen kommt der Persönlichkeitsstruktur und den sozialen Einflüssen eine große Bedeutung zu. Häufig sind Schmerzpatienten depressiv, hoffnungslos und voller Angst. Eine große Rolle spielt dabei die sogenannte Erstbekämpfung des Schmerzes. Normalerweise spielt in der medikamentösen Schmerzbekämpfung eine Suchtentwicklung in der Regel keine Rolle. Erlebt der Patient aber bei entsprechender Persönlichkeitsstruktur durch die Injektion von Morphin eine schnelle bzw. sofortige Schmerzlinderung und vielleicht auch eine Euphorisieruung, ist die Gefahr einer Abhängigkeitsentwicklung gegeben. Die lange Zeit fehlende Beachtungn psychischer Faktoren hat sicher auch hier mit zur Entwicklung einer Abhängigkeit beigetragen. Dieser Gefahr kann begegnet werden durch Beachtung folgender Faktoren

a) durch Verordnung von oralen, retardierten Analgetica bzw Morphinen
b) durch unterstützend orale Behandlung mit Antidepressiva
c) gleichzeitige Beachtung negativer psychischer Faktoren

Im Gegensatz zur intravenösen oder intramuskulären Injektion von Opioiden oder Opiaten, die dem Patienten durch schnelles Anfluten der Wirksubstanz einen sogenannten „Kick" bietet, fluten oral verabreichte Analgetica langsam an. Bestimmte Einnahmeintervalle müssen dabei allerdings in Abhängigkeit der Halbwertzeit eines entsprechenden Pharmakons beachtet werden. Die für eine ausreichende Analgesie erforderliche Dosis muss bei jedem Patienten individuell eingestellt werden. Standarddosierungen gibt es nicht. Ziel sollte immer eine Schmerzlinderung oder möglichst eine Schmerzfreiheit sein. Eine Therapie des bereits eingetretenen Schmerzes durch Injektion, sollte auf alle Fälle vermieden werden. Vielmehr ist das therapeutische Konzept der Schmerzprophylaxe anzuwenden.

4 Allgemeine Schlussfolgerungen

Hausärztliche Schmerztherapie ist in aller Regel eine orale medikamentöse Therapie. Akute Schmerzen können und sollen zur Erreichung eines schnellen Wirkungseintritts parenteral behandelt werden. Beim akuten Schmerz ist der schnelle Wirkungseintritt und der relativ schnelle Abbau des Analgeticums erwünscht, da es sich hier um eine begrenzte Therapie handelt.

Chronische Schmerzen werden fast ausschließlich mit oralen Analgetica behandelt. Eine zusätzliche Sedierung sollte zunächst im Interesse der Lebensqualität des Patienten unterbleiben.Beim chronischen Schmerzpatienen hat das langsame Erreichen des medikamentösen Wirkspiegels weniger Bedeutung als vielmehr die verlängerte Wirkdauer. Neben den pharmakokinetischen Argumenten, spielt auch die damit verbundene größere Unabhämgigkeit des Patienten vom Arzt eine wichtige Rolle.

Zur Vermeidung von Komplikationen in der Schmerztherapie chronisch Kranker muss folgendes beachtet werden:

Falsch: Verschreibung nach Bedarf, Standarddosierung, zu schwache Analgetica, Unterschätzung der Schmerzintensität, Angst vor Suchterzeugung, unzureichende Begleitmedikation, intrvenöse oder intramuskuläre Injektionen.

Richtig: Einnahme nach festem Zeitschema, individuelle Dosierung, kontrollierte Dosisanpassung, von Anfang an hoch genug dosieren. Nach Möglichkeit orale Medikation, Unterstützung mit Antidepressiva, evtl. Neuroleptica.

Zur Schmerztherapie stehen Nicht – Opiate, schwache und starke Opiate zur Verfügung.Diese Einteilung ist notwendig, weil die bisherige Klassifizierung von Analgetica, entsprechend ihrem Wirkungsort, unscharf ist.

Als Grundregel gilt der Gebrauch von Monopräparaten. Als Adjuvatien bezeichnet man Stoffe, die selbst nicht analgetisch wirken, die aber die Analgesie positiv beeinflussen, z.B. Antidepressiva, Neuroleptica und Corticosteroide.

Die orale Pharmakotherapie ist, wie bereits erwähnt, beim chronischen Schmerzpatienten das Mittel der ersten Wahl. Eine Anpassung an die jeweilige Schmerzintensität ist unerlässlich unter Beachtung eines Stufenplanes (s. Tabelle 1).

Nach wie vor stellt die Beseitigung oder Milderung chronischer Schmerzzustände ein großes Problem dar. Bei den meisten chronischen Schmerzkranken ist eine Heilung im Sinne einer kausalen Therapie nicht

Tabelle 1. Stufenplan zur Schmerztherapie

Schmerzstufe	Medikament	Dosis
I mäßig	Acetylsalicylsäure	3–4x 0,5–1 g/die
	Indometacin	3–4x 50 mg
		+ 100 mg in der Nacht
	Ibuprofen	3–4x 400–600 mg
	evtl.	
	Neuroleptika/Antidepressiva	
II stark	Paracetamol + Codein	4–6x 500–1000 mg
	(30–50 mg)	
	Tramadol	4x 50–100 mg
	Tilidin + Nalaxon (Valoron N)	max. 600 mg/die
	evtl.	4x 50–100 mg
	Neuroleptika/Antidepressiva	max. 600 mg/die
III schwer	Morphinhydrochlorid 2%	4–8x 10–30 mg
	Tropfen	
	Morphin in retardierter Form	
	MST Mundipharma ®	2x 10–100 mg
	Buprenorphin	0,2–1,0 mg alle 6 h
	(Temgesic ®) sublingual	max. 3–4 mg/die
	evtl.	
	Antidepressiva/Neuroleptika	

möglich. Der Allgemeinarzt, oft die erste Anlaufstelle des Schmerzkranken, muss über ein breites allgemeinärztliches Wissen verfügen und die Fähigkeit besitzen zur Kooperation mit Spezialisten zum Wohl seiner Patienten.

Literatur

Melzek R (1978) Das Rätsel des Schmerzes. Hippokrates, Stuttgart
Sorge J (1993) Die neuen betäubungsrechtlichen Vorschriften, MMW 135: 315–319
Turgeren R, Zeus M (1983) Die Anwendung von oralem morphin bei inkurablen Schmerzen. Anaesthesist 32: 279–283
Zech D et al (1992) Therapie Kompendium, Tumorschmerz und Symptomkontrolle. Med. Verlagsges. Perimed-SpiHa, Balingen

4.9 Patienten mit chronischen Erkrankungen des Bewegungsapparates

Heinz-Peter Romberg

Zusammenfassung

Behandlungen von Erkrankungen des Bewegungsapparates gehören zu den häufigsten Therapien des Hausarztes. Wie bei anderen chronischen Erkrankungen besteht die wesentliche Komplikation in einer zu routinemäßigen Abwicklung der Arzt/Patienten-Begegnung. Wichtigste Maßnahmen sind aktivierende Therapien wie regelmäßige Krankengymnastik (auch zu Hause), regelmäßiges Schwimmen oder Übungen zur Stärkung der Bauch- und Rückenmuskulatur. Zentrale Besserung bei der Mehrzahl der Arthrosen ergeben tatsächliche Umstellungen des Ernährungs- und Bewegungsregimes. Hier kann der Hausarzt durch Einfluss auf Partner und Familie, durch Kenntnis der Angebote vor Ort wichtige Impulse geben.

1 Definition

Chronische Erkrankungen des Bewegungsapparates haben die vielfältigsten Erscheinungsformen. Es sind Funktionsstörungen und/oder Schmerzen, die durch Veränderungen am Knochen, am Weichteilgewebe oder an den Nerven gekennzeichnet sind. Sie können durch erworbene oder angeborene Fehlstellung bedingt sein, durch falsche Belastung, durch eine Stoffwechselstörung oder durch chronisch-entzündliche Faktoren entstehen, wobei psychosoziale Faktoren eine wesentliche ursächliche Rolle spielen. Häufig fehlt ein genaues pathophysiologisches Substrat. Die Schweregrade können sehr differieren, von leichten Muskelirritationen bis zu schwersten Bewegungseinschränkungen, so dass selbst eine Mobilisation des Kranken im Rollstuhl kaum noch erreicht werden kann.

Radiologische Zeichen einer Arthrose können im Frühstadium fehlen, nur bei 20%–30% der Patienten mit nachweisbarer Arthrose bestehen Beschwerden (Azm.Kommission 2001). Radiologische Zeichen sind: Gelenkspaltverschmälerung, subchondrale Sklerosierung, Geröllzysten und Osteophyten.

2 Epidemiologie

Nach Angaben des Deutschen Rheuma-Forschungszentrums ( ) leidet jeder
Erwachsene irgendwann einmal an Rückenschmerzen, den häufigsten Beschwerden des Bewegungsapparates. 50% klagten darüber in den letzten 12
Monaten, rund 30% der Reha-Maßnahmen der Rentenversicherung werden
wg. chronischer Rückenschmerzen durchgeführt, 18% der Berentungen erfolgen mit dieser Diagnose. (Deutsches Rheuma-Forschungszentrum 2003)

3 Bedeutung für den Allgemeinarzt

Chronische Erkrankungen des Bewegungsapparates haben einen besonders typischen langen Verlauf und bei der Vielzahl von Mitbehandlern
sollte der Hausarzt die optimale Koordination der sehr unterschiedlichen
Maßnahmen sicherstellen und der beständigste Helfer und Begleiter des
Patienten sein.

4 Bedeutung für den Patienten

Die hohe Zahl der Erkrankungsfälle bedeutet, dass eigentlich jeder in der
einen oder anderen Weise davon betroffen ist. Für den älteren Menschen
hat der Bewegungsapparat die zentrale Bedeutung des Aktionskreises, für
den jüngeren Patienten steht die Belastbarkeit bei der Arbeit oder in der
Freizeit im Vordergrund. Insgesamt ist diesen Störungen eine große Bedeutung bei der Beurteilung der Lebensqualität zuzumessen. Bei den sogenannten Zivilisationskrankheiten kommt den Faktoren „Bewegungsarmut", „Übergewicht", „Arthrose" und „Osteoporose" eine immer größere
Rolle zu.

5 Komplikationen

5.1 Krankheitstypische Komplikationen

Im folgenden Text kann nur beispielhaft auf wichtige Komplikationen eingegangen werden. Bei der Vielfalt der Erkrankungsformen und Therapien
ist eine vollständige Erfassung der Komplikationen kaum möglich.

5.1.1 Übergewicht

Ein Circulus vitiosus für Hüft-, Knie- und Wirbelsäulenarthrose stellt die
Gewichtszunahme dar, die durch Bewegungsmangel verstärkt wird. Ebenso können die psychischen Begleitfaktoren chronischer Schmerzzustände
zur kompensatorischen Hyperalimentation (Fress-Sucht) führen.

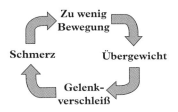

Abb. 1.

Übergewichtige Patienten rufen beim Arzt gleichzeitig Abwehr und Aggression hervor. Zum einen überträgt sich die anscheinende Hilflosigkeit des Patienten in der Änderung seiner Ernährungsgewohnheiten auf die Therapie-Willigkeit des Arztes, andererseits verstärken die Leidensäußerungen des Patienten seine Schuldzuweisungen zumindest unbewusst.

Fall 1
Ein 48-jähriger Straßenbahner, 94 kg bei 1,78 m, kommt mindestens einmal im Quartal um sich wg. unterschiedlich lokalisierter Muskelbeschwerden (Schulter-, Thorax- LWS-Bereich) krankschreiben zu lassen (für 2 bis maximal 5 Tage). Wiederholte Hinweise auf aktive Bewegungstherapie werden mit der Begründung „keine Zeit" zurückgewiesen.
   Ein Kreislauf-Kollaps mit Stenokardien im Rahmen eines Infektes führt durch den alarmierten Notarzt zur Krankenhaus-Einweisung. Obwohl keine myokardiale Ursache gefunden wird, darf der Patient nach Entlassung wg. seiner Risikofaktoren Hypercholesterinämie, Nikotin und Hochdruck an einer Koronarsportgruppe teilnehmen.
   Nach weniger als 12 Monaten hat er Normalgewicht erreicht, unauffällige Lipidwerte, er hat das Rauchen aufgegeben und ist selbst Sport-Übungsleiter geworden. Nur einmal Aufsuchen der Praxis wg. einer geringfügigen Distorsion, keine sonstigen Beeinträchtigungen des Bewegungsapparates, keine Arbeitsunfähigkeit.

Falldiskussion: Patienten mit wiederkehrenden unspezifischen Muskelreizzuständen können den Arzt gleichermaßen ärgern und hilflos erscheinen lassen. Der Patient erhält einige Tage Arbeitsbefreiung, der Behandler ist froh, dass keine gefährliche Erkrankung vorliegt (Pseudobanaler Erkrankungsanlass). Beiden gelingt es nicht, eine wirksame Prävention zu entwickeln. Erst ein akutes Ereignis wie der befürchtete Myokardinfarkt (nicht-banal) ist Anlass zur Lebensstil-Änderung. Für den Hausarzt ist wichtig, eine solche Entwicklung positiv zu begleiten und das Beispiel der umfassenden Risikominderung auch anderen Patienten annehmenswert zu vermitteln.

5.1.2 Depressives Syndrom

Der Muskel- und Gelenkschmerz führt über eine psychogene Muskeltonus-Erhöhung zur Selbstverstärkung. Bei anhaltendem Prozess spricht man vom „algogenen Psychosyndrom" (BDA Schmerzmanual 2002). In der Stufentherapie des Schmerzes werden Carbamazepin und Gabapentin erfolgreich eingesetzt wie auch antidepressiv wirksame Substanzen wie Amitryptilin, Doxepin oder neuere „SSRI". Für den Hausarzt ist es wichtig, für alle Patienten mit chronischen Erkrankungen ein tragfähiges Vertrauensverhältnis herzustellen. Dazu gehört es, das Gespräch mit besonders klagsamen Patienten zu entkrampfen, Zuwendung, Kompetenz und Zuversicht auszustrahlen. Besonders bei depressiv gestimmten Patienten sind positive Entwicklungen hervorzuheben und zu betonen. Wichtig ist es, Wiederbestelltermine festzulegen, um Non-Compliance, unzureichender Eigenmedikation oder unangebrachtem Therapie-Wechsel vorzubeugen. Kompliziert wird die Entscheidung der Antidepressiva-Behandlung bei fortgesetzter Gewichtszunahme, hier ist Nutzen und Nebenwirkung besonders sorgsam abzuwägen.

5.1.3 Komplikationen bei älteren Patienten

Ähnlich wie bei Arthrose und Übergewicht gibt es einen Circulus vitiosus für ältere Patienten mit schmerzhafter Bewegungseinschränkung, allgemeiner Muskelschwäche und Sturzgefahr. Je länger eine Immobilisation andauert, desto ausgeprägter sind Muskelhypotrophie und Kreislauf-Anpassungsstörungen. Gleichzeitig ist in der Behandlung älterer Patienten vom Hausarzt deutlich zu machen, daß z.B. nach Frakturen eine längere Rehabilitationszeit einberechnet werden muss. Die besondere Aufgabe besteht darin, Patienten, Angehörige und sonstige Versorger beständig zu motivieren und auf Fortschritte der Behandlung hinzuweisen. Am besten ist es, der Muskelschwäche vorbeugend zu begegnen. Hier sind Einzelverordnungen geeignet wie auch eine Teilnahme an Gruppenbehandlungen anzuregen, zum Beispiel Sitzgymnastik.

Sturz-Prophylaxe kann auch über einen Hüft-Tutor erfolgen. Am wichtigsten ist die hausärztliche Verordnung weiterer vorbeugender technischer Hilfen wie z.B. ein Gehwagen. Bei Hausbesuchen wird auf „Stolperfallen" zu achten sein,- für sichernde Geländer, erleichternde Toilettensitzerhöhung oder Bereitstellung eines Nachtstuhls ist rechtzeitig zu sorgen besonders bei Patienten, die selbst zu sparsam oder zurückhaltend sind, um danach zu fragen. Die meisten Krankenkassen bieten eine sehr gute Zusammenarbeit an z.B. im Rahmen von Beratungsbesuchen der Pflegeversicherung.

Tabelle 1. Beispiele **krankheitstypischer** Komplikationen chronischer Störungen des Bewegungsapparates

Störung des Bewegungsapparates	Krankheitstypische Komplikation
Bewegungseinschränkung	*Gewichtszunahme*
Dauerschmerz	*Algogenes Psycho-Syndrom, depressives Syndrom*
Muskelschwäche (bes. ältere Patienten)	Unsicherheit, Schwindel, *Stürze*, Vereinsamung
Immobilisierung	Phlebothrombose, Lungenembolie
Bewegungsarmut	Osteoporose
Schmerzbedingte Schonhaltung	Fehlbelastung, Überbelastung anderer Gelenke
Fortgesetzte Überbelastung	Verschlimmerung, Chronifizierung
Gelenk-Fehlfunktion	Nerven-Irritation, Neuralgie

5.2 Versorgungstypische Komplikationen und Strategien zur Vermeidung

Tabelle 2. Ursachen **versorgungstypischer** Komplikationen

Behandlungsmaßnahme:	Versorgungstypische Komplikation:
Unzureichende Diagnostik	Unangepasstes Behandlungsregime
Aggravation des Behandlers	Organfixierung, Krankheitsgewinn
Fehlerhafte psychologische Führung	Resignative Non-Compliance
Über-Protektion	Renten-Neurose
Verzicht auf ursächliche Behandlung, **mangelhafte präventive Maßnahmen**	Progredienz der Anzahl und Schwere der Erkrankungen, zu viele Arbeitsunfähigkeiten
Nicht-**S**teroidale-**A**nti-**R**heumatica	Gastroduodenale Komplikationen
Unangebrachte **Ruhigstellung**	Myatrophie (z.B. bei Korsett, Zervikalstütze)
Polypragmasie	Komb. Nebenwirkungen, überhöhte Kosten
Fehlerhafte Chirotherapie	Nervenschäden u.a. (s. a. Kapitel 2.8)
Übertherapie (z.B. merkantil bedingt)	Exzessive Injektionen, Infusionen
Mangelhafte ärztliche Kooperation	Fehlbehandlung, Doppelbehandlung
Unzureichende konservative Therapie	OP-Komplikationen

5.2.1 Anamnese und Untersuchung

Wie bei anderen chronischen Erkrankungen ergeben sich die wesentlichen Komplikationen, wenn der Arzt sich nicht ausreichend dem Einzelfall zuwendet. Zwei Fehleinstellungen des Arztes können dabei eine Rolle spielen: "Eigentlich weiß ich ja schon alles über die Erkrankung bei diesem Patienten" und „Viel kann ich bei diesem chronischen Geschehen doch nicht bewirken".

Beides kann unbewusst dazu führen, dass zum Beispiel nur eine verkürzte Akut-Anamnese zugelassen wird. Hier würden zusätzliche Belastungen des Patienten, neu entstandene Aggressionen o.ä. im Gespräch nicht angesprochen, obwohl dies zu einer wirksamen seelischen Entlastung beitragen könnte („Dieser Schmerz macht Sie wütend"). Offensichtlich ist, dass ein erhöhter Muskeltonus schmerzverstärkend wirkt und ein vertrauensvolles Gespräch deutliche Linderung vermittelt.

Äußerungen des Patienten wie „wahnsinnige Schmerzen", „kann mich gar nicht mehr bewegen" (kommt in die Praxis), „ein Schmerz, ich dachte, ich muss sterben" können vom Arzt als überflüssige Aggravation oder als Ausdruck dringenden Zuwendungswunsches interpretiert werden, sie sollten aber beantwortet werden.

Ebenso wie das bewusste „Aktive Zuhören" sollte auch die Zuwendung in Form *jeweils erneuter körperlicher Untersuchung* zugestanden werden. Dieses „Anfassen" des Erkrankten ist bei allen auch nicht-kurativen Fällen von elementarer Bedeutung.

5.2.2 Medikamenten-Nebenwirkungen

In der ärztlichen Wahrnehmung erscheinen die Medikamenten-Nebenwirkungen als gravierendste Komplikation chronischer Erkrankungen (siehe auch Kapitel „Gastroduodenale Ulzera"). In der Auswahl der Medikation lassen sich auch am ehesten Korrekturen durchführen (siehe Tabelle 4, Rote Liste 2003).

Tabelle 3. Typische Komplikationen verschiedener Medikamentengruppen (Rote Liste 2003)

Medikamentengruppe	Typische Komplikationen u.a.
– Paracetamol	– Toxische Hepatitis (über 8 g/die)
– *Nicht-Steroidale Anti-Rheumatika (NSAR):* z.B. Ibuprofen; Diclofenac, Piroxicam, Acemetacin, Indometacin, Ass u.a.	– *Magen-Darm*-Beschwerden/-*Blutung* besonders bei *Älteren, Ulkusanamnese, Corticoid-Therapie, Antikoagulation!* Allergische Reaktion, Periphere Ödeme, *Niereninsuffizienz*
– *Corticoide:* z.B. Prednison, prednisolon, Methylprednisolon u.a.	– Verschlechterung diabetischer Stoffwechsellage, Oedeme, Kaliurese Gastrointestinale Nebenwirkungen *Osteoporose* (bei längerer Einnahme)
– *Opioide Analgetica (Nicht-BTM):* z.B. Tramadol, Tilidin	– Übelkeit, Erbrechen; Müdigkeit
– *Morphine:* z.B. MST®, Oxygesic®, Temgesic®, Transtec®-/Durogesic®-Pflaster	– Obstipation, Übelkeit, Erbrechen, Müdigkeit selten psychotische Symptome, Abhängigkeit
– Metamizol (Novalgin®)	– Leukopenie
– *COX-2-Hemmer:* z.B. Rofecoxib, Celecoxib,	– Allergische Reaktionen Nierenversagen, Hypertonie

Die früher angewandten *i.m.-Injektionen von NSAR*, zeitweise sogar in Serien gelten heute als obsolet, weil kein wesentlicher Vorteil gegenüber oraler Medikation bzw. Suppositorium besteht und eine allergische Reaktion in seltenen Fällen gefährlich verlaufen kann.

Wie obiger Tabelle und dem Kapitel 1.2.11 (Gastroduodenale Ulzera) zu entnehmen ist, besteht ein höheres Risiko der NSAR-Therapie bei älteren Patienten mit Ulkusvorgeschichte und Co-Medikation. Die Substanzen Ibuprofen und Diclofenac scheinen ein etwas geringeres Blutungsrisiko zu haben als Piroxicam und ASS. Die gleichzeitige Gabe von Misoprostol ist in der *Prophylaxe eines Ulcus ventriculi genauso wirksam* wie Omeprazol (Hawkey 1998). Eine Dauerbehandlung ist zu vermeiden, die Tagesdosis sollte altersadaptiert gemindert sein.

Bei VIGOR- und CLASS-Studie schienen klinisch bedeutsame Komplikationen unter *COX-2-Hemmern* signifikant seltener aufzutreten als unter Naproxen, Ibuprofen bzw. Diclofenac, der Effekt wurde aber *hinfällig bei gleichzeitiger low-dose ASS-Medikation*. Zusätzlich belasten die hohen Tagestherapiekosten das Arzneibudget bei häufig auch geringerer analgetischer Wirkung.

Novaminsulfon (Metamizol) und die Nicht-BTM-Opioide bieten sich an bei Patienten mit gastroduodenalen Komplikationen. Sie haben den Nachteil, dass die spezifisch antientzündliche Wirkung der NSAR fehlt.

Wenn die analgetische Wirkung der Nicht-Opioide nicht ausreicht, sollte auf *Morphin und Morphin-Analoga* umgestellt werden. Deutschland ist im internationalen Vergleich unterdurchschnittlich in der BTM-Verordnung, hier wird zumindest mit der Herausnahme aus dem inidividuellen Arzneibudget gegengesteuert.

Komplikationen bei Injektionen, Infiltrationen

Wenn ein Arzt fast 100 Infusionsbehandlungen in Serie oder 18 verschiedene Injektionen, Infiltrationen und Blockaden in einer Sitzung setzt (wie vom Autor beobachtet), dann ist augenscheinlich, dass manchen Ärzten jegliche Selbstkontrolle bei der Behandlung chronischer Erkrankungen abhanden kommen kann. So sollte gerade dort, wo spezielle Schwerpunkte eines Hausarztes wie Sportmedizin, Naturheilverfahren, Chirotherapie, Akupunktur u.a.m. vorliegen, selbstverständlich dazu gehören, auch die Grenzen der jeweiligen Verfahren zu kennen.

So sollte die Gelenkpunktion oder intraartikuläre Injektion nur dem darin besonders erfahrenen Arzt vorbehalten bleiben, weil Komplikationen wie z.B. ein eitriges Gelenkempyem einen sehr schwerwiegenden Verlauf bedeuten. Ebenso ist die Anwendung lokal injizierter Corticoid-Suspensionen wg. des Vorkommens von Sehnen-/Kapselnekrosen sorgfältig abzuwägen.

Die möglichen Komplikationen von Neuraltherapie und Chirotherapie werden im Kapitel 2.8 und 2.9 behandelt.

Komplikationen bei Physikalischer Therapie

Die Diathermie (Kurzwellen-Bestrahlung) ist bei Patienten mit Herz-schrittmacher kontraindiziert. Ansonsten erscheint die Verordnung von Bestrahlungsserien ("10mal Kurzwelle, Nemectodyn, Ultraschall, usw.) in der Regel unschädlich, wird aber nicht immer an den individuellen Behand-lungsverlauf angepasst. Besser scheint es zu sein, den Patienten mit wirksa-mer Transdermaler Elektro-Nerven-Stimulation (TENS) vertraut zu ma-chen, weil es nebenwirkungsarm, preiswert und vor allem von ihm selbst zu Hause angewendet werden kann und somit aktivierend wirkt.

Grenzen wünschenswerter Präparate

Bei Arthrosen wäre eine ursächliche Behandlung einer „Knorpelaufbauen-den Therapie" sicher wünschenswert. Sogenannte „Chondroprotektiva" wie Glucosamin, Ademetionin, Oxaceprol und Hyaluronsäure haben in Meta-Analysen und bei Intention-to-treat-Auswertung den sicheren Nachweis ihrer Wirksamkeit bisher nicht erbracht.

Ebenso sind für Weidenrinden-Extrakte bzw. Teufelskralle, sowie für Vitamin E (Tocopherol) offene Studien und Anwendungsbeobachtungen bekannt, aber ohne Nachweis einer Evidenz. Homöopathische Medikamen-te wie Rhus tox. unterschieden sich nicht von Placebo. Es ist allerdings ein genereller Trend von Nachfrage nach Naturmedizin festzustellen.

Indikation bildgebender Verfahren

In der Behandlung von Rückenschmerzen hat sich die klinische Einteilung in radikulär und nicht-radikulär bewährt (siehe Kapitel II.1.1.9 Rücken-schmerzen). Sehr selten kommen in der Praxis „abwendbar gefährliche Ver-läufe" vor wie z.B. ein Bandscheibenvorfall mit Reithosen-Anästhesie oder Blasen-/Mastdarmstörung, die zu notfallmäßiger neurochirurgischer Be-handlung Anlass geben. Im Gegenteil ist als Komplikation eher zu bewerten, wenn Röntgen als Verlegenheitsmaßnahme stattfindet (siehe hierzu auch Ka-pitel II.1.1.6 Nackenschmerz und II.1.1.9 Rückenschmerzen). Insofern wird im Einzelfall zu entscheiden sein, wann bei refraktärer Therapie zusätzliche bildgebende Verfahren wie Röntgen, Knochenszintigramm, Computertomo-gramm und MRT einzusetzen sind. Hier ist dann auch das Einschalten von Fachkollegen der Orthopädie und Chirurgie vorzuschlagen.

Indikation für Kur-Verfahren

Stationäre Heilverfahren werden vom Rentenversicherungsträger oft nur noch aus Gründen der Begutachtung, seltener aus kurativen oder präven-tiven Gründen eingesetzt. Relativ erfolgreich gestaltet sind die Möglichkei-ten der „Erweiterten Ambulanten Reha (EAR)" am Wohnort, doch ist in etlichen Fällen der Milieuwechsel und das besondere Terrain einer Kur zusätzlich wirksam gewesen.

Patienten-Selbsthilfe unterstützen

Wie am Beispiel der Koronarsportgruppe zu sehen, haben gruppenpsychologische Effekte einen besonderen Zusatznutzen (auch bei Anonymen Alkoholikern, Selbsthilfe nach Krebs, Diabetikergruppen). Fast flächendeckend gibt es in Deutschland Gruppen wie die „Rheuma-Liga", den VdK (Verband der Kriegsopfer, etc), oder Behinderten-Vereine. Der Hausarzt sollte sich mit dem Angebot vor Ort vertraut machen.

5.2.3 Zusammenarbeit mit anderen Behandlern verbessern

Der Hausarzt hat eine Schlüsselfunktion in der Koordination besonders chronisch Kranker. Insofern muss er die Kommunikation mit anderen Behandlern suchen gerade auch da, wo Probleme programmiert sind. Er ist in der Regel am besten informiert über die Krankheitsvorgeschichte, Begleitfaktoren aus Beruf und Familie und bereits durchgeführte Therapien.

Leider die Ausnahme sind regelhafte Befundberichte des Facharztes an den Hausarzt. Doch auch von der hausärztlichen Seite gibt es erhebliche Defizite, wenn zu selten aktive Überweisungen stattfinden oder diese zum Beispiel ohne Begleit-Information erfolgen. Bewährt haben sich Kurzbriefe des Hausarztes, die er dem Patienten mitgibt, in denen er Vorgeschichte, seinen orthopädischen Befund und die Fragestellung formuliert

Beratung bei speziellen Operationen und besonderen Verfahren

Nicht zuletzt vor besonderen Eingriffen wie Totalendoprothese (TEP) der Hüfte oder des Kniegelenks oder vor arthroskopischen Operationen am Schulter- oder Kniegelenk wird oft der Hausarzt vom Patienten wieder aufgesucht, um eine Zusatzberatung zu erhalten. Bei oft langen Wartelisten in den Krankenhäusern kommen zu frühe OP-Indikationen fast nie vor. Der Patient ist allerdings deutlich darauf hinzuweisen, was er manchmal im Gespräch mit dem Operateur verdrängt, dass die Rehabilitation nach dem Eingriff (insbesondere Schulter- und Kniegelenk) mit erheblichen Schmerzzuständen verbunden sein kann, und dass eine Erfolgssicherheit in keinem Fall gegeben werden kann. Das gleiche gilt für Verfahren wie „Knorpelglättung", Knochenanbohrungen zur Anregung von Faserknorpelregenerat sowie Transplantation von autologen Knorpel-Knochen-Zylindern bzw. autologen Knorpelzellen. Diese aufwändigen Verfahren sind nach Einschätzung des Bundesausschusses der Ärzte und Krankenkassen noch keine hinreichend evaluierten Methoden.

Weitere ausdrücklich nicht anerkannte Methoden sind: Pulsierende Signaltherapie (PST), Extrakorporale Stoßwellentherapie (ESWT) und Be-

handlung mit niederenergetischem Laser. Hier wird der Hausarzt von den
IGEL-Angeboten der Fachkollegen diskret oder deutlich abraten.

Physiotherapie

Bei der Zusammenarbeit mit Physiotherapeuten ist organisatorisch eine
Verbesserung eingetreten, da ein klar umrissener Heilmittelkatalog mit Indikationen, Therapiezielen und Maßnahmen definiert wurde. Hier ist auch
eine Rückmeldung für den Verordner fest eingeplant. In der Umstellungs-
phase war die entsprechende Rezeptschreibung etwas erschwert, doch hat
sich durch manche telefonische Rücksprache die Kommunikation nachhaltig gebessert.

Orthopädie-Technik, sonstige technische Maßnahmen

Die Entscheidung der älteren Dame oder des älteren Herren, wann sie
sich einen Gehstock leisten können oder zumuten, ist meist vom Arzt unabhängig. Bei vielen technischen Hilfsmitteln kann man den Eindruck gewinnen, dass neben der tatsächlichen körperlichen Erleichterung vor allem
dem Symbolcharakter Bedeutung zukommt. So bei der Hausfrau, die für
ihre Nackenbeschwerden eine Schanz-Krawatte trägt (heutzutage obsolet)
oder der übergewichtige Stammtischbesucher, der unbedingt einen Lum-
bo-Trainer vorzeigen möchte.
     Beim schmerzhaften Handgelenk bzw. Daumengrundgelenk (Rhizarth-
rose) können entsprechend angefertigte Orthesen dagegen eine gewisse
Stabilisierung erzielen.
     Wunsch-Verordnungen sind deswegen nicht sachgerecht, der Hausarzt
sollte vorher ein differenziertes Gespräch mit dem Patienten suchen, um
den erwarteten Nutzen eines Gerätes besser abzuschätzen. (s.a. Sachver-
ständigenrats-Gutachten zu Heilmittel-Fehlverordnungen). Mit Sicherheit
macht es sich bezahlt, wenn der Hausarzt die verschiedenen Produkte der
Sanitätsgeschäfte kritisch auf ihre Verwendbarkeit hin überprüft und so die
Indikation der Verordnung besser beherrscht.

Wenn der Patient weg bleibt

Patienten mit gutem Vertrauensverhältnis zu ihrem Hausarzt berichten ihm
von ihren Besuchen beim Heilpraktiker, insofern ist dies dann ausdrücklich
positiv zu bewerten. Natürlich bleibt die Frage, was beim Schröpfen, Ein-
renken, Tinktur-verschreiben oder „Nur-Zuhören" denn besser gewesen ist.
Wichtig für den Hausarzt sollte sein, aufmerksam herauszuhören, welche
Bedeutung der Patient den verschiedenen Methoden beimisst. Ob Kupfer-
armband, Spirale unter dem Bett, exzessiv kostspieligen Spezialkissen oder
anderem ist Überheblichkeit des Hausarztes nicht angebracht (wer heilt,
hat Recht). Er sollte ernst nehmen, dass der Patient etwas für sich oder

seinen Angehörigen tun möchte, auch der Arzt hat Heilerfolge zu einem Teil auf Placebo-Effekte zurückzuführen.

5.3 Komplikationen bei fraglichem Krankheitsgewinn (s.a. Kap. II.2.3 Krankheitsgewinn)

Zu hoch geschraubte Erwartungen der Patienten

Der Hausarzt erlebt nicht selten groteske Anforderungen der Patienten im Sinne „vollständigen Wohlbefindens" (WHO). Der gesellschaftlich bedingte Fitnesswahn erzeugt mancherorts Anforderungen, die realistischerweise nicht zu erfüllen sind. Hier wird Therapie verlangt, anstatt selbst Linderung der Beschwerden abzuwarten. „Mach' mir ‚ne Spritz', dann bin ich wieder fit", solche übermäßigen Forderungen wird der Hausarzt nicht wunschgemäß bedienen können.

Arbeitsunfähigkeit und Rentenbegehren

In der Wirtschaftssituation hoher Arbeitslosigkeit sind die übermäßigen Wünsche nach Arbeitsunfähigkeitsbescheinigungen eher selten. Vielleicht im öffentlichen Dienst wird der Wunsch nach Schonungszeit bei Muskel-/Knochenbeschwerden geäußert. Sehr viel häufiger sind problematische Fälle vom Hausarzt zu begleiten. Arbeitnehmer z.B. im Baugewerbe, die über 40 Jahre zum Teil schwere Belastungen überstanden haben und plötzlich im Betrieb nicht mehr gebraucht werden. Längere Arbeitsunfähigkeits-Zeiten sollen dann die Zeit bis zur regulären Rente überbrücken. Das Arbeitsamt teilt lapidar mit, daß ein 58-jähriger Bewerber auf dem freien Markt nicht mehr vermittelbar ist. Ein Schlag ins Gesicht für alle zuverlässigen Arbeitnehmer.

Aggravation durch Therapeuten, Organfixierung des Patienten

Nicht selten versucht ein Arzt, sich beim Patienten beliebt zu machen, indem er vermeintlichen Wünschen nach starker Diagnose nachkommt. Das sind z.B. die Röntgen-Diagnosen, die für Jahrzehnte vorhalten wie: „Rücken kaputt", „alle Bandscheiben aufgebraucht", oder ähnliche. Manche Behandler erhoffen sich davon besonders treue „Kunden" vor allem gefügige, weil jegliche Behandlung dann als besonders hilfreich dargestellt werden kann angesichts der so „infausten" Prognose. Viele Patienten kommen aus diesem Teufelskreis der Abhängigkeit vom Therapeuten nicht mehr heraus, auch ein Hausarzt kann solche langjährige „Symbiose" kaum korrigieren.

„Ersatzbefriedigung" durch Behinderten-Ausweis

Die Anträge ans Versorgungsamt um Erteilung der Kennzeichen „aG",
außergewöhnliche Gehbehinderung sind überaus verbreitet. Der Hausarzt
wird in der Regel versuchen, den Wünschen seiner Patienten zu entsprechen. Die entsprechenden hausärztlichen Gutachten werden dem Antrag-
steller in Kopie zur Verfügung gestellt, so dass hier nur Maximal-Befunde
dargestellt werden können. Besonders begehrt sind die Plaketten für Behin-
derten-Parkplätze, allerdings sollte der Maßstab der Bewilligungen dem Gesundheitszustand angemessen sein.

5.4 Unzureichende Prävention von Erkrankungen des Bewegungsapparates

Wer, wenn nicht die Hausärzte, hätte die Möglichkeit, vorbeugend auf so
weit verbreitete Erkrankungen wie die des Bewegungsapparates Einfluss zu
nehmen. Die Längsschnitt-Verantwortung prädestiniert hier, die Patienten
zur eigenen Verantwortung zu führen.

Übergewichtige Jugendliche

Kaum ein Arzt ist solchermaßen Lebensbegleiter wie der Hausarzt. Insofern ist er mehr als alle Fachkollegen mit der Längsschnittbetrachtung seiner Patienten konfrontiert. Er kennt die *Familie der Übergewichtigen*, die
schon früh den Nachwuchs mit Pommes frites und Süßigkeiten traktiert.
Ein besonderes Indiz der Fehlentwicklung bei Jugendlichen ist im unge-
bremsten Trend des Bewegungsmangels durch exzessiven Fernseh-Kon-
sum, Computerspielen und Ersatzkommunikation per Handy zu erleben.
   Ein Hausarzt kann seinen Jugendlichen sowohl Sport-Entschuldigun-
gen verweigern wie auch eigene Anregungen zur Aktivität geben. Genau
wie bei Erwachsenen sollte dabei der *Erlebniszuwachs* die ausschlaggebende Rolle spielen und nicht die abstrakte Gesundheitsförderung.
   Wenn der Arzt seinen Patienten vermitteln kann, dass zum Beispiel
Laufen ein unglaublicher Zugewinn an sinnlicher Erfahrung von Wind,
Farben, Herzklopfen, Erschöpfung, Überwindung, Gedankenfluss, Entspannung, und anderes sein kann, wird er sicher mehr Erfolg haben als
mit dem reinen Appell an gesundheitskonformes Verhalten.

Beratungsresistente Patienten

Wie im Fallbeispiel 1 erläutert, begegnet der Hausarzt einer großen Zahl
von Patienten mit Risikofaktoren, die einer primären Beratung zur Le-
bensveränderung abweisend gegenüberstehen. Es verläuft manchmal wie
beim Alkoholkranken, dem wiederholt Angebote zur Suchtbehandlung gemacht werden müssen, und der eher überraschend viel später sein Einver-

ständnis gibt. Oder wie beim chronischen Raucher, der eines Tages erscheint und verkündet, „ich wollte es nicht mehr". Der Hausarzt wird nicht wie ein Missionar penetrant „sein Anliegen" vom gesunden Verhalten anbringen, sondern dem Patienten vermitteln, dass er selbst etwas mehr „körperlichen Ausgleich" benötigt. Ausschlaggebend für eine Verhaltensänderung sind meistens Freunde oder Familienangehörige, aber der Hausarzt kann doch eine gewisse *Katalysatorfunktion* dabei ausüben.

Konkrete Anleitungen geben

Für den Patienten mit Wunsch nach Lebensstiländerung reicht es meistens nicht aus, allgemeine Ratschläge zu erteilen. Der Hausarzt sollte sich vertraut machen mit den Sportvereinen, den Angeboten von Lauftreffs, Schwimmbad-Offerten, Angeboten des Behinderten- oder Seniorensports, usw. Sehr erfolgreich ist es, wenn nahe Familienangehörige oder Freunde als Vorbild oder Partner beim Bewegungstraining benannt werden können. Wichtig ist dabei die Betonung, dass der Patient „endlich mal *was für sich tun*" kann, was den meisten unter diesem Aspekt eben nicht bewusst ist. Die Sekundärprophylaxe „Rückenschule" ist bei der Zielgruppe der unter 55-jährigen erfolgreich gewesen (Walter U et al 2002).

Berufliche Belastungen konkretisieren

Die Mehrzahl der Patienten mit Rückenproblemen kommt nicht aus Berufen mit hochgradiger muskulärer Belastung wie Tiefbau, Straßenbau oder schwerer Fließbandarbeit. Die Mehrzahl der Patienten ist am Schreibtisch tätig, ihnen gelingt der Ausgleich zu ihrer mental anstrengenden aber überwiegend sitzenden Tätigkeit nicht. Nicht nur bei den häufigen Halswirbelsäulenproblemen der am PC Tätigen, sondern auch bei den chronischen Rückenschmerzen ist hausärztliche Beratung gefragt (siehe Kapitel II.1.1.6 Nackenschmerz und II.1.1.9 Rückenschmerzen). Manche modernen Betriebe lassen Krankengymnastik und Massage in der Arbeitspause durchführen. Die Mehrzahl der Betroffenen muss selbst eine individuelle Kompensation der Belastungen finden. Entspannung in warmem Wasser oder eben sportlicher Ausgleich sind die Empfehlungen.

Risikofaktoren für Osteoporose erkennen

Bewegungsarmut, verminderte Calciumzufuhr, Nikotinkonsum und längerfristige Cortisonmedikation sind besondere Risikofaktoren für die frühzeitige Osteoporose. Der Hausarzt sollte versuchen durch eigene Anamnese und Familienanamnese hier besondere Belastungen zu eruieren. Beim Verdacht auf eine „*High-turnover*" Osteoporose ist eine Urin-Untersuchung auf Desoxypyrrolidin angebracht. Die Blut-Untersuchung auf ß-CrossLaps (Abbauprodukte aus Typ-I-Kollagen) scheint einen Therapieerfolg nach Biphosphonaten messen zu können, als allgemeiner Suchtest bei Osteoporose ist er nicht etabliert.

Auch die verschiedenen Verfahren DPX, CT, Ultraschall haben sich noch nicht für alle Bereiche der Osteoporose als Standard verifizieren können. Es bleibt die hausärztliche Notwendigkeit, bei Mangelzuständen Calcium und Vitamin D3 zu substituieren. Auch hier ist selbstverständlich, dass körperliche Aktivität zentrale Bedeutung hat gegenüber medikamentöser Therapie (Biphosphonate, Raloxifen). Von der *generellen* Empfehlung zur Hormonsubstitution der Postmenopause ist jetzt nach den Ergebnissen der großen US-amerikanischen Studie (Womens Health Initiative 2002) inzwischen auch gynäkologischerseits Abstand genommen worden.

Gicht-Anfall: besser vorbeugen

Patienten mit übermäßigem Alkoholgebrauch gehen ungern zum Arzt. Der massive Schmerz einer Podagra führt den Betreffenden (meist Männer) bei Erfolglosigkeit seiner Eigenbehandlung (Kühlen, Salbe, Kopfschmerztablette) dann doch in die Praxis. Hier muss die Chance genutzt werden, 1.) das Alkoholproblem anzusprechen, 2.) die Leberwerte (neben der Harnsäure) zu kontrollieren und 3.) auf vorbeugende Gabe von Allopurinol hinzuwirken. Ein erfolgreicher Hausarzt schafft dies beim ersten Gichtanfall,- die Symptome sind in der Regel so klassisch, daß die Diagnose prima vista möglich ist. Trotz allgemeingesellschaftlicher Tendenz zu vermehrtem Alkoholgebrauch sollten mittels hausärztlicher Prävention groteske Gichtknoten und verbleibende Gelenkdeformationen gar nicht mehr vorkommen.

6 Schlussfolgerungen

In der Indikationsgruppe Analgetika/Antirheumatika sind nach Angaben des Arzneimittelreports zwar nicht die stärksten Umsätze in Deutschland getätigt worden, aber weiterhin die größte Anzahl von Verordnungen (93,4 Mill.). Kaum eine Volkskrankheit erreicht so viele Menschen aller Altersgruppen und Herkunft. Die Medizin hat es mit sogenannten Erkrankungen niedrigen Risikos im Hinblick auf Lebensgefährdung zu tun. Sehr umfangreich ist aber die sozialmedizinische Bedeutung. Hier liegt eine besondere Aufgabe des Hausarztes, rechtzeitig aus Verantwortung für den Langzeitverlauf die richtigen Weichenstellungen für einen Patienten zu finden. Angesichts der großen Anzahl von Mitbehandlern ist dies generell eine schwierige Herausforderung.

Literatur

Arzneimittelkommission der deutschen Ärzteschaft (2001) Evidenzbasierte Therapie-Leitlinien, Degenerative Gelenkerkrankungen, 2. Aufl, Deutscher Ärzte-Verlag, Köln

Arzneimittelkommission der deutschen Ärzteschaft (2000) Handlungsleitlinie Kreuzschmerzen aus Arzneiverordnung in der Praxis, 2. Aufl, Sonderheft

BDA-Manual Physiotherapie (2002) Kybermed, Emsdetten

BDA-Manual Schmerz (2002) Kybermed, Emsdetten

Barrett WP (2000) Contemporary Techniques and Issues in Orthopaedics

Deutsches Rheuma-Forschungszentrum Berlin: www.drfz.de

Deutsche Rheuma-Liga: www.rheuma-liga.de

Eccles M, Freemantle N, Mason J (1998) North of England evidence based guideline. BMJ 317:526–530

Guzman J, Karjalainen et al (2001) Multidisciplinary rehabilitation for chronic low back pain: systematic review. BMJ 322:1511–1216

Hawkey C, Karrasch J et al (1998) Omeprazol compared with misoprostol for ulcers associated with NSAIC. N Eng J Med 11: 727–734

Nienhaus A, Soyka M (2003) Rückenschmerzen – eine Mode? Mitteilungen bgw 1/2003

Samanta A, Beardsley J (1999) Low back pain: which is the best way forward? BMJ 318:1122–1123

Schwabe U, Paffrath D (2002) Arzneiverordnungsreport 2001. Springer, Berlin Heidelberg New York

Somani K (2001) Activity and pain killers best for back pain. BMJ 322:318

Walter U, Hoopmann M, Reichle C, Schwartz F (2002) Unspezifische Rückenbeschwerden. Dtsch Ärztebl 99: 34–35

www.destatis.de

www.gesundheitsscout24.de

www.medicine-worldwide.de/krankheiten/schmerz/arthrose.html

Wirth CJ (2001) Praxis der Orthopädie, Thieme Stuttgart

4.10 Pflegebedürftige Patienten
Thomas Lichte

Zusammenfassung

Pflegebedürftige werden in den nächsten Jahren wegen des medizinischen Fortschritts und höherer Lebenserwartung ständig zunehmen. Da bisher schon diese komplexe Versorgungsaufgabe einen hohen Zeitrahmen und großes Engagement der Hausärzte verlangte, werden die Ansprüche im Sinne der „aufgehenden Schere" immer mehr Ressourcen binden. Die aktivierende Pflege und intensive Bemühungen um die Verbesserung der ambulanten geriatrischen Rehabilitation, vor allem zu Gunsten einer menschlicheren und besseren Lebensqualität der Betroffenen, werden die Pflegenden und betreuenden Ärzte noch mehr fordern. Früher fast schicksalshaft gesehene Entwicklungen – als „normaler Beginn des Sterbens" (z.B. Dekubitalulcera) – sind beherrschbarer geworden und werden heute als vermeidbare Komplikationen gesehen. Nur die häufigsten und schwerwiegendsten Probleme sollen fast exemplarisch aufgearbeitet werden.

1 Kennzeichnung der Patientengruppe

Pflegebedürftige sind Menschen, die im Alltag nicht mehr selbständig in ihrem bisherigen Umfeld leben können. Versorgung durch Familienmitglieder oder evtl. durch gemeindenahe Einrichtungen („Essen auf Rädern", …) könnte bei leichtesten Leistungseinbußen der täglichen Verrichtungen (ADL = Activity of daily living) noch ausreichend kompensieren. Bei schwereren Formen, entsprechend einer höheren Pflegestufe, sind intensivere Aktivitäten von Seiten der Angehörigen bzw. gemeindenahen Einrichtungen (Sozialstation …) erforderlich. Intensivste Versorgung bedeutet oft eine „Rundumpflege", die bei weiterer Verschlimmerung evtl. nicht mehr zu Hause geleistet werden kann. Je nach Pflegebedürftigkeit werden auch vom Hausarzt intensivere Versorgungsaufgaben erforderlich. Familienärztliche, Koordinations- und Integrationsfunktion werden besonders gefordert.

Neben der Versorgung der Pflegebedürftigen ist die der Pflegenden (Angehörigen) als eine der komplexesten ärztlichen Leistungen zu berücksichtigen. (Lichte 2003, Leitlinie Pflegende Angehörige 2003).

2 Epidemiologie

Die Verteilung der Pflegebedürftigen in Deutschland ist etwa ähnlich, wobei im ländlichen Bereich die Versorgung eher noch im familiären Bereich stattfindet; sie machen ca. 1%–2% der Bevölkerung aus. Nach den Statistiken des medizinischen Dienstes der Krankenkasse (MDK), die für die Pflegeversicherungen den Grad der Pflegebedürftigkeit festlegen, gibt es

ca. 47% in der Gruppe I   leicht Pflegebedürftige,
ca. 38% in der Gruppe II   Mittelschwerpflegebedürftige und
ca. 15% in der Gruppe III   Schwerstpflegebedürftige. (BMG 2000)

Obwohl der Anteil noch relativ gering erscheint, bedeutet diese Patientengruppe jedoch für den Hausarzt eine sehr arbeitsintensive Aufgabe. Die Langzeitversorgung Pflegebedürftiger ist eine an Umfang und Dimension wachsende hausärztliche Tätigkeit.

3 Häufigkeit der Problempatientengruppe „Pflegebedürftige" in der Praxis

In der Praxis beträgt der Anteil der Pflegebedürftigen ca. 2–3% der Patienten.(Lichte 2003) Die Intensität der Betreuung liegt aber weit höher, so dass ein Arbeitsaufwand dieser oft sehr komplexen Gruppe mit anhängenden Familienangehörigen und den Pflegenden durchaus 10% und mehr im Praxisalltag ausmachen kann. Hier sind die oft sehr zeitintensiven Hausbesuche und koordinierenden Gespräche z.B. mit professionellen Pflegern und stationären Einrichtungen zu erwähnen. (BMG 2000, Kühn und Werner 2001)

4 Typische Anlässe/Umstände, bei denen der Hausarzt Pflegebedürftigen begegnet

Hausbesuche

Ein großer Teil der Hausbesuche wird zur Betreuung Pflegebedürftiger durchgeführt. Neben der Beurteilung des Verlaufs (Befinden, Befund) werden meistens auch Probleme im Umfeld erörtert (pflegende Angehörige). Koordination mit Pflege-Teams, am besten in regelmäßigen Abständen am Bett oder im Lebensraum des Pflegebedürftigen, sind erforderlich.

Neben der Betreuung von häuslichen Pflegebedürftigen spielen die Pflegebedürftigen in stationären Einrichtungen eine große Rolle. Die Versorgung zu Hause erfordert dabei größeren Aufwand für Hausärzte, da oft u. a. die gesamte Pflegefamilie mitbetreut wird. In stationären Einrichtungen wird durch routinierte Pflegeteams in deren gewohnten Bereichen der

Langzeitversorgungsaufwand für Ärzte eher vergleichsweise geringer ausfallen.

Praxis

Bei gelegentlichen Praxisbesuchen von Pflegebedürftigen geringeren Schweregrades ist ebenso ein relativ hoher Zeitaufwand in den meisten Fällen einzuplanen. Aktivitäten des täglichen Lebens, wie An- und Ausziehen, Hinsetzen, Hinlegen, Gehen in die Praxisräume benötigen meist viel Zeit und sind nur mit Hilfe von Angehörigen oder Praxismitarbeitern möglich. Die Einrichtung der Praxis muss entsprechend den Funktionsstörungen bzw. Behinderungen der betreffenden Patienten eingerichtet sein. (SHAP 2002 Fischer 1991)

5 Beschreibung der Versorgungsaufgabe einschließlich der eingesetzten Interventionsmöglichkeiten

Pflegebedürftige sind im engeren Sinne ganzheitlich zu betreuen; neben der medizinischen Versorgung stehen aber vor allem die psychische Begleitung und die ständig zu aktualisierende Koordinations- und Integrationsfunktion im Vordergrund. Interventionsmöglichkeiten sind in der Regel höchst individuell an den persönlichen Strukturen des Betroffenen und seines Umfeldes zu orientieren. Die Mitarbeit des Patienten ist bei oft nicht zu erreichender Verbesserung des Gesamtzustandes entsprechend eingeschränkt. Reaktiv psychische Veränderungen spielen fast immer eine entscheidende Rolle. (SHAP 2002, Fischer 1991)

6 Typische Interventionsbedingte Komplikationen

Bei der Betreuung, Begleitung und Langzeitversorgung Pflegebedürftiger kann es zu sehr komplexen Komplikationen in Folge typischer Interventionen kommen.

Eine *zu schnelle Mobilisierung* ohne entsprechende Begleitung kann zu Kollapszuständen und Stürzen mit entsprechenden Folgen führen.

Im psychosozialen Bereich sind restriktive, *zu dirigistische Anweisungen* und Empfehlungen evtl. entmündigend, deprimierend oder frustrierend. Stimmungsverschlechterungen bis hin zu depressiven Zuständen sind denkbar. Bei entsprechender Veränderung hat dies die soziale Isolation zur Folge.

Im Pflegenden-, aber auch Arzt-Kontakt mit Pflegebedürftigen ist durch *distanzlose Ansprache* („Mein Mäuschen", „Oma") und bei Missachtung des persönlich gewünschten Abstands (routinemäßig in den Arm nehmen....) auch evtl. entwürdigendes Verhalten mit Grenzüberschreitung zu sehen. (Fischer 1991, SHAP 2002)

Eine besondere Problematik stellt die Gewährung von Pflegegeld nach dem Gesetz zur Pflegeversicherung dar; intensive Bemühungen von Seiten der Hausärzte Patienten optimal zu rehabilitieren, können durch die mögliche Einbuße von Pflegegeld konterkariert werden. Angehörige sehen u. U. den Vorteil einer höheren Geldleistung bei höherer Pflegestufe vorrangig gegenüber einem besseren Rehabilitationsergebnis.

7 Typische hausärztlicherseits induzierte Komplikationen:

Eher durch Unterlassung als durch zu intensive Betreuung sind Komplikationen zu erwarten.

Im körperlichen Bereich finden sich in Folge unzureichender Lagerungstechnik und nicht rechtzeitig verordneter Prophylaxemaßnahmen, wie Dekubitusmatratze etc., *Druckgeschwüre* (Decubitalulcera). Bei Eintreten solcher Erkrankungen sind nach Begutachtung von Spezialisten im Bereich der Gerontologie schon rechtskräftige Verurteilungen von Ärzten erfolgt. Nach Meinung erfahrener Hausärzte ist die Vermeidung von Decubitalulcera, nicht hundertprozentig möglich, besonders im eigentlichen Sterbeprozess.

Im psychosozialen Bereich sieht man bei Pflegebedürftigen nicht selten als Folgen einer *Unterversorgung der Betreuung*, verschiedene Formen von depressiven Entwicklungen. Unzureichende Erkennung und Behandlung von Depressionen und deren Entwicklung ist eine typische Komplikation hausärztlicher Tätigkeit.

Eine Fehleinschätzung der Entwicklungsmöglichkeiten und *fehlende Motivation zur Selbsthilfe* z.B. kann sich im psychischen Zustand mit Folgen im sozialen Bereich weiter verschlechtern. Die gesamte Pflegefamilie wird hiervon beeinträchtigt. In diesem Zusammenhang ist auch eine unterlassene oder *insuffiziente Therapie mit Antidepressiva* zu berücksichtigen.

Vernachlässigung bzw. unzureichende Versorgung und Zuwendung können zu körperlichen bzw. seelischen Schäden Pflegebedürftiger bis hin zur Verwahrlosung führen. Dieser *„elderly abuse"* kann von Angehörigen auch dazu eingesetzt werden, um damit Rehabilitationsmaßnahmen bzw. Pflegegeld oder eine höhere Pflegeeinstufung zu erreichen.

Mangelhafte Ausschöpfung vorhandener Fähigkeiten wie Mobilität, Aktivitäten usw. entstehen häufig durch unzureichende Rehabilitation. Vermeidbare Komplikationen wären dann: *Immobilität, Sturzgefahrerhöhung, sinkende Lebensqualität.*

Bei Unruhezuständen stecken Ärzte und Pflegende im Dilemma, u. U. durch ruhigstellende Medikamente die Restaktivitäten des Betroffenen wiederum zu stark zu vermindern. Durch *verstärkte Bettlägrigkeit* ist die Gefahr für Pneumonien, Decubitalulcera etc. auch erhöht.

Auch Fixierungen zur Vermeidung von Eigen- gelegentlich auch Fremdgefährdungen sind nur nach vorsichtiger Abwägung aller juristischer Konsequenzen (inkl. ärztlichem Attest für das Amtsgericht) zu befürworten.

Bei der *Indikation für eine Magenernährungssonde* durch die Bauchhaut (PEG) müssen strenge Kriterien beachtet werden, damit weder eine Unterernährung bei echter Indikation die Folge wäre, noch dass nur eine Pflegeerleichterung mit eventuellem Verzicht auf würdiges Leben bzw. Sterben erreicht wird.

Unzureichendes systemisches Vorgehen (Familienmedizin) führt zu Komplikationen wie *Burn-Out-Syndrom, Depression etc. bei Angehörigen* (Lichte 2003).

8 Verhinderung der Komplikationen

Auch im schwierigen Bereich der Langzeitversorgung von Pflegebedürftigen können durch bestimmte präventive Maßnahmen Komplikationen mit hoher Wahrscheinlichkeit vermindert oder gar verhindert werden:

Eine adäquate *Versorgung mit typischen Pflegehilfsmitteln* wie Decubitusmatratze, Fersenkissen, Fellunterlagen sowie die Kontrolle (Dokumentation!) der gefährdeten Körperregionen ist eine sinnvolle Maßnahme. *Lagerungspläne* gemeinsam erstellt mit Pflegediensten und pflegenden Angehörigen sowie dem betroffenen Patienten erörtert, sind weitere sinnvolle Prophylaxemaßnahmen.

Zur Vermeidung von Kontrakturen und Inaktivitätsfolgen an der Muskulatur können auch von Angehörigen evtl. Pflegediensten oder gelegentlich auch Physiotherapeuten präventiv *Bewegungsübungen* in regelmäßigen Abständen durchgeführt werden.

Im Rahmen einer Grundpflege sind z.B. Pneumonien zu vermindern. Die Anwendung von *niedermolekularen Heparinen* zur Vermeidung von Thrombosen ist in gewissen Stadien zu erörtern, beim Patienten im Sterbeprozess aber vom Hausarzt abzusetzen.

Im psychosozialen Bereich sollte der Hausarzt regelmäßig mit dem Pflegepatienten sprechen und nach seinen Gedanken und Wünschen fragen. In der Langzeitversorgung ist die intensive Betreuung durch den Hausarzt wünschenswert um zur Verbesserung des psychischen Befindens der Pflegebedürftigen beizutragen. Hier werden *zeitintensive Gespräche* z.B. nur begrenzt nach Vorgabe von Gebührenordnungen vergütet. Zu dirigistische, „entmündigende" Maßnahmen bzw. Betreuen im Sinne einer *Overprotection* sollte man *vermeiden*. Eine *aktivierende Pflege* unter Berücksichtigung der Patientenwünsche mit Einbeziehung von familiären und professionellen Helfern müsste als ideal angesehen werden. Ambulante geriatrische Rehabilitation sollte vor Pflege stehen.

Dem Einsatz von *Antidepressiva* sollte *vor beruhigenden Medikamenten* der Vorzug gegeben werden. (Sening 1998, Stamm 1999)

Literatur

BMG Bundesministerium für Gesundheit (2000) Informationen zu Pflegeleistungen Globus 6327, Bonn

Fischer GC (1991)Geriatrie für die hausärztliche Praxis

Kochen MM(1998) Allgemein- und Familienmedizin. Hippokrates, Stuttgart

Kühn D, Werner B (2001) Taschenatlas zur Pflegeversicherung. Asgard Verlag

Lichte T (2003) DEGAM-Leitlinie Pflegende Angehörige. www.DEGAM.de

Sening H, Wintersberger C (1998) Pflegeleitfaden. Urban & Fischer, München

SHAP (2002) Seminar HausarztPraxis: Ambulante geriatrische Rehabilitation. Urban und Vogel München, Heft 1

Stamm T et al (1999) Ambulante Geriatrische Rehabilitation. MMV, München

Zimmermann RE (1977) Alter und Hilfsbedürftigkeit. Enke Verlag, Stuttgart

4.11 Hochaltrige Patienten

Daniela Langner, Ulrike Junius

Zusammenfassung

Angesichts der demographischen Entwicklung kommt der Versorgung hochaltriger Patienten eine hohe und zukünftig noch steigende Bedeutung zu.

Dabei ist zu berücksichtigen, dass nicht nur die akuten Erkrankungen, sondern in hohem Maße auch chronische Krankheiten und Multimorbidität den Alltag alter Menschen bestimmen. Für den Hausarzt kommt zusätzlich hinzu, dass im Alter viele Beschwerdebilder atypisch verlaufen und daraus noch häufiger als bei jüngeren Patienten Komplikationen resultieren. Deshalb wird es eine entscheidende Zukunftsaufgabe für den Hausarzt sein, die Möglichkeiten, aber auch Grenzen der Therapie Hochaltriger unter Berücksichtigung des persönlichen Lebensumfeldes der Patienten bestmöglich zu koordinieren.

1 Kennzeichnung der Patientengruppe

Während noch im letzten Jahrhundert nur wenige Menschen ein Alter von 80 Jahren und mehr erreichten, wächst die Gruppe der Hochaltrigen heute exponentiell an (BMFsF 2001). Zusätzlich zu dieser demographischen Entwicklung ist eine Verzögerung des biologischen Alterns zu beobachten. D.h. dass Menschen, die damals mit 65 Jahren als alt galten und sich auch so fühlten, heutzutage in aller Regel noch hochaktiv sind und kaum unter alterstypischen Einschränkungen zu leiden haben. Das biologische Alter, das damals bereits mit 65 Jahren erreicht wurde, scheint heute mit ca. 80 einzutreten.

Dies offenbart sich an der sprunghaft ansteigenden Rate multipler chronischer Erkrankungen im hohen Alter (Van den Acker et al. 1998) und läßt die ambulante Versorgung dieser Altersgruppe zunehmend bedeutsam werden. Das Ausmaß dieser Patientenversorgung wird an der Hausbesuchsrate deutlich: während nur 6% der 60- bis 70-Jährigen Hausbesuche pro Quartal benötigen, sind sie für 48% aller 80-Jährigen erforderlich (ZI-ADT-Panel-Daten Nordrhein III 2000).

2 Demographie

Derzeit leben knapp 3 Millionen Hochaltrige in Deutschland (Stat. Bundesamt 1998), umgerechnet 3,5% der Gesamtbevölkerung. Vorausberechnungen deuten darauf hin, dass dieser Bevölkerungsanteil in Kürze um nochmals die Hälfte zunimmt (Tews 1999). Aufgrund der Multimorbidität und Chronizität der Erkrankungen in dieser Alterskohorte erscheinen die Hochaltrigen in der hausärztlichen Versorgung überrepräsentiert. So zeigen Daten des ADT-Panel-ZI Nordrhein aus dem Quartal III/2000, dass Allgemeinärzte einen Anteil von 7% hochbetagter Patienten aufweisen, hausärztlich tätige Internisten sogar 9% (Junius 2002).

3 Häufigkeit der Zielgruppe in der Praxis

Aufgrund der heute erreichten Zahl hochaltriger Patienten und der demographischen Tendenz einer weiteren Zunahme dieser Patientengruppe ist mit einem weiteren Anstieg bestimmter Erkrankungen zu rechnen. Dazu zählen vor allem Herz-Kreislauf-Erkrankungen an der Spitze der Todesursachenstatistik (Stat. Bundesamt 2002). Unter diesem Sammelbegriff nehmen die Einzelerkrankungen Myokardinfarkt und Apoplex die ersten Plätze ein. Die fünf häufigsten hausärztlich gestellten Diagnosen im hohen Alter sind ebenfalls dieser Erkrankungsgruppe zuzuordnen, wobei eine Hypertonie bei 43% aller Hochaltrigen diagnostiziert wird, Herzinsuffizienz bei 34%, KHK bei 32%, Hyperlipidämie bei 22% und ein Diabetes mellitus Typ II bei 17% (Junius 2002). Herz-Kreislaufkrankheiten sind darüber hinaus für einen großen Teil der typischen Mehrfacherkrankungen im Alter (Multimorbidität) verantwortlich. Da 40–50% der hochaltrigen Patienten eine typische Multimorbidität (5 und mehr relevante Diagnosen) aufweisen (Steinhagen-Thiessen und Borchelt 1996), sind sie als Problempatienten mit einem erhöhten Risiko bezüglich des Auftretens von unerwünschten Arzneimittelwirkungen (UAW), von Stürzen, Inkontinenz, Demenz und anderen für das hohe Alter typischen Erkrankungen zu betrachten. Daher kommt der Kenntnis typischer fehlerbedingter Komplikationen in diesem Alter ein hoher Stellenwert zu.

4 Typische Anlässe, bei denen der Hausarzt Patienten der jeweiligen Gruppe begegnet

Typische Anlässe, bei denen der Hausarzt hochaltrigen Patienten begegnet, sind Neuauftreten bzw. Verschlimmerung von Herz-Kreislauf-Erkrankungen mit Atemnot und Schwindel. Schmerz ist mit 70% Prävalenz das häufigst geschilderte Symptom im Alter überhaupt (Junius und Fischer 2002). Funktionelle Einschränkungen im Alltag sind nahezu ein Spezifikum dieser Altersgruppe und oft Ausdruck von Multimorbidität. Sie resultiert, häufig gepaart mit Polypharmakotherapie, in Stürzen, die immerhin eine Inzidenz von 30% aufweisen. Frakturen sind die Folge. Darüber hinaus fordern Inkontinenz, Demenz, Depression und Schlaganfälle als prävalente und äußerst relevante Erkrankungen den Hausarzt in seiner Patientenversorgung ganz besonders heraus.

Alte Patienten zeigen im Vergleich zu jüngeren Altersgruppen häufig einen symptomarmen Verlauf sogar bei schwerwiegenden Erkrankungen (z.B. Appendizitis). Oft werden Symptome ernster Erkrankungen nicht als bedrohlich eingeschätzt und deshalb beim Arztbesuch nicht oder nicht vollständig geschildert (Junius et al 1994) (sogenanntes „underreporting"). Darüber hinaus stehen gerade bei chronisch multimorbiden Patienten Klagen im Vordergrund, die sich auf bislang bereits bekannte Erkrankungen beziehen und das aktuelle Beschwerdebild läßt sich erst im Verlauf erschließen.

Im weiteren Verlauf sollen anhand von Patientenbeispielen wesentliche und typische Komplikationen von Krankheit bzw. Therapie im hohen Alter näher betrachtet werden.

5 Beschreibung der Versorgungsaufgabe einschließlich der eingesetzten Interventionsmöglichkeiten

Älter werdende Menschen sind in der Regel ihrem Hausarzt treu: etwa die Hälfte der Patienten bleibt 10 Jahre und länger in der Behandlung ein und desselben Arztes (Seebohm und Jork 1986). Daraus ergeben sich vielfältige Anforderungen, aber auch Chancen in der Langzeitbetreuung dieser Klientel.

Gerade die langjährige Beziehung zwischen Arzt und altem Patienten birgt die Gefahr, sich auf gewisse wohlbekannte und – benannte Symptome bzw. Erkrankungen des Ratsuchenden zu konzentrieren. Zusammen mit dem Phänomen des „underreporting" kann eine „Betriebsblindheit" aufkommen, die die Diagnostik wesentlicher Altersprobleme verhindert. Geriatrische Assessmentverfahren auch für die ambulante Praxis, so wie sie z.B. im Rahmen einer europäischen Studie entwickelt wurden, können sicherstellen, dass alle wesentlichen und therapierbaren Altersprobleme routinemäßig aufgedeckt werden.

Multiple und teilweise interaktiv wirkende Erkrankungen im Alter erfordern eine hohe diagnostische und therapeutische Kompetenz des Hausarztes (Fischer 1998). In besonderem Maß ist auf die Multimedikation hinzuweisen. Der Berliner Altersstudie nach nehmen 54% der 70jährigen und Älteren regelmäßig fünf und mehr Medikamente gleichzeitig ein (Steinhagen-Thiessen und Borchelt 1996). Psychopharmaka, Magen-Darm-Mittel, Diuretika und durchblutungsfördernde Mittel wurden in der Studie am häufigsten als nicht indiziert oder sogar kontraindizierte Verordnungen identifiziert.

Aufgrund der im Alter besonders engen Verflechtung zwischen Organschäden, funktionellen Einbußen und ihren Auswirkungen auf das Lebensumfeld sind eine hohe bio-psycho-soziale Kompetenz ebenso notwendig, wie Kenntnisse des individuellen Lebensumfeldes und der ambulanten wie (teil-)stationären rehabilitativen Möglichkeiten. Praktische Probleme in der Versorgung, die teilweise einen hohen Zeitaufwand erfordern, ergeben sich aus Krankheits- bzw. Gesundheitsvorstellungen Hochaltriger selbst. Auch bestimmte Probleme, wie beispielsweise Einhaltung einer ausreichenden Trinkmenge und Häufigkeit des Stuhlgangs, bedürfen eines hohen Beratungsaufwandes: Hausärzte beobachten eine als Widerstand erlebte Abwehrhaltung ihrer hochaltrigen Patienten, wenn es um die Diskussion des ausreichenden Trinkens geht. Diese Frage birgt ein gewisses Frustrationspotential für den Hausarzt und ist keineswegs in allen Fällen zufriedenstellend zu lösen. Beim Stuhlgang besteht seitens der Patienten vielfach die Vorstellung, dass nur ein täglicher Stuhlgang eine ausreichende „Entgiftung" des Körpers gewährleistet. Auch hier laufen Versuche des Hausarztes, den Patienten zu „ent-ängstigen", häufig ins Leere, zumal die relative Bedeutung des Stuhlgangs für den Patienten im Kontext der meist multimorbiden Krankheitsmuster unangemessen hoch, in seltenen Fällen sogar einzig dominierend ist. Dies mag mit ein Grund für den hohen Absatz an nicht rezeptpflichtigen Abführmitteln an alte Menschen sein.

Zu den hausärztlichen Aufgaben gehört es ferner, die regionalen Versorgungsstrukturen zu kennen und professionell zu nutzen. So stellt die Einleitung ambulanter wie ggf. auch teilstationärer und stationärer Behandlungsmaßnahmen für geriatrische Patienten ein wichtiges Aufgabenfeld dar. Dabei ist es notwendig, die einzelnen Berufsgruppen, wie die der Physiotherapie, Ergotherapie, physikalischen Therapie, der Sozialarbeit und Logopädie nicht nur zu kennen, sondern anhand der durchgeführten Aus- und Fortbildungen auch die Wertigkeit von Zusatzqualifikationen einschätzen zu können. Aufgrund der ausgesprochenen Komplexität von Erkrankungen im Alter ist eine derartige Zusatzqualifikation in der Therapie alter Menschen unbedingt notwendig. Auch für niedergelassene Ärzte werden jetzt die schon seit Jahren von Fachkreisen angemahnten curricularen Fortbildungsveranstaltungen zu altersspezifischen therapeutischen Interventionen, wie z.B. verschiedene Rehabilitationsmethoden beim Apoplex, entwickelt und angeboten (z.B. Ärztekammer Schleswig-Holstein). Insbesondere bei der Verordnung von Hilfsmitteln wie Rollstühlen u.ä. ist es sinnvoll, die hohe Kompetenz anderer Berufsgruppen (in diesem Fall der ErgotherapeutInnen) zu nutzen.

Die Zusammenarbeit mit anderen medizinischen und sozialen Berufsgruppen erfordert – über die medizinische Behandlung hinaus – die Fähigkeit, gut kommunizieren und die Arbeit am Patienten koordinieren zu können. Angehörige werden in der Regel mit in den Therapieplan einbezogen. Die sowieso schon sehr zeitaufwendige hausärztliche Koordination wird durch undurchsichtige und restriktive Finanzierungsquellen medizinischer, pflegerischer und sozialer Maßnahmen noch erheblich erschwert

(Junius 2002). Insofern benötigt der Hausarzt für die Betreuung seiner hochaltrigen Patienten die Fähigkeit, teamorientiert zu denken und zu handeln.

Tabelle 1. Qualifikationen/Kompetenzen des Hausarztes in der Betreuung Hochaltriger (modifiziert nach Jork (Jork 2000))

- Fundierte Kenntnisse in der somatischen Medizin als Grundvoraussetzung
- Umfassende bio-pycho-soziale Kompetenz
- Kritikfähigkeit, Offenheit, Toleranz
- Kompetenzbegrenzung in der Zusammenarbeit mit anderen Berufsgruppen
- Berufsübergreifende, teambezogene Kooperations- und Koordinationsfähigkeit

Angesichts der aktuellen Entwicklung im Gesundheitswesen mit immer kürzeren Krankenhausverweilzeiten, wovon auch geriatrische Rehabilitationskliniken betroffen sind, wird sich absehbar ein großer Teil der zu leistenden rehabilitativen Bemühungen in den ambulanten Bereich verlagern. Neben einer besseren Vernetzung der stationären, teilstationären und ambulanten Behandlungsmöglichkeiten ist dabei der Erwerb grundlegender Kompetenzen im geriatrisch-rehabilitativen Bereich für den Hausarzt unverzichtbar, um seiner geforderten Koordinierungsaufgabe gerecht werden zu können.

In etlichen Kapiteln dieses Buches werden auch altersassoziierte Krankheitsbilder wie Arthrosen, Demenz, Depression, Harninkontinenz, Erkrankungen des Bewegungsapparates und BPH besprochen. Auf diese Kapitel, die hier nicht noch einmal aufgegriffen werden, wird deshalb verwiesen.

6 Eventuelle typische interventionsbedingte Komplikationen

Die Komplikationsrate medizinischer Maßnahmen ist bei alten, multimorbiden Patienten deutlich erhöht.

Im hohen Alter gelten Indikationen und Kontraindikationen medizinischen Vorgehens im Prinzip weiter, jedoch ändert sich die Häufigkeit des Auftretens z.B. von Erkrankungen des Herz-Kreislauf-Systems im Sinne einer Zunahme, so dass typische Fehler entsprechend häufiger auftreten. Darüber hinaus gibt es Hinweise darauf, dass übliche Vorgehensweisen für das hohe Alter nicht mehr geeignet sind, da sie nicht dauerhaft erfolgversprechend sind (z.B. mehrfache Rhythmisierungsversuche bei der absoluten Arrhythmie bei Vorhofflimmern).

Fall 1
Eine 88-jährige Patientin stellt sich in der Hausarzt-Praxis vor, weil ihr seit mehreren Tagen „so komisch schwindelig" sei. Sie ist in der Praxis seit Jahrzehnten bekannt und wurde schon vom Vater der Praxisinhaberin behandelt. Bislang sind bei der Patientin ein chronischer Schwindel, ein Diabetes mellitus Typ 2, ein geringer arterieller Hypertonus, eine leichte Adipositas und eine koronare Herzerkrankung bekannt; bislang kein Myokardinfarkt. Bei der körperlichen Untersuchung zeigt sich ein leicht reduzierter AZ bei etwas adipösem EZ, kein Ikterus, keine Zyanose, leichte Ruhedyspnoe. RR 175/90 mm Hg, Puls 136/min, arrhythmisch. Auskultatorisch Herztöne rein, leises, 1-2/6 lautes Systolikum mit p.m. über 2. ICR li parasternal mit leiser Fortleitung in die Carotiden. Pulmo: beidseits basal diskrete mittelblasige Rasselgeräusche.
EKG: tachycarde absolute Arrhythmie bei Vorhofflimmern.
Vor-EKG: normofrequenter Sinusrhythmus mit diskreten Erregungsrückbildungsstörungen über der Vorderwand. Das Vor-EKG ist 3 Monate alt.
Ärztliches Vorgehen: bei im Vergleich zum Vor-EKG neu aufgetretener tachycarder absoluter Arrhythmie mit Vorhofflimmern und entsprechender Symptomatik mit Schwindel, AZ-Verschlechterung und beginnender pulmonaler Stauung wird eine Rhythmisierung angestrebt. Die Patientin erhält noch in der Praxis 0,6 mg Digoxin und 5 mg Verapamil i.v.. Danach Rückgang der Herzfrequenz auf 108/min, weiterhin absolute Arrhythmie. Am Folgetag zeigt sich bei Befundkontrolle nunmehr ein normofrequenter Sinusrhythmus, die Patientin klagt jedoch über eine Schwäche im linken Arm. Die orientierend neurologische Untersuchung zeigt eine armbetonte Hemiparese links mit Facialis-Mundastschwäche. Die daraufhin durchgeführte Computertomographie zeigt eine elevated media – sign. 1 Woche später demarkiert sich ein kleiner ischämischer Insult im Versorgungsgebiet der A. cerebri media.

Falldiskussion: Die Sinnhaftigkeit einer Rhythmisierung einer neu aufgetretenen Arrhythmia absoluta im hohen Alter ist umstritten (Volkmann 2000). Anhand der Studienlage ist einerseits festzustellen, dass bei hochaltrigen Patienten auch dann, wenn primär eine erfolgreiche Kardioversion durchgeführt werden konnte, der Sinusrhythmus ein Jahr nach Intervention in aller Regel nicht mehr besteht (Van Gelder et al 1991, Mancini und Goldberger 1992). Andererseits muß bei einer pharmakologischen Rhythmisierung gerade im Alter mit der Komplikation eines proarrhythmogenen Effekts gerechnet werden (Reiffel 2000). Eine Analyse ergibt eine leicht erhöhte Mortalitätsrate bei Einsatz der Antiarrhythmika in diesem Indikationsbereich (Nattel 1995). Daher ist zumindest nach einem ersten, nicht dauerhaft erfolgreichen Versuch alternativ eine reine Frequenzkontrolle zu diskutieren.

Ferner ist als Komplikation einer Rhythmisierung die Embolie eines intrakardialen Thrombus zu bedenken. Umstritten ist, ob eine Kardioversion in den ersten 48 Stunden ohne Antikoagulation erfolgen darf (Aronow 2002, Jung und Marco 1998). Für eine Intervention in diesem Zeitraum wird zumindest eine transoesophageale Echokardiographie empfohlen (Aronow). Eine Rhythmisierung zu einem späteren Zeitpunkt – sei es auf medikamentösem Wege oder mittels einer Kardioversion in Kurznarkose- muß immer unter Antikoagulation mit INR im Zielbereich erfolgen. Auch wenn keine Rhythmisierung vorgenommen wird, muß das Risiko einer kardialen Thromboembolie verringert werden. Je nach Alter und Vorerkrankungen ist eine Antikoagulation oder eine Therapie mit ASS indiziert (Lip und Lowe 1996).

Bei der unüberlegten Rhythmisierung ohne vorherige Antikoagulation, wie in diesem Fallbeispiel, handelt es sich einerseits um einen typischen, aber gut vermeidbaren Fehler. Andererseits sind die daraus erwachsenden Konsequenzen ernst und können bis zur kompletten Hemiplegie mit Lebensgefahr und, falls das Ereignis überlebt wird, reduzierter Lebensqualität aufgrund einer dauerhaft resultierenden Pflegebedürftigkeit führen. Selbst bei Eintreten der Komplikation wird diese nicht immer als interventionsbedingt erkannt, sondern mitunter als zufällig aufgetretene zusätzliche Erkrankung missinterpretiert.

Der Sturz als Folge multipler Gesundheitsprobleme, wie z.B. bei bestehender Sehbehinderung und Beeinträchtigungen im muskulo-skelettalen Bereich, ist mit dem Risiko einer Fraktur verbunden. Häufig sind es Schenkelhalsfrakturen, die die Gefahr der Immobilisierung und Aufgabe der Selbständigkeit verursachen. Alte Menschen müssen unter diesen Umständen ihre Wohnung aufgeben und in einem Heim leben.

Fall 2
Eine 92-jährige Patientin lebt alleine in einer 3-Zimmer-Wohnung im 2. Stock eines Altbaus ohne Fahrstuhl; die Tochter kauft einmal in der Woche ein, ansonsten versorgt sich die Patientin noch komplett alleine. Seit Jahren ist eine Katarakt beidseits bekannt, die bislang nicht operativ behandelt wurde; es besteht eine erhebliche Sehbehinderung. Bei dem Versuch, das klingelnde Telefon rasch zu erreichen, stürzt die Patientin über die Telefonschnur und kann nicht mehr aus eigener Kraft aufstehen. Sie erreicht das Telefon kriechend und alarmiert ihre Tochter sowie den Hausarzt. Bei Erstuntersuchung durch den Hausarzt findet sich das linke Bein außenrotiert und verkürzt, es besteht ein Leisten-Druck- und – Rüttelschmerz. Weiterhin besteht eine deutliche schmerzhafte Bewegungseinschränkung. Daher erfolgt die Alarmierung eines Rettungstransportwagens (RTW) und eine Einweisung der Patientin in das nächstgelegene Krankenhaus. Dort bestätigt sich der Verdacht einer medialen Schenkelhalsfraktur links. Nach Operation und Rehabilitation wird die Patientin, die innerhalb des Zimmers sicher mit einem Handstock gehen kann,

nach insgesamt 3 Wochen im stationären Bereich nach Hause entlassen. Für lange Strecken außerhalb der Gebäude benötigt sie noch einen Rollator. Es wird eine ambulante Fortführung von Physiotherapie und Ergotherapie empfohlen. Ein vor Entlassung von der mobilen Ergotherapeutin durchgeführter Hausbesuch zeigt, dass die Patientin innerhalb ihrer Wohnung durch ihre Sehbehinderung kaum eingeschränkt ist und sich nach Entfernen von auf dem Fußboden befindlichen Kabeln sicher mit einem Handstock unter zusätzlichem Festhalten an Gegenständen bewegt. Der Hausarzt erhält kurz vor der Entlassung der Patientin eine telefonische Vorab-Information aus der Klinik und bei Entlassung einen Kurzbrief, aus dem die wesentlichen Daten klar hervorgehen, so dass er die empfohlenen Therapien verordnen und koordinieren kann. Die eingeschaltete ambulante Ergotherapeutin vermittelt Tricks zur Bewältigung von Alltagsverrichtungen innerhalb der Wohnung (z.B. Transport von Geschirr bei Notwendigkeit von Gehhilfen). Durch eine Sozialarbeiterin wurde Essen auf Rädern vermittelt sowie über die Möglichkeiten eines Notfunksystems informiert.

Als Therapieziel wird ein Erreichen des freien Gehens innerhalb der Wohnung und das Gehen mit einem Handstock außerhalb der Wohnung definiert, was dem Mobilitätsstatus vor der akuten Erkrankung entspricht. Dieses Ziel wird innerhalb von 6 Wochen nach der Entlassung in das ambulante Umfeld erlangt.

Falldiskussion: Wegen ansteigender Komplikationsgefahr ist bei proximalen Femurfrakturen eine frühestmögliche definitive Versorgung anzustreben. Da die Patientin noch ausreichend restbeweglich war, um eine Information des Umfeldes sicherzustellen, konnte dies in diesem Fall trotz fehlender Ausstattung mit einem Notfunksystem erfolgen.

Leider erfolgt ein Transport sehr häufig ohne ausreichende präklinische Analgesie, so auch in diesem Fall. Eine schmerzlindernde Therapie ist jedoch nicht nur aus ethischen Gründen, sondern auch zur Minderung des perioperativen Stresses dringend notwendig. Dies jederzeit präsent zu halten, wird einerseits durch das „underreporting" älterer Menschen erschwert. Andererseits werden Klagen gerade älterer Frauen nicht genügend ernst genommen, so dass bei ihnen eine signifikant geringere Schmerzmitteltherapie im Vergleich zu der bei Männern während einer Notfallsituation erfolgt. Unabhängig von der Notfallsituation zeigt dieses Beispiel eine generelle Komplikation, die unzureichende Schmerzbehandlung Hochaltriger. Dadurch wird nicht nur Lebensqualität beeinträchtigt, sondern auch es entstehen auch vermeidbare Gefahren durch schmerzbedingt eingeschränkte Mobilität, wie z.B. Sturz oder sonstige Verletzungen.

Fall 3

Ein 81-jähriger Mann lebt in häuslicher Gemeinschaft mit seiner 73-jährigen Ehefrau; bislang ist bei ihm ein arterieller Hypertonus bekannt; weiterhin bestehen eine Fettstoffwechselstörung und ein mäßiger Nikotinabusus. Er wirkt biologisch deutlich jünger, ist sehr aktiv und spielt noch regelmäßig Tennis; er läuft noch Mittelstreckendistanzen.

An einem Freitagmorgen bereitet er zusammen mit seiner Ehefrau das Frühstück vor. Als beide am Tisch sitzen, bemerkt die Ehefrau plötzlich ein Absinken des rechten Armes sowie eine unverständliche Sprache. Nachdem ihr Mann auch nicht mehr in der Lage ist, vom Stuhl aufzustehen, vielmehr die Extremitäten rechtsseitig schlaff hängen und eine Rumpfverkürzung rechts besteht, ruft sie in der Praxis des Hausarztes an. Dieser ist aufgrund eines Notfalls in der Praxis im Moment unabkömmlich und läßt einen Rettungstransportwagen (RTW) alarmieren. Dieser trifft 8 Minuten nach Alarm in der Wohnung ein. Da die Vitalfunktionen des Patienten stabil sind, erhält er durch die RTW-Besatzung 6 l O_2 per Nasensonde und wird unter Oberkörper-Hochlagerung in das nächstgelegene Krankenhaus der Grund- und Regelversorgung gebracht; einen Grund zur Nachalarmierung eines arztbesetzten Rettungsmittels sieht die Besatzung aufgrund des erhaltenen Bewußtseins des Patienten nicht. In der Notaufnahme des Krankenhauses ist es belebt; die Aufnahmeuntersuchung erfolgt erst nach 3 Stunden. Aufgrund des kurzen therapeutischen Zeitfensters wird die Verlegung in eine Klinik mit Lysemöglichkeit überlegt, jedoch wegen des hohen kalendarischen Alters des Patienten und fehlender Informationen zum prämorbiden Status trotz dort freier Betten verworfen. Der Patient überlebt den Apoplex mit einer mittelschweren Aphasie und einer ausgeprägten, beinbetonten Hemiparese rechts; bei Entlassung aus einer geriatrischen Rehabilitationsklinik ist er für kurze Strecken in Begleitung an einer Vierfußstütze gehfähig, für mittlere und lange Strecken ist er auf den Rollstuhl angewiesen. Die Wohnung kann er ohne Hilfe nicht mehr verlassen.

Falldiskussion: Nach wie vor wird der Schlaganfall trotz in den letzten Jahren stark verbesserter Behandlungsmöglichkeiten sowohl bei Laien als auch bei Fachpersonal häufig nicht als dringender Notfall gesehen, sondern vielmehr als schicksalhaftes Ereignis, dessen Spontanverlauf abzuwarten bleibt.

Bei Unabkömmlichkeit sollte der Hausarzt in solchen Fällen, in denen ein akuter Apoplex mit kurzem Zeitabstand zwischen Ereigniseintritt und Verständigung des Hausarztes vorliegt, primär die Mitalarmierung eines arztbesetzten Rettungsmittels veranlassen, um die Zuweisung zu einer geeigneten Klinik sicherzustellen. Die früher gesetzten Altersgrenzen zur Durchführung einer Lysetherapie mit etwa 80 Jahren werden inzwischen einerseits dem biologischen Alter angepasst und andererseits kontrovers diskutiert, so dass auch hochaltrige Patienten mit einem kurzen Zeitfenster

von 3–4 Stunden seit Ereigniseintritt von entsprechend verbesserten therapeutischen Mitteln profitieren können.

> **Fall 4**
> Der Weiterbildungsassistent einer Gemeinschaftspraxis nimmt den
> Hausbesuch bei einem 86-jährigen Patienten wahr. Der Patient äußert
> paranoid anmutende Beschuldigungen gegenüber der betreuenden Fa-
> milie und befürchtet, diese sei nur an seinem Erbe interessiert. Im Ge-
> spräch mit der Familie des Sohnes stellt sich heraus, dass solche Vorstel-
> lungen nie Gegenstand familiärer Gespräche waren. Im übrigen zeige
> der Patient kein Interesse an Gesprächen, sei eher trotzig abgewandt.
> Bei der näheren Untersuchung verfestigt sich der Verdacht einer er-
> heblich eingeschränkten Hörfähigkeit. Befragt, ob er denn kein Hörge-
> rät habe, erläutert der alte Mann, ein solches sei vor Jahren verordnet
> worden, aber inzwischen in irgendeine Schublade gewandert, da er es
> nicht mehr habe bedienen können.

Falldiskussion: Entsprechend der in Schema 1 (s.u., bitte Verweis einfügen) gegebenen Darstellung wurden hier Krankheitsauswirkungen und –
folgen unzureichend begrenzt, so dass die funktionellen Kapazitäten nicht
(unterstützt) ausgeschöpft werden konnten und soziale Isolierung mit erheblicher Einschränkung der Lebensqualität resultierte. Die Verordnung
eines modernen, individuell angepassten Hörgerätes wurde nunmehr initiiert. Die Beziehung zur Familie und die allgemeine soziale Teilhabe (z.B.
Fernsehen) haben sich daraufhin deutlich gebessert.

7 Typische hausärztlicherseits induzierte Komplikationen

Die hausärztliche Versorgung Hochaltriger reicht weit in den Übergangs-
bereich der individuellen Lebensgestaltung des Patienten hinein. Insofern
erfüllt sie übergreifende Anforderungen, die letztlich in dem Ziel einer optimalen Lebensentfaltung und weitestmöglicher Autonomie des Patienten
münden. Das Schema 1 (s.u., bitte Verweis einfügen) stellt vier wesentliche
Zielbereiche der Versorgung Hochaltriger und darauf bezogene einzelne
Versorgungsziele dar. Es wird deutlich, dass neben der unmittelbaren Anwendung körperlicher Gefahren durch Krankheit Fragen zur Ausschöpfung
vorhandener z.B. funktioneller Kapazitäten und sozialer Rollen von besonderer Bedeutung sind. Schließlich vermittelt für den alten Menschen das
Gefühl, seine Lebenssituation selbst beeinflussen und steuern zu können,
im Sinne der Selbstwirksamkeit Sicherheit und Lebensvertrauen. Dabei
spielt u.a. die subjektive Bewertung des Gesundheitszustands eine nachgewiesene Rolle als Prädiktor für die Mortalität.

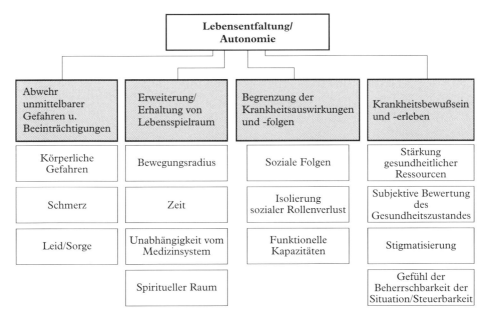

Abb. 1. Qualitätsindikatoren der hausärztlichen Versorgung Hochaltriger (modifiziert nach Fischer)

Aus dem Schema leiten sich Komplikationen ab, die daraus entstehen, dass entsprechende Versorgungsanforderungen nicht optimal erfüllt werden.

Vorstehend wurden vorrangig Komplikationen aus dem Bereich „Abwehr unmittelbarer Gefahren" (s. Abb. 1) behandelt.

Studien weisen auf die hohe Anzahl unentdeckter Erkrankungen im Alter hin (Junius et al 1997). Das sogenannte Phänomen des „Underreporting" und eine durch die Langzeitbetreuung entstandene „Betriebsblindheit" sind mögliche Erklärungen. Insbesondere für Erkrankungen im psychischen Bereich (Depression, Demenz, Alkoholabusus) liegt die Neuaufdeckungsrate durch ein ambulantes geriatrisches Assessment bei weit über 60% (Fischer et al 1997). Aber auch handfeste Symptome, wie der gravierende Gewichtsverlust, Synkope in der Vorgeschichte und Atemnot sind zu 30–40% dem Arzt nicht bekannt (Fischer et al 1997). Andererseits besteht neben dieser zumindest diagnostischen Unterversorgung eine ausgesprochen Fehlversorgung. Unserer Erfahrung nach lassen ältere Menschen ihren Hausarzt häufig in Unkenntnis, dass sie „Spezialisten" aufsuchen – etwas überspitzt nach dem Motto: Ein (oder mehrere) Doktor(en) für jedes Wehwehchen. So hat eine 81-jährige Patientin innerhalb der letzten Jahre bereits sieben Darmspiegelungen bei verschiedenen Ärzten durchführen lassen, weil sie bei bestehenden Hämorrhoiden Blut im Stuhl aufweist. Da die letzte Darmspiegelung aufgrund gravierender Schmerzen bei der Durchführung abgebrochen werden musste, erwägt sie zur Zeit eine weitere. Insbesondere krankengymnastische Verordnungen, aber auch

Kassenrezepte sind – systembedingt – durch ein „doctor-hopping" eingeholt worden.

Es resultiert eine kaum steuerbare Polypharmakotherapie, die im hohen
Alter besondere Risiken birgt. Diese führt nicht nur zu multiplen und
dann schwer kontrollierbaren Arzneimittelinteraktionen, sondern auch zu
einem gehäuften Auftreten unerwünschter Arzneimittelwirkungen (UAW).
Beispielsweise steigt die Sturzgefahr bei 5 und mehr Medikamenten deutlich an (Tinetti 1988, 2003).

In der ambulanten Versorgung in der Regel unterversorgt sind sehr junge (Kinder) und sehr alte Patienten auf dem Gebiet der Schmerztherapie
(s. oben). Hier ist auch an den beiden Polen der Lebensspanne eine konsequente Therapie bis zur vollständigen Schmerzfreiheit indiziert und zu
fordern.

Im Bereich der Erstversorgung bei akuten Notfällen, vom Sturz bis hin
zur Reanimation, ist die Datenlage zu den Chancen alter Menschen im
Bewusstsein der behandelnden Ärzte oft nicht oder nicht ausreichend präsent. Für viele komplexe Eingriffe werden heute keine Altersgrenzen mehr
gesehen.

Nicht nur Hausärzte stehen bei der Wahl der optimalen Therapieform
für hochaltrige Patienten vor einem Dilemma, das die evidenz-basierte Medizin vorgibt. Einerseits wird die evidenzbasierte Therapie nachdrücklich
gefordert – sogar soweit, dass nicht nachgewiesene Therapieformen als un-
wirksam dargestellt werden. Andererseits gibt es kaum randomisierte kontrollierte Studien, die hochaltrige Teilnehmer in genügender Zahl eingeschlossen haben – selbst für Studien zur Therapie des Bluthochdrucks
nicht (Junius 2002). Hier muß der Hausarzt ständig abwägen, ob er Evidenz für Therapien im jüngeren Erwachsenenalter extrapolieren darf oder
nicht. Bei besserer Datenlage könnte die hier und dort auftretende therapeutische Hilflosigkeit gemindert werden.

8 Verhinderung der Komplikationen

Durch ein ambulantes präventives geriatrisches Assessment, das in die Regelversorgung mit aufgenommen werden müsste, können Unterversorgun-
gen vermieden werden und ein gesundheitlicher Basisdatensatz für jeden
Patienten erstellt werden. Somit wird sichergestellt, dass in bestimmten
Abständen das Vorhandensein aller prävalenten und relevanten Erkrankungen im Alter überprüft wird. Hier würde der Hausarzt die Möglichkeit
erhalten, nicht nur auf vorgebrachte Beschwerden zu reagieren, sondern
proaktiv und frühzeitig zu intervenieren. Ein solches Instrument ist bereits
im Rahmen einer europäischen Förderung speziell unter Berücksichtigung
von Hausarztbedingungen entwickelt worden (Junius und Fischer 2002).

Zur Über- und Fehlversorgung im Alter trägt sicherlich auch das „doc-
torhopping" bei. Hier muss der Hausarzt Überzeugungsarbeit leisten, um
sich als ersten Ansprechpartner für alle Gesundheitsprobleme zu positio-

nieren. Nur dann ist eine Koordination weiterer Schritte möglich. Gerade im Alter reichen die koordinativen Aufgaben des Hausarztes durch die wechselseitige Beeinflussung zwischen Organschaden, Funktion und Alltagserleben weit über den engen medizinischen Rahmen hinaus. Hier müssten Anreize durch eine entsprechende Honorierung geschaffen werden.

Multimorbidität bedingt häufig auch eine Polypharmazie. Im hohen Alter müssen und sollen nicht alle bekannten Diagnosen auch zu einer medikamentösen Therapie führen. Wichtige Aufgabe des Hausarztes ist es, die Diagnosen nach ihrer klinischen und alltäglichen Relevanz zu ordnen und in partnerschaftlicher Absprache mit dem Patienten eine klare Begrenzung der Medikamentenzahl vorzunehmen. Dabei sollte ein ranking nach sorgfältiger Analyse des Nutzen-Risiko-Potentials für die Anwendung im hohen Alter erfolgen. Es darf nicht vergessen werden, den Patienten auch nach anderweitig erworbener Medikation (inklusive Eigen-Medikation) zu befragen und diese Präparate in der Gesamtschau mit zu bedenken; gerade bei den beliebten Phytopharmaka ist mit erheblichen UAW zu rechnen.

Eine Schmerztherapie im Alter ist nicht weniger erfolgversprechend als im jüngeren Erwachsenenalter. Ein besonderes Problem stellen chronische Schmerzen dar. Generell ist auch bei hochaltrigen Menschen eine vollständige Schmerzfreiheit anzustreben; gerade bei kurzfristiger Therapie kommt es häufig zu Unterdosierungen, die dringend vermieden werden müssen. Aufgabe des Hausarztes ist es, neben der eigenen Fortbildung in diesem Bereich eine Koordinierungsfunktion auszuüben und nötigenfalls frühzeitig Experten zu Rate zu ziehen, z.B. durch Vorstellung des Patienten in einer Schmerzambulanz.

In der präklinischen Notfallmedizin ist festzustellen, dass sich die Erfolgsaussichten alter Menschen bei der Reanimation nicht von der jüngerer Patienten unterscheiden (Paniagua et al 2002). Dies ist insofern erstaunlich, als meist das Gegenteil angenommen wird. Daher kommt einer raschen und zielgerichteten Versorgung gravierender Notfallsituationen, wie der Reanimation, des Myokardinfarktes oder des apoplektischen Insults nicht nur unter ethischen, sondern auch unter wirtschaftlichen Aspekten eine hohe Bedeutung zu: wird der Patient optimal versorgt, so ist mit einem höheren Prozentsatz ganz oder nahezu unbeeinträchtigt Überlebender zu rechnen; Pflegebedarf kann vermieden oder im Umfang minimiert werden. Sofern der Hausarzt nicht selbst tätig wird, ist wiederum eine kompetente Wahrnehmung der Koordinierungsfunktion notwendig. Um dies leisten zu können, benötigt der Hausarzt eingehende Kenntnisse der rettungsdienstlichen Infrastruktur vor Ort; optimal ist eine eigene Teilnahme am Rettungsdienst mit der Zusatzbezeichnung oder Fachkunde Rettungsdienst. Eigene weitergehende Kenntnisse erleichtern die Entscheidung für ein geeignetes Rettungsmittel zur optimalen Versorgung und zum geeigneten Transport des Patienten.

Der Hausarzt hat die sich ihm stellende besondere Chance zu nutzen, hochaltrige Menschen in ihrem Lebensumfeld zu erleben. Sowohl beim

Hausbesuch als auch beim Heimbesuch muss er sich stets kritisch die Frage stellen, inwieweit vorhandene Kapazitäten der Lebensentfaltung genutzt sind bzw. durch Versorgungsinterventionen nutzbar gemacht werden können. Dies ist um so wichtiger, als die entscheidenden Faktoren der Lebensqualität gleichermaßen, wenn nicht sogar dominierend, in diesen Versorgungsbereichen zu finden sind.

Wenngleich zur Zeit auf fast allen Gebieten noch evidenzbasierte Daten zu im mittleren Erwachsenenalter gesicherten Therapieformen für das hohe Alter fehlen, so sind doch in einigen Bereichen bereits Informationen zugänglich. Insbesondere ist die hochaltrige Patientengruppe oft in inländischen bzw. angesehenen ausländischen Leitlinien bzw. Empfehlungen erfasst, so dass auch hier eine entsprechende Basis vorhanden ist (Williams et al 2002).

Für viele weitere Verfahrensweisen sind eigene Studien für Hochaltrige zu fordern, um die Versorgung dieser Altersgruppe optimieren zu können. Hier findet sich noch ein weites, bislang weitgehend unerschlossenes Feld zur Verbesserung ärztlichen Handelns in Anpassung an die Patientengruppe.

Literatur

Ärztekammer Schleswig-Holstein: Basiskurs „Ambulante Geriatrie" für Hausärzte. http://www.aeksh.de/shae/200210/h02a039a.html

Ambulante geriatrische Rehabilitation für Hausärzte: Neue Tätigkeitsfelder durch Fortbildung (2001) Der Hausarzt 7:18–20

Aronow WS (2002) Management of the older person with atrial fibrillation. J Gerontol A Biol Sci Med Sci 57(6):M352–63

Mahoney F, Barthels D (1965) Functional evaluation: the Barthels Index. MD (Maryland) State Med J 14: 56–61

BMFSFJ (2001) Dritter Bericht zur Lage der älteren Generation. Drucksache 14/5130 Berlin, 14

Fischer G, Junius U, Breull A (1997) Ambulantes geriatrisch-gerontologisches Screening in der Primärversorgung. Endbericht. Norddeutscher Foschungsverbund Public Health

Fischer GC (1998) Probleme der Langzeitbetreuung. In: Kochen MM (Hrsg) Allgemein- und Familienmedizin. Hippokrates, Stuttgart

Fischer GC (1998) Probleme der Langzeitbetreuung. In: Kochen MM (Hrsg) Allgemein- und Familienmedizin. Hippokrates, Stuttgart

Jork K (2000) Hausärztliche Aufgaben in der Versorgung geriatrischer Patienten. In: Füsgen I (Hrsg) Der ältere Patient, 3. Aufl, Urban & Fischer

Jung F, Di Marco JP (1998) Treatment strategies for atrial fibrillation. Am J Med 104(3):272–86

Junius U (2002) Hypertension. In: Williams E, Fischer G, Junius U et al. An evidence-based approach to assessing older people in primary care. Occ Paper 82, R Coll Gen Pract London, 7

Junius U, Fischer G für die STEP-Gruppe (2002) Geriatrisches Assessment für die hausärztliche Praxis. Ergebnisse einer konzertierten Aktion aus sieben europäischen Ländern. ZS Geriatr Gerontol 35: 210–223

Junius U, Niederstadt C, Fischer G (1994) Ambulantes Geriatrisches Screening – eine Übersicht, Teil I, Z Gerontol 27: 227–232

Junius U, Niederstadt C, Fischer G (1994) Ambulantes Geriatrisches Screening – eine Übersicht, Teil I, Z Gerontol 27: 227–232

Junius U, Niederstadt C, Fischer G (1994) Ambulantes Geriatrisches Screening – eine Übersicht, Teil II, Z Gerontol 27, 232–39

Junius U (2002) Die häufigsten Beschwerden, Funktionsbeeinträchtigungen und Diagnosen im Alter. In: Expertisen zum Vierten Altenbericht der Bundesregierung Band III. Deutsches Zentrum für Altersfragen, Vinzentz-Verlag, Hannover, 20

Junius U (2002) Hausärztlicher Interventionsbedarf für ältere Patienten. In: Expertisen zum Vierten Altenbericht der Bundesregierung, Band III. Deutsches Zentrum für Altersfragen, Vinzentz-Verlag, Hannover, 21

Krause D, Philipp J, Lucke C (1995) Operative Ergebnisse per- und subtrochanterer Femurfrakturen. Z ärztl Fortbild (ZaeF) 89:833–838

Krause D, Philipp J, Lucke C (1997) Operative Ergebnisse subtrochantärer Frakturen. Unfallchirurg 99:196–201

Lip G, Lowe G (1996) Antithrombotic treatment for atrial fibrillation. BMJ 312: 45–49

Lucke C, Philipp J, Krause D (1995) Operative Ergebnisse pertrochantärer Frakturen. Unfallchirurg 98:272–277

Mancini GBJ, Goldberger AF (1992) Cardioversion of atrial fibrillation: consideration of embolisation, anticoagulation, prophylactic pacemaker and long-term success. Am Heart J 104:617–21

Meier-Baumgartner HP (1997) Curriculum für ein Fortbildungsseminar in Geriatrie, 2. Aufl, Bundesärztekammer, Köln

Nattel S (1995) Newer developments in the management of atrial fibrillation. Am Heart J 130: 1094–1106

Paniagua D et al (2002) Outcome and cost-effectiveness of cardiopulmonary resuscitation after in-hospital cardiac arrest in octogenarians. Cardiology 97(1):6–11

Reiffel JA (2000) Drug choices in the treatment of atrial fibrillation. Am J Cardiol 85(10A):12D–19D

Seebohm D, Jork K (1986) Kennen Sie Ihre Hypertoniker-Klientel? Zur Epidemiologie der Hypertonie in der Allgemeinpraxis. Allgemeinarzt 9:506–513

Statistisches Bundesamt (2002) Stat Jahrbuch

Statistisches Bundesamt (2002) Stat Jahrbuch 2002, Bevölkerung 2000 nach dem Alter

Statistisches Bundesamt (2002) Stat Jahrbuch

Steinhagen-Thiessen Borchelt (1996) Morbidität, Medikation und Funktionalität im Alter. In: von Mayer K, Baltes P (Hrsg) Die Berliner Altersstudie, Akademie Verlag Berlin, 167

Steinhagen-Thiessen Borchelt (1996) Morbidität, Medikation und Funktionalität im Alter. In: von Mayer K, Baltes P (Hrsg) Die Berliner Altersstudie, Akademie Verlag Berlin, 163

Tews Hans P (1999) Von der Pyramide zum Pilz. Demographische Veränderungen in der Gesellschaft. In: Niederfranke A, Naegele G, Frahm E (Hrsg) Funkkolleg Altern 2. Lebenslagen und Lebenswelten, soziale Sicherung und Altenpolitik. Westdeutscher Verlag GmbH, Opladen Wiesbaden, 137–186

Tinetti ME, Speechley M, Ginter SF (1988): Risk factors for falls among elderly persons living in the community. N Eng J Med 319(26): 1701–1707

Tinetti ME (2003): Preventing falls in elderly persons. N Eng J Med 348(1): 42–49

Van den Akker M, Buntinx F, Metsemakers J et al (1998) Multimorbidity in general practice: prevalence, incidence and determinants of co-occuring chronic and recurrent diseases. J Clin Epidemiol 51: 367–375

Van Gelder IC, Crijns HJ, Van Gilst WH, Verwer R, Lie KI (1991) Prediction of uneventful cardioversion and maintenance of sinus rhythm from direct current electrical cardioversion of chronic atrial fibrillation and flutter. Am J Cardiol 68:41–6.

Volkmann H (2000) Vorhofflimmern--Frequenzkontrolle oder Rhythmisierung? Z Kardiol 89 (Suppl 10) 21–27; discussion 27–28

Williams I, Fischer G, Junius U et al (2002) An evidence-based approach to assessing older people in primary care. Occ Paper 82, R Coll Gen Pract, London

ZI-ADT-Panel-Daten (1998) Nordrhein III/2000 mit freundlicher Überlassung von Frau Kerek-Bodden

4.12 Komplikationen bei der Betreuung Sterbender

Adalbert Keseberg, Peter Maisel

Zusammenfassung

Der Hausarzt muss in der Begleitung Schwerkranker und Sterbender wieder eine besondere Rolle übernehmen. Neben den hervorragenden technisch – medizinischen Möglichkeiten in der Behandlung Schwerkranker muss der Zeitpunkt erkannt werden, wo diese Methoden nicht mehr greifen und eine andere medizinische Versorgung durch palliative Maßnahmen einzusetzen hat. Hier steht die adäquate Schmerztherapie an erster Stelle neben den anderen Möglichkeiten, die diese unterstützen. Hausärztliche Betreuung Schwerkranker und Sterbender bedeutet auch Zusammenarbeit mit anderen Institutionen wie Pflegediensten, Hospizvereinen und Seelsorgern, nicht zuletzt auch Zusammenarbeit mit Spezialisten der Palliativmedizin. Daneben spielt die Betreuung und Unterstützung pflegender Angrhöriger eine wesentliche Rolle, auch über den Tod des Schwerkranken hinaus.
Ein Behandlungsabbruch – passive Sterbehilfe – in aussichtloser Situation, ist unter den Umständen, dass *alle, Betroffener und Angehörige, zustimmen*, durchaus gegeben. Eine aktive Sterbehilfe, also die absichtliche Tötung des Sterbenden durch ein Medikament ist weder ethisch – moralisch noch rechtlich vertretbar.

1 Standortbestimmung und Einleitung

Sterben wird in unserer Gesellschaft nicht mehr als ein Teil des Lebens wahrgenommen und nach verbreiteten Vorstellungen *sowohl in der Gesellschaft als auch in* der Medizin als ein spezielles, *meist geriatrisches* Krankheitsbild betrachtet. Am besten wird es in Spezialeinrichtungen wie Krankenhaus bzw. Alten- und Pflegeheim „behandelt".

Zu Beginn des 20. Jahrhunderts starben noch 80% aller Menschen zu Hause, heute zu Beginn eines neuen Jahrhunderts sind es nur 20%, die ihr Leben in häuslicher Umgebung beenden. Ziel muss es also sein, dass wieder mehr Menschen am Ort ihrer Wahl, z.B. in der Geborgenheit einer häuslicher Umgebung und in der Vertrautheit der Familie oder am Ort ihrer Wahl, z.B. in einem Hospiz ihr Leben vollenden.

Hierbei hat der Hausarzt eine besondere Bedeutung und Aufgabe.

Im Sterbebeistand nimmt der Hausarzt das Recht seines Patienten auf einen natürlichen, ihm individuell gemäßen Tod wahr. Sterbebeistand fordert die therapeutische Anwendung jedes Medikamentes, das Schmerzen und Angst zu lindern vermag, auch unter Inkaufnahme einer möglichen Verkürzung des Lebens.

Dem Hausarzt obliegt auch die Organisation einer sachgemäßen Pflege. Hierzu gehört auch der Beistand in der Abwicklung von Sozialversicherungsfragen wie z.B. die der Pflegeversicherung.

Die seelischen und nicht zuletzt die physischen Belastungen der pflegenden Angehörigen verlangen ebenfalls Hilfe und Zuwendung durch den Hausarzt, auch über den Tod des Schwerkranken hinaus.

2 Begriffsbestimmung des Sterbens

Unter einem sterbenden Menschen verstehen wir denjenigen, der nach ärztlicher Einschätzung innerhalb der nächsten Wochen bis Monate sterben wird, d.h. höchstens noch ein halbes Jahr Lebensspanne vor sich hat. *Eine solche Voraussage setzt die Diagnose* einer unheilbaren, tödlichen Krankheit (Krebs, Aids oder einer neurologischen Krankheit) *voraus*.

3 Ziel

In der Bundesrepublick Deutschland besteht eine weite Kluft zwischen Anspruch und Wirklichkeit in der Durchführung einer adäquaten Schmerztherapie. Der Widerspruch zwischen wissenschaftlichem Wissen und dem, was in der Praxis umgesetzt wird, ist enorm groß. Nach Angaben aus dem statistischen Bundesamt von 1995 besitzen nur 20% aller niedergelassenen Ärzte Betäubungsmittelrezepte. Bis heute hat sich daran nichts Wesentliches geändert.

Die Begleitung Sterbender muss als Teil ärztlichen Handelns wiederentdeckt werden. Sterbebegleitung braucht aber besondere Handlungsqualitäten und besondere Handlungstechniken. Hierzu gehört die Kenntnis einer angemessenen Schmerztherapie, aber auch die Fähigkeit, mit dem Kranken und nicht über den Kranken zu sprechen sowie die Mittlerrolle zwischen dem Kranken und seiner Familie einzunehmen.Palliative, d.h. lindernde Therapie erfordert vom Arzt neben der bereits beschriebenen Symptomtherapie auch, unnütze Handlungen zu unterlassen.

Tabelle 1. Übersicht der Komplikationsmöglichkeiten in der Sterbebegleitung

Komplikationsmöglichkeiten	
Divergierende Situationsbeurteilung	*Begrenztheit palliativer Therapiemöglich-*
– Unsicherheiten	*keiten*
– Unterlassungsvorwürfe	– Lebensverkürzung als Nebenwirkung
– Aktionismus	– Leidensverlängerung als
	– „iatrogene Komplikation"
	– Sterbehilfewunsch

Tabelle 1 *(Fortsetzung)*

Komplikationsmöglichkeiten	
Inadäquate Betreuungsziele – Überforderunng der Familie – Schuldgefühle beim Patienten – Selbstvorwürfe beim Patienten – Überforderung des Arztes – Übermäßige Sedierung – Verlust an letzter Lebensqualität	*Erschöpfung/Überforderung der Angehö- rigen* – körperliche Störungen durch Überlas- tung – psychische Krisen – Aktionismus – Zersplitterung der Betreuung
Komplikationen der palliativen Therapie – Medikamentennebenwirkungen Obstipation, Emesis, Schwäche Sturzge- fahr, Atemdepression – Medikamentenwechselwirkungen durch gestörte Elimination – Leidensverlängerung durch unreflek- tierte Therapien: Infusionsherapie, PEG- Sonde – Juristische Probleme bei Betreuungsver- fügungen	*Probleme des Betreuungsteams* – Meinungsverschiedenheiten zur Betreu- ungsstrategie – zu viel Nähe „erdrückt" den Patienten – zu große Distanz vereinsamt den Patien- ten – Burn-out der Helfer *Komplikationen bei dementen Patienten* – Fehleinschätzungen medizinischer – Probleme durch fehlende Anamnese – verstärkte Nebenwirkungen von Psycho- pharmaka und Analgetika – juristische Komplikationen durch Nicht- beachten des Betreuungsrechtes
Aufklärungs- und Kommunikationspro- bleme – Vertrauensverlust durch „Notlügen" – Hoffnungsverlust durch unangepasste Aufklärung – Abwehrreaktionen des Patienten in der Situationsverarbeitung – Lebensqualitätsminderung durch prog- nostische Fehleinschätzungen	*Ehtische, religiöse Komplikationen* – Verunsicherung des Sterbenden/der Angehörigen durch Nichtbeachten reli- giöser Besonderheiten

4 Fallbeispiele

Folgende Fallbeispiele sollen die Wichtigkeit palliativen Handels in der Sterbebegleitung belegen.

Fall 1

76jähriger Patient, bei einer Krebsfrüherkennungsuntersuchung Diagnose eines Coloncarcinoms am Übergang zum Sigma mit konsekutiver Operation und anschließender Chemotherapie. Eine zusätzlich angeordnete Röntgennachbestrahlung wird wegen schlechter Verträglichkeit abgebrochen.

Nach zweijährigem Wohlbefinden Entwicklung eines Schwächegefühls im linken Bein und Arm. Eine sofort angeordnete Computertomographie ergibt den dringenden Verdacht auf Gehirnmetastasen. Eine gleichzeitig durchgeführte Sonographie des Abdomens zeigt Metastasen ebenfalls in der Leber, eine Röntgenuntersuchung der Thoraxorgane lässt verdächtige Rundherde im rechten Lungenunterfeld erkennen.

Nach Vorstellung in der Onkologie Beginn mit einer kombinierten Chemotherapie. Im Verlauf dieser Behandlung zunehmend rapide Verschlechterung des Allgemeinzustandes, verbunden mit starker Übelkeit, Erbrechen und Durchfällen. Der Patient lehnt daraufhin jede weitere Behandlung ab. Nach einem eingehenden Gespräch bittet der Patient darum, sein Leben in Ruhe beenden zu dürfen; man einigt sich auf palliativ – pflegerische Maßnahmen. Da er alleinstehend ist, erfolgt nach vorübergehender Pflege durch Sohn und Tochter (beide wohnen weit weg, die Tochter im Ausland), die Verlegung in ein Hospiz in der Nähe des Wohnortes des Sohnes. Dort vollendet der Patient nach 6 Monaten in Ruhe und Zufriedenheit sein Leben. Durch eine adäquate Schmerztherapie, unterstützt durch eine zusätzliche Corticoidbehandlung, bleibt der Patient bis zu seinem Tode weitgehend schmerzfrei.

Falldiskussion: Wird die Unheilbarkeit einer Krankheit durch definitive Organbefunde zur Gewissheit, dann ist eine aggressive Tumortherapie nicht länger gerechtfertigt, vor allem, wenn beim Patienten massive objektive und subjektive Nebenwirkungen die Lebensqualität erheblich einschränken. Hier setzt die Palliativtherapie ein, d.h. die Therapie zur Linderung der mit der unheilbaren Krankheit verbundenen Beschwerden. Palliativmedizin bedeutet nicht den Abbruch jeder Therapie, sondern die Therapie bekommt eine andere Richtung. Hierbei bleibt sie durchaus Hochleistungsmedizin, der Wechsel der therapeutischen Strategie und Zielsetzung bedarf aber eines systematischen Vorgehens, um dem Schwerkranken gerecht zu werden.

1. Information des Kranken
2. Information der Angehörigen
3. Vorbereitung der Wohnung oder Hospiz als Alternative
4. Sicherstellung der Pflege
5. Symptombehandlung

Der Schwerkranke benötigt eine realistische Vorstellung seiner Situation, um sich angemessen mit ihr auseinandersetzen zu können. Die Grundlage eines guten Informationsgespräches sind Wahrhaftigkeit, Einfühlungsvermögen und Vertrauen. Dem Kranken dürfen keine Informationen aufgezwungen werden, die er nicht wünscht, d.h. der Betroffene soll die Gesprächsführung selbst übernehmen. Auf einen kurzen Nenner gebracht: Der Patient muss über seine Krankheit das wissen, was er versteht, was er verkraftet und was ihm seelisch nicht schadet! Andererseits hat der Patient nach höchstrichterlicher Entscheidung (BGH 16.1.57) das Recht auf die volle und uneingeschränkte Wahrheit seiner Befunde.

Oft durchlaufen die Angehörigen eines unheilbar Kranken ähnlich affektive Phasen wie der Kranke selber mit Verdrängung und Verneinung des unabwendbaren Schicksals. Ein Problem, welches nicht mit den üblichen Mitteln der technischen Hochleistungsmedizin zu lösen ist, erscheint zunächst unakzeptabel. Nicht selten ist die Folge davon ein Medizintourismus zu Spezialisten, Spezialkliniken und Heilpraktikern. Hier ist die Gefahr einer Geldverschwendung und vor allem Kraftverschwendung gegeben. Der Kranke selber, der oft seine Situation schon längst erkannt hat und sich damit abgefunden hat, wird durch solche Praktiken in eine Isolation getrieben. Hier sind geduldige Gespräche des Hausarztes mit Angehörigen und Kranken erforderlich.

Auch die Überlastungsgefahr bei den pflegenden Angehörigem ist nicht zu unterschätzen.Viele sind bereit, sich als letztes Geschenk für den Schwerkranken einzusetzen. Die Doppelbelastung von Beruf und Pflege führt nicht selten zu einer *Stress-Akkumulation* mit konsekutiver Erschöpfung und Überforderung.Die Zusammenarbeit mit einem Hospiz oder Hospizverein ist hier oft sehr hilfreich.

Fall 2
Bei einer 76-jährigen Alzheimer Patientin, die ebenfalls an einem Typ II Diabetes mellitus erkrankt ist, entwickelt sich im Gefolge eines Grippeinfektes eine Bronchopneumonie. Die Patientin wird von ihrem 80jährigen Ehemann versorgt. Wegen der Erkrankung und der häuslichen Situation erfolgt Krankenhauseinweisung. Nach drei Wochen sind die Pneumonie und deren Folgen abgeklungen. Die Patientin wird in reduziertem Allgemeinzustand, auch auf Wunsch des Ehemannes aus dem Krankenhaus entlassen. Im Verlauf des Krankenhausaufenthaltes hat sich ein 4cm x 5,5cm großes, schmierig belegtes Decubitalulcus über dem Steißbein gebildet. Da der Ehemann in der Pflege überfordert erscheint, wird eine Pflegerin der Caritas bestellt, die zweimal täglich die notwendigen pflegerischen Maßnahmen unterstützt, einschließlich der Pflege des im Krankenhaus gelegten Katheters.

Tägliche Hausbesuche durch den Hausarzt und in regelmäßigen Abständen Beratungen zwischen Hausarzt und Pflegerin führen zu einer kontinuierlichen Besserung des Decubitalulcus. Die im Krankenhaus erfolgte Umstellung der Diabetestherapie auf Insulin wird fortgesetzt. Hierbei liegt das Blutzuckerprofil zwischen 143 mg% und 175mg%. Nach ungefähr drei Monaten der häuslichen Pflege, unterstützt durch ein entsprechendes *Pflegebett* mit Wechseldruckmatratze und entsprechender Lagerung der Patientin, hat sich das Decubitalulcus von seiner ursprünglichen Größe auf einen Durchmesser von 1,2cm x 1,5cm zurückgebildet.

Nach einer Zeit relativen Wohlbefindens und gesundheitlicher Stabilität erleidet die Patientin einen Schlaganfall mit zunehmender Eintrübung und folgender Bewusstlosigkeit, wahrscheinlich als Folge einer Gehirnmassenblutung. Auf Wunsch des Ehemannes und auch aus ärztlicher Sicht wird auf eine erneute Krankenhauseinweisung verzichtet. Drei Tage nach dem Ereignis verstirbt die Kranke, ohne das Bewusstsein wieder erlangt zu haben.

Falldiskussion: Die Pflege von dementen Patienten vor allem im stationären Bereich gestaltet sich in der Regel immer problematisch. Diese Menschen können nicht die Anweisungen des Pflegepersonals befolgen, hinzu kommt der Faktor der fehlenden Zeit bei den Pflegenden.Eine möglichst kurze Behandlungszeit *im Krankenhaus ist deshalb* für diesen Patienten anzustreben. In häuslicher Umgebung, die zudem für den Kranken vertraut ist, gestaltet sich eine Pflege übersichtlicher.

So ist die Beraterfunktion des Hausarztes bei einer Familie, die bereit ist, einen unheilbar Kranken dieser Art zu Hause zu pflegen, enorm wichtig.

Solange ein Kranker tagsüber noch nicht vollständig bettlägerig ist und auch nächtliche Pflegemaßnahmen nicht notwendig sind, kann er weiterhin in seinem gewohnten Schlafzimmer schlafen, zumal ihm diese Umgebung vertraut ist. Daneben sind Hilfen beim Duschen, Baden und der Toilettenbenutzung notwendig.

Mit zunehmender Bettlägerigkeit ist ein entsprechendes Pflegebett erforderlich. Es sollte über folgende Funktionen verfügen:

– *Wechseldruckmatratze*
– *verstellbare Höhe der Liegefläche*
– *Rollfähigkeit mit Feststeller*
– *variable Rückenstütze*
– *Krankenaufrichter (Triangel)*
– *Möglichkeit für Seitengitter*
– *Bei noch kommunikationsfähigen Kranken Glocke oder Klingel zur Kontaktaufnahme*

Das Pflegebett sollte möglichst in einem Wohnraum in Fensternähe stehen. Hierdurch rückt der Kranke unter anderem ins Zentrum der Familie. Das Bett muss auch von beiden Seiten zugänglich sein. Neben dem Bett sollte ein kleines Tischchen stehen, auf dem greifbare Alltagsutensilien, Pflegeartikel und Medikamente deponiert werden. Zudem kann ein Blumenstrauss zur Verschönerung der Atmosphäre beitragen.

Bei akuten Verschlechterungen des Krankheitsbildes sollte nur in Ausnahmefällen, wie z.B. akute Luftnot, mit der Notwendigkeit kontinuierlicher Sauerstoffzufuhr, eine Krankenhausbehandlung in Erwägung gezogen werden.

Die meisten Anghörigen sind nicht in der Lage und auch überfordert, eine entsprechende Grundpflege des Schwerkranken zu gewährleisten. Professionelle Hilfe in Form einer Pflegerin oder eines Pflegers sind notwendig. Häusliche Krankenpflege ist zudem nicht nur ein menschlich – medizinisches Problem, sie stellt auch erhebliche finanzielle Anforderungen. Diese werden durch die Pflegeversicherung zum Teil abgedeckt, in Abhängigkeit von verschiedenen Pflegestufen, die entsprechend definiert sind. (Siehe Kapitel II.4.10 Der pflegebedürftige Patient).

Fall 3
62-jährige Patientin mit einem fortgeschrittenen Mundbodencarcinom, sie wird kombiniert behandelt mit Chemotherapie und Radiatio. Während der Behandlung Entwicklung von starken Schmerzzuständen, verbunden mit Schlaflosigkeit, Schluckstörungen und Speichelfluss sowie zunehmenden Gewichtsverlust.

In der HNO – Klinik wird wegen der Schmerzen ein Paracetamolpräparat in Kombination mit Codein verordnet. Der Therapieerfolg ist leider nur gering, die Schmerzen persistieren. Im Gefolge davon Entwicklung einer ausgeprägten depressiven Stimmungslage, die die Kooperationbereitschaft der Patientin erheblich reduziert.

Wegen der erfolglosen Schmerztherapie wird hausärztlich zunächst gegen den Widerstand der Patientin ein retardiertes Morphinpräparat verordnet in Kombination mit Dexamethason oral plus einem trizyklischen Antidepressivum. Unter dieser Therapie relativ schnelle Reduktion der Schmerzzustände unter Dosisanpassung des Morphins um ca 80%.

Wegen zunehmender Schluckstörungen wird Astronautenkost verordnet.

Schließlich verstirbt die Patientin als Folge allgemeiner Metastasierung und zunehmender Kachexie zu Hause im Kreise ihrer Familie nach einer sechsmonatigen Phase relativer Schmerzarmut.

Falldiskussion: Beim unheilbar kranken Tumorpatienten steht in der Regel weniger die Angst vor dem nahen Tod im Vordergrund, sondern die Angst, unerträgliche Schmerzen erleiden zu müssen. Auch die irrationale Angst vor einer Morphintherapie muss nicht selten durch einfühlsame Gespräche beseitigt werden. Es gehört zur wichtigsten Aufgabe des Hausarztes, den Patienten vor sinnlosen Schmerzen zu bewahren. Vor Einsetzen einer wirksamen Schmerztherapie ist die Klärung der Schmerzursache dringend erforderlich. Beim Tumorpatienten hat sich die Einteilung von vier verursachenden Faktoren als Therapiegrundlage bewährt:

1. Lokalisation
2. Schmerzintensität
3. Art und Charakter des Schmerzes
4. Zeitliche Entwicklung und Verlauf des Schmerzes
5. Auslösemechanismen
6. Faktoren, die den Schmerz positiv oder negativ beeinflussen
7. Begleitphänomene (Erbrechen,Schwindel, Schweißausbrüche)

Das subjektive Schmerzempfinden wird besonders bei Tumorpatienten in erheblichem Maße durch psychische Faktoren beeinflusst. Schlaflosigkeit, Angst, Trauer, Depression und Isolation können die Schmerzschwelle senken.

Als Schmerzursachen kommen in Frage:

1. Tumorbedingte Schmerzen
2. Tumorassoziierte Schmerzen
3. Therapiebedingte Schmerzen
4. Tumorunabhängige Schmerzen

Ziel einer Schmerztherapie beim Tumorkranken muss vor allem in der Phase der zeitbegrenzten Rehabilitation die Schmerzfreiheit bzw. *Schmerzarmut* sein. Auch beim terminalen Tumorkranken ist die orale bzw. percutane Pharmacotherapie bzw. deren Kombination das Mittel der Wahl, um eine Schmerzfreiheit bzw. Schmerzmilderung zu erreichen. Hierbei ist der Stufenplan, der im Schmerzkapitel beschrieben ist, zu beachten.

Häufig ist noch eine sogenannte Begleitmedikation erforderlich zur Bekämpfung von Symptomen wie Appetitlosigkeit, Obstipation, Schlafstörungen, Atemnot, Husten und Schluckbeschwerden. Diese Art von Medikamenten sind von den sogenannten Koanalgetica zu unterscheiden, mit diesen wird die Schmerztherapie optimiert.

Corticosteroide	– *antiödematös*
	– *antiphlogistisch*
	– *roborierend*
	– *euphorisierend*
Anticonvulsiva	– *bei neuropathischen Schmerzen*
Benzodiazepine	– *Reduktion des Muskeltonus*
Baclofen	– *spasmolytisch bei Muskelspasmen*
Tizanidin	– *spasmolytisch bei Muskelspasmen*

Erschöpfung und Überforderung der pflegenden Angehörigen

Körperliche und seelische Beschwerden bei den betreuenden Angehörigen eines Sterbenden sind häufige Komplikationen Die Vorstellungen der Angehörigen über die häusliche Sterbebegleitung, ihre Ängste vor eigener Überforderung und Versagen, aber auch die Hoffnung auf Sinnfindung in dieser Abschiedssituation sollten vom Hausarzt stets verbal und nonverbal erfragt und erspürt werden. Physische und psychische An- und Überforderung durch die Rundumbetreuung des Sterbenden, durch die begleitende eigene Trauer sollten prophylaktisch gemildert werden, z.B. durch die Einbeziehung von Nachbarschaftshilfe, Hospizbewegungen, Seelsorger und Sozialstationen. Dabei gilt es aber, nicht die Intimität der Familie, das Ruhebedürfnis von Patient und Angehörigen durch Aktionismus und Zersplitterung auf zu viele Betreuungspersonen zu zerstören (s.o.). Eine vorübergehende Einweisung in ein Hospiz oder ein geeignetes Krankenhaus macht unter Umständen erst eine Fortsetzung der häuslichen Sterbebegleitung möglich, wenn sich die betreuenden Angehörigen wieder einige Tage erholt haben. Damit wird eine solche Krankenhauseinweisung gegebenenfalls als vornehmlich ärztlich induziert deklariert, beispielsweise zur Therapieoptimierung.

Probleme bei der Führung und Koordination im Betreuungsteam

Da Sterben und Sterbebegleitung keine normierbaren Prozesse sind, kein checklisten-geleitetes Handeln ermöglichen, sondern immer geprägt sind von eigenen Wertvorstellungen, Glaubensfragen, Sinnfragen des Patienten wie auch des therapeutischen Teams, können sich in der Beurteilung der zentralen Fragen von Lebensverlängerung, Inkaufnahme von Nebenwirkungen bei symptomatischer Therapie und spiritueller Begleitung gelegentlich schwerwiegende Diskrepanzen ergeben. Diese systemimmanente Komplikationsmöglichkeit einer Teamarbeit sollte der Hausarzt ansprechen, zulassen. Er sollte aber das Handeln des therapeutischen Teams immer ausrichten an den geäußerten oder vermuteten Zielen des jeweiligen Kranken und der ihm verbleibenden Lebens- und Sterbensqualität. Das gilt auch für die notwendige „Balance zwischen helfender Nähe und heilsamer Distanz", die das Wiener Institut für Ethik in der Medizin (Wallner 2001) gefordert hat. Zuviel Nähe, auch wohlgemeinte, kann den Sterbenden erdrücken, ihm Zeit und Kraft zum Loslassen rauben, ihn zu Gesprächen zwingen, wo Ruhe gewünscht ist, kann Chancen zur Zweisamkeit mit den wichtigsten Familienangehörigen verringern. Zu große
Distanz – und diese Gefahr ist aus den Beobachtungen zum zeitlichen Rückzug professioneller Pflegekräfte bei Sterbenden wohl deutlich größer, verstärkt die Ängste und Depressionen der Patienten, erhöht den Medikamentenverbrauch mit seinen Nebenwirkungen und verfehlt eines der wichtigsten Bedürfnisse des Sterbenden, in dieser Zeit nicht alleingelassen zu werden. Dabei gilt es auch, die Kräfte des familiären wie des professionellen Betreuuungsteams zu erhalten, da die Gefahr eines Burn-outs mit letztlich verminderter Hilfe für diesen wie für andere Patienten eine weitere Komplikationsmöglichkeit in der Sterbebegleitung darstellt.
Eine Unterstützung des Hausarztes durch ein Palliative-Care-Team hilft die Qualität der Betreuung zu verbessern, unnötige Krankenhauseinweisungen zu verhüten, Kosten zu senken und dem Burn-out der Betreuer entgegenzuwirken. Bis auf wenige Modellvorhaben (z.B. SUPPORT in Südniedersachsen) fehlen jedoch solche Teams.

5 Besondere Patientengruppen

Demente Patienten

Durch den zunehmenden Anteil alter und sehr alter Patienten in unserer Gesellschaft steigt auch die Zahl dementer Patienten. Während Fragen der Aufklärung und verbalen Kommunikation mit dem Patienten zwangsläufig in den Hintergrund treten, wächst der Bedarf der Familie nach Unterstützung. Die medizinische Betreuung des Patienten wird immer schwieriger, da das wichtigste Instrument ärztlicher Diagnostik, die Anamnese, beim Patienten selbst zunehmend wegfällt.

Fehlt es hier an genauer Beobachtung durch die Angehörigen und die Pflegekräfte, sind Komplikationen vorgezeichnet: zunehmende Verwirrtheit und Hinfälligkeit wegen Austrocknung, Unruhezustände wegen Harnverhalt oder nicht lokalisierbarer Schmerzen. Tranquilizer verstärken oft die Unruhe, Neuroleptika müssen sehr niedrig dosiert werden, um nicht eine Hinfälligkeit oder Sturzgefahr zu provozieren. Häufig sind wegen der langfristigen Krankheitsentwicklung Pflegschaften für den Patienten eingerichtet, die bei akuten Verschlechterungen, wie z.B. bei einer Oberschenkelhalsfraktur die Beratung mit dem Vormundschaftsgericht erfordern vor einem eventuellen operativen Eingriff. Bei Nichtbeachtung dieser gesetzlichen Vorschrift drohen juristische Komplikationen, insbesondere bei unterschiedlicher Auffassung über sinnvolle medizinische Maßnahmen unter den Angehörigen. Gleiches gilt bei der Entscheidung für oder gegen eine lebensverlängernde Therapie wie künstliche Ernährung oder Beatmung, Herzinfarkte, sturzbedingte Frakturen können übersehen werden, wenn der Patient keine Symptome zu schildern vermag.

Stoffwechselentgleisungen eines Diabetes mellitus mit zunehmender Somnolenz werden als demenzbedingte Verschlechterung der zerebralen Leistung interpretiert. Zusammenfassend gilt die Botschaft des kleinen Prinzen „Man sieht nur mit dem Herzen gut" ganz besonders bei der Betreuung dementer Patienten sowohl in diagnostischer wie therapeutischer Sicht, um Komplikationen zu vermeiden, rechtzeitig zu erkennen und menschlich zu therapieren

Angehörige anderer Religionen (Islam, Judentum)

Spezielle religiöse Vorschriften sowie Einstellungen zur Aufklärung, Lebensverlängerung, Ernährung (koscher) bis hin zur Vermeidung von Medikamenten (Schweineinsulin) sind für den unkundigen Arzt komplikationsträchtig. Ihre Nichtbeachtung in der Sterbebegleitung verunsichert den Patienten, belastet das Arzt-Patienten- wie Arzt-Angehörigen-Verhältnis. Diese Situation sollte Anlasss sein, möglichst einen Geistlichen der jeweiligen Religion zu konsultieren. Eine gute Übersicht über die jüdische (Soussan 1995) wie die moslemische (Gharevi 1995) Tradition in der Betreuung Sterbender geben die Aufsätze in dem Lehrbuch zur hausärztlichen Betreuung des Schwerkranken und Sterbenden (Keseberg 1995).

6 Prävention der Komplikationen

Der Hausarzt soll und muss sein Handeln ausrichten an den oben genannten zentralen Wünschen des Patienten für seine Sterbephase und sich immer wieder klar machen, dass die wichtigste Aufgabe des Sterbebegleiters Zuhören, wirkungsvolle Schmerz- und Symptomtherapie sowie ständige Kontaktbereitschaft ist. Die Kenntnis der besonderen psychischen Reaktionsweisen von Menschen in der letzten Lebensphase, verbunden mit der langjährigen Erfahrung individueller Wünsche, Einstellungen und Reaktionsweisen des Patienten prädestinieren den Hausarzt für die Sterbebegleitung. Wenn der Hausarzt sieht, dass die familiäre Leistungsfähigkeit überfordert ist oder für den Patienten unzureichend wird, sollte er sich nicht scheuen, rechtzeitig professionelle Hilfe einzuschalten..

Zusammenarbeit des Hausarztes mit Klinik und anderen Institutionen

Die ärztliche Betreuung eines Schwerkranken oder Sterbenden erfordert in fast allen Fällen die Zusammenarbeit zwischen Hausarzt, Krankenhausarzt und Institutionen wie Hospizdiensten, Pflegediensten und sozialen Einrichtungen. Neue Verfahren der Schmerztherapie können häufig nur in Spezialkliniken durchgeführt werden. So ergeben sich in der Betreuung von Schwerkranken drei Entscheidungsebenen:

1. Entscheidung über Klinikeinweisung und Weiterführung hausärztlicher Betreuung nach Klinikentlassung.
2. Entscheidung über Umfang der Aufklärung des Kranken in der Klinik in Verbindung mit dem Hausarzt.
3. Entscheidung über einen Behandlungsabbruch.

In Zusammenarbeit mit anderen Institutionen wird der Hausarzt vom Einzelkämpfer Teil eines hilfreichen Netzwerkes zum Vorteil des Schwerkranken.

7 Allgemeine Schlussfolgerungen

Wissenschaftlicher und technischer Fortschritt haben in unserem ärztlichen Beruf zu immer größerem Perfektionismus geführt. So werden Leiden und Sterben durch die Faszination des medizinisch Möglichen allzuoft verdrängt. Es ist aber eine elementare Aufgabe des Arztes, speziell des Hausarztes, auch den Patienten, bei dem wir an die Grenzen unserer therapeutischen Mittel gelangen, so zu betreuen, dass er am Ende seines Lebens bei Schmerzen, Angst und Depression ärztlichen und menschlichen Beistand erhält, dass seine Leiden gelindert werden. Die palliative, die lindernde Medizin ist heutzutage durchaus Hochleistungsmedizin und steht in der Bundesrepublik auf hohem Niveau. Allerdings klaffen häufig noch zwischen Anspruch und Wirklichkeit große Lücken.

Durch die niederländische Regelung der aktiven Sterbehilfe ist auch in der Bundesrepublik die Diskussion hierüber in Gang gekommen. Ärztlicherseits ist es allerdings wichtig zu unterscheiden zwischen *„passiver Sterbehilfe"* und *„aktiver Sterbehilfe"*.

Passive Sterbehilfe: Passive Sterbehilfe wird geleistet, wenn bei einem Todkranken, dessen Grundleiden mit aussichtloser Prognose einen irreversiblen Verlauf genommen hat, die der Lebensverlängerung dienende medizinische Behandlung eingestellt oder reduziert wird. Passive Sterbehilfe kann darin bestehen, dass unter Aufrechterhaltung der sogenannten Basispflege, also der somatischen und psychischen Grundversorgung auf die Überführung auf eine Intensivstation verzichtet, eine begonnene Therapie abgebrochen wird oder eine zusätzlich aufgetretene Erkrankung nicht behandelt wird. Passive Sterbehilfe ist stets zulässig und geboten, wenn ein hinreichend aufgeklärter Patient sie wünscht.

Aktive Sterbehilfe: Aktive Sterbehilfe ist nicht wie die passive Sterbehilfe Behandlungsabbruch, sondern die gezielte Tötung eines Menschen, beispielsweise durch Verabreichung einer den Tod herbeiführenden Injektion oder Infusion.

Eine Rechtsordnung, die absichtliches Töten eines anderen als Mittel der Leidhilfe toleriert, mindert den Lebensschutz zum Schaden aller und öffnet Schleusen zur Vernichtung angeblich sinnlosen und unwerten Lebens.Die heutigen Möglichkeiten der Palliativmedizin machen es noch weniger als früher erforderlich, dem Sterben durch Tötung zuvorzukommen.Eine ärztlich gebotene Schmerztherapie beim Todkranken wird dagegen nicht dadurch unzulässig, dass sie möglicherweise als unvermeidbare Nebenfolge den Todeseintritt beschleunigt. In diesem Falle spricht man von indirekter Sterbehilfe, der Juristentag hat dies 1986 bestätigt.

Literatur

Clark D (ed) (1993) The future of palliative care issues and policy of practice. Open university press, Buckingham Philadelphia

Delisle I (1992) Accompagnement et soins des malades, Edtion Fleurus, Paris

Gerok W Zusammenarbeit von Klinik und Praxis bei der ärztlichen Betreung Schwerkranker und Sterbender. In: Keseberg-Schrömbgenst (Hrsg) Hausärztliche Betreuung des Schwerkranken und Sterbenden. Hippokrates, Stuttgart, S 44–50

Gründel J. Verhältnis von Ethik und Medizin, dargestellt an der Palliativmedizin und an der Hospizbewegung. In: Keseberg-Schrömbgens (Hrsg) Hausärztliche Betreuung des Schwerkranken und Sterbenden. Hippokrates, Stuttgart,

Keseberg A (1995) Schmerzbehandlung in der hausärztlichen Betreung Schwerkranker und Sterbender. In: Keseberg-Schrömbgens (Hrsg) Hausärztliche Betreuung des Schwerkranken und Sterbenden. Hippokrates, Stuttgart, 193–210

Keseberg A (1999) Die Verantwortung des Arztes in der Sterbebegleitung, „Der Mensch", Arbeitsblätter der Arbeitsgemeinschaft Antropologische Medizin e.V. (AMA)

Kutzer K (1995) Rechtsansprüche Schwerkranker und Sterbender. In: Keseberg-Schrömbgenst (Hrsg) Hausärztliche Betreuung des Schwerkranken und Sterbenden. Hippokrates, Stuttgart, 63–75

Lipman AG et al (2000) Evidence based symptom control in palliative care: Systematic reviews and validated clinical practice guidelines for 15 common problems in patients with life limiting disease, co-published simultaneously as Journal of Pharmaceutical Care in Pain & Symptom Control 7(4); 8(1)

Student Ch (1995) Das Hospizkonzept in der hausärztlichen Betreuung. In: Keseberg-Schrömbgenst (Hrsg) Hausärztliche Betreuung des Schwerkranken und Sterbenden. Hippokrates, Stuttgart, 233–242

Sachverzeichnis

SpringerKrankenpflege

Trixi Rosenthaler,
Annelies Fitzgerald (Hrsg.)

Was haben Sie? Was fehlt Ihnen?

Praxisorientiertes NLP im Gesundheitswesen

2004. X, 362 Seiten.
Broschiert **EUR 39,80,** sFr 64,–
ISBN 3-211-00826-8

Was haben Sie? Was fehlt Ihnen?
In diesem praktischen Buch über NLP und seine Anwendbarkeit im Gesundheitswesen denken die Autorinnen nicht nur darüber nach, welche unterschiedlichen Welten die Antworten auf diese beiden Fragen entstehen lassen, sondern sie zeigen Ihnen vor allem praxisbezogene und kompetente Einblicke in die Welt des NLP.
Neben erkenntnistheoretischen Grundlagen des „Neurolinguistischen Programmierens" präsentieren die erfahrenen NLP-Trainerinnen präzise Beschreibungen von Techniken und Methoden, hilfreiche und zielorientierte Sprachmuster, Fallbeispiele, wirkungsvolle Übungen und verständnisfördernde Metaphern. All das ist für die LeserInnen in ihrem beruflichen Umfeld anwendbar und nützlich, fördert Flexibilität und Kreativität, ermöglicht gelungene Kommunikation nach innen und außen und garantiert eine hohe Qualität der Begegnungen. Aufschlussreich, anwendbar, vergnüglich und kompetent, kurz: praxisorientiertes NLP.

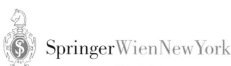

SpringerWienNewYork

P.O. Box 89, Sachsenplatz 4–6, 1201 Wien, Österreich, Fax +43.1.330 24 26, e-mail: books@springer.at, **www.springer.at**
Haberstraße 7, 69126 Heidelberg, Deutschland, Fax +49.6221.345-4229, e-mail: orders@springer.de
P.O. Box 2485, Secaucus, NJ 07096-2485, USA, Fax +1.201.348-4505, e-mail: orders@springer-ny.com
Eastern Book Service, 3–13, Hongo 3-chome, Bunkyo-ku, Tokyo 113, Japan, Fax +81.3.38 18 08 64, e-mail: orders@svt-ebs.co.jp

SpringerMedizin

Michael Peintinger

Therapeutische Partnerschaft

Aufklärung zwischen Patientenautonomie
und ärztlicher Selbstbestimmung

2003. XII, 459 Seiten.
Broschiert **EUR 39,80**, sFr 64,–
ISBN 3-211-83792-2

Die Aufklärung des autonomen Patienten stellt den Kern jeder
medizinischen Behandlung dar. Da zahlreiche Konzepte, welche
die Kommunikation mit dem Kranken im Rahmen der gebräuchlichen Aufklärung verbessern wollten, im Alltag keine nachhaltigen
Auswirkungen zeigten, bedarf es grundsätzlicher Veränderungen
hinsichtlich der Gesprächsintentionen und Strukturen der Kommunikation.
Die im Buch behandelten ethischen Aspekte sollen dazu beitragen,
eine Verbesserung der Intentionen zu erreichen. Der Autor plädiert
für einen umfassenden, wertorientierten Aufklärungsprozess, der
auch einen ethisch argumentierbaren Umgang mit den Patienten-
wünschen einschließt. Er wird so zum Ausdruck einer nahezu sym-
metrischen Therapiebeziehung, die sich an der Autonomie beider
Partner orientiert. Überlegungen, wie der Patient aktiv an der Gestaltung des Kommunikationsprozesses mitwirken kann, wodurch
die Gesundheitsberufe verstärkt partnerschaftlich eingebunden werden, geben Ausblick auf zukünftige Entwicklungen.

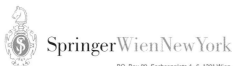 Springer WienNewYork

P.O. Box 89, Sachsenplatz 4–6, 1201 Wien, Österreich, Fax +43.1.330 24 26, e-mail: books@springer.at, **www.springer.at**
Haberstraße 7, 69126 Heidelberg, Deutschland, Fax +49.6221.345-4229, e-mail: orders@springer.de
P.O. Box 2485, Secaucus, NJ 07096-2485, USA, Fax +1.201.348-4505, e-mail: orders@springer-ny.com
Eastern Book Service, 3–13, Hongo 3-chome, Bunkyo-ku, Tokyo 113, Japan, Fax +81.3.38 18 08 64, e-mail: orders@svt-ebs.co.jp

SpringerMedizin

Eckhard Beubler

Kompendium der
medikamentösen Schmerztherapie

Wirkungen, Nebenwirkungen und Kombinationsmöglichkeiten

Unter Mitarbeit von Roland Kunz und Jürgen Sorge.
Zweite, erweiterte Auflage.
2003. IX, 110 Seiten. 20 Abbildungen und Tabellen.
Broschiert **EUR 22,–**, sFr 35,50
ISBN 3-211-00806-3

Schmerz kann Leben retten. Ohne Schmerz würden wichtige Warnsignale überhört und Krankheiten zu spät behandelt. Hat er jedoch
seine Warnfunktion erfüllt, ist er ohne Wert und kann das Leben
unerträglich machen. Für den Patienten ist der Zustand qualvoll,
für seine Genesung oft kontraproduktiv. Schmerzfreiheit hingegen
fördert die Genesung.
Die 2. Auflage dieses leicht lesbaren Ratgebers beschreibt die wichtigsten Prinzipien der medikamentösen Schmerztherapie. Ergänzt
wird das Buch durch ein Kapitel über das Schmerzgeschehen, insbesondere über die Phänomene Schmerzgedächtnis, „wind up" und
periphere Opiatrezeptoren. Entsprechend ihrer Bedeutung ist der
Abschnitt über COX-2 Hemmer erweitert. Neu sind die Kapitel über
topische NSAR und den Wirkstoff Buprenorphin, der mittlerweile
auch als Pflaster erhältlich ist, sowie die Darstellung gefährlicher
Wechselwirkungen mit anderen Arzneimitteln.

Zur Vorauflage:

„... ein wertvoller Ratgeber für alle, die Schmerz nicht als bloßes
Schicksal akzeptieren wollen."   Arzt & Praxis

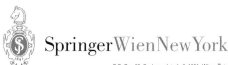

SpringerWienNewYork

P.O. Box 89, Sachsenplatz 4–6, 1201 Wien, Österreich, Fax +43.1.330 24 26, e-mail: books@springer.at, **www.springer.at**
Haberstraße 7, 69126 Heidelberg, Deutschland, Fax +49.6221.345-4229, e-mail: orders@springer.de
P.O. Box 2485, Secaucus, NJ 07096-2485, USA, Fax +1.201.348-4505, e-mail: orders@springer-ny.com
EBS, Japan, 3–13, Hongo 3-chome, Bunkyo-ku, Tokyo 113, Fax +81.3.38 18 08 64, e-mail: orders@svt-ebs.co.jp

SpringerMedizin

Gerd Laux, Otto Dietmaier

Neuro-Psychopharmaka kompakt

Übersichtstabellen zu Substanzcharakteristik, Indikationen,
Dosierungen, Nebenwirkungen, Wechselwirkungen,
Kontraindikationen

Mit einem Geleitwort von Peter Riederer.
2003. XI, 140 Seiten.
Broschiert **EUR 18,–**, sFr 29,–
ISBN 3-211-00823-3

Neuro-Psychopharmaka zählen zu den meistverordneten Medi-
kamenten, dennoch fällt vielen Ärzten der Überblick schwer. Das
kompakte Taschenbuch enthält die praxis- und verordnungsrelevan-
ten Fakten als tabellarische Kurzinformationen zu knapp 200
Einzelsubstanzen. Die im deutschen Sprachraum erhältlichen Neuro-
Psychopharmaka sind alphabetisch nach ihren Internationalen
Freinamen (INN) aufgeführt.
Der Aufbau gliedert sich in 6 Spalten:
• Freinamen (INN) alphabetisch, dazu Handelsnamen (D, A, CH)
• Substanzcharakteristik (Pharmakologie, Indikationen, Wirkprofil)
• Dosierung (einschließlich Eliminationshalbwertszeit)
• häufige (> 10 %) und typische Nebenwirkungen
• klinisch relevante Interaktionen (Wechselwirkungen)
• Kontraindikationen
Alphabetische Register nach Freinamen und nach Handelsnamen
sichern ein rasches Auffinden. Alle Ärzte, die Psychopharmaka ver-
ordnen, erhalten mit diesem übersichtlichen Kompendium einen
handlichen Ratgeber mit den wichtigsten Basisdaten zur schnellen
Information auf einen Blick.

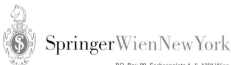

SpringerWienNewYork

P.O. Box 89, Sachsenplatz 4–6, 1201 Wien, Österreich, Fax +43.1.330 24 26, e-mail: books@springer.at, **www.springer.at**
Haberstraße 7, 69126 Heidelberg, Deutschland, Fax +49.6221.345-4229, e-mail: orders@springer.de
P.O. Box 2485, Secaucus, NJ 07096-2485, USA, Fax +1.201.348-4505, e-mail: orders@springer-ny.com
Eastern Book Service, 3–13, Hongo 3-chome, Bunkyo-ku, Tokyo 113, Japan, Fax +81.3.38 18 08 64, e-mail: orders@svt-ebs.co.jp

Springer-Verlag
und Umwelt

ALS INTERNATIONALER WISSENSCHAFTLICHER VERLAG
sind wir uns unserer besonderen Verpflichtung der
Umwelt gegenüber bewusst und beziehen umwelt-
orientierte Grundsätze in Unternehmensentschei-
dungen mit ein.

VON UNSEREN GESCHÄFTSPARTNERN (DRUCKEREIEN,
Papierfabriken, Verpackungsherstellern usw.) verlangen wir, dass sie sowohl beim Herstellungsprozess
selbst als auch beim Einsatz der zur Verwendung
kommenden Materialien ökologische Gesichtspunk-
te berücksichtigen.

DAS FÜR DIESES BUCH VERWENDETE PAPIER IST AUS
chlorfrei hergestelltem Zellstoff gefertigt und im
pH-Wert neutral.